中医老年衰弱学

ZHONGYI LAONIANSHUAIRUOXUE

主编 ◉ 衡先培

四川科学技术出版社

图书在版编目（CIP）数据

中医老年衰弱学 / 衡先培主编. — 成都 ：四川科学技术出版社，2022.7

ISBN 978－7－5727－0630－1

Ⅰ. ①中… Ⅱ. ①衡… Ⅲ. ①老年病－中医治疗法 Ⅳ. ①R259.92

中国版本图书馆 CIP 数据核字（2022）第 116452 号

中医老年衰弱学

ZHONGYI LAONIANSHUAIRUOXUE

主　　编　衡先培
出 品 人　程佳月
组稿编辑　杜　宇
责任编辑　夏菲菲
封面设计　成都众芯源文化传播有限公司
责任出版　欧晓春
出版发行　四川科学技术出版社
成都市锦江区三色路 238 号　邮政编码　610023
官方微博 http：//weibo. com/sckjcbs
官方微信公众号 sckjcbs
传真 028－86361756
成品尺寸　185mm×260mm
印　　张　29.5　插页　4
字　　数　590 千字
印　　刷　四川省南方印务有限公司
版　　次　2022 年 8 月第 1 版
印　　次　2022 年 8 月第 1 次印刷
定　　价　100.00 元

ISBN 978－7－5727－0630－1

邮　　购：成都市锦江区三色路 238 号新华之星 A 座 25 层　邮政编码：610023
电　　话：028－86361770

《中医老年衰弱学》 编委会

主　编　衡先培

副主编　何卫东　杨柳清

　　　　　黄雯晖　万雪花

编　委（排名不分先后）

丁　香　万雪花　王丽兰　江政烨

苏泳鑫　何卫东　阮　怡　阮艳艳

杨柳清　黄雯晖　裴友翠　衡先培

主编简介

衡先培，医学博士，教授，主任医师，博士研究生导师。先后师从国医大师郭子光教授、国家级名中医张发荣教授、国医大师和中国科学院院士陈可冀教授。数十年坚持临床诊疗工作，对糖尿病等老年性疾病的诊疗具有独到之处，深受病人的信赖。

衡先培教授是国家中医药管理局重点学科学术带头人，福建中医药大学附属人民医院中西医结合临床学科学术带头人，福建省继续医学教育基地中医内科学基地负责人，并担任中华医学科技奖及中华中医药学会科学技术奖评审专家，国家科技专家库在库专家，国家科学技术奖评审在库专家，国务院学位委员会、教育部学位与研究生教育发展中心函审专家。

在国家中医药管理局立项资助下【项目资助编号：SATBM－2015－BZ［103］】，作者担任全国组长，组织全国专家制定了我国首部老年衰弱指南——《中医内科临床诊疗指南·老年衰弱》并发布，指南标准编号：T/CACM 1220－2019，作者承担了高脂血症、糖调节异常、糖尿病脑血管病等老年性疾病临床诊疗指南的制定、修订工作。

作者发表包含SCI刊源学术论文150余篇。先后获省部级等成果奖17项，承担国家自然科学基金5项、省部级及其他科研项目共计27项。衡先培作为第一主编，已经在人民卫生出版社等出版专著5部，成果已被国内外学者引用1600多次。作为第一负责人，衡先培教授已获省部级科技成果二等奖、三等奖7项，其他成果共计19项，并获国家发明专利。衡先培教授是卫生部“十二五”规划教材、全国高等中医药院校教材《中医内科学》（2012年版）编委，全国中医药行业高等教育“十二五”规划教材、全国高等中医药院校规划教材《中医内科学》（第九版）编委，并担任《中国中西医结合杂志》编委和审稿人，《中华中医药杂志》审稿人，*Chin J Integr Med*、*Neuroscience*、*Neuroepidemiology* 等多种SCI刊源审稿人。

前　言

老龄化风暴正席卷全球。截至2016年底，我国60岁及以上人口约为2.3亿，占总人口的16.7%，其中65岁以上人口约1.5亿，占总人口的10.8%。预测2025年60岁以上人口将达到3亿，到2033年将达到4亿，且高龄老人数显著增多。老年人几乎都不同程度地存在这样或那样的健康问题，加上年龄依赖性功能衰退，为老年衰弱的广泛流行构成了充分的前提。国内外研究显示，老年衰弱是老年人最普遍的健康问题，这对建设健康中国的国家战略构成严峻挑战。

老年衰弱往往是老年人一系列慢性疾病或/和一次急性事件或严重疾病的后果。多种慢性疾病共存、高龄、跌倒、疼痛、营养不良、肌少症、多重用药、活动功能下降、睡眠障碍及焦虑抑郁等均与衰弱相关。上海市徐汇区中心医院老年病科采用加拿大健康和老年研究中心临床衰弱水平量表，对215例2017年1—6月的住院患者所做的评估表明，衰弱患病率达76.3%；荷兰的一项横断面研究显示，老年病科住院病人100%患有衰弱，其他病区老年人衰弱患病率为50.0%～80.0%。老人衰弱发生率随年龄增长而增高，平均患病率为10.7%。老年慢性疾病是老年衰弱发生的关键危险因素，加拿大Dalhousie大学的研究表明，老年糖尿病是老年人衰弱最常见的基础疾病。这与糖尿病患者糖、脂、氨基酸代谢异常有关，这为老年衰弱的发生提供了关键的病理生理条件。

目前，现代医学关于老年衰弱的管理指南已经有多种，但对老年衰弱的治疗主要是针对基础病进行处理以及功能锻炼，尚无其他有效的治疗方案。中医学注重以人为本，强调正气存内，始终把维护人体阴阳气血的动态平衡作为临床治疗的首要目标，重视后天养先天的治疗理念，擅于补益脾肾、协调邪正之间的关系，为老年衰弱的有效防治奠定了可靠的基础。作者在国家中医药管理局的资助下组织全国专家完成了《中医内科临床诊疗指南·老年衰弱》（T/CACM 1220—2019），为全球用中医药干预老年衰弱提供了通用的共享方案。由于人口老龄化及建设健康中国大政方针的需要，本着提高老年人身体健康的原则，充分发挥传统中医学理论与临床精化，深化和拓展了指南。

主编　衡先培

2022年5月8日

目　录

第一章　中医学中的衰弱及含义

第一节　汉语文化中衰弱的含义

“衰弱”一词在汉语文化中应用了上千年，按照《汉语词典》的解释，衰弱既可以表一种状态，也可以表一个过程。表状态的意思是生机不旺盛，或身体软弱无力，如《战国策·楚策四》：“今王疾甚，旦暮且崩，太子衰弱，疾而不起。”明代王守仁的《传习录》：“窃意觉精力衰弱不足以终事者，良知也。”清代魏源《圣武记》卷一：“大同巡抚张宗衡力言插部衰弱无能为。”现代汉语也多将其用作表状态，如柔石《二月》一：“医生说他心脏衰弱，他自己有时也感到对于都市生活有种种厌弃。”表过程的意思是指由强转弱的经过，如身体的机能、精力减弱，事物由强转弱。《汉书·魏相传》：“上与后将军赵充国等议，欲因匈奴衰弱，出兵击其右地，使不敢复扰西域。”《东周列国志》第三回：“吾王若弃镐京而迁洛，恐王室自是衰弱矣！”宋代苏辙《议论》：“公室既微，则三桓之子孙，天下之所谓宜盛者也，而终以衰弱而不振。”洪深《戏剧导演的初步知识》下篇三：“两线衔接愈近波形，运动的气势便愈见衰弱。”

在秦汉以前的文献中，由于使用单字词，一般表示“衰弱”含义时，都仅用“衰”字，如《周易·杂卦》：“震，起也；艮，止也。损益，盛衰之始也。”这里的“衰”字与损、益、盛字相对，后面有“之始”二字，既然是“始”，那一定有进一步的发展而有终，所以这四个字都是表一个过程。这里的“衰”即由强变弱的意思。《周易》载，“彖曰：大过，大者过也。栋桡，本末弱也。刚过而中，巽而说行，利有攸往，乃亨。大过之时大矣哉”！栋，极也；桡，弱也。大过卦是下巽（主卦）上兑（客卦），中间4爻为阳爻，首尾两爻为阴爻，这是阳强阴弱，故曰“本末弱也”。可见，“弱”即不强的意思。在同时代而稍早成书的《道德经》中没有“衰”字，但“弱”字出现过几次，如“人之生也柔弱，其死也坚强”“强大处下，柔弱处上”，与《周易》大过卦有异曲同工之妙，都含有弱者反客为主、反败为胜之意。可见，“弱”的原意即是相对而言不强大，是势力较小的一方。如果把上述的“衰”字和“弱”字的含义结合在一起，就是事物由强大变弱小，最终成为弱者。在《论语》中有：“凤兮凤兮！何德之衰？往者不可谏，来者犹可追。已而！已而！今之从政者殆而！”这里的“衰”是代指一种不走运的状态，可以理解为名词“衰弱”。有人认为这是楚狂在嘲笑孔子，但作者认为，这是楚人在劝诫孔子。孔子一生追求功名官位，以希望实现其儒学主张。虽游遍列国，终无人真正重用他。所以楚人劝他说，“你的学问就在那里，并没有衰弱或衰退，过去的徒劳已经过去了，今后就不必去追求功名了，你不见当今那些政客都是如此无能吗”？这里的衰，除暗指孔子学问外，还包含了他的运气和追求功名的失意。宋代丁度《集韵》中，“衰”有“减也，杀也”之意，显然是表过程。《康熙字典》：“【韵会】弱也，耗也”，是表一状态。

可见，秦汉以前，以“衰”表示“衰弱”，“弱”多表一种状态。古汉语中衰弱也是具有表存在状态或表正在进行的动作两种含义的，与现今含义基本相同。

第二节　中医学中衰弱的含义及应用

在中医学经典文献中，衰弱涉及人体生理、病理及表现、病机变化、治疗等多方面。正确理解和运用衰弱的含义，对于衰弱新学科的发展具有重要影响。

一、衰弱表特定的正气状态演变

（一）表生理性正气盛衰变化

衰弱在正气的变化方面，可以表达正气的周期性消长，而呈现由弱到强或由强到弱的周期性变化，这种变化可以是生理性、周期性变化，也可以受其他因素的影响。如《黄帝内经》：“明乎哉问天之道也！此因天之序，盛衰之时也。”这是说人体正气会随着自然变化的规律，依序出现盛衰之变化，当盛则盛，当弱则弱；当彰则彰，当藏则藏；当达则达，当敛则敛。是其时则行其功，是为正常。如当弱反强，当藏反彰，当敛反达，是人体功能紊乱的表现。又如“风温春化同，热曛昏火夏化同，胜与复同，燥清烟露秋化同，云雨昏暝埃长夏化同，寒气霜雪冰冬化同，此天地五运六气之化，更用盛衰之常也。”这里清楚地表明，五运六气随四季的变化，是符合自然的“盛衰之常”，是自然生、长、化、收、藏的功能状态反应。正常的“衰”是为了下一循环正常的复“盛”。如果没有正常的“衰”作为前提，就不会有再次的“盛”的出现。那么，生命的循环就会终止。

那么人体为什么会出现这种正气生理性的盛衰变化呢？《素问·八正神明论》就说：“因天之序，盛衰之时，移光定位，正立而待之。”这表明正气的盛大、衰减是因为自然的正常规律所致，人体不同的因素因为生理功能变化的需要因时而变，是“正立而待”的必然之事，如逢春自然阳气升发，万物华彰，人体也必将随万物而表现出阳气升发、生机勃勃之象；寒冬万物收藏以顾护阳气，勿使阳气做无为的耗散，以利于春来有充足的阳气，足以升发而推动其功能活力，人体也与自然同步，在冬季收藏阳气。《黄帝内经》所说的“冬者水始治，肾方闭，阳气衰少，阴气坚盛，巨阳伏沉，阳脉乃去”就是这个道理。白天需要阳气的推动，以完成必需的生产生活活动；夜晚则阳气内敛蓄养，阴气主事，安静养护正气。这些都是“移光定位”之事，当其时其事必现，故可“正立而待之”。这表明了人与自然规律盛衰变化的必然性。同时，《黄帝内经》还强调，必须当盛则盛，当衰则衰。当衰反盛，则变为致病之邪，此即所谓“非其位则邪，当其位则正”。

此外，自然之气的盛衰变化必须维持在适当的范围。盛不能出其右，衰不能下其左。盛而太过则正化为邪，伤己而病；衰而过弱，则正气不足。《黄帝内经》云：“胜复盛衰，不能相多也；往来小大，不能相过也；用之升降，不能相无也。各从其动而复之耳。”

（二）表病理性正气状态

人体正气随自然的变化而呈现规律的盛衰变化，属于正常的生理现象，但正气也可以在疾病的状态下发生盛衰变化，反映疾病的状态和病机所在，如《黄帝内经·调经论》：“有所劳倦，形气衰少，谷气不盛，上焦不行，下脘不通，胃气热，热气熏胸中，故内热。”此论述了阳明腑气不通而导致内热的病因病机是劳倦所伤、形气衰少。这种形气的衰减是非生理性的绝对的不足，是由疾病损伤所致，而非正气的盛衰循环。“其脉浮，而汗出如流珠者，卫气衰也”，论述了卫气衰弱，不足以固护肌表，外邪侵袭所导致的汗出如流珠的临床表现。

病理性正气衰弱有不同程度之分，可轻可重，也可以在前面加上修饰词，以表达衰弱的程度。如“阳气衰于下，则为寒厥；阴气衰于下，则为热厥”，这种阴或阳的衰弱都是显著的，从而导致了厥证。如果仅轻微的衰弱，则未必致厥。“寸口脉微而涩，微者卫气衰，涩者荣气不足。卫气衰，面色黄；荣气不足，面色青”，这是营卫不足而致病的例论。营卫不足，衰弱之初也，疾病渐起，由外形变化到脏腑功能的病变，是正气不同程度衰弱的表现。《素问·五常政大论》：“太阴司天，湿气下临，肾气上从，黑起水变，埃冒云雨，胸中不利，阴痿气大衰而不起不用。”这里的正气衰弱程度重，故在此称之为“大衰”。因正气“大衰”而病，不但说明病的主因在于正气的一方，也说明病情严重，治疗难度也大。

正常的阳气是保持身体健康的要求。如果阳气过旺，散发过度，反而导致腠理开泄，邪气易入而生病。阳气过旺，自肆其性，而不能像正常的阳气那样有张有敛，该盛则盛，该衰则衰，导致阴不能制之，终则阴阳失衡而发病。正如《素问·疟论》所说：“瘅疟者，肺素有热。气盛于身，厥逆上冲，中气实而不外泄，因有所用力，腠理开，风寒舍于皮肤之内、分肉之间而发，发则阳气盛，阳气盛而不衰则病矣。其气不及于阴，故但热而不寒，气内藏于心，而外舍于分肉之间，令人消烁脱肉，故命曰瘅疟。”这表明“衰”并不都是坏事或者不利于健康，关键在于是否该衰。该衰就要衰，该衰而不能衰就是太过，病由此生。这提示我们在认识气血阴阳变化时，要从道，遵循自然规律、法则，动态、适机地考虑，方可周全。

二、衰弱用于表病邪的状态

正气有盛衰，邪气也有强弱。邪张则盛，邪被抑则衰。惑者问：经云邪盛则实、精夺则虚，邪气怎可衰弱？诚然，邪气致病当为实，正气不足致病当为虚。但邪气也有由强转弱者，此乃因正气渐复，正盛使邪退也。正气的恢复，或因于治，或因于正气的自然盛复而却邪，均可以使邪气衰减，由强盛转为衰弱。《黄帝内经》中有“所谓得后与气则快然如衰者，十一月阴气下衰，而阳气且出，故曰得后与气则快然如衰也”，则是阳气复盛以压邪，使邪之气势衰减而渐弱，而致邪气衰弱也。此乃正胜邪退之征。

《素问·至真要大论》在论三阴三阳“治诸胜复”中，论述了通过 12 种正治之法，可以达到“各安其气，必清必静，则病气衰去，归其所宗”的康复目的，其中以“病气衰去”为实现康复的关键。《灵枢·顺气一日分为四时》中，岐伯在回答“夫百病者，多以旦慧、昼安、夕加、夜甚”的道理时说：“朝则人气始生，病气衰，故旦慧；日中人气长，长则胜邪，故安；夕则人气始衰，邪气始生，故加；夜半人气入脏，邪气独居于身，故甚也。”表明各种疾病在早上症状都有所减轻，这是由于早上病邪的暂时衰弱减退状态，导致了病人症状的暂时减轻。这是由早上人体正气升发旺盛导致的，体现了邪正盛衰的内在关系。

《素问·热论》说：“其不两感于寒者，七日巨阳病衰，头痛少愈；八日阳明病衰，身热少愈；九日少阳病衰，耳聋微闻；十日太阴病衰，腹减如故，则思饮食；十一日少阴病衰，渴止不满，舌干已而嚏；十二日厥阴病衰，囊纵，少腹微下，大气皆去，病日已矣。”这也是因正气的逐渐恢复，邪气随之由盛至衰，而至痊愈的例证。又如《素问·至真要大论》说：“脆者坚之，衰者补之，强者泻之，各安其气，必清必静，则病气衰去，归其所宗，此治之大体也。”此论述了病有脆、衰、强之别，而治也有所不同。对于衰弱的疾病，当以补法治之。最终都要使病气衰去、正气渐复，使病体恢复正常。通过治疗，使病盛时强大的病气变弱而衰退，本论认为这是治疗疾病的基本方向。

可见邪气也有盛衰之异，可由强盛转为衰弱，进而至愈。

三、衰弱用于表证候的变化

证候的本质是病机。病机决定证候，临床表现决定病机。疾病的轻重是通过病机增、衰来反应的。因邪致病的病机有强弱之分，强者盛，弱者微；病机强则病重，病机弱则病较轻。病机由强变弱，则疾病向好转方向转化。因正虚致的病机也有虚的程度不同，病势不同。正气重虚，则病情重；正气来复，则病情向愈。《黄帝内经》论癫狂：“邪哭使魂魄不安者，血气少也；血气少者属于心，心气虚者，其人则畏，合目欲眠，梦远行而精神离散，魂魄妄行。阴气衰者为癫，阳气衰者为狂。”此既由阳气衰弱，虚阳浮动，使魂魄错乱，故而发狂。阴气衰弱，魂魄无所依附，则发为癫。又如《金匮要略·水气病脉证并治》中说“阳衰之后，营卫相干，阳损阴盛，结寒微动，肾气上冲，喉咽塞噎，胁下急痛，医以为留饮而大下之，气击不去，其病不除”，是论述了一个阳衰证候误治不愈的案例。又说“寒水相搏。趺阳脉伏，水谷不化，脾气衰则鹜溏，胃气衰则身肿”。趺阳脉候脾胃，脉伏是脾胃阳气不足，推动无力。因此是脾胃阳气亏虚导致水谷不化。接着进一步对此加以说明：脾气衰弱证候表现为大便如鸭粪一般清溏，胃气衰弱的证候表现为身体浮肿。脾主运化，容易解释大便清溏。但胃气衰弱如何导致水肿呢？病机可以从两个方面来理解：一是将“脾气衰则鹜溏，胃气衰则身肿”视为互文，是脾胃阳气衰弱，而发生大便清溏、身肿，因为脾可主水的运化。二是从“肾者，胃之关也”来理解。《素问·水热穴论》说：“肾者，胃之关也，关门不利，故聚水而从其类也。上下溢于皮肤，故为胕肿，胕肿者，聚水而生病也。”肾主藏精，化生阳气。肾精为水谷精微所化。胃气衰弱，不能受纳水谷，日久导致肾精亏乏，终致肾阳不足，不能化水，发为水肿。可见，正气因衰减而变弱在疾病的病机证候演变中具有关键作用。因衰弱所涉及的脏腑、气血阴阳、经络、表里等不同，具体病机各别，并且不同病机之间还能相互影响或者发生转化。

四、衰弱用于描述体质特点

在中医学文献中，衰弱也用于表达体质状况，说明体质由强到弱或者体质不强。这是发生疾病的内在原因，这时“衰弱”一词含有亏虚、虚弱、不强实、薄弱等意，如《素问·天元纪大论》曰：“气有多少，形有盛衰，上下相召而损益彰矣。”这里的“上下相召”是指天地相感。天主气，地主形，故实指形气相感，“形气相感而化生万物矣”。由于体质的差异，可影响天地形气的感应，导致损益（或强弱）的临床表现不同。“形有盛衰”意即体质有强盛和薄弱之别，体衰则薄弱，其正气也必定衰弱。这是对衰弱体质的分析。

根据体质强弱不同，治疗方法、原则也有别。《素问·天元纪大论》：“阴阳之气各有多少，故曰三阴三阳也。形有盛衰，谓五行之治，各有太过不及也。故其始也，有余而往，不足随之，不足而往，有余从之，知迎知随，气可与期。应天为天符，承岁为岁直，三合为治。”此段指出，形之盛衰可通过五行来判别所属脏腑，区分实证与虚证，以指导临床治疗。在《素问·上古天真论》中又有“余闻上古之人，春秋皆度百岁，而动作不衰；今时之人，年半百而动作皆衰者，时世异耶，将人失之耶”之说。因上古之人，法于自然，和于术数，饮食有节，起居有常，所以体质强健不衰而能长寿；今时之人，以酒为浆，以妄为常，醉以入房，以欲竭其精，不知持满，务快其心，所以体质衰弱而不能健康长寿，这是基于体质对人体健康状态的预测。《金匮要略》中指出，强健的体质，应当平时就谨慎养生，注意饮食起居，有病早诊早治，保持形体不衰，才不会感受外邪。正如其所论："若人能养慎，不令邪风干忤经络，适中经络，未流传脏腑，即医治之，四肢才觉重滞，即导引、吐纳、针灸、膏摩，勿令九窍闭塞；更能无犯王法、禽兽灾伤，房室勿令竭乏，服食节其冷、热、苦、酸、辛、甘，不遗形体有衰，病则无由入其腠理。"

可见，衰弱的体质跟正气不足有关，源于养生不当，或起居失常，或环境不良。恰当的养生和起居、有病早治是保健防衰的要点。

五、衰弱用于代表一种治疗方法

衰弱用于代表一种治疗方法，当为使动词，意为"使之衰弱或衰退"，是一种针对过盛之疾病的治疗法则，如《素问·六元正纪大论》中"黄帝问曰：妇人重身，毒之何如?……岐伯曰：大积大聚，其可犯也，衰其大半而止，过者死。"这里的"其"当然是指致病之邪了。"衰"其大半，结合"大积大聚"的前提，应当理解为祛邪治法，攻逐病邪。故此经论认为，对于积聚重症，在用攻邪制胜的治法时，不能过剂，是药三分毒，杀敌一千，自损八百。只需要把邪气祛除超过一半就可以了。这体现了一种治病的艺术，对于邪气过于强大的疾病，祛邪当适可而止，穷寇莫追。

《素问·至真要大论》说："调气之方，必别阴阳，定其中外，各守其乡。内者内治，外者外治，微者调之，其次平之，盛者夺之，汗之下之，寒热温凉，衰之以属，随其攸利。谨道如法，万举万全，气血正平，长有天命。"这里论述了根据不同疾病的具体情况，制定个体化治疗原则的指导思想。对于邪气过盛而致病者，当以攻夺病邪的治法；汗出蒸蒸大热之证，可用下法直折热邪。总体上要根据病邪的性质，取药物的寒、热、温、凉不同的作用特点，使病邪衰退。

《素问·水热穴论》中说："秋者金始治，肺将收杀，金将胜火，阳气在合；阴气初胜，湿气及体，阴气未盛，未能深入，故取俞以泻阴邪，取合以虚阳邪，阳气始衰，故取于合。"论述了金秋当令，阳燥之邪容易致病。治疗当取合穴来泄阳燥过盛之邪，使阳燥过盛之邪衰退弱化，以平秋气。这里的"衰"是使过盛的燥阳衰弱而复其常之意，是治疗阳邪过盛致病的指导原则。

此外，在《素问·五常政大论》中有"六气五类，有相胜制也。同者盛之，异者衰之，此天地之道，生化之常也"的经论，既是论述六气（风、寒、暑、湿、燥、火）五类（木、火、土、金、水）制胜关系和相互作用，同时根据"同者盛之""异者衰之"这种制胜关系，也可用于指导对相关疾病的治疗。异我者为邪而致病，理当"衰之"，使之衰弱，使正能胜之。总的原则是要从"天地之道"，恢复"生化之常"。

第三节　中医学辨证老年观

一、传统中医老年及其内涵

生理性的“衰”和“老”都与年龄相关。衰和老都是相对而言的。“衰”重点是言功能，是相对于盛而言，不是一个绝对的概念。如果以每小时步行能力 20 km 为盛，那么每小时步行能力降到 15～18 km 就可以叫衰。“老”重点是说年龄，在中医中“老”是相对于“壮”而言的。“壮”是气血盛极达到平台期。平台期过后，气血减衰减少就是老。在生理上，衰和老是密切相关的，衰者将老，老者必衰。

中医认为，40 岁既是人一生极盛之时，也是人一生衰退的开始。40 岁时，五脏六腑功能盛极，体力最强大，工作能力达到顶峰，但这时睡眠就开始变差了，常常夜间休息不好，并且出现了荣华颓落，发颇斑白，这是开始衰退的表现。这是由于 40 岁阳气达到顶峰，阴气相对于阳气显得不足，开始出现阴阳失衡的迹象，但实际上这时阴气和阳气都处于人一生最盛大的时候，是辨证的盛极而始衰，故《素问・阴阳应象大论》中说：“年四十，而阴气自半也，起居衰矣。”

那么什么时候为老呢？《灵枢・营卫生会》中说：“壮者之气血盛……老者之血衰。”在《灵枢・天年》中说 50 岁肝气始衰，之后便依次出现心、脾、肺、肾的衰弱，至百岁而寿终。在这个生、长、壮、老、已的论述过程中，最显著的变化就是从肝气衰开始。肝主藏血，为多气多血之脏。血为气之母。肝气肝血一荣俱荣，一衰俱衰。可见，中医认为气血衰是老年的开始，而且从肝衰开始。因此，根据《灵枢・天年》的论述，中医认为，常人从 50 岁开始为老年。这时不但已经有睡眠不佳、荣华颓落、发颇斑白的迹象，而且出现了身体沉重、耳目不聪明等老化的征象。《素问・上古天真论》中说“年半百而动作皆衰”，其中“动”是静的反义词，重点是运动、出动的行为；而“作”是指做具体的事情，同“做”。“动作皆衰”就是行动和做事的能力都显著下降。同时又说“故半百而衰也”，“半百”即是 50 岁。这些都表明 50 岁时出现了体力和做事能力的显著下降，这是由于人的生活失节导致显著的功能衰退，也支持《灵枢・天年》中 50 岁为老年的思想。

现代医学研究表明人体肌肉质量和力量都在 50 岁左右表现出明显下降征兆，日常生活中可表现出耐力、体力的下降，精力减退。与中医认为 50 岁开始出现气血衰退的临床表现是一致的。

总之，中医经典认为衰和老都是相对的概念，与人的生活方式和自然规律都有密切关系。一般而言，人一生从40岁开始衰。衰而老之，因衰而老，50岁为老。中医学这种既符合临床实际，又充满辩证法思想的老年观，相较于现代医学以绝对化年龄来判断老年的标准，确有其独特的意义。

二、中医论年龄与衰弱（衰退）的关系

衰弱可起因于生理性和病理性两个方面。人是有生命的有机体，生命有其极限。历代王侯将相都希望自己长生不老，历尽千山万水，花尽天下珍宝，都没有能求得长生不老之实。自然规律是客观的，主观愿望无论多么美好都不能改变客观规律。生命活动有其客观规律。人有生、长、壮、老、已的必然变化过程。器官组织的生长发育也随着年龄的变化呈现出分化、发育、成形，从而具有旺盛的功能。随着生命的延长，组织、器官功能也逐渐减退，生命活动下降，继而进入老化，完成一系列的衰老过程。这一变化过程以人体气血的盛衰变化为主导，体现在脏腑功能的变化上，并在人体生命活动能力上表现出来。

例如，《灵枢·天年》说："人生十岁，五脏始定，血气已通，其气在下，故好走。二十岁，血气始盛，肌肉方长，故好趋。三十岁，五脏大定，肌肉坚固，血脉盛满，故好步。四十岁，五脏六腑，十二经脉皆大盛以平定，腠理始疏，荣华颓落，发颇斑白，平盛不摇，故好坐。五十岁，肝气始衰，肝叶始薄，胆汁始减，目始不明。六十岁，心气始衰，若忧悲，血气懈惰，故好卧。七十岁，脾气虚，皮肤枯。八十岁，肺气衰，魄离，故言善误。九十岁，肾气焦，四脏经脉空虚。百岁，五脏皆虚，神气皆去，形骸独居而终矣。"本段以年龄为线索，阐述了人体气血的盛衰变化所导致的脏腑功能的演变规律及所伴随的生命活动能力的变化。人生在10岁的时候，气血已经通达，脏腑形态也渐趋成熟，阳气日渐充旺，生命力旺盛，喜欢走动。20岁时，气血已经充旺，形体已经发育成熟，脏腑功能逐渐完善，喜欢较剧烈的活动，如快走。30岁时，人体气血、脏腑功能、生命活动都完全成熟，精神心志也随之稳定，行事稳当。到达40岁时，五脏六腑及十二经脉之功能都达到了极限。物极必反，盛者衰之始也。故同时腠理就开始出现疏松了，这表明气血也开始减退，因此面容也开始颓落，生命活动能力开始下降，触发了衰弱的循环。肝主血。血为气之母，气随血衰。50岁时，随着肝气肝血的衰减，肝系功能开始下降，胆识减弱，视力下降。60岁，心之气血开始衰退。心主血脉，故气血运行减慢，活动能力下降。70岁时，脾气虚已经显著。脾胃为气血生化之源，故面容明显老化。80岁时肺气显著衰弱，精神智力衰退，开始不能正确地表达自己的思想，出现了一系列衰老征象。90岁，肾中精气焦枯，其他四脏气血耗散而经脉空虚。如果能活到百岁，五脏精、气、神都耗尽了，空有形骸而寿终。

从上述论述中可以看出以下几点：①人的衰退是气血由充旺转为衰弱开始。②人的衰退是一个渐进的过程，旺极即衰。40岁是人体五脏六腑及十二经脉之功能旺盛的极

限，同时也是衰弱迹象的开始。从 50 岁开始，按照肝、心、脾、肺、肾五脏相生的顺序，功能逐次衰退。③人的生、长、壮、老是一个渐进演化的过程，人体脏腑、组织的功能变化并不是同步的，衰退的过程遵循五行规律。

三、中医论生殖能力的生化与衰老

《黄帝内经》是在一问一答中阐述中医学理论的。黄帝提问，接着岐伯作答。在《素问·上古天真论》中有“帝曰：人年老而无子者，材力尽邪，将天数然也?”岐伯曰：“女子七岁，肾气盛，齿更发长。二七而天癸至，任脉通，太冲脉盛，月事以时下，故有子。三七，肾气平均，故真牙生而长极。四七，筋骨坚，发长极，身体盛壮。五七，阳明脉衰，面始焦，发始堕。六七，三阳脉衰于上，面皆焦，发始白。七七，任脉虚，太冲脉衰少，天癸竭，地道不通，故形坏而无子也。丈夫八岁，肾气实，发长齿更。二八，肾气盛，天癸至，精气溢泻，阴阳和，故能有子。三八，肾气平均，筋骨劲强，故真牙生而长极。四八，筋骨隆盛，肌肉满壮。五八，肾气衰，发堕齿槁。六八，阳气衰竭于上，面焦，发鬓斑白。七八，肝气衰，筋不能动。八八，天癸竭，精少，肾藏衰，形体皆极，则齿发去。肾者主水，受五藏六腑之精而藏之，故五藏盛乃能泻。今五藏皆衰，筋骨解堕，天癸尽矣。故发鬓白，身体重，行步不正，而无子耳。”

上述经论中，在岐伯回答黄帝关于为什么人在年老了就不能生孩子的道理时，系统地阐述了男、女生殖之精的由弱到盛、再到衰而不能生子的生理过程。指出女子二七天癸至，开始有月事，能生孩子，是因为冲任功能发育完善。五七面容开始变黑，头发开始脱落，这是因为女子以血为本，阳明受纳水谷，为气血生化之源；阳明大肠又传化糟粕。冲为血海，任主胞胎。阳明衰则水谷不能生气血，糟粕不能及时排出，导致冲任不满、浊邪滞留，除面容开始衰退外，生殖功能当然也开始下降了。七七时，冲任皆虚衰了，天癸也竭了，也就丧失了生育能力。可见，女性生殖功能的盛衰变化实际上是由气血的盛衰变化来决定的。

男性二八肾气盛而天癸至，开始能有生育。五八时肾气衰，出现了脱发和牙龈萎缩。龈与发由肾所主，是肾精充盈与否的标志。肾精是肾阴、肾阳生化之物质基础。表明男性在五八时生殖能力就开始减退。六八则出现显著的肾阳衰退，表现出面容焦枯、头发变白等表现，这时生殖能力已经显著下降了。肝肾同源，七八则肝肾俱衰。到八八时，牙齿、头发都脱落了，表明肾精已经干枯，天癸尽，生育能力完全丧失。可见男性的生殖能力是由肾精的盛衰来决定的。

上述论述说明：①生殖能力与年龄相关。②男女生殖能力的决定因素有所不同：女性以气血为本，男性以肾精为本。③男女生育能力的三个关节点不同：女性 14 岁能生子，35 岁时生育能力开始减退，49 岁丧失生育能力；男性从 16 岁开始能生子，40 岁时生育能力开始减退，64 岁丧失生育能力。

第二章　现代医学中的衰弱

第一节　现代医学中的衰弱概念

一、现代医学中衰弱概念的提出

西方医学对 frailty（衰弱）的关注发生在 20 世纪 60 年代末，是在对社区老年人的横断面调查中发现的对不良事件的不相称反应。随后衰弱逐渐用于评价老年人群的健康状况。在 1978 年美国老年联邦会议上，衰弱这一概念被正式提出，用以描述存在着累积性的多种健康问题，长期需要支持性服务以应对日常生活的老年人。2001 年开始对衰弱进行表型定义，引起了老年专业领域的关注，至此西方国家关于衰弱的研究不断深入。衰弱逐渐被证明是提示健康状况和照护需求的有价值的指标，并在公共卫生学、医学、护理学、心理学、社会学、人口学领域得到了应用。

frailty 在中译时曾被翻译为“脆弱”“虚弱”“衰老”“老衰”等表述。在中国台湾的相关文献中，大多把“衰弱”与“frailty”对应。《辞海》对于衰弱的解释是“个体身体、精神状态的不佳”，强调了个体状态的持续进一步恶化趋势。有多种病因导致衰弱，包括生理变化和/或与疾病相关的衰老、炎症、肌少症、多重用药、内分泌紊乱、蛋白质能量营养不良、社会隔离和贫困等。

衰弱在所有国家都很普遍，是导致老年人机能下降和早期死亡的主要因素。衰弱可发生于 65 岁之前，但在 70 岁及以上的老年人群中衰弱的发生呈上升趋势。衰弱并非衰老过程中必不可少的一部分，许多成年人到了老年却没有出现衰弱。亚太地区社区老年人的衰弱患病率为 3.5％～27％，与欧洲和美洲的患病率相当。社会经济弱势群体和土著社区老年人的衰弱患病率可能超过 50％。因为在一些对老年人的人口健康调查中存在大量的无反应现象，衰弱的患病率在一些研究中可能被低估。衰弱更常见于女性，发病率随年龄增加而增加。衰弱与共病重叠，尽管它可以而且经常独立于任何慢性疾病的存在而发生。衰弱不是残疾的同义词，而是因果关系。这种病的医疗花费也很昂贵。据报道，老年人衰弱的医疗费用约为 3 500 欧元（4 000 美元），如病期超过 3 个月，其费用是没有患有衰弱的老年人的 5 倍。

在临床医学中，衰弱通常通过一些特征性表现来表征，如大多为老龄，常变瘦或消瘦，躯体状况差，有慢性健康问题、多种急慢性的疾病，脆弱，缺乏肌肉力量或韧性，失去了对复杂事件和环境压力的应对能力，功能受损且威胁到个人独立生存的能力，失能，认知受损，抑郁，需要照护和帮助以满足自理需求，有进一步恶化的可能，可能发生意识障碍、跌倒、无法行走、失禁等问题。

有人提出了定义衰弱的 12 个构成元素，包括营养、行动能力、躯体活动、力量、耐力、平衡、认知、感觉功能（视听力）、情绪（抑郁和焦虑）、应对（自我掌控、自我效能和自主性）、人际关系和社会支持。关于衰弱的范围，涉及躯体衰弱和整体衰弱。日常生活能力也与衰弱密切相关，是衰弱导致的重要表征。

衰弱的进展很有可能被逆转，特别在衰弱早期。因此，对医疗保健提供者和医疗保健决策者来说，早期发现和管理衰弱是重要的，及时的干预可减少医疗支出和降低社会负担。

二、现代医学中衰弱的含义

狭义的衰弱是单一维度的，指躯体衰弱，侧重于生理性的脆弱状态。有些学者认为，衰弱分为肢体功能衰弱、躯体衰弱或精神衰弱等。广义的衰弱是指多个系统处于储备能力下降的状态，属于世界卫生组织定义的“内在能力”的降低。

衰弱可以从一个阶段进展到另一个阶段，当个体接受的照护不足以补偿衰弱及其他健康问题对机体生理、心理、精神的影响时，衰弱的并发症将出现。躯体衰弱的老年人在发生了新的合并症或是发生环境改变的应激后，机体状况下降到维持功能的最低限度，进而可能发展为整体衰弱，最终损害个体。整体衰弱也可能发生在没有躯体衰弱的个体上，例如躯体功能正常，但存在感知觉缺失或痴呆的老年人。

2013 年，由美国和欧洲的几个学会组成的国际共识小组，对衰弱的定义达成共识。该共识指出，衰弱是一种由多种原因导致的医学综合征，其特点是体力、耐力和生理功能下降，导致个体对持续加重的依赖和死亡的易感性增加。其核心是体内平衡失调，生理负荷增加，外界较小刺激即可引起一系列不良事件风险增加，临床表现为跌倒、失能、认知障碍、自主活动减少以及残疾等。部分人群虽然无特异性疾病，但出现疲劳、无力和消瘦，也归于衰弱症范畴。

2019 年，国际衰弱和肌少症研究会议（ICFSR）制定的国际临床实践指南将衰弱定义为一种临床状态，在这种临床状态下，个体处于应激时，生理储备下降，导致机体易损性增加、抗应激能力减退。

随着衰弱概念在老年临床实践中的发展与应用，出现了衰弱综合征，将抽象的衰弱问题具体化。衰弱综合征是指伴随老龄所产生的一系列骨骼肌肉的缺失、躯体功能障碍、神经认知缺失、呼吸功能受损、能量代谢障碍和出现相关健康问题的症状和体征，相比正常老年人，衰弱老年人发生不良健康的风险加大。

三、肌少症及其与衰弱的关系

目前肌少症（sarcopenia）仍然沿用 2010 年欧洲老年人肌少症工作组（EWGSOP）提出的定义，涉及肌肉质量、肌肉力量和躯体功能三个方面。其中以肌肉质量测定值较同种族、同性别年轻人下降 2 个标准差（SD）为截点；肌肉力量通过握力来测定；躯体功能则通过步行速度来测定。亚洲肌少症工作组（AWGS）也采用了类似的策略。

AWGS 推荐的诊断截点：握力男性为 26 kg，女性为 18 kg；步行速度男女皆为 0.8 m/s。肌肉质量以身高校正的四肢骨骼肌指数（ASMI）[四肢骨骼肌的质量（kg）/身高（m^2）] 为指标，应用双能 X 线吸收测量法（DXA）测定四肢带肌的质量时，男性和女性的截值分别为 7.0 kg/m^2 和 5.4 kg/m^2；应用生物电阻测量法（BIA）测定时，男性和女性的截值分别为 7.0 kg/m^2 和 5.7 kg/m^2。握力是以同性别、同年龄组的白种人的 75%～80%为截值，步行速度同白种人为诊断截值。但这些截值多为经验性的，现在已经有基于循证的截值，这在衰弱的评估中有讨论。

随着年龄的增加，人体组织器官的结构和功能都将随之不断地发生变化，其中肌肉结构和功能的这种增龄变化最为突出。从 20～70 岁，人体肌肉质量丢失可达 40%；30～70 岁人体的肌肉质量每 10 年下降 6%，60 岁后每年减少 1.4%～2.5%。肌肉力量下降更明显，50～60 岁每年下降约 1.5%，60 岁后每年下降 3%。肌少症对老年人健康影响是多方面的，取决于肌肉减少的数量和程度：当肌肉组织减少 10%时，可引起免疫功能下降而增加感染的风险；当肌肉组织减少 20%时，可出现肌肉无力而日常生活能力下降、跌倒风险增加，伤口愈合延迟；当肌肉组织减少 30%时，可出现肌肉功能进一步严重下降而致残，生活需要照顾，患者会虚弱甚至不能独立坐起，伤口不能愈合，很容易发生压疮和肺炎；当肌肉组织减少 40%，机体死亡风险明显增加，如死于肺炎或其他直接的疾病。骨骼肌是人体最大的蛋白储存库、运动和代谢器官，肌少症可影响机体的抗病能力、运动功能和日常生活能力，与老年人的功能状态和生活质量密切相关。

现在一般说衰弱，肌少症是衰弱的核心病理基础，也有人认为肌少症是衰弱的早期表现，常发生在老年人群中，其机制是疾病、营养不良、肌肉骨骼系统的老化等原因导致的肌肉萎缩，肌肉纤维被脂肪所替代，最终机体组成改变，发生胰岛素抵抗、全身炎症反应的风险加大，表现为肌肉力量下降或无力、耐力下降、活动减少、质量减少且有极高的患病率及死亡率。

极少数情况下，肌少症患者可以没有谵妄和波动性失能，器官贮备功能尚属正常；极少情况下也可以出现衰弱者非脂肌肉量尚在正常范围，但具有显著的平衡障碍、间歇性失能和谵妄，也可能与其非脂肌肉量的快速下降有关；绝大多数情况下，衰弱患者都具有肌少症，而显著肌少症者也常是衰弱患者。

第二节 衰弱的危险因素与内在特征

衰弱一般不作为原发疾病，常常是多种慢性疾病长期缠绵不愈的后果。单次急性事件或严重疾病也可能引发衰弱。除原发病外，遗传因素、增龄、经济条件不佳、教育程度较低、生活方式不良以及老年综合征常出现的因素，如跌倒、疼痛、营养不良、肌少症、活动能力降低、复杂用药、睡眠差、抑郁或焦虑等，也是发病的相关因素。未婚、独居者衰弱发生的风险增高。

一、危险因素

（一）遗传

研究发现，衰弱的临床表现与基因多态性有一定关系。在美国，非裔患病率是其他人种的 4 倍；墨西哥裔衰弱患病率比欧裔高 4.3%。载脂蛋白 E（ApoE）、胰岛素受体样基因－2 及－16（DAF－2 及 DAF－16）、白细胞介素－6（IL－6）、C 反应蛋白（CRP）编码区（CRP1846G>A）、肌肉细胞线粒体 DNA（mt204C）、维生素 B_{12} 以及血管紧张素转换酶等的基因多态性，可能与衰弱相关。

（二）生活方式

与生活方式相关的健康行为有饮食起居习惯、社会职业、社会地位、精神状况、婚姻状况等，这些均可导致衰弱发生。未婚和独居者衰弱发生率增加。在自感健康差、受教育少、经济状况差的人群中，衰弱发生率更高。

（二）人口学特征

女性人群中，衰弱患病率高于男性，运动习惯、工作类型以及性激素可能在其中起到一定的作用。衰弱患病率随年龄的增长而增高，向愈的能力也与年龄相关。一般年轻的衰弱患者较易恢复到相对健康状态，并且这种恢复能力随增龄而有所降低。

（四）躯体性疾病

躯体疾病缠绵不愈是衰弱的重要危险因素。多种慢性疾病、亚健康状态都增加衰弱的患病率。糖尿病、慢性阻塞性肺疾病、关节炎及风湿性疾病、骨折、卒中、慢性冠心病、慢性心功能不全、周围血管闭塞性疾病、恶性肿瘤、肾功能衰竭、高血压病、人类免疫缺陷病毒感染及手术，均可增加衰弱的发生风险。急性躯体性疾病也可诱发衰弱，常见于重症、使用呼吸机的患者。

（五） 认知与精神因素

抑郁、焦虑状态与衰弱相关。认知功能障碍既可以是衰弱的原因，也可以是衰弱的伴随结果，并能影响衰弱的进程。Tavares 等研究发现，老年住院患者衰弱状态与其抑郁严重程度相关。

（六） 营养状态

营养不良是衰弱发生与发展的关键机制，包括能量不足、蛋白质营养不良、必要的营养元素及维生素缺乏等。老年人中 25－羟维生素 D 降低可增加衰弱发病率。外周血中钙离子水平增高或降低都可能对生理稳态产生不良影响。营养不良增加衰弱发生风险不仅仅在于营养摄入不足，更与体内的代谢状态密切相关。

（七） 多重化学药物使用

老年人疾病复杂，常常多种疾病并存，复杂用药在所难免，同时使用四五种或更多种药物是普遍的。有些药物可能影响肌力，如钙通道阻滞剂、二甲双胍；有些药物可能减少病人的运动欲望，如镇静剂等。某些特定的化学药物如抗胆碱能药、抗精神病药，已经被证实与衰弱发病有关。

二、衰弱的内在特征

（一） 衰弱的动态平衡假说

理论上，衰弱是个体生理储备能力降低到一定程度（接近阈值），其内部动态平衡失调，健康和功能的完好性受损，对压力源的易感性增加，易引发临床事件的一种状态。储备能力（reserve capacity）是指个体对抗内部改变（生理老化、疾病进程、感染、用药、心理压力、情感、认知改变）或环境压力的功能，受到累积因素，如老化、疾病、受伤或压力事件的影响而逐渐削弱。一旦机体的储备能力下降，其恢复自身平衡的能力就削弱了。个体受损越严重，则其在疾病之后发生生理功能下降、机体系统失调，恢复基本健康和功能的可能性就越小。相反，储备能力可通过干预手段或照护补偿而增强。

“内在能力”是指在任何时候都可以全部动员的体力和脑力的总和。内在能力和适宜环境促进健康老龄化。

不同个体衰弱程度不同，同一个体在不同阶段衰弱的程度也不相同，衰弱始终处于动态变化的过程中。Hamerman 将衰弱描述为从完全自理到死亡前期的一个中间阶段，衰弱本身也不是单一的临界点，而是一个范围，从躯体衰弱到整体衰弱。衰弱动态平衡假说提供了一个重要的启示，个体衰弱的进程是可以改变的，是潜在性可逆的，特别是在衰弱的早期进行个体化干预，可以有效地延缓进程甚至恢复到最初的状态。随着衰弱的加重，提供及时有效的照护就更加重要。

（二）　衰弱有别于脆弱

两者在文献中的使用有重叠。广义上衰弱是脆弱的一种状态，衰弱就是医学意义上的脆弱。不同于衰弱，脆弱强调了在紧张性刺激或消极环境中，"更易于""有发生的危险"，可能是"现存的"或"潜在的"。

（三）　衰弱有别于共病与残疾

衰弱、共病、残疾三者的概念有一定重复，三者之间存在区别与联系。衰弱是一个独立可分级的健康状况，是生理状态改变，不能维持自身内部平衡；共病是指存在≥2个不同的疾病；残疾是指无法进行日常生活活动，功能永久性的丧失。残疾可以是1个或多个系统的功能障碍，相对稳定，康复治疗措施也难以使其完全恢复功能；而衰弱往往反映了多个系统的问题，由多个条件累积，状态是不稳定的，易受到多方面因素的影响。衰弱早于自理缺陷和残疾，可在临床上被筛查出，是前驱残疾状态，残疾也可作为衰弱的不良后果之一。

（四）　老化与衰弱相互交织

老化与衰弱具有相交关系。衰弱可以伴随老化发生，且年龄越大，衰弱发生的风险越大。但并不意味着老年人一定会发生衰弱。荷兰对6个地区的65岁以上的社区老年人进行了一项调查，比较了生物学年龄和衰弱对于结局指标健康自我管理能力的预测。结果显示，衰弱与健康自我管理能力的相关性明显强于生物学年龄。由此提示通过衰弱状况的筛查，找出需要进行预防性干预或特定治疗的老年人，比单独通过生物学年龄筛查效果更好。

第三节　衰弱的诊断与评估

一、衰弱的临床表现

衰弱的临床表现一般是非特异性的，并且大多可逆，如疲劳感、乏力感或劳累感；体重下降不是因为有意识地控制饮食或其他明确的原因，可能反复发生感染，最常见的是呼吸道感染、泌尿系统感染，消化系统感染也常见。感染发生与同时存在的原发病也有一定的关系，如女性糖尿病患者更易发生泌尿系统感染等。

由于肌肉减少、肌力下降，机体的平衡能力下降、步态失于协调，容易发生跌倒，轻者皮内受伤，重者骨折甚至丧失自主活动能力。在衰弱状态下，即使轻微的病情波动，也可导致肢体平衡功能受损显著，不足以维持步态的协调性和完整性，因此易于跌倒。

老年人中的衰弱者多伴有脑功能降低，应激状态下可导致脑功能障碍加剧，出现谵妄、发作性喃喃自语或意识障碍等异常表现。

波动性失能在衰弱患者中常见并且具有较强的提示价值。患者功能状态，尤其是体力、自理能力出现明显或显著的波动性变化，表现为功能独立和需要人照顾交替呈现。

有人将衰弱的临床表现归纳为非特异性和特异性两类。非特异性表现，如极度疲劳、不明原因的体重下降、易感染等。特异性表现，如跌倒、谵妄及间歇性失能。身体平衡障碍和肌力下降所致跌倒是衰弱的典型特征；谵妄（有时也称作突发性意识障碍）是以迅速出现波动性混乱和意识受损为特征，与不良结果事件独立相关；而间歇性失能通常需要专业的护理，以防止不良后果的发生。

二、衰弱评估指标的检测

通常识别衰弱不需要进行血液检查，但并不是所有衰弱患者都会出现综合征症状，衰弱综合征的一个显著特点是不稳定的身体反应和物理储备的降低，这可能是由于机体自身储备能力降低使器官功能衰退，不会直接影响日常功能，只有当储备耗尽，器官功能受限制才会表现明显。当考虑诊断患者为衰弱时，同时也应当对原发病相关内容进行检测和评估。

（一） 体重检测

体重检测是明确衰弱的关键一步，同时也是治疗和判断疗效的重要方面。首先应当对患者的历史体重变化进行大致了解。最好是查看患者既往的诊疗记录，包括门诊病历、住院病历、体检报告等相关档案。这些档案资料中的体重记录往往比患者或家属的口述来得更为可靠。同时对患者当前的体重进行测量。注意患者是否具有明显的水肿，并对水肿与体重的关系进行评估。有时也需要对辅助器具及患者的穿戴进行必要的评估，以使对体重变化的评估更接近实际情况。

在临床实践中，为了便于后续干预方案的制定及疗效的判定，还应当同时对导致体重下降的可逆原因进行评估。有人提出了 13 条评估方案，可以借助“上门送餐服务（meals on wheels）”中的 13 个英文字母来记忆，每项评估内容依次以其中的一个英文字母为首字母（表 2－1），包括疾病、痴呆、药物、吞咽问题和导致体重减轻和营养不良的因素等。

表 2-1　体重下降可逆原因 13 条及“上门送餐服务”记忆法

顺序	英文	评估内容
1	Medications	药物
2	Emotional（depression）	情绪（抑郁）
3	Alcoholism，anorexia，abuse（elder）	酗酒、厌食症、虐待（长者）
4	Late life paranoia	老年妄想症
5	Swallowing problems	吞咽问题
6	Oral problems	口腔问题
7	Nosocomial infections，no money（poverty）	医院感染，经济困难（贫穷）
8	Wandering/dementia	流浪/痴呆
9	Hyperthyroidism，hypercalcemia，hypoadrenocorticism	甲状腺功能亢进、高钙血症、肾上腺皮质功能减退
10	Enteric problems（malabsorption）	肠道问题（吸收不良）
11	Eating problems（eg，tremor）	进食问题（如震颤）
12	Low salt、low cholesterol diet	低盐、低胆固醇饮食
13	Shopping and meal preparation problem，stones（cholecystitis）	购物和用餐准备问题，结石（胆囊炎）

（二）握力测定

握力可以用握力器（图 2-1）来测定。手持外框白色区，四指绕过内框，用力握手。停止后显示屏上显示最大握力。主要反映上肢肌肉的力量状态。一般在静息状态下，两手各检测握力 3 次，取其中最大握力值作为最终测定值。亚太地区的人群的握力可能较低。中国台湾地区的老年人的握力比欧洲成年人低 25%。因此，亚太地区衰弱管理临床实践指南建议，对亚洲人群使用握力最低值的第一个五分位数的握力强度来定义低肌肉强度，或男性<26 kg，女性<18 kg。

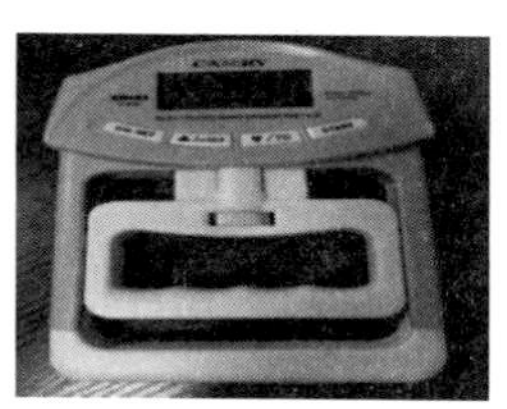

图 2-1　握力器

（三）直线步行速度

直线步行速度测试是一种简单易行、可重复的老年衰弱初筛方法，系统评价表明，直线步行速度减慢是预测老年衰弱相关不良事件的有力指标，是肌少症的标志、死亡率的预测因子，并且可预测致残、跌倒风险。法国—瑞士的工作组制订了适用于临床的直线步行速度测试的方法建议，即在光线充足且没有视、听觉干扰的环境中，穿封闭式防滑步行鞋，鞋高不超过 3 cm，测量时有明确的指示来提示受试者：请以常规的步调直线行走，不刻意改变步行速度。处理数据时要剔除前 2 m 加速距离和后 2 m 减速距离。一般测量中间 6 秒钟的直线步行距离。测量最好在长度超过 8 m 的室内进行。步行速度低至 1 m/s 应考虑肌少症。

（四） 人体肌肉量的测定

人体肌肉和脂肪常常相互交错、此消彼长。对于衰弱而言，其体重的减轻是源于肌肉的减少而非脂肪的减少。如果能准确地评价肌肉的减少程度，更能有助于衰弱的诊断。临床可见有的人体重并不轻，但其直线步行速度和握力显著下降，并具备其他衰弱的表现。这是由于患者需要的肌肉量减少，但脂肪量不减少甚至增多，而肌肉的比重是脂肪的 3 倍。这就是为什么部分已经处于衰弱状态的患者看起来壮实的原因，其实其肌肉量是显著减少的。目前已经有多种评估人体肌肉含量的方法，包括：

（1）生物电阻法（bio－impedance analysis），是根据组织—器官层次的各个组分具有不同的电导性来推算得出。

（2）形态学方法，是根据体重、身高、肢体长度、围长与皮褶厚度等要素作为自变量进行函数推算。

（3）尿肌酸酐测定法，是根据肌酸酐的生成量反推肌肉含量；尿 3－甲基组氨酸方法，是基于肌动球蛋白分解产生 3－甲基组氨酸，根据 3－甲基组氨酸反推肌肉含量。

（4）计算机体层摄影（CT）法，是基于 X 线透过人体时，组织—器官不同层次组分如骨骼肌、脂肪组织、骨骼、各种内脏等对 X 线的衰耗作用存在显著差异，利用这种差异进行测定。

（5）磁共振成像（MRI）法，是基于组织是氢原子核与系统磁声的相互作用，来区分不同的身体成分，从而推算肌肉含量。计算公式：SM（肌量）$=0.00104\times\sum[d(si+si+1)/2]$。其中 si 与 $si+1$ 表示相邻两幅 MRI 影像的骨骼肌横断面积（cm^2），d 表示相邻两幅 MRI 影像的距离（cm），0.00104 为骨骼肌的密度（kg/cm^3）。

（6）DXA 是利用双能量 X 线吸收技术来替代 MRI 技术，是从测定骨骼矿物质含量和骨密度技术上发展出来的。

作为临床评估，目前上述方法均可应用，以 DXA 应用较为广泛。如果病人握力降低或/和直线步行速度减慢，则可结合全身双能 X 线骨密度仪测定的肌量结果进行肌肉质量评估。这三项评估合称为“肌少症三要素”。四肢骨骼肌肌量为双上肢骨骼肌肌量加双下肢骨骼肌肌量。计算相对四肢骨骼肌指数（RASM），即四肢骨骼肌肌量/身高（m^2）。

（五） 简易机体功能评估

简易机体功能评估量表（short physical performance battery，SPPB）是由美国国立卫生研究院（NIH）下属国家老龄问题研究所（NIA）开发的躯体综合能力测量工具。

包括串联站立测试、2.44 m 行走测试、5 次坐立测试。①串联站立测试：由经过统一培训的工作人员向患者演示 3 个困难度循序渐进的姿势（双脚合并、半串联站立、串联站立）并用秒表记录时间，当受试者脚部移动或抓住测试者来支撑即为结束时间。②2.44 m 行走测试：嘱受试者以最快步行速度行走 2.44 m，共两次，记录两次时间中的最短时间，如果仅完成 1 次行走则记录该时间。③5 次坐立测试：嘱受试者尽可能快地连续起立坐下 5 次，起立站直后方可坐下并始终保持双臂在胸前交叉，避免借助手臂支撑完成起立，过程用秒表计时并记录时间。潘凌等的研究发现，2.44 m 行走测试可反映肌肉功能和肌力，与握力呈负相关；5 次坐立测试时间与 RASM 呈负相关。

（六） 计时起走测试

计时起走（TUG）测试是加拿大吉尔大学开发的一种躯体综合能力评估方法。让受试者坐在椅子上，测试者向其展示行走路线及折返点（距患者坐位时足的直线距离为 3 m）。受试者听到“开始”口令后起身行走至折返点后转向，重新回坐到椅子上。指令下达后开始计时，直至受试者行走完毕并重新坐回椅子时停止计时。我国学者研究发现，无论是否校正年龄和体质量指数，计时起走与日常步行速度呈负相关。

此外，超声可能是检测衰弱的潜在工具。加拿大魁北克蒙特利尔大学研究发现，住院老年人肌肉结构、质量和力量、肌肉厚度，与老年衰弱评价指标包括体重、握力、直线步行速度等密切相关，认为超声是临床医生评估患者身体衰弱的一个有用的客观筛查工具。

三、评估衰弱的工具

（一） 评估工具概述

衰弱的评估，需要适当的评估工具。选择衰弱的评估工具应符合临床目标。2019 亚太地区衰弱管理临床实践指南指出，选择测量工具应符合临床目标。目前比较通用的评估工具有：①Fried 等的衰弱表型模型及其快速筛查工具 FRAIL 量表；②Rockwood 和 Mitnitski 的健康缺陷累积模型，其内容紧抓共病评价；③身体与心理社会的混合评估模式，如 Tilburg 衰弱量表（Tilbury Fraity Indicator，TFI）埃德蒙顿衰弱量表（Edmonton Frailty Scale，EFS）。应用于临床实践的衰弱测量方法见表 2－2。在这些测量方法或评估工具中，一般要证实衰弱的有无用 Fried 衰弱表型（Frailty Phenotype，FP），主要描述体质的健康状态；希望进一步对衰弱进行分级，通常可用加拿大达尔豪斯大学老年研究中心 Rockwood K 教授制定的衰弱指数量表（Frailty Index，FI）或加拿大健康与衰老研究课题组制定的临床衰弱量表（the Clinical Frailty Scale，CFS）、欧洲老年健康老化退休组织设计的衰弱筛查工具（SHARE－FI）；希望对衰弱进行分期，可选用国际营养、健康和老年工作组的老年专家团提出的衰弱量表（FS）；希望了解衰弱程度，可参考荷兰 Tiburg 大学护理学家 Gobbens RJJ 等开发的 TFI、荷兰格罗宁大学心理学院 Peters L 等开发的衰弱评估量表（GFI）、加拿大阿尔伯塔大学心脏病学家 Rolfson 等开发的衰弱量表（EFS）。

表 2-2　应用于临床实践的衰弱评估方法

筛查
快速筛查
——FRAIL 量表
——PRISMA-7
——Tilburg 衰弱量表（TFI）
——衰弱长者调查（VES）
——自评健康缺陷指数（HDI）
——Sherbrooke 邮寄问卷（SPQ）
——肿瘤患者 G8 问卷
——简易护理短问卷
——骨质疏松症骨折研究（SOF）索引
——老年人风险识别（ISAR）
详细筛查
——fned 衰弱表型
——格罗宁根虚弱指数
——衰弱特质量表（FTS）
——测量（包括筛选和评估）
握力
——步行速度
——起立步行试验（TUG）
——简易机体功能评估法（SPPB）

评估
快速评估
——快速老年评估（RGA）
——Edmonton 衰弱量表（EFS）
综合评估
——老年综合评估（CGA）
——简易护理问卷
计算度量评估
——衰弱指数（FI）
——Kihon 检查清单
——多雄预后指数（MPI）
——衰弱风险评分（FRS）
综合评估
——临床虚弱量表（CFS）
——Gérontopōle 衰弱第查工具（GFST）

PRISMA-7，维护自主性而整合服务的研究计划。衰弱测量的类别可能会发生变化，并且衰弱测量可以属于多个类别。

一般而言，由健壮到衰弱有一系列的变化过程，经常将其分为三类：“衰弱”“衰弱前期”“健壮”（至少无衰弱）。病人的状况可以在这三种类别间转化或动态过渡。也有人将人体健康状态分为九类。衰弱的显著特征是多维综合征，而且衰弱易多病共发，为此需要多种检测评估方法被提出用于区分不同的衰弱状态和非衰弱。Gobbens 将衰弱明确地分为物理性、心理性和社交性。其中物理性衰弱表现较为明显，尤其是女性患者。物理性衰弱指标包括四项，分别为动作缓慢、虚弱、疲劳感、体质量减轻。临床所说衰弱一般是指物理性（体质性）衰弱。

（二）利用 Fried 衰弱表型进行衰弱诊断

Fried 衰弱表型即 FP 方案（表 2－3）属于诊断衰弱性筛查，纳入 5 项参数进行评价。5 项参数包括：行走时间、握力、体重下降（较前一年下降≥4.5 kg），疲乏和体力活动。符合 5 种症状其中 1 项或 2 项则为衰弱前期，符合 3 种及以上即可被定义为衰弱。

FP 应用前无须进行初始临床评估，它可以根据个人情况很好地预测风险等级，起到警示作用，促进衰弱在临床实践的概念化。FP 评估方法具有明显可靠的病理生理学特征，五项检测内容比一些繁琐复杂的方法更易于操作，最后它可以判断衰弱早期症状，对衰弱的干预治疗有很大帮助。FP 由简单的测试组成，结果并非十分精确。比如，肌肉力量和直线步行速度的测试并不一定可以实施，残疾或者认知受损等特殊人群会影响 FP 鉴定结果的可靠性或临床可利用性。因此 FP 鉴定方法更适用于无伤残人易损风险的评估。

人体复杂的适应协调系统对体内平衡至关重要。FP 反映了能量调节失衡的临床综合征，可为肌少症和疲劳提供生理基础。因为能量失衡生理基础存在，FP 非常适合在临床环境中识别衰弱，是亚太地区临床中经常使用的工具，可以预测死亡率、残疾、跌倒、住院和手术风险。

表 2－3　Fried 衰弱表型评估量表

检测项目	男性	女性
体重下降	过去一年中，意外出现体重下降>10 磅（1 磅=0.454 kg）或>5%体重	
行走时间 (4.57 m)	身高≤173 cm：≥7 秒 身高>173 cm：≥6 秒	身高≤159 cm：≥7 秒 身高>159 cm：≥6 秒
握力（kg）	BMI[①]≤24 kg/m²：≤29 BMI 24.1～26 kg/m²：≤30 BMI 26.1～28 kg/m²：≤30 BMI>28 kg/m²：≤32	BMI≤23 kg/m²：≥17 BMI 23.1～26：≥17.3 BMI 26.1～29 kg/m²：≤18 BMI>29 kg/m²：≤21
体力活动 (MLTA[②])	<383 kcal/周	<270 kcal/周
疲乏	CES-D[③] 的任一问题得分 2～3 分 您过去一周内，以下现象发生几天？ (a) 我感觉做每一件事都需要经过努力 (b) 我不能向前行走 0 分：<1 天；1 分：1～2 天；2 分：3～4 天；3 分：>4 天	

注：①BMI，体质量指数；②MLTA，明达休闲时间活动问卷；③CES-D，流行病学调查用抑郁自评量表。

（三） 缺陷累积的衰弱指数

缺陷累积的衰弱指数即FI将衰弱看作与年龄动态相关的状态。FI表现为老年人由预设的30个或更多变量列表中得出的健康缺陷累积数量之间的比例。变量可以是40个、50个或70个，可根据病人实际潜在的健康缺陷情况制定，也可以选用现成的70项变量。FI从0到1，上限约为0.67103。例如，在60个项目的健康缺陷列表中，一名患者在这些缺陷中的12项得分为“是”，那么他的FI得分为0.2（12/60）。如所有评价项均为“否”，即0/60=0，代表病人无衰弱。通常认为，FI≥0.25提示病人存在衰弱状态，FI<0.12为无衰弱；FI在0.12～0.25为衰弱前期。

FI把个体健康缺陷的累计数量作为重点，将多种复杂健康信息合成单一指标，可更好地评估整体健康状况。在反映健康功能状态及变化、健康服务需求、公共卫生管理和干预等方面具有重要应用价值。

FI具有多维性，包含了作为身体机能、多种疾病、认知和社会心理因素。衰弱管理的干预措施可以集中在这些领域，从而增加FI在临床实践中的应用。FI在亚太地区也经常使用。例如TFI包括身体衰弱、心理衰弱、社会衰弱3个维度、15个条目，其中躯体衰弱8个条目（身体健康、自然体质量下降、行走困难、平衡、视力问题、听力问题、握力、疲劳感），心理衰弱包括4个条目（记忆力、抑郁、焦虑、应对能力），社会衰弱包括3个条目（独居、社会关系、社会支持）。TFI的条目采用二分类法（0为正常，1为障碍），计分范围为0到15分，5分以上为衰弱，分数越高则衰弱程度越重。

FI也可以显示老年人的生理年龄，捕捉死亡风险，并预测残疾、入住养老机构、功能下降、手术风险和入院治疗风险。尽管FI具有优势，但如果临床层面从零开始收集数据，此项工作可能会非常耗时。但是，FI的一个主要优点是它可以从已经收集的CGA数据中提取。此外，基于Clegg等使用初级保健记录的研究结果，电子化的FI可以自动从常规的电子病历中提取信息。

（四） FRAIL量表

FRAIL量表，即FS（表2—4），FRAIL量表是2008年国际营养、健康和老年工作组的老年专家团提出的，适用于临床老年衰弱人群的筛查，其包含了FI和FP的混合指标测量方法。FS显示出与FI和FP相类似的预测精度，并且被国际营养与衰老学会（the International Academy on Nutrition and Aging，IANA）推荐用于临床实践。FS越来越多地应用于亚太地区。FS方法由5项自我检测项目组成，包括①疲劳感；②阻力增加，耐力减退：上一层楼梯即感到困难；③自由活动能力下降：不能走一个街区（500 m）；④疾病情况：≥5个疾病共存；⑤体重下降：一年内体重下降>5%。当有3项及以上出现则定义为衰弱，1～2项为衰弱前期，0项为无衰弱。

表 2—4　FRAIL 量表

序号	条目	询问方式
1	疲乏	过去 4 周内大部分时间或者所有时间感到疲乏
2	阻力增加、耐力减退	在不用任何辅助工具以及不用他人帮助的情况下，中途不休息爬 1 层楼梯有困难
3	自由活动能力下降	在不用任何辅助工具以及不用他人帮助的情况下，走完 1 个街区（500 m）较困难
4	疾病情况	医生曾经告诉你存在 5 种以上疾病，如高血压、糖尿病、急性心脏疾病发作、卒中、恶性肿瘤（微小皮肤癌除外）、充血性心力衰竭、哮喘、关节炎、慢性肺病、肾脏疾病、心绞痛等
5	体重下降	1 年或更短时间内出现体重下降≥5%

注：具备以上 5 条中 3 条及以上被诊断为衰弱，不足 3 条为衰弱前期，0 条为无衰弱。

（五） 临床衰弱评估量表

临床衰弱量表即 CFS，2005 年由 Rockwood 等团队在加拿大健康与衰弱研究中针对老年人群提出的，对于一般衰弱也具有一定参考价值。采用了简单的临床参数，纳入了认知损害、功能情况，从临床主观判断将患者情况分为 9 个等级：非常健康、健康、健康良好、脆弱易损伤、轻度衰弱、中度衰弱、严重衰弱、非常严重的衰弱、终末期。每个等级依次得分增加 1 分，最高为 9 分。当得分高于 6 分时，筛查个体可以被认为日常生活活动（ADL）障碍，而不是身体衰弱。可评估痴呆患者，易于临床应用。国际健康结果测量联合会（ICHOM）建议将 CFS 作为老年人相关研究的标准测量结果的一部分。具体内容参见“老年衰弱”部分。

（六） 其他评估工具

其他评估测量工具，如骨质疏松性骨折（osteoporotic fractures，SOF）指数、EFS、和 Kihon 清单等，也可以参考。EFS 包括 9 个组成部分：认知状况、一般健康状况、功能独立性、社会支持、用药情况、营养、情绪、大小便自控能力和功能表现，最常用于医院环境，也用于社区。

通用的衰弱筛查工具大多已经被公认，是死亡、功能下降、长期住院等不良结局的预测指标。国内学者符琳琳等（2020 年）对 FP、FS 和 CFS 三种评估工具对死亡、再住院、残疾的预测效率进行了评估。纳入 65 岁以上衰弱患者 539 例，出院后再随访 6 个月以上。结果表明，三种方法对再住院风险的预测效率相当，但对死亡的预测 CFS（0.728）优于 FP（0.691）、FS（0.645）。

第四节　衰弱的分类

衰弱可以根据人口学特征分类，也可以根据主要病因分类，或根据衰弱的内在要素分类。

一、根据衰弱不同的病因及来源分类

根据衰弱不同的病因及来源，可以分为老年衰弱与ICU获得性衰弱。

老年衰弱适用于60周岁以上老年人群，是一系列慢性疾病、一次急性事件或严重疾病的后果。高龄、跌倒、疼痛、营养不良、肌少症、多病共存、多重用药、活动功能下降、睡眠障碍及焦虑抑郁等均与老年衰弱相关。老年衰弱是指老年人群在多种疾病情况下发生的以代谢内分泌障碍为主要机制，以肌量减少、肌肉萎缩导致肌力下降、机体易损性增加为主要共同表现的临床综合征。临床主要表现为体重下降、疲劳感、乏力、行走速度下降、躯体活动能力降低。

ICU获得性衰弱是重症患者中出现没有明确原因的衰弱，是常见的ICU获得性并发症，又称为ICU获得性肌无力、ICU获得性神经肌肉疾病等。临床可根据累及部分的不同分为三类：危重症多发性神经病（critical illness polyneuropathy，CIP）、危重症肌病（critical illness myopathy，CIM）和危重症多发性神经肌病（critical illness polyneuromyopathy，CIPNM）。可于机械通气数小时后开始出现，其临床表现主要为脱机困难、轻瘫或四肢瘫痪、反射减少和肌萎缩。主要累及近端肢体肌肉和呼吸肌，一般不累及面部肌肉和眼外肌。表现为初始下肢肌力减退，后可发展至四肢瘫痪，呼吸肌受累导致机械通气时间延长、脱机困难，住院时间延长，出院后功能障碍。ICU获得性衰弱最终影响患者存活率和出院后的功能恢复及生活质量。

二、根据衰弱的内容分类

2012年底国际衰弱共识工作组把广义的衰弱分为躯体衰弱、认知衰弱和社会心理衰弱等亚型。其中躯体衰弱是衰弱的核心，也是衰弱评价、危害的主体。一般所指衰弱为躯体性衰弱。

（一）躯体衰弱

躯体衰弱是指身体结构的变化，重点是肌少症，是指进行性骨骼肌质量减少、力量减弱和躯体活动能力下降的综合征。目前已被国际公认为一种衰弱综合征，或是衰弱的身体表现。国际肌少症工作组公布了新共识，将肌少症定义为：与年龄相关的进行性、全身肌量减少和/或肌强度下降或肌肉生理功能减退。

根据诱因不同，肌少症可分为原发性肌少症和继发性肌少症。原发性肌少症常与年龄增长相关。年龄越大，肌少症患病率越高，且女性高于男性。老年人性激素及胰岛素生长因子—1减少，骨骼肌蛋白质合成与分解失衡、神经—肌肉功能减退及运动单位重组、线粒体染色体损伤、自由基氧化损伤及骨骼肌的修复机理受损、细胞凋亡等，是引起肌少症和老年人衰弱的因素。肌少症缺乏特异的临床表现，患者可表现为虚弱、容易跌倒、行走困难、步态缓慢、四肢纤细和无力等。肌少症既是老年衰弱的早期表现，又可以加快老年衰弱的进展，早期运动、肌力锻炼对于预防衰弱或延缓衰弱的进展尤为重要。

继发性肌少症又可分为活动相关性、疾病相关性和营养相关性。肌少症患者往往是多种情况混合存在，错综复杂。ICU获得性肌无力是继发性肌无力，是肌少症的典型表现之一。ICU获得性肌无力目前原因未明，但独立危险因素可能包括：持续多个（两个或两个以上）脏器功能障碍，伴或不伴全身炎症反应综合征；血管加压素和儿茶酚胺的使用时间较长；ICU住院时间；高血糖；女性；肾功能衰竭；替代疗法；高渗；肠外营养；低蛋白血症；神经系统衰弱；制动等。可以通过干预继发因素来预防，并采取措施促进恢复。比如：积极治疗脓毒血症，早期功能锻炼，合理机械通气，胰岛素药物的使用，控制皮质醇、氨基糖苷类、神经肌肉阻滞剂的使用等。

肌少症判断标准应综合肌量和肌肉功能进行评估，包括肌量减少、肌强度下降、日常活动功能失调等。

肌量减少：1998年Baumgartner等人提出用DXA测量肌肉量，以身高校正后的四肢肌量为参照指标［四肢肌量（kg）/身高（m^2）］。其中肌肉质量以较同种族、同性别的年轻人下降2个SD为截点。具体判断阈值为：男性＜7.26 kg/m^2，女性＜5.45 kg/m^2。应用BIA测定时，男性和女性的截值分别为7.0 kg/m^2和5.7 kg/m^2。DXA是肌肉量测定的金指标，BIA更适宜社区调查。

肌强度：肌肉力量推荐以握力为测量指标，躯体功能以寻常步速为测量指标。AWGS目前推荐各指标的判断截点：握力值男性为26 kg，女性为18 kg；目前推荐BIA测量的握力是以同性别、同年龄组的白种人的75%～80%为截值，步行速度的截值为0.8 m/s。

中华医学会2016年颁布的肌少症共识建议，提出了如下筛选和评估步骤：①先进行直线步行速度测试，若步行速度≤0.8 m/s，则进一步测评肌量；若是步行速度≥0.8 m/s，则进一步测评手部握力。②若静息情况下，优势手握力正常（男性握力＞25 kg，女性握力＞18 kg），则排除肌少症；若肌力低于正常，则要进一步评估肌量。③若肌量正常，则排除肌少症；若肌量减少，则诊断为肌少症。

（二）认知衰弱

认知衰弱是指不同程度的认知功能损害，但不能简单地认为是认知功能障碍。认知功能障碍泛指各种原因导致的不同程度的认知功能损害，涵盖了先天智力缺陷并包括了正常人从轻度认知损害到所有过程。

芬兰的一项研究表明，与正常老年人相比，衰弱的老年人认知损害的患病率增加 8 倍。智利通过多年随访研究发现，衰弱组认知障碍的发生率为 48.1%；衰弱前驱组认知障碍发生率为 21.7%；无衰弱组认知障碍发生率为 20.5%，且伴有认知障碍的衰弱患者有着更高的死亡风险。多项横断研究表明，衰弱人群比非衰弱人群拥有更高的认知障碍发生率及更低的认知表现。长久而言，生理衰弱会增加认知衰弱的风险。认知衰弱的特征是：在没有明显的痴呆诊断或潜在的神经系统疾病的情况下，认知障碍和身体虚弱同时发生。

认知衰弱与躯体衰弱有着共同的危险因素，包括：①多发的慢性疾病，如心脏病、糖尿病、高血压、脑卒中、高脂血症、慢性肾脏病等，与衰弱的发生密切相关。②营养不良，如维生素 D 缺乏、维生素 B 族缺乏。③睾酮水平下降。低水平睾酮不仅与老年男性认知功能下降相关，还在肌少症的发展中起重要作用。化学睾丸切除导致β—淀粉样蛋白增加，后者的沉积是认知衰弱的阳性生物标志物。④慢性炎症介质，如 IL-6、C 反应蛋白、纤维蛋白原和凝血因子Ⅷ升高，以及高同型半胱氨酸血症等，共同参与了躯体衰弱和认知衰弱。⑤生活方式，如低体力活动即可以造成肌少症，也是认知功能损伤的重要危险因素；地中海饮食可以改善肌少症，也可以延缓认知功能下降。

认知衰弱的发生机制，目前考虑与病理性脑老化、脑白质疏松、血管二次打击以及其他疾病有关，总体说来还不是太明确。

2013 年 4 月，IANA 与国际老年医学和老年医学协会达成了“认知衰弱”的国际共识，认为虽然“认知衰弱”表现各异，但应符合以下标准：①存在身体衰弱；②存在认知功能障碍，临床痴呆评定（CDR）评分 0.5，CDR 量表见表 2—5；③排除并发阿尔兹海默病（AD）或其他类型痴呆。

表 2—5　CDR 量表

项目	健康 CDR=0	可疑痴呆 CDR=0.5	轻度痴呆 CDR=1	中度痴呆=2
记忆力	无记忆力缺损或只有轻微不恒定的健忘	轻微、持续的健忘；对事情都能部分回忆；“良性健忘”	中度记忆缺损；对近事遗忘突出；缺损对日常生活活动有妨碍	严重记忆缺损；仅能记着过去非常熟悉的事情；对新生的事情则很快遗忘
定向力	完全正常	除在时间关系定向上有轻微困难外，定向力完全正常	在时间关系定向上有中度困难；对检查场所能做出定向	在时间关系上严重困难，通常不能对时间做出定向；常有地点失定向
判断和解决问题的能力	能很好地解决日常、商业和经济问题，能对过去的行为和业绩做出良好的判断	仅在解决问题、辨别事物间的相似点和差异点方面有轻微的损害	在处理问题和判断问题上有中度困难；对社会和社会交往的判断力通常保存	在处理问题、辨别事物的相似点和差异点方向有严重损害；对社会和社会交往的判断力通常有损

续表

项目	健康 CDR=0	可疑痴呆 CDR=0.5	轻度痴呆 CDR=1	中度痴呆=2
社会事物	在工作、购物、一般事务、经济事务、帮助他人和与社会团体社交方面，具有与平常一样的独立活动能力	有这些活动方面仅有可疑的或轻微的损害	虽然仍可以从事部分活动，但不能独立进行这些活动；在不经意的检查中看起来表现正常	很明显地不能独立进行室外活动；但看起来能够参加家庭以外的活动
家庭生活+业余爱好	家庭生活、业余爱好、智力均保持良好	家庭生活、业余爱好、智力活动仅有轻微的损害	家庭生活有轻度而肯定损害，较困难的家务事被放弃	仅能做简单的家务事；兴趣减少且非常有限，做得也不好
个人照料	完全自理	需要监督	在穿衣、个人卫生以及保持个人仪表方向需要帮助	重度痴呆
结论	□正常	□可疑	□轻	□中　□重

注：1. 评分标准

记忆（M）是主要项目，其他是次要项目。如果至少 3 个次要项目计分与记忆计分相同，则 CDR=M；

当 3 个或以上次要项目计分高于或低于记忆计分时，CDR=多数次要项目的分值；

当 3 个次要项目积分在 M 的一侧，2 个次要项目积分在 M 的另一侧，则 CDR=M；

当 M=0.5 时，如果至少有 3 个其他计分项目为 1 或以上，则 CDR=1；

当 M=0.5 时，CDR 不能为 0，只能 0.5 或 1；

如果 M=0，CDR=0，有 2 个或以上次要项目存在损害（0.5 或以上），这时 CDR=0.5。

2. 特殊情况

次要项目集中在 M 一侧时，选择离 M 最近的计分为 CDR 得分（例，M 和一个次要项目=3，2 个次要项目=2，2 个次要项目=1，则 CDR=2）；

当只有 1 个或 2 个次要项目与 M 分值相同时，只要不超过 2 个次要项目在 M 的另一边，CDR=M；

当 M=1 或以上，CDR 不能为 0，在这种情况下，当次要项目的大多数为 0 时，CDR=0.5。

我国学者 Ruan 等在 2015 年调整了认知衰弱的定义。认为在排除 AD 或其他类型痴呆的老年个体中，出现认知功能障碍（CDR≤0.5 分）的异质性临床综合征，且其认知障碍由躯体因素（包括生理衰弱和生理衰弱前状态）引起。首次将认知衰弱分为两个亚型：潜在可逆性认知衰弱和可逆性认知衰弱。此两亚型的主要区别在于认知损伤的表现形式。潜在可逆性认知衰弱的表现形式为在轻度认知功能障碍中存在的一部分可逆的认知损害，用 CDR=0.5 来衡量，但更多的轻度认知功能障碍患者发生的不可逆的、递减的，向 AD 发展的认知减退，不属于认知衰弱。可逆性认知衰弱则是由躯体因素引起的主观认知缺损和/或发现阳性生物标志物（如β淀粉样蛋白堆积），且主观认识缺损和/或阳性标志物与急性事件、临床诊断的神经退行性变和精神疾病无关。可逆性认知衰弱可发生在临床前AD的晚期或在轻度认知功能障碍前期。

（三） 社会心理衰弱

社会心理衰弱作为衰弱的一个亚型，是指心理、家庭和社会因素对衰弱的影响，其研究较少，还没有准确的定义。社会心理衰弱不是孤立存在的，其常与身体衰弱并存。研究表明，衰弱老年人心理领域、社会领域的衰弱程度高于身体领域的衰弱，而在未衰弱老年人中则相反。女性、高龄、低文化水平、离异或丧偶、低家庭收入、低社会支持度、居住环境差、抑郁等，导致老年人幸福水平降低、生活满意度差，家庭与社会支持度低，上述因素是老年人衰弱的危险因素，使衰弱的发生率升高，衰弱的程度加重，其中严重家庭功能障碍是衰弱最重要的危险因素。社会—心理维度越低则衰弱的程度越高。

拥有同样危险因素的老年人发病程度却有所区别，是心理弹性的不同所致，高水平心理弹性是老年人衰弱的保护因素。心理弹性是指个人的一种能力或品质，是指即使在严重的威胁、逆境、创伤、悲剧或其他重大压力时，可以良好地适应并“恢复过来”的精神。心理弹性在衰弱前期及衰弱期老年人自我护理能力与生存质量间起部分中介效应，心理弹性差的患者在生理机能、免疫功能下降、疾病增加，又逢孤独、丧偶、独居、焦虑、无人看护等情况下，无法保持心理—身体的平衡，心理因素进一步影响身体的衰弱，身体的衰弱又进一步影响心理健康，恶性循环，使衰弱程度加重。较高心理弹性的患者在老化过程中可以通过整合身旁资源尽力保持身心平和，积极应对各种慢性疾病及突发事件等负性效应，形成“自我护理能力—心理弹性—生活质量”这样的良性作用模式。

此外，老年人常心理自卑、情绪复杂多变、紧张焦虑，医院、家庭和社会应密切关注衰弱患者的心理变化，通过心理干预帮助其保持身心愉悦，提高老年患者的心理弹性水平，形成良性心理—身体作用模式，辅助延缓、改善衰弱。

第五节　衰弱的治疗

一、管理建议

1. 强推荐建议

①全面实施针对衰弱的护理计划，应解决涉及理性或者非理性的多重危害，如肌少症的管理，针对体重下降的病因治疗以及疲乏的病因治疗，包括抑郁、贫血、低血压、甲状腺功能减退和维生素 B_{12} 缺乏等。②所有诊断为衰弱的患者，应根据需要获得社会的

支持，以解决未满足的需求，并鼓励患者坚持全面护理计划。③治疗衰弱的一线疗法应包括多种组分的体力活动计划，包括抗阻力训练。

2. 有条件的推荐

当出现体重下降或营养不良时，建议补充蛋白质/热量。根据法国学者 Catherine Feart 于 2019 年发表的研究，每天每千克体重摄入 1 g 的蛋白体重的蛋白（肾或肝功能不全者除外）、避免维生素缺乏是关键措施。地中海饮食对衰弱风险具有保护作用，可降低风险 60%。最新研究表明，应关注对抗年龄相关的营养不良或对抗肌肉减少性肥胖的增加，确保足够的营养状况。

3. 无确切证据推荐的治疗

系统附加疗法，如认知疗法、问题解决疗法、补充维生素 D 和激素治疗等。目前尚无药物推荐用于治疗衰弱。药物治疗有待在实践中观察探索。

二、针对病因治疗

可考虑对衰弱患者进行衰弱病因的筛查，对病因的治疗可能有益。同时筛查其可逆的因素，并进行有效干预。

三、减少多重用药

减少或停用任何不合适/多余的药物。由于衰弱患者常同时患多重疾病，多重用药是不可避免的。现代医学分科越来越细，常常一个病人需要多个科室进行诊断和治疗，每个专科都往往重点关注自己科所属疾病，这更加重了多重用药及药物性伤害的风险。急切需要对衰弱患者建立起多专科综合诊疗模式，以综合、全面、整体的观念来应对疾病，把药物性伤害的风险降到尽可能低的水平。

四、运动管理

（一） 运动的意义

通过国内外学者的研究发现，衰弱综合征可以通过人为干涉逆转或减弱，比如进行循序渐进的、个性化的体育锻炼计划，其中应包括抗阻力训练的内容。

“运动起来防治衰弱”是有益的行动指南，对于管理和预防衰弱至关重要。系统回顾和荟萃分析表明，体育活动是维持和提高衰弱老人的体力、功能和活动能力的关键途径。针对身体衰弱和/或高龄老人的体育活动计划，应包含有针对肌少症相关的肌肉损耗和活动能力丧失的锻炼。

强烈建议进行抗阻力训练（力量训练）的运动。多个随机对照试验结果表明，抗阻力训练即使是对老年人也有好处。抗阻力训练的好处包括增强力量和减少残疾，并减轻疲劳感，以及降低入住医院或疗养院的可能性。

（二） 运动的方法

在首次执行运动处方的前几周，应进行多关节阻力训练，逐渐发展到更多的单关节运动。鼓励进行模拟日常活动的运动。对老年人来说，高强度的抗阻训练似乎比低强度训练更有益处，尽管尚不清楚抗阻力训练的最佳剂量（组数和重复次数）。从生理学的角度来看，肌肉细胞适应体力活动的方式与年龄无关。但老年人可能需要更长的时间才能达到与年轻人相同的水平。对于衰弱老人，也建议进行平衡和有氧运动，即使这样的运动方式不能直接影响肌肉力量。根据荟萃分析，持续参与平衡计划可以减少跌倒的恐惧，改善行动能力和平衡能力。平衡训练与抗阻力训练相结合，还可以降低跌倒风险和严重的行动不便。因此，有人提议，一旦衰弱老人能站立起来，就要进行平衡与抗阻力相结合的训练。理想情况下，当一个人的平衡、力量和认知能力足以安全行走，并考虑到不稳定步行和跌倒风险，还提倡衰弱老人步行的处方。减少久坐时间可能是促进衰弱老人进行更多体育运动的第一步。

多形式的体育活动项目也可能有益于衰弱老人。例如，大规模老年人生活方式干预和独立性随机对照试验的研究结果发现，多种形式的运动（如抗阻力训练、有氧运动（步行）、平衡训练、柔韧性训练等）可减少老年人主要的运动障碍，并且多形式训练对于预防行动不便的老年人具有良好的效果，在那些身体虚弱程度最高的人群中最显著。在亚太地区的“避免老年人跌倒的步骤”研究表明，抗阻力、平衡、步态训练降低了从急诊出院的老年人跌倒的风险（伴有或不伴有衰弱）；然而，这一发现仅在低程度共病的人群中观察到。

（三） 运动维持

卫生从业人员应意识到，针对衰弱老人的社区方案往往缺乏循证建议。此外，由于各种原因，老年人对体育锻炼项目的坚持程度很低，其原因包括害怕摔倒，缺乏自信和应对策略、态度以及不利的社会和环境影响。通常如果体育锻炼计划是受监督的、单独定制的、包含自我效能训练和转诊医生鼓励患者参与的，老年人更可能坚持体育锻炼计划。

五、针对体重减轻

非故意减轻体重者，对其中营养缺乏的个体，可有针对性地给予蛋白质与热量补充、增加维生素 D 等，应根据患者的不同情况进行个性化治疗。

六、药物治疗

目前尚没有开发出有可靠证据的衰弱治疗用药。有开展研究的候选药，包括抗炎药、激素类似物、性激素受体调节剂、血管紧张素转化酶抑制剂、抗氧化药、维生素 E、维生素 D、类胡萝卜素、硒、多不饱和脂肪酸、脱氢表雄酮等。

强烈推荐

①使用经过验证的测量方法来识别衰弱。

②衰弱老人转诊进行循序渐进的、个性化的体育锻炼计划，其中应包括抗阻力训练的内容。

③强烈推荐通过减少或停用任何不合适/多余的药物来解决多重用药问题。

有条件推荐

①有条件推荐对衰弱患者进行疲乏原因的筛查。

②有条件推荐对衰弱老人，表现为非故意减轻体重者，应筛查其可逆原因，并考虑给予食品强化/蛋白质和能量补充。

③有条件推荐给缺乏维生素D人群开具维生素D的处方。

无推荐

对于为衰弱老人制订个性化支持和教育计划，我们无推荐意见。

注：上述推荐意见中“强推荐”的概念是专家组强烈的推荐，反映专家组的判断，对患者而言有很大的临床受益并明显大于不良反应的风险，而且考虑了患者的偏好。“有条件的推荐”意味着尽管大多数临床医生和知情患者会选择这种方式，但也有许多人不会这样做，因为发生的不良事件可能会削弱或抵消治疗的益处。“无推荐”的陈述说明支持该建议的证据不足。

【参考文献】

[1] Morley JE，Vellas B，van Kan GA，et al. Frailty consensus：a call to action [J]. Journal of the American Medical Directors Association，2013，14（6）：392—397.

[2] 林新锋，王茂生，赵馥. ICU获得性肌无力防治的研究进展 [J]. 中国中西医结合杂志，38（12）：117—120.

[3] 王秋梅，陈亮恭. 肌少症的亚洲诊断共识：未来的发展与挑战 [J]. 中华老年医学杂志，2015（34）：462.

[4] 中华医学会骨质疏松和骨矿盐疾病分会. 肌少症共识 [J]. 中华骨质疏松和骨矿盐疾病杂志，2016.

[5] Cecilia A，Lydia L，Hugo S，et al. Frequency of frailty and its association with cognitive status and survival in older Chileans [J]. Clinical Interventions in Aging，2017，Volume 12：995—1001.

[6] 马丽娜，陈彪. 认知衰弱：一个新的概念 [J]. 中华老年医学杂志，2018，37（2）：227—231.

[7] 刘太芳，张爱华，高岚，等. 衰弱前及衰弱期老年人自我护理能力、心理弹性对生存质量的影响 [J]. 护士进修杂志，2018，33（5）：387—390.

第三章　老年及其特点

第一节　老年与人口老龄化

年龄是判定老年的依据。根据年龄的内在含义不同，可分为年代年龄、生理年龄、心理年龄和社会年龄四类。这四类年龄既相互关联，又各有区别，对于特定的对象是否属于老年，用不同类的划分方法，其结果并非完全一致。目前，国内外划分老年，仍然以年代年龄为基础。年代年龄受之父母，不可改变，但生理年龄、心理年龄、社会年龄却可以通过身心锻炼和个人努力来进行改变，来达成“变年轻”的愿望。

21 世纪，我国已进入不可逆转的老龄化进程。2014 年底，我国 80 岁以上的老年人达 2 400 多万，失能、半失能老人近 4 000 万人。2018 年，我国人口统计资料显示，60 岁以上老年人口高达 2.49 亿，占人口的 17.9%，65 岁以上人口为 1.66 亿人，占总人口的 11.9%。20 世纪 60～70 年代中华人民共和国成立后第二次生育高峰人群开始进入老年，我国老年人口数量开始快速增长，总人口从零增长转为负增长，劳动人口的数量和比例连续 7 年下降，老龄化进程加速。国家统计局 2020 年 2 月 28 日发布的《中华人民共和国 2019 年国民经济和社会发展统计公报》显示，截至 2019 年底，我国 60 岁及以上人口已达 25 388 万，占总人口的 18.1%。其中，65 岁及以上人口达 17 603 万，占总人口的 12.6%。预计在 2035 年增长至 20.7%，2050 年增长至 26.1%，成为世界老龄化程度最高的国家。老龄化趋势不仅表现在老年人总体规模的膨胀，还突出表现在老年人内部年龄结构的快速老化，80 岁以上老年人在老年结构中的比例大幅提高，至 2050 年，80 岁及以上将占老年人口的 21.78%。大部分老年人伴有多种慢性疾病，伴有跌倒、失能的风险，影响老年人生活质量，并给社会医疗、养老、社会经济带来负担，关注老年人的健康是当代医疗界的趋势所向。

第二节　老年人生理特点

人体及器官的生理功能都具有随增龄而发生规律变化的特点。从出生到死亡，生理功能由弱而强、再由强而弱至竭。而在进入老年阶段，生理功能的总趋势是逐渐下降，从而带来一系列的增龄衰老变化，导致老年人患病率高，且常患有多种疾病，成为消耗医疗资源，尤其是药物的主要群体。老年人群药品消耗量占全国人口消耗总量的25%～30%。治疗时所用药的品种也较多，大约25%的老年患者使用4种以上药物。药物之间相互作用，副反应也比较多。在防治老年人疾病过程中，安全、有效、合理、经济地使用药物，减少化学药物不良反应和中毒反应的发生率，对于社会和家庭都是重要的。

一、神经系统的变化

随着老年增龄，脑细胞数逐年减少，从50岁以后，每年减少1%，到70岁时，减少可达20%。老年人大脑重量比青年时期减少6.6%～11%，大脑表面积比年轻时减少10%，脑神经细胞可减少10%～30%。脑血液流量也减少，代谢明显降低，随之影响到全身各器官系统的功能。出现神经传导速度减慢，对环境的调节功能也减弱，视、听、触、嗅觉功能均较迟钝，表现常有易忘症、痴呆症、脑血管意外等病变。

二、心血管系统的变化

人到20岁后，每增加1岁，心输出量减少1%，心脏指数减少0.8%左右。65岁老年人的心输出量比青年人减少30%～40%。这与老年人心脏胶原样变与淀粉样变增多，结缔组织和脂褐素含量增加并沉积，使心脏瓣膜又厚又硬，心脏充盈受限，自律性、收缩力、收缩速度、心率均下降等系统性改变有关。70岁以上的老年人36%有冠心病，44%有心肌纤维化，29%的人有心肌变性。同时，老年人外周阻力因血管硬化而升高、收缩压增高、窦弓反射敏感性降低。因此，老年人易于发生动脉粥样硬化、体位性低血压等循环系统事件。

三、泌尿系统的变化

老年人随着年龄增加，肾脏的重量逐渐减轻，如30～40岁约为270 g，70岁与80岁分别为230 g与190 g。同时，肾血流量也随着年龄的增加而减少，到40岁以后，每增加10岁其肾血流量可减少10%。肾小球滤过率也随着年龄增加而降低，每增加1岁大约减少1%，50～90岁可减少近50%。因此老年人肾功能代偿能力差，在药物、疾病等各种因素的影响下都易发生肾功能损害。老年人肾素—血管紧张素—醛固酮系统功能也有改变，血浆肾素活性与浓度比年轻人下降30%～50%，伴随着醛固酮降低。这些变化直接影响了老年人内环境的适应机制。当发生急重症时，易于发生体液和电解质平衡紊乱。

四、消化系统的变化

老年期人群，常有胃黏膜萎缩、壁细胞功能减退，伴胃酸分泌减少，胃内pH值升高。同时肠黏膜表面积也减少，肠蠕动减慢，容易造成习惯性便秘或者大便失禁。肝组织重量也随着年龄增长而减轻，在20～25岁时，肝脏重量为1 200～1 500 g，而在65～85岁时则为650～850 g。肝血流量在25岁以后每年减少0.5%～1.5%，在65岁时肝血流量仅为25岁时的40%～45%，肝微粒体代谢酶的活性降低，对部分药物的代谢能力随之降低，易导致药物的不良反应和蓄积中毒反应。

五、肝脏的变化

由于老年人的肝细胞再生功能减退，肝脏的老化比较明显，往往体积变小，重量变轻，这种变化在60岁以后较为明显，到90岁时肝脏的重量仅为正常中壮年人的50%左右。同时肝脏功能下降，尤其肝脏代谢能力、解毒功能下降，更易发生脂肪肝、糖尿病等代谢性疾病和中毒事件。临床老年人的肝病常重危。肝细胞异常的增生可增加患肝癌的风险。

六、呼吸系统的变化

通常人到30岁以后，呼吸功能逐年趋向减退。在60岁以后呼吸功能减退更为明显。这时肺组织弹性降低，呼吸乏力。呼气量在25～39岁每年下降大约20 ml。到65岁以后，呼吸量下降加速，每年可达38 ml。同时肺活量减少、顺应性降低，使残气量增加，70岁左右肺容量减少25%，而残气量增加50%。在80岁时的最大换气量只有20岁时的50%左右。呼吸道黏膜萎缩，黏膜纤毛功能减退，肺动脉血氧分压降低，肺清除感染能力、抵御环境中致病因素的能力降低，使老年人呼吸系统的阻塞性疾病的发病率与死亡率大为增加。

七、免疫系统的变化

首先，老年人免疫功能下降，主要表现为胸腺萎缩，成熟T淋巴细胞减少，胸腺素水平下降，细胞免疫、体液免疫功能降低，对外源性抗原产生抗体的能力减弱，对自身抗原产生抗体的能力反而增强，结果导致易患自身免疫性疾病。胸腺是免疫系统的中枢器官，能够合成和分泌胸腺激素。胸腺功能在性成熟后开始减弱，从50岁开始，胸腺随年龄增长而逐渐退化，皮质部先退化，然后胸腺上皮细胞退化。伴随胸腺退化的是胸腺素水平逐渐降低，胸腺依赖性免疫反应也逐渐降低。胸腺调节免疫的机制是通过胸腺激素选择性地作用于T细胞，以起到免疫调节与监护的作用。由于胸腺素是T细胞分化的必需物质，胸腺素的减少可导致某些免疫反应细胞的减少和T细胞应答缺陷。T淋巴细胞是前T淋巴细胞在胸腺内受到胸腺素作用而形成的。老年人胸腺萎缩，胸腺素水平下降，故T淋巴细胞数减少。据报道，老年人60岁时外周血T细胞数减少，仅为年轻人的70%。T细胞的亚群易受老化的影响，其中Th细胞的数量和功能受到明显的影响，为衰老时细胞和体液免疫功能减退的重要原因。老年人体液免疫功能降低，若以反应的抗原类型来分，T淋巴细胞依赖性抗原的抗体反应降低最为明显，非T依赖性抗原抗体反应降低较轻。

其次是体液免疫功能下降。抗体介导的免疫称为体液免疫。体液免疫反应主要是指机体B细胞在抗原刺激下分化增殖为浆细胞，并合成各类免疫球蛋白这一具有特异性的免疫应答过程。老年人体内B细胞数量虽无明显改变，但其功能却减弱，在同样抗原量刺激下所动员的B细胞数也显著减少。就产生抗体的免疫球蛋白类型来看，老年人IgG抗体分泌减少量超过IgM抗体。老年人体液免疫反应减弱，认为主要是由于B细胞本身反应性降低，如老年人B细胞产生抗绵羊红细胞（SRBC）的空斑形成细胞（PFC）的能力低于青年人，用荧光标记的抗球蛋白血清来做B细胞胞浆内免疫球蛋白的组织化学染色，也弱于青年人，Th细胞功能低下。由于老年人体液免疫功能下降，所以老年人抵抗力低，易发生细菌感染，易患肿瘤等。据报道，老年人干细胞分化形成B淋巴细胞的能力减弱，B淋巴细胞产生的免疫球蛋白也多有下降。

再次，到了老年，自身抗原产生抗体的能力增强，血清中自身抗体出现率增加，激发有害反应，从而引起类风湿关节炎、某些肾炎或甲状腺炎等自身免疫性疾病。但由于淋巴细胞免疫功能低下，抗病菌能力下降，因而容易患感冒、肿瘤和自身免疫性疾病。

八、脂肪与非脂肪组织的改变

脂肪组织含量一般随着年龄的增长而增加；非脂肪组织，包括肌肉和体液量则随增龄而减少。人老了皮下脂肪常出现增多的表现。这一变化在50岁以后较明显，并且女性这一变化的幅度略高于男性。例如，男性25岁时与75岁时比较，脂肪组织分别为14%与30%，水分分别为63%与61%。80岁的老人与20岁的青年人相比，体内水分绝对量和相对量下降10%～15%，且主要是细胞内液减少，而细胞外液不变。脂肪组织增加，18～25岁的青年人，其脂肪组织分别占体质量的18%和35%，65～85岁的老人，其脂肪组织各占体质量的36%和45%。非脂肪组织包括骨骼肌、肝、肾等精瘦组织减少，30岁时机体非脂肪组织成分质量达峰值，随后依年龄增加而降低。在30～50岁时男性非脂肪组织平均每年减少0.12 kg，50岁以后则平均每年减少0.45 kg。这些改变会影响许多药物在体内的分布容积与血药浓度。

老年人由于饱和脂肪酸的积累，肝脏中胆固醇酯化能力增高致胆固醇增加，引起血脂升高。老年人体中脂蛋白与胆固醇的结合能力增加，胆固醇易沉着于血管壁内，造成动脉粥样硬化。同时老年人血中甘油三酯、游离脂肪酸也明显增高。所以民间传说“有钱难买老年瘦”的说法有一定的道理。

九、内分泌系统的改变

正常衰老时，内分泌系统的变化主要体现在腺体本身的退变及功能下调，以及靶组织对特定内分泌活性物的反应性或敏感性下降。最为显著的改变是女性卵巢萎缩，生育能力丧失及第二性征的衰退，外阴分泌减少和抗感染能力下降。男性睾丸萎缩及功能减退伴随性功能衰退。垂体—肾上腺轴、垂体—甲状腺轴虽能保持正常，但敏感性有所下降，应对应激的能力降低。垂体—性腺轴随着外周的萎缩而发生改变，促性腺激素升高。

衰老变化可改变激素靶组织的敏感性，例如远曲小管对抗利尿激素的反应性降低，临床可出现多尿；脂肪和肝脏等外周组织对胰岛素的敏感降低，增加糖尿病发病风险等。

十、血浆蛋白的变化

生命是蛋白质存在的方式。老年人的蛋白质代谢呈负氮平衡，也就是说分解代谢＞合成代谢。老年人机体中必需氨基酸水平下降，一些酶的活力及在细胞内的含量也有一定的变化，人的衰老使某些组织中蛋白质的比例也有一些变化，如血清中白蛋白含量下降，老年人血浆白蛋白浓度比年轻人低约 20%，且血浆白蛋白含量随年龄增加而减少。若有肾脏疾病、糖尿病、慢性肝病及其他慢性疾病，则血浆白蛋白会更加低。但球蛋白的含量增高，影响正常的白/球蛋白比例。一些蛋白质分子变成复合物，这些复合物大而不活跃，沉积在细胞中，影响细胞的正常功能，成为人老的表现。

十一、能量代谢及贮备降低

机械的运动靠能量，人的活动也离不开能量。随着年龄的增长，基础代谢和耗氧量在不断降低，到老年降到较低点，所以老年人所需要的能量较成年人少，但从能量产生方面来看，老年人细胞产生能量的能力较成年人下降，细胞内的 ATP、磷酸肌酸，糖原也相应减少，且这些减少已远远超过了能量需求的减少，在一定程度上限制了老年人的工作能力。

十二、骨与关节改变

老年人的骨骼中有机胶质成分减少；同时无机成分增多，可由年轻时的 50%增加到老年时的 80%，导致骨骼变脆，韧性降低，易发生骨折。骨骼骨质疏松受力后可发生变形，如驼背等。老年人的软骨有时会发生脂肪化、钙化等变化。关节的表面粗糙不平整、变形等，导致老年人站立不稳、行动不便。同时，骨松质部位容易发生骨质增生，影响老人的活动能力与活动意愿。

十三、五官方面的变化

随着老年人皮下脂肪的减少，下眼睑出现囊状下垂，角膜透明度降低，结膜菲薄，球结膜下易出血，晶体的调节功能下降出现“老花眼”，甚至晶体混浊发生老年性白内障。耳垂缩小，听力常常随年龄增加而下降。老年人嗅觉功能减退，鼻黏膜干燥，鼻衄易发生且衄血势猛难止。牙根的萎缩性变化，常导致牙齿脱落，影响食物咀嚼和进食。

十四、皮肤改变

老年人的皮肤变薄，皱纹增多，上皮角化随增龄而增多，皮肤弹性降低。皮脂腺功能减退，常出现皮肤干燥；汗腺功能减退，使热量散发受阻，易中暑。由于皮肤角化及皮肤分泌减少，皮肤易于发生皲裂，在皲裂处可能出现感染。出现白发银须是毛囊衰老的表现。

第三节　老年人病理学特点

一、患病风险增高

老年人由于生理功能系统性变化，对各种致病因素的抵抗力减弱，难以经受内生性或外源性致病因素的袭击，更容易发生疾病。

二、临床表现常不典型

由于老年人对冷热、疼痛反应性下降，体温调节能力较差，对环境及自身的感知能力都减退，常自觉症状较轻，临床表现不典型。如老年人肺炎可无寒战高热，咳嗽轻微，白细胞亦可不高等；女性老年人经常发生尿道感染却没有症状。

三、病情容易恶化

由于老年人各器官功能减退，机体适应力下降，故一旦发病未及时诊治，病情常迅速进展甚至恶化，如老年人心肌梗死起病时仅感疲倦无力或胸闷，如未及时处理，可能很快出现心力衰竭、休克、严重心律失常等，甚至发生猝死。有的人感染后直接进入昏迷。

四、常有并发症

老年人患病时间多较长，随病情变化常合并并发症，如糖尿病发生心、脑、肾、眼、神经并发症，高血压发生脑卒中，冠心病发生心功能不全等，易伴多器官功能不全，甚至进展到多脏器衰竭、失水和电解质失调等。

五、易发生电解质紊乱及酸中毒

男性老年人体液平均约占体重的50%，女性平均约占42%。体液中钾、镁、磷等电解质及非电解质水平都较低，加之老年人耐受性差，一旦发生腹泻、呕吐及其他形式的体液丢失，就易出现较严重的低钠、低钾血症，且纠正较困难。由于老年人的CO_2、H^+排出能力减弱，体内酸性代谢产物较多，故脆弱的正常酸碱度很容易被额外的不良生理或病理因素破坏，出现严重的酸碱失衡，导致代谢性酸中毒。

第四节　老年人疾病特点

一、多病与共病

老年人是一个特殊而复杂的群体。具有生理机能减退和储备能力下降、功能残障、多种慢性疾病（简称慢病）、特殊的老年问题/综合征，以及受到社会和家庭环境多因素的影响等特点。生理衰退与病理变化难以区分，例如记忆力下降问题。同时合并3种及3种以上慢性疾病和老年综合征称为共病（muitimorbidity）。老年人多病共病现象极为常见。很多老年人同时患有3种及以上的疾病，如脂肪肝、糖尿病、高血压、高脂血症同时出现的情况临床普遍。高血压、高血脂患者，易于发生动脉粥样硬化，出现冠心病、心肌梗死或脑卒中等。恶性肿瘤往往发生在有基础疾病，如糖尿病、结缔组织病、免疫异常等人群中。

实践也表明：共病是老年患者的常见特点。美国约半数老年人患有3种以上慢性疾病；根据北京市东城区60岁以上老年人的调查数据，心血管、骨关节、神经系统疾病为老年人最常见的3大类疾病。同时患有2类疾病的老人占32.7%，同时患有3类疾病占19.8%；而北京市3个社区的调查结果显示，老年人慢性疾病的患病率达91.7%。其中发生率最高的慢性疾病，顺次为高血压（42.3%）、白内障（35.1%）、冠心病（35%）、颈椎病（25%）、脑血管病（22%）、慢性支气管炎（21.6%）。患有3种以上慢性疾病的老年人占54.9%。共同的风险因素可以导致多种疾病，如喜咸/油等不良饮食习惯、肥胖、缺乏运动、吸烟，可能引起高血压病、冠心病、糖尿病、慢性支气管炎及骨关节病等。同一脏器也可发生多种疾患，如冠心病、肺心病共存。各种慢性疾病在老年期发展到顶峰，引发次生疾病，并可能出现器官功能残障。如糖尿病肾病肾功能不全。

二、病症交错

老年人疾病的症状既可能很复杂，也可能症候表现较少或单一。通常所说的老年综合征，是指老年人由多种因素造成的一种临床表现或症候群，即“多因一果”。因此，不能单纯以临床症状表现评价老年人的疾病状态。社区常见的老年综合征或老年问题有：跌倒、抑郁、尿失禁、疼痛、睡眠障碍、营养不良、晕厥、痴呆、便秘、多重用药（≥5种用药）和受虐/受忽视、医疗不连续等。在这些问题中，有时可能只是多个疾病的一个症状，有时可能本身就是一种疾病。这些症状治疗通常是比较困难的，容易造成一些不良后果，如易发生腕部骨折，严重影响患者生活质量。同时，老年人功能储备能力差，适应能力弱，易于在多疾病时发生衰弱。活动能力和认知功能的维持极为重要。这些老年人特有的医疗情况在专科诊疗模式下解决起来有一定的困难。

第五节　老年人药动学与药效学特点

一、老年人药动学特点

（一）药物吸收

大多数药物是口服给药。经口服给药后，药物自胃肠道吸收，易受胃肠黏膜健康状态、胃酸分泌、胃肠道血流量、胃肠功能、胃排空时间等因素的影响。老年人的胃肠道的生理或病理发生改变，可影响胃肠道对药物的吸收。例如，老年人胃黏膜萎缩，壁细胞分泌功能下降，导致胃酸分泌缺乏，胃内容物 pH 值升高，弱酸性药物解离后不能以分子型存在，导致吸收受阻。如阿司匹林在胃中的酸性环境下 99%以上呈分子型易被吸收。70 岁老年人的胃酸缺乏 20%～25%，不利于弱酸性药物的吸收，相反使弱碱性脂溶性药物如奎宁等的吸收增加。又如，老年人的胃排空速度减慢，药物进入小肠的时间相应延迟，血药达峰时间被推迟，因而常不易达到有效血药浓度。老年人胃肠活动减少，张力增加，胃排空减慢，以及胆汁分泌和肠道消化酶减少等因素，均可影响药物吸收。老年人内脏血流量减少，不能有效地把药物运载到作用部位而影响药物疗效。

（二）药物分布

药物必须分布到达靶部位才能产生作用。组织器官的血流量、机体成分、体液 pH

值、血浆蛋白结合率等因素可影响药物分布。老年人机体成分改变明显，如总体水分减少，使水溶性药物易在体内产生毒性反应。老年人脂肪组织随年龄增长逐年增加，而非脂肪组织逐渐减少，使脂溶性药物在老年人中的分布容积增大，更易在体内出现蓄积中毒反应。药物进入血液循环后，不同程度地与血浆蛋白结合，再逐步释放出来，表现为温和而又持久的作用。老年人血浆蛋白随着年龄增长而减少，较青年人减少约1 g/100 ml，当营养差、体弱或病程长时更为明显，此时游离型药物浓度增高，药理作用增强。如保泰松与血浆蛋白结合率为99.5%，游离型仅占0.5%。只要每少结合0.5%，其药理作用就成倍地提高，导致这种本来毒性较大的药物毒性成倍地增加。

（三） 药物代谢

药物代谢又称生物转化，主要在肝脏进行，而且依赖于肝中药物代谢酶系（肝药酶）的催化。药物在肝药酶催化下，经氧化、还原、水解和结合反应后，产生不同的代谢产物。某些药物能诱导肝药酶的生存与活性，使药物代谢加快，耐受性增强，药理作用减弱，不能达到预期的治疗效果。而另有的药物则能抑制肝药酶的活性，使药物代谢减弱，从而提高有效血药浓度，半衰期延长，最终药理作用增强，出现不良反应或蓄积毒性反应。肝药酶活性随着年龄增加而减弱。如地西泮的半衰期，在20岁时为20～40小时，而在80岁时延长到80～160小时。此外，肝药酶也能在老年人体内被诱导激活，如果连续使用苯巴比妥、导眠能、利福平等药酶诱导剂，使药酶增多，则药物代谢加快，药理作用就降低，导致临床产生耐受性。

（四） 药物排泄

体内药物迟早会以代谢产物或原形的形式被机体排泄到体外。排泄的途径包括肾脏、胆汁、呼吸、皮肤汗腺、乳汁、唾液等。其中经肾脏是大多数药物排泄的基本途径。老年人肾脏的结构与功能都有变化，肾实质单位数、肾小球面积、肾小管的长度和容量均随增龄而下降；肾血流量也下降；肾小球滤过率降低；肾小管重吸收下降；肌酐清除率也随增龄而逐渐下降，最终可下降达50%。这些变化使老年人药物排泄显著减慢，半衰期相应延长，易发生蓄积中毒，甚至造成严重肾脏损害。若老年人使用经肾排泄的药物，如强心苷、氨基糖苷类、苯巴比妥、四环素、头孢菌素、喹诺酮类、磺胺类、普萘洛尔、某些解热镇痛药等，都有导致肾损害的风险。另有些药物经胆汁排泄，由于药物随胆汁分泌到小肠，之后又被小肠重吸收，形成肝肠循环，从而使药物作用时间延长。对于这类经肝肠循环的药，若老年人按常规剂量给药，就易发生毒性反应。

二、老年人药效学的改变

老年人药效学改变较复杂，可能与老年人机体各器官结构、功能老化、适应能力下降、调节能力减弱等有关。

（一）对中枢神经系统的药物敏感性增加

老年人脑血流量、脑内酶活性、受体数量和受体的结合力等都有减退，尤其是在老年人缺氧、发热时就更明显。如地西泮在血药浓度相同的情况下，老年人易出现精神运动障碍的不良反应，但年轻人不会发生。所以，老年人对镇静催眠药、抗精神病药、抗抑郁药、镇痛药等中枢抑制药较为敏感。

（二）对利尿药、抗高血压药的敏感性增加

由于老年人普遍有器官功能不同程度的减退，神经系统反应性的降低，其维持心血管系统稳定、维持水和电解质等内环境平衡的功能也减弱。这一方面使各种利尿药与抗高血压药的药理作用增强，另一方面也易发生体位性低血压。服用降压药的老年人改变体位要缓慢，以防止体位性昏倒。

（三）对抗凝血药的敏感性增高

老年人血液中凝血与抗凝血系统发生改变，相关因子发生分泌出现增龄变化，对肝素和口服抗凝血药非常敏感，即使通常的治疗剂量也可引起持久的血凝障碍，并可能有引发内出血的危险。对高龄老年人要十分小心。

（四）对心脏肾上腺素能受体激动药与拮抗药的敏感性降低

老年人对应激的反应性下降，对肾上腺素受体激动药与拮抗药的反应性均下降。临床如要用这类药物，宜酌情适当增加剂量，同时要注意观察病人对药物的反应。

第六节　老年的标志性症征

一、宏观体征方面变化

（一）头发斑白、稀疏

头发斑白往往是进入老年期的直观表现，毛发还逐渐失去润泽光亮。除少数少年白发外，一般白发与年龄相关。常在50岁左右开始出现白发。中医认为，老年衰退起于气血不足。发为血之余。气血亏乏，发失所养。同时，随着进入老年期，肾气渐亏，精气渐乏。肾其华在发。肾气不足，其华不足以注发，使则变白。随着气血、肾精不足进行性加深，头发开始脱落，甚至形成秃头。人们常用“白发苍苍”“两鬓斑白”来描述老年人特征，是典型的老年特征之一。现代研究认为，生白发是由于头发髓质和皮质里黑色素颗粒减少或被空气填充所致。正常情况下，毛乳头内有丰富的血管，为毛乳头、毛球部提供充足的营养，黑色素颗粒便顺利合成。当黑色素颗粒在毛乳头、毛球部的形成发生障碍，或虽然形成，但因某种因素不能运送到毛发中去，从而使毛发髓质、皮质部分

的黑色素颗粒减少、消失，就出现白发。这是人体随年龄整体变化的一部分。

（二） 皮肤皱纹、粗糙、干裂

皮肤纹路是自然的，纵横交错的，医学上叫皮纹，皮纹交错划开的部分叫皮丘。每个人的皮肤都有无数个皮丘和皮纹构成。青春时因皮肤细腻、光泽而富有弹性，皮下饱满，一般是看不出来的。随着年龄的增长，30 岁左右开始出现鱼尾纹，40 岁左右出现眉心纹。额纹大多在 50 岁以后比较显著。面部皱纹有萎缩皱纹和肥大皱纹两种类型。萎缩皱纹是指出现在稀薄、易折裂和干燥皮肤上的皱纹，多与增龄有关，如眼部周围那些无数细小的皱纹。肥大皱纹是指出现在油性皮肤上的皱纹，数量不多，纹理密而深。随着年龄的增长，全身毛囊萎缩逐渐增多，出现皮肤干燥、粗糙，甚者皲裂，在四肢远端更为显著。

（三） 弯腰驼背

弯腰常是指腰椎后突、上部前倾，形似鞠躬，也称鞠躬体形；驼背主要是胸椎后突呈弓形，也称为“伛偻胸”。弯腰驼背是老年人身体衰老、退化的表现。发生这种变化的原因跟工作及老化改变相关。长期从事体力劳动而又常弯着腰干活的职业，如常年面朝黄土背朝天的务农职业、木工等，由于椎体经常承受较大的劳损力量，多年积累至老年期形成病理性改变，X 线拍片显示整个椎体仍然完整，但椎体呈轻度变形，椎间软骨盘大部正常，但是其前缘有时呈部分坏死或纤维化，甚至消失。上下椎体前缘可能有松质骨连接，尤其在胸椎上部与中部更为明显。此外，老年骨质疏松也是造成弯腰驼背的重要原因。骨质疏松通常好发于骨松质，椎骨体主要是骨松质，是骨质疏松好发部位。脊柱变形，甚至发生脆性骨折或压缩性骨折，有的伴骨痛。大多早期骨质疏松没有症状，不知不觉出现脊柱变形，重则明显弯腰驼背。

（四） 老态龙钟

本词重点在于“龙钟”，即指动作缓慢拘谨、行动不灵便的样子。老年人整体机能减退，尤其是骨骼肌质量及数量下降，往往综合表现为体力下降、动作减慢，敏捷性下降，重者行动缓慢，小心翼翼的样子，容易跌倒。或指湿漉漉的样子，垂垂老矣之貌。佝偻着背，倚杖，抬头，缓缓移步。其状似龙弓腰，似钟扣地，形象生动地描绘了老年体态。

二、宏观体检方面变化

（一） 老年环

眼球角膜边缘出现一圈灰白色的环状痕迹，好似“包绕黑眼珠的环”。不痛不痒，亦无其他异常感觉，医学上称之为“老年环”，一般是角周边部基质内的类脂质沉着，多双眼发病。起初浑浊在角膜上下方，然后逐渐发展，形成环形，与角膜缘之间有透明角膜带相隔。老年环通常是一种有遗传倾向的退行性改变，与高脂血症尤其是低密度脂蛋白或血清胆固醇增高有关，与动脉粥样发病率增高相关。还有一部分老年环由真菌感染引起，称为“真菌性角膜老年环”，这也与老年身体衰退有关。真菌不会侵犯正常角膜，在眼外伤、长期局部使用抗生素、角膜老年环症及干眼症等情况时，非致病的真菌就可能变为致病菌，引起角膜继发性真菌感染。青年环的改变常局限于角膜缘的一部分，而不形成环状。

（二） 听力下降

老年人听力下降，常表现为耳聋、耳鸣。《素问·阴阳应象大论》说：“肾主耳……在窍为耳。”耳的功能与肾精是否充盈密切相关。《灵枢·脉度》说：“肾气通于耳，肾和则耳能闻五音矣。”老年时肾精渐损，耳失充养，出现听力下降。唐代张籍《咏怀》说：“眼昏书字大，耳重觉声高。”这里“耳重”即是指老年因听力下降而反应迟钝。由于听不到自己说话，说话常很用力、声大，可因此影响交流及社会活动，甚至让老人丧失自信，逐渐变得孤僻。常伴有大小便的异常、睡眠障碍、佝偻胸等。

（三） 视力下降

老年人视力下降即是人们常说的老眼昏花。由于古人都要依靠自己的劳作来维持生存，因而对视力尤其重视。在古代，视力下降几乎成了人进入老年的标志。《素问·天年》中说，人在50岁时出现“目始不明”，这是由于50岁时开始进入老年时期，始有肝气虚。这是由于肝开窍于目。肝主藏血，气能生血，目受血而能视。老年人肝气虚弱，肝不藏血，则出现视物模糊，看东西影像不集中，或称为老年昏花。这时做不了细活，缝补衣服自己不能穿针引线，有的人行走看路也看不实在，高一脚浅一脚的，易于摔倒。由于老人记忆力也减退，常常到处找东西，或视而不见。

三、头面症征

（一） 牙齿松动

青壮年牙齿坚固不摇，咀嚼有力。人在进入老年期，常常出现牙齿松动，咀嚼乏力，进食久就感疲劳，重者影响进食。一般隐性进展，逐渐加重，有的可有咀嚼痛。重者牙齿脱落。齿为骨之余，齿与骨同为肾中精气所充养。《口齿唇舌病源流》曰：“齿者，肾之标，骨之本也。”《素问·上古天真论》有“五八，肾气衰，发堕齿槁”“八八，则齿发去”，表明40岁牙齿就开始退化，64岁牙齿就脱了。此外，由于肾与齿关系密切，无论肾阴亏虚，还是肾阳独亢，都可以引起牙齿的异常。《素问·痿论》曰：“肾热者，色黑而齿槁”，即是肾阳独亢、熏灼而致牙黑齿枯。

同时，牙齿与人体对食物的摄纳也关系密切，也受后天脾的影响。脾气旺则气血生化有源，精气得充。《素问·三部九候论》中说：“天以候头角之气，地以候口齿之气，人以候耳目之气。”地属土，与脾同德。脾旺土实，地道得充，口齿亦健。可见，牙齿松动与脾肾都有密切的关系。

现代医学认为，牙齿松动的原因常有二，一是牙根周围组织的改变，属中医脾主肌肉的范围；二是牙根本身的吸收变短，则属中医肾主骨生髓的范围。

（二） 多梦、失眠

持续睡眠不好，多梦、失眠往往是人体进入衰退的重要征象。良好的睡眠是气血充足、阴阳调和的征象。一般人在正常情况下也会有梦，这是大脑休息的正常反应，但如果梦过多，影响休息质量，或噩梦连连，则表示气血失常了。人在进入老年以后，五脏气血不足依次出现，脑髓失于气血的滋养也随增龄而加重，睡眠也越来越差。《素问·方盛衰论》指出：“是以肺气虚则使人梦见白物，见人斩血借借，得其时则梦见兵战。肾气虚则使人梦见舟船溺人，得其时则梦伏水中，若有畏恐。肝气虚则梦见菌香生草，得其时则梦伏树下不敢起。心气虚则梦救火阳物，得其时则梦燔灼。脾气虚则梦饮食不足，得其时则梦筑垣盖屋。”认为这是出于“五藏气虚，阳气有余，阴气不足”所致。

四、其他症征

（一） 腰膝酸软

腰膝由肝肾所主。腰膝酸软是肝肾不足的表现。《素问·脉要精微论》：“腰者，肾之府，转摇不能，肾将惫矣。”认为腰是肾所居，肾精不足，可导致腰部活动困难，但腰部不适，并非皆为肾虚。老年正气亏耗，易感邪气。少阴邪气为病，也可导致腰病的活动异常，如少阴气热、少阴受寒等。《素问·痿论》：“肾气热，则腰脊不举，骨枯而髓减，发为骨痿。”表明邪热内蒸烧灼，可导致骨枯髓减，发生腰脊不举之病变。《素问·本病论》又说：“少阴不迁正，即冷气不退，春冷后寒，暄暖不时。民病寒热，四肢烦痛，腰脊强直。”这又是寒邪所致腰脊之病。至于膝，《素问·脉要精微论》说：“膝者筋之府，屈伸之能，行则偻附，筋将惫矣。”

膝软其因在筋。肝主筋，其华在爪。筋即筋膜，附于骨而聚于关节，是连接关节、肌肉的一种组织。《素问·痿论》说：“肝主身之筋膜。”因此，肝气不足，肝血亏虚，可引起膝关节酸软无力，或者关节僵硬，屈伸不利。如《素问·厥论》中有“厥阴之厥，则少腹肿痛，腹胀泾溲不利，好卧屈膝，阴缩肿”，即是厥阴肝经为病所致屈膝病症，与老年正气易损、邪气易犯有关。总之，老年腰膝酸软，伸屈不利，或关节僵硬，均为肝肾经脉为病。

（二） 排尿与生殖变化

足少阴肾经与足太阳膀胱经互为表里。尿液的贮存和排泄由膀胱所主，但又依赖肾的气化才能完成。随着年龄的增长，阳气渐弱，肾的气化功能逐渐减退，气化乏力，固摄无权，致膀胱之开合失度。因此，人到老年就常出现尿频、遗尿、尿少和尿失禁等症状，甚者排尿失控。老年人的这些排尿异常表现，除主要由肾气亏耗所致外，也有的跟老年人正气不足、感受邪气有关。

男女生殖能力主要由天癸所主，由受肾精的制约。老年肾精渐亏，天癸随之渐竭，生殖能力逐渐丧失。《素问·上古天真论》中就说，要肾气有余才具有生殖能力。随着年龄的增加，肾气渐竭是自然规律，也是年老衰退的征象，故《素问·上古天真论》中说："此虽有子，男不过尽八八，女不过尽七七，而天地之精气皆竭矣。"

除上述表现外，进入老年尚可出现精神、情志、心理等方面的变化，并伴随老年人社会功能、社会角色的转化。

第七节 老年医学的干预策略

一、老年医学干预的任务

现代医学已从传统亚专科"以疾病为中心"的单病诊疗模式转向以"患者为中心"的个体化医疗（personalized medicine）。老年医学的宗旨就是为老年患者提供全面合理的医疗与预防保健服务，最大限度地维持和恢复老年患者功能状态和生活质量。所以老年医学不仅仅关注慢性疾病的管控，更关注影响老年人生活质量的老年综合征，采取全面的老年综合评估（comprehensive geriatric assessment，CGA）和以患者整体为中心、个体化、多学科的干预措施，达到改善老年患者功能状态、提高生活质量的目的。强调医疗的连续性和整体性，这是一种适应人口学转变的医疗照护模式的转变。

二、老年医学分层级管理

如果老年人身体健康，在社区由全科医生或家庭医生管理，主要是症状的管理和避免风险因素。尤其要建立上门健康管理制度，以更好、更及时地发现老年人存在的健康问题。如果老年人患有1～2种疾病，适合看专科。对于有共病、老年综合征，出现失能/部分失能、衰弱，高龄老人，建议去老年医学科就诊。

三、老年医学诊治原则

美国老年医学会（AGS）发布了关于共病的诊治指导原则，对于老年患者的医疗模式具有重大的指导意义。其要点有：

（1）首先要了解患者的基本医疗愿望和其他愿望，并考虑其现有医疗方案的依从性和耐受性。

（2）查询现有的循证医学证据或文献，判断是否适用于该患者。

（3）考虑共病的总体预后。

（4）考虑治疗的复杂性和可行性，包括不同疾病之间、疾病与治疗之间的相互影响，权衡各部分方案的获益与风险。

（5）再与患者讨论，达成一致，优化疗护计划。

（6）定期再评估，包括获益性、可行性、依从性以及与患者意愿的一致性。

四、建立多学科团队合作模式

老年科医生通过CGA全面了解患者的情况以及患者本人的意愿；在临床诊疗思维上由“一元论”转向“多元论”；在多种医疗问题重叠、相互影响的复杂局势下，善于从中找出最主要的问题，打断恶性循环。通过多学科整合团队工作模式，全方位干预（包括营养、康复训练），改善患者的功能状态。

五、老年医疗照护

老年人医疗照护的连续性：针对患者不同的疾病阶段，采取不同的对策。在低龄老年期进行疾病目标性筛查和预防干预，转变与社会上查体中心一样的菜单式、大撒网查体，而是按照患者的既往病史、综合评估及有循证医学证据的查体规定，进行能让老年人获益的、个体化的查体及预防（接种疫苗、运动营养处方药物等），避免过度检查。发病期参考专科指南，权衡整体情况进行诊疗。在疾病急性和亚急性期住院医疗。急性期后进入老年医院或社区医疗中心中期照料。

进入中、高龄期的老年病人，对于进展期慢性疾病不再以治愈疾病为目的，而是转向维护脏器功能、改善或维持生理功能和认知功能。对于失能的老人，在CGA后进入长期照料。老年人的再住院/急诊的风险最大。因此，在不同医疗单元之间转诊存在很大的风险。如何将急性患者/住院患者安全地转移至家中生活，如何建立全方位的医护流程和转归标准，也成为老年医学的重要研究内容。在脏器功能衰竭的终末期给予舒缓医疗，反对过度医疗，避免增加痛苦和花费，让患者实现有尊严地离世。

老年人医疗照护的整体性：共病会增加死亡率和住院率，占用更多的医疗资源，使患者的生活质量下降，并使治疗干预的不良事件发生率增加。对于共病患者，迄今各个单病种指南的作用仍然不清楚。也就是说，单病诊治指南有其局限性。需要根据患者本人的意愿，在每个时间点做出恰当的医护照料处理，制订个体化的康复锻炼、营养、心理、护理计划，实现“全人管理”。并要求在不同层次医疗机构之间进行无缝隙的双向转诊，采用咨询、会诊等一系列转诊医疗手段，来保障老年人慢性疾病防控的连贯性。

六、达成老年医学核心价值观

“患者安全”是老年医学的核心价值观。老年人对药物的代谢及排泄功能减弱，对药物敏感性增加，容易出现不良反应，甚至危及生命。因此，老年人用药剂量要适当减少，减少用药种类。有些药，如巴比妥类药物，对老年患者容易导致低体温；洋地黄类药物容易出现中毒反应。对肝肾功能影响的药物更要慎用。可以借鉴美国 2012 年修订的老年患者不适当用药 Beers 标准。入住综合医院的老年患者一旦病情稳定，就要争取尽早出院，避免医院获得性问题（hospital acquired conditions），包括跌倒、谵妄、制动、压疮、感染（吸入性肺炎、伤口感染、尿管相关性尿路感染、中心静脉置管感染）、不适当用药以及转诊医疗差错，而这些问题是可以避免的。

综上所述，对于老年患者处理的重点在于：①明确慢性疾病的管理目标，用维持功能取代慢性疾病治愈；②清楚共病的处理原则；③降低患者再入院率；④减少用药种类和数量；⑤认识并干预老年综合征，改善老年人的生活质量。

第四章　老年健康与健康老龄化

《关于老龄化与健康的全球报告》系统地阐述了老年健康与健康老龄化的促进方法。认为老年健康不仅仅涉及传统意义上的疾病，更应关注于老年功能的发挥。没有疾病的老人，其功能发挥未必健全，也就未必健康。涉及老年的医学，除关注老年人传统意义上的疾病外，更应当关注老年健康，关注老年人的功能发挥，促进健康老龄化。

第一节　老年健康

一、老年健康的内涵

60 岁之后，失能及死亡大多是由老龄相关的听力、视力、行动能力的丧失，以及心脏病、中风、慢性呼吸系统疾病、癌症、老年痴呆等非传染性疾病所造成。这些不仅仅是富裕地区的问题，实际上由这些问题而造成的老龄负担在中低收入国家更为突出。

然而，这些健康问题的存在并不能说明对老龄个体造成的实际影响程度。例如，某一个体虽然患有严重听力障碍，但其可以采用助听器来维持正常机能。另外，与老龄相伴的常常是多种慢性疾病同时存在（即共患疾病）的高风险，因而不应简单地考虑每种疾患各自独立的影响。例如在德国 70～85 岁的人群中，接近 1/4 的个体都同时患有 5 种或以上的疾病。共患疾病对个体机能以及对医疗卫生资源及相关费用造成的影响，常常比这些疾患各自产生的影响要高得多。

除此之外，伴随老龄出现的还有其他一些不属于传统疾病范畴的健康状况，其可能表现为慢性进展（例如虚弱，其在 65 岁以上人群中可能占 10%左右）或可能表现为急性过程（如神志不清，其可能由感染或手术副反应等多种因素造成）。

老龄人群上述健康和机能状况的复杂性引出了一系列重要问题，包括何谓老年健康以及如何进行衡量、如何予以促进。在这些新的概念和定义中，不仅要考虑疾病存在与否，还应重视这些疾病对老龄个体机能和福祉造成的实际影响。为了更好地对生存及其他健康结果进行预估，对上述所有健康状况进行综合性评价，其效果要显著优于对单独疾病甚至包括对共患疾病存在与否的独立评价。

二、涉及老年健康的内在能力和功能发挥

（一） 内在能力

关于老年健康与机能问题，首先是“内在能力”，指个体在任何时候都能动用的全部体力和脑力的组合。建设致力于内在能力的卫生系统，使卫生系统的重心转移至老龄人群的内在能力上，需要转变卫生及管理信息采集方法、系统监控方式、融资机制和激励措施以及所提供的培训。下列几项措施可以帮助达成上述转换：

（1）改造信息系统，以收集、分析、报告关于内在能力的相关数据。

（2）转变系统监控、融资和激励机制，以促进旨在优化能力的卫生保健服务。

（3）建立旨在改善内在能力轨迹的临床指南，更新已有指南以明确其能力改善作用。

（二） 功能发挥

关于老年健康与机能问题的另外一个方面是：老年人居住的生活环境以及老年人与生活环境的相互关系。

内在能力只是决定老年人能做什么的因素之一。对于能力处于任一水平的老年人，能否完成自己认为重要的那些事情最终要取决于其生活环境中存在的各种资源和障碍。所以即使老年人内在能力有限，如果能够得到抗炎药物、辅助器材（如拐杖、轮椅、助力车）或者居住在可负担的、易用的交通设施附近，他们仍然能够去商场购物。这种个体与环境的结合及其相互关系就称为“功能发挥”，是使个体能够按照自身观念和偏好来生活和行动的健康相关因素。“健康老龄化”被世界卫生组织定义为发展和维护老年健康生活所需的功能发挥的过程，决定这一过程的主要因素是个体的内在能力和环境条件。

内在能力的发挥与生活环境密切相关。生活环境涉及老年人长期照护系统的构建。良好的生活环境有利于老年人充分地发挥功能，尽可能过上“健康老龄化”的生活。

在健康老龄化的这一定义中，“内在能力”和“功能发挥”二者都不是恒定不变的。尽管二者都会随年龄的增长有所降低，但生命过程中的人生选择和干预措施将决定每一个体的具体轨迹。因此，健康老龄化并非由机能或健康的某一水平或阈值来界定，而是定义为一个因每个老龄个体而具备不同的过程，因为每个个体的轨迹都会受到不同经历的影响随时发生变化。举例来说，对于患有老年痴呆或心脏病的老年人，若能有可负担的医疗卫生服务帮助改善他们的能力，或能从周围环境获得支持，其健康老龄化轨迹就能得到相应的改善。

第二节 老年长期照护系统

一、长期照护系统的内涵

按照世界卫生组织的定义，老年长期照护系统的主旨是对功能已丧失或有严重丧失风险的老年人，维护其功能，这种照护应确保尊重老年人的基本权利、自由与尊严。这就要求对老年人获得正常生活和尊重的权利予以重视。

除了使依赖照护的老人获得有尊严的生活之外，长期照护系统还带来诸多潜在的益处，包括减少对急性医疗服务的不当使用、帮助家庭避免高昂的医疗费用以及将妇女解放出来去承担更多社会职能。通过分担长期照护的风险与负担，长期照护体系能够帮助构建社会凝聚力。

二、照护系统的管理与建立

对于高收入国家，构建综合性服务系统的挑战可能包括：提高长期照护系统服务质量的需求，建立能向所有需要长期照护的人群提供经济学上可持续的运作方式以及实现该系统更好地与医疗卫生系统的整合。对于中低收入国家所面临的挑战则可能是要建立一个从前未曾有过的系统。这些国家的长期照护往往完全由家庭承担。随着社会经济发展、人口老龄化以及妇女地位的变化，这种情况的不公平性与不可持续性日益显露。

只有政府才能建立起上述系统并对其进行监督，但这并不意味着长期照护完全是政府的职责。相反，长期照护系统应当建立在与家庭、社区、医疗卫生机构以及私有机构之间明确的合作关系上，并反映这些利益相关方的关切与观念。政府的职责应当是管理这些合作伙伴，支持和培训照护者，确保实现不同类型服务的整合（包括与医疗卫生系统），保证服务质量以及向那些最需要的人群（由于其较低的内在能力水平或是社会经济状况）直接提供相关服务。

三、照护系统的建设内容

针对长期照护系统的构建，主要措施包括：①建立长期照护系统所需的条件基础；②建设和维护训练有素的、可持续的人力队伍；③保证长期照护的质量。

老年长期照护系统的关键问题之一是：要帮助老龄人群生活在适宜的环境中，并使其与社区及社交网络保持密切联系；并建立一支具有可持续性、训练有素的人力队伍。长期照护者大多是家庭成员、志愿者、社区机构人员以及付费但未经培训的照护者，其中大部分是女性。向这些照护者提供所需培训，帮助他们减少因疑难处置知识不足而承受的压力，这对长期照护系统的建设十分重要。一个可行的方法是支持社区将老年人组织起来，参与照护或其他社区建设工作。鼓励老年社团将老龄志愿者组织起来，宣传老年人权利，并向有需要的老龄人群提供照护与支持。

四、照护系统的质量维护

要保证长期照护质量，首先要将服务目标定位于使功能发挥完善。这就要求长期照护系统和照护者通过提供照护服务以及构建适宜的环境来增强老人的内在能力，同时使机能衰减的老人能够得到所需的足够补偿，最终帮助老人达到正常生活所必需的功能发挥。可供采取的关键措施包括：①针对关键问题制定并发布照护服务规范或指南；②建立照护服务及专业照护者认证机制；③正式建立医疗卫生服务的协同机制（包括在长期照护与医疗卫生服务之间）；④建立质量管理系统，将功能发挥的改善作为工作重点。

第三节　创建关爱老年人的环境

一、健康老龄化的公共卫生框架的共同目标及评价领域

要使各种环境和情况（包括交通、居住、劳动力、社会保障、信息通信以及卫生保健服务和长期卫生保健）都适合老年人。健康老龄化的公共卫生框架的共同的目标是功能发挥最大化。要在功能发挥所包含的五个密切联系的领域内达到这一目标。这些能力对于帮助老年人完成他们所重视的事情是十分必要的。这五个领域包括：

（1）满足自身基本需求的能力。

（2）学习、成长和决策能力。

（3）保持活动的能力。

（4）建立和保持各种关系的能力。

（5）作贡献的能力。

这些能力共同作用，能够使老年人在适宜的环境中安度晚年，使他们在保持自主能力和健康的同时，可以继续个人发展，为社区作出贡献。

二、达成目标的方法与措施

培养这些能力的必要措施可以有多种形式，但均通过两种基本途径实现。第一，建立和保持内在能力，方法包括降低健康风险（如严重的空气污染），鼓励健康行为（如身

体活动）或减少相关障碍（如高犯罪率或危险的交通环境），或提供服务、加强相关能力（如卫生保健服务）。第二，使具备特定能力水平者发展出更强的功能发挥。换言之，即缩小其在当前能力水平下所能完成的任务和生活在有利环境下（如提供适当的辅助技术，提供可及的公共交通服务和建立安全的居住环境）所能完成的任务之间的差距。

虽然在人群层面的干预措施可以通过以上两种途径改善多数老年人的生活环境，但是如果缺乏个性化的帮助，仍有很多老人无法充分获益。因为有很多部门和参与者会对健健康老龄化产生影响，所以将老年人的需要和期望放在核心地位，在政策和实践方面开展协调行动是至关重要的。适合多部门优先开展的三类行动分别是：反对年龄歧视；促进实现自主权；在各级政府和全部政策中支持健康老龄化。

第四节　健康老龄化领域存在的问题及研究策略

一、健康老龄化领域存在的问题

要在健康老龄化方面取得进一步的发展，则需要对年龄相关问题及其趋势有比现在更好、更深入的了解。目前仍有很多基本的问题需要解答。

（1）现有的健康老龄化的模式是什么？它们是否随着时间而改变？

（2）健康老龄化的决定因素是什么？

（3）不平等现象增加了还是减少了？

（4）哪些干预措施有效地促进了健康老龄化，它们对人口中的哪些亚群体有效？

（5）实施这些干预措施的适宜时机和具体顺序是什么？

（6）老年群体对卫生保健和长期卫生保健的需求是什么？这些需求的满足情况如何？

（7）老年群体真实的经济贡献是什么？促进健康老龄化真正的成本效益是什么？

二、解决健康老龄化领域存在问题的策略

（一）找出存在的问题

解答健康老龄化领域存在的问题的第一步就是要将老年群体纳入重要的统计和一般人群调查中，并对这些信息资源进行年龄和性别分析。必须将促进健康老龄化的适宜措施及其决定因素和分布情况也纳入研究。

（二）建立规范的评价体系

此外，还需鼓励在一系列与老龄化和健康相关的具体领域开展研究，这就需要在重要的概念及其衡量方法上达成一致。应鼓励实施覆盖面广的多学科的研究，因为它们能

够代表具有多样性的群体，有助于研究健康老龄化的决定因素和老年人所处的独特环境。同时也应鼓励老年人参与研究和作出贡献，因为这样可能会使研究结果更有意义和具有创新性。随着有关老龄化和健康的更确切的新知识的出现，全球和地方现有的各种行动机制应确保能够将其快速应用于临床实践以及以人群为基础的公共卫生措施、卫生和社会政策中。

加强老年健康状态的衡量、监测和了解有三个不同的层面：第一就健康老龄化的计量、衡量和分析方法达成一致；第二是加强对老年人口的健康状况和需求的满足情况的了解；第三是加强对健康老龄化进程的了解以及应采取哪些措施改善这一过程。

老龄化领域应用的现有计量方式和方法十分有限，这阻碍了我们对健康老龄化的几个主要方面的正确而充分的了解。因此，应加强下列行动与研究：①开发与健康老龄化相关的主要概念的计量方法、衡量策略、有关工具、测试方法和生物标记物，并就此达成共识。这些概念包括老年人功能发挥、内在能力、主观幸福感、健康状况、个人特征、基因遗传、多种疾病并存的情况以及对服务和护理的需求。②计量和衡量方法伴随着生命进程而发生变化，对这一过程的评估和解释方法应达成一致。这对于展示所得信息如何为政策、监测、评估、临床或公共卫生决策服务是十分重要的。③制定和实施更好的方法来测试临床干预措施，应考虑到老年人的各种生理状况和多种疾病并存的情况。这属于第一个层面的工作。

（三）在研究中体现老年群体的一般性和特殊性

以一般人群为基础的研究和监测，需要更加关注老年群体。同时，还需要开展基于特殊人群的研究，以确定老年人的功能发挥和内在能力的水平和分布；这些能力如何随时间而变化；老年人对卫生保健、照护和相关帮助的需求及其满足情况。涉及的研究包括：①在老龄人群中开展定期调查，以具体反映老年人的功能发挥、内在能力、健康状况，对卫生保健、长期卫生保健或更大范围的环境改变的需求以及这些需求是否得到了满足；②绘制不同出生队列人群的内在能力和功能发挥的变化趋势图，确定预期寿命的延长是否伴随着健康寿命年数的增加；③确定持续监测健康老龄化进程的指标和机制。这属于第二个层面的工作。

促进健康老龄化需要更好地了解老年人内在能力和功能发挥的发展轨迹、决定因素及能够改变这些能力的有效干预措施。达到这一目标的主要行动包括：①确定内在能力和功能发挥发展变化的范围和变化模式以及在不同人群中这些能力的决定因素；②定量分析健康老龄化进程中卫生保健、长期卫生保健和环境干预措施的作用，并确定其作用机制；③更好地计量老年人口的经济贡献和提供健康老龄化所需服务的成本。这属于第三个层面的工作。

第五章　老年衰弱

第一节　老年衰弱的定义与流行情况

一、老年衰弱的定义

随着老龄对疾病影响研究的深入，衰弱已成为现代老年医学研究的热点问题之一。越来越多的证据表明，实际年龄不足以预测疾病预后或死亡，衰弱概念的引入可以更确切、客观地反映老年人慢性健康问题和医疗需求，预测残疾、意外伤害（如跌倒或骨折）、住院率、急诊就诊率甚至死亡的发生，还可以解释疾病预后、康复效果和生活质量的差异。

老年衰弱是指老年人生理储备下降导致机体易损性增加、抗应激能力减退的非特异性状态，其核心是老年人生理储备下降或多种异常，外界较小刺激即可引起临床事件的发生。不管是老年或是非老年，衰弱的定义是一致的，不同的是年龄的差异，但年龄只是一个相对的概念，对于不同的人种、不同地区的人群，甚至不同的个体，给定一个固定的年龄值，都具有不完全一致的意义。有的人可能 40 岁的生理机能储备，还不如强健者 70 岁的生理机能储备。此外，不同的时代，年龄也具有不同的意义。因此，不可僵化地看待年龄与衰弱之间的关系。有人认为，老年人身体衰弱可被视为残疾的前期，残疾可定义为需要帮助完成日常生活。图 5－1 概述了老年人从独立到衰弱和残疾的功能下降的过程。有针对性地干预可以延缓、减缓或逆转这种连锁反应。

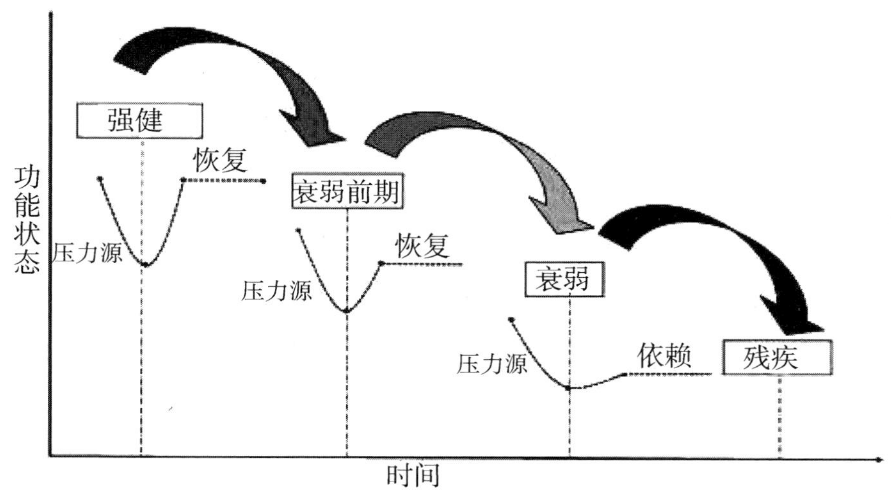

图 5—1 老年人从独立到衰弱和残疾的功能下降的过程

老年衰弱往往是一系列慢性疾病、一次急性事件或严重疾病的后果。高龄、跌倒、疼痛、营养不良、肌少症、多病共存、多重用药、活动功能下降、睡眠障碍及焦虑抑郁等均与衰弱相关。2004 年，美国老年学会定义衰弱为：老年人因生理储备下降而出现抗应激能力减退的非特异性状态，涉及多系统的生理学变化，包括神经肌肉系统、代谢及免疫系统改变，这种状态增加了死亡、失能、谵妄及跌倒等负性事件的风险。部分老年人虽然无特异性疾病，但出现疲劳、无力和消瘦也归于衰弱综合征范畴。

二、老年衰弱的流行情况

至 2016 年底，我国 60 岁及以上老年人口约为 2.3 亿，占总人口的 16.7%，其中 65 岁及以上人口约 1.5 亿，占总人口的 10.8%，据预测，2033 年左右老年人口数量将达 4 亿，高龄老年数量显著升高。老年衰弱综合征的发生与年龄、种族、性别、生活习惯、身心健康、生活质量等多种因素有关。

由于各研究对衰弱的定义不尽相同，其患病率报道不一。上海市徐汇区中心医院老年病科龚青等共入组 215 例 2017 年 1—6 月的住院患者，采用加拿大健康和老年研究中心临床衰弱水平量表评估入选患者衰弱状况，记录其得分、一般情况及实验室检测指标进行数据分析。结果住院老年患者衰弱综合征发生率达 76.3%，不同衰弱评分患者年龄及 BMI 差异有统计学意义。多元逐步回归分析提示，影响患者衰弱评分的变量为年龄、共病数量、微型营养评估（MNA）得分、25-（OH）-D_3 水平，年龄和共病数量与衰弱评分呈正相关，MNA 得分和 25-（OH）-D_3 水平与衰弱评分呈负相关。结论是住院老年患者衰弱综合征发生率高，高龄、共病、低 BMI 及 MNA 得分、低 25-（OH）-D_3 水平是其危险因素。

国外许多研究采用 Fried 标准定义衰弱，研究显示，患病率随年龄增长而增加，女性高于男性。衰弱在不同人群中的患病率为4%～59%，65岁以上人群中衰弱患病率为7%，衰弱前期患病率为44%，80岁以上老人衰弱状态为15%～50%，90岁以上老人比例则为30%～40%。

老年衰弱的发病率还与特定疾病有关。有的疾病患者老年衰弱发病率突出升高，可能与这些疾病本身就是老年衰弱的病因有关，尤其是一些代谢性疾病，如糖尿病患者。加拿大Nova Scotia的Dalhousie大学用CFS评估了65岁以上的由急诊收入住院的老年患者400例，平均年龄81.4±8.1岁。在入院第一天和第九十二天测定空腹和随机血糖及糖化血红蛋白（HbA_1C）。研究发现，这些病人中衰弱患病率为79.3%，35.3%患有糖尿病。在观察期内其病死率为19.7%，平均住院时间23.7±36.5天。多重回归分析表明，其中糖尿病患者较无糖尿病的患者更易发生衰弱，但糖尿病与患者死亡率、住院天数都没有关系；衰弱与年龄、性别、血糖水平有关，且衰弱与死亡率升高和住院天数增加相关。以色列Lutski Miri等研究发现，在男性心血管疾病患者中，心绞痛的严重程度与19.9±1.0年后发生老年衰弱的风险显著升高有关［优势比（OR）2.68，95%置信区间（CI）1.29～5.59）］。

Von Haehling等研究表明，在心血管疾病患者中，衰弱的患病率则是无心血管疾病人群的3倍。因各研究所采用的衰弱定义和评估工具不同，据文献报道，衰弱在不同程度心血管疾病人群中的患病率为10%～60%。odden等研究纳入美国国家健康和营养调查中的数据，表明高血压患者老年衰弱发生率为33.8%，且随年龄增长、步速减慢而递增；与步速较快者比较，步速减慢者的收缩压较高而舒张压较低，而因为各种原因未能完成步速测试的10.4%人群的收缩压最高。

朝鲜对4 352名年龄≥65岁的老年人进行的调查结果显示，衰弱患病率为44.2%，而在这些衰弱老年人中高血压的患病率为67.8%。另有墨西哥的研究显示，衰弱老年人中高血压患病率为37.3%。

2012年一篇系统评价纳入了21个原始研究，结果显示，社区老人衰弱根据诊断标准不同，患病率在4%～59.1%，合并数据后发现，平均患病率为10.7%，且随增龄而逐渐增加（65～69岁为4%，70～74岁为7%，75～79岁为9%，80～84岁为16%），女性高于男性（9.6% vs 4.9%）。入住医疗机构的老人衰弱患病率较社区老人明显上升。一项西班牙护理院的研究显示，65岁以上老人衰弱的患病率为68.8%，衰弱前期比例为28.4%，无衰弱的老年人仅占2.8%。荷兰的一项横断面研究显示，几乎所有入住老年科的患者均为衰弱老人，其他病房老人衰弱的患病率为50%～80%。

近年基于欧洲社区老年人的荟萃分析显示，65岁以上老年人衰弱的患病率约为15%。在85岁以上的老年人中，衰弱的患病率增加为25%以上。据报道，有人做了一项纳入62篇论文、包含68个独立数据的系统综述，表明欧洲ADVANTAGE联合行动成员国人群衰弱患病率估计为18%。衰弱的老年人发病率呈上升的趋势，可能与提高了患共病的老年人的生存率，以及久坐不动的生活方式和较小的社会支持网络的关联影响有关。

国内关于这样的数据相对较少。据一项综合分析显示，中国社区老年人衰弱发生率为12.7%，衰弱前期发生率为47.3%。范利等研究表明，我国原发性老年高血压患者中衰弱检出率为23.1%，且检出率随年龄及并发症的增加而增加。我国台湾地区的研究显示，根据不同的诊断标准，社区老人衰弱的患病率为4.9%～14.9%。

第二节 老年衰弱的病因与病理生理机制

一、老年衰弱的病因与危险因素

（一） 先天禀赋

先天禀赋一般属于遗传因素。研究显示，非裔美国人衰弱比例是其他美国人的4倍，墨西哥裔美国人衰弱患病率比欧裔美国人高4.3%，这提示不同种族基因的多态性可能影响衰弱的临床表现。现有研究发现，ApoE基因多态性、DAF—2、DAF—16与衰弱发生有关。

（二） 体质不强

体质不但与先天有关，也与后天有关。生长发育期的营养供给、体力活动（劳动、体育锻炼）等尤为重要，如果生长发育不良，则“资产”的累积不足。体质不强者容易患多种疾病，多种疾病共存是衰弱重要的危险因素之一。研究显示，心血管系统疾病和血管异常与衰弱发生独立相关。恶性肿瘤、肾功能衰竭、HIV感染以及手术均可促进衰弱的发生。慢性疾病和某些亚临床问题与衰弱的患病率有强相关性。一项前瞻性队列研究纳入4万多名65～79岁的老年女性，发现冠心病、中风、髋部骨折、慢性阻塞性肺疾病、糖尿病和关节炎等均与3年后衰弱的患病率相关。在蒙特利尔未满足需求研究中，衰弱老人中29.1%有日常生活能力障碍，81.8%有一种或多种共病。也就是说，虽然衰弱患者合并日常生活能力障碍或共病很常见，但衰弱患者也可能无共病或日常生活能力障碍，反之亦然。赵清华等的研究发现，衰弱指数与年龄、降压药物数量、脑卒中、恶性肿瘤、关节炎、慢性肾脏病的共病数量呈正相关。

（三） 年老体衰

老年人肾气亏虚，脾运渐损，气血不足，存在衰弱发生的基本病因。在单因素和多因素分析中均发现，年龄和衰弱患病率相关。随着年龄的增加，衰弱发生率显著增高。老年人运动减少，四肢运动系统肌肉的含量减少伴随着脂肪贮量的增加，增加了老年人运动的难度和运动失衡的风险，跌倒损伤的风险增加。

（四） 后天失养

人生的气血需要后天的不断充养，方能维持五脏的功能健康，如后天摄入不足，嗜食偏好，发生营养不良是衰弱发生和发展的重要生物学机制。研究发现，营养评分较差和摄入营养素少于3种（包括蛋白质、锌、钙、叶酸和维生素A、C、E）的老年人，衰弱发生率明显增加。营养不良可导致肌肉减少，而肌少症（肌肉力量下降和/或肌肉质量低下）与身体衰弱密切相关。如果后天缺乏相关知识，失于身体保养，也增加老年衰弱的发病。在一个纳入1万余人的研究中发现，女性、健康自评差、受教育少和社会经济学状况较差的人群中，衰弱有较高的患病率。多重用药问题在老年人中较为普遍，也可能是导致衰弱的一个重要因素。

（五） 劳逸失度

睡眠是人体体力和脑力修复的重要机制。国内学者郭雁飞等的一项涉及1万余名衰弱患者的研究发现，在未调整任何混杂因素的情况下，相比正常睡眠时间，睡眠时间较短或者较长均显著增高衰弱发生的风险；在调整了性别、年龄、居住地区、文化程度、家庭经济水平、水果蔬菜摄入状况、吸烟、饮酒和体力活动后，相比正常睡眠时间，只有睡眠时间较短与衰弱发生风险呈显著正相关。对性别、年龄和居住地区进行分层分析，发现调整了上述因素后，相比正常睡眠时间，只有睡眠时间较短与衰弱发生风险呈显著正相关。此外，在≥65岁人群中，调整相关混杂因素后，相比正常睡眠时间，睡眠时间较短人群衰弱的发生风险增加91%。平均睡眠时间与衰弱发生呈近似“U”形关系。

（六） 治疗因素

疾病的治疗情况对疾病的转归及预后都具有显著的影响。同时治疗也会影响人体特定的生理、病理过程，从而影响老年发生衰弱的风险。不同的治疗带来不同的效果，可能是正获益，也可能无获益或负获益。这除了特定药物的作用机制外，还与临床应用掌握度有关，后者是可以克服的。如赵清华等研究了老年住院患者衰弱指数与血压控制水平之间的关系，结果发现发生衰弱的患者24小时平均收缩压明显低于非衰弱组与衰弱前期组，昼间平均收缩压明显低于非衰弱组。衰弱指数与24小时平均收缩压、24小时平均舒张压、昼间平均收缩压、昼间平均舒张压、夜间平均收缩压呈负相关。

（七） 情志所伤

七情过激，既可耗伤正气，也可导致气血逆乱，生瘀、生湿、生痰，从而既可能影响基础疾病，也有可能直接增加老年衰弱发病的风险。情志一般属于现代医学的精神心理因素，焦虑、抑郁等心境在长期患病的老年人群中很常见，可以表现为过喜、过悲、思虑过度、忧愁、惊吓恐惧等，研究表明这些都与衰弱密切相关。

（八） 疾病因素

在2019年据Diabetes Care报道，卢森堡和丹麦的研究人员对5 377例老年糖尿病患者进行了为期10年的随访，每2年评价衰弱指数，评估衰弱和糖尿病血糖控制之间的关系。基线时衰弱的患病率是35%，在这些糖尿病患者中，随着年龄的增长衰弱指数增加，且衰弱指数与HbA_1C相关，与空腹血糖无关。在调整了收入、社会阶层、吸烟、酒精摄入和HbA_1C的模型中，只有糖尿病与增加的衰弱指数相关。在基线无衰弱的糖尿病患者中，随着时间的推移，糖尿病和HbA_1C水平与更高的衰弱指数相关。Howrey等使用1995—2012年西班牙裔美国老年人的流行病学研究数据，纳入1 327名受试者，根据步速显著减慢、握力降低、疲惫感、无法解释的体重减轻来评估衰弱。结果Logistic回归显示，糖尿病对衰弱的影响最大，可增加衰弱风险47%（OR为1.47，95%CI为1.14～1.90）。其他导致衰弱的因素包括关节炎、心脏病发作和髋部骨折。在无衰弱和衰弱前期人群中，用Ordinal logit模型分析发现糖尿病增加衰弱发生风险32%。

以色列特拉维夫大学研究表明，心血管疾病患者的心绞痛发作与后期衰弱的发病风险相关，在调整了人口统计学、健康相关和认知变量后，OR2.68和95% CI（1.29～5.59）仍然显著。

此外，一些非特异性状态如氧化应激、低度炎症状态、线粒体功能等也与衰弱发病相关。

（九） 其他

衰弱也受教育程度、职业、经济状况、经济是否独立、社会地位及婚姻状况等人口学特征的影响。

二、老年衰弱的病理生理机制

衰弱的发病机制涉及机体多个系统的异常，特别是应激反应系统的失调，单个指标和单个系统不能代表衰弱的特点。衰弱可能与年龄相关的分子和基因改变，以及特异性的疾病状态有关。多种疾病共存与衰弱有着密切联系，所有疾病引发的激素变化及病理生理改变均可能与衰弱有关。系统及功能失调是衰弱发生的重要途径，主要表现在神经内分泌改变、免疫系统失调、炎性介质的过度释放、凝血途径激活、代谢异常及相关系统功能障碍等。

据荷兰比尔托芬的国家公共卫生与环境研究所Samson等在2016－2017年的研究，相对于健康老人，无论衰弱男性或女性，其骨髓源性中性粒细胞和单核细胞数量都更高，并伴随CRP浓度的持续升高。衰弱程度与T、B淋巴细胞或NK细胞数的变化有关。女性衰弱者CRP浓度随年龄的增加而增加。

西班牙赫塔费大学赫塔菲分校生物医学研究医院基金会Mariam El Assar等研究发现，氧化应激在衰老过程中起着关键作用。除了遗传易感性和一些慢性疾病外，包括低体力活动和营养不良的生活习惯也会损害对自由基的生理反应，促进氧化损伤。孤立器官或系统的弹性降低（指对压力源或不利条件的反应能力）及功能储备决定了临床表现为与年龄相关的慢性疾病，而多系统功能障碍导致脆弱表型。在老年人中，是虚弱，而不是年龄，与氧化应激标记物的升高和抗氧化参数的降低有关。与氧化应激相关的线粒体功能障碍在这一过程中起着重要作用，不仅影响骨骼肌，而且影响其他潜在的组织和器官。在具有预防或延缓虚弱表型和促进健康衰老的潜在能力的治疗干预措施中，通过运动来增强不同系统的内源性抗氧化能力尤为突出。

衰老与比强度降低有关，比强度是指给定肌肉或肌肉群的横截面积标准化的强度。自噬失调是机体功能失调蛋白和细胞器清除障碍的重要机制之一。挪威奥斯陆挪威体育科学院 Aas Sigve Nyvik 等通过 DXA 和股四头肌最大等距自主收缩来评估腿部肌肉质量。以蛋白质印迹法测定骨骼肌胞质、胞膜亚结构中自噬蛋白的丰度。研究发现，与年轻个体相比，胞浆型 LC3（LC3－Ⅰ）在老年衰弱者中的丰度较高。衰弱前期和衰弱老年人也表现出较高水平的某些热休克蛋白。LC3－Ⅰ与比强度呈负相关，老年人 LC3－Ⅰ水平升高可能代表自噬体形成减弱。较高的膜型 LC3（LC3－Ⅱ）水平表明自噬体的丰度增加。这些发现可能意味着自噬体的形成过程和自噬体—溶酶体的融合都受到老年和衰弱的影响。

第三节　老年衰弱的临床表现及评估

一、老年衰弱的临床表现

老年衰弱一般性临床表现，如疲乏无力，自感虚弱，运动及体力显著下降。患者明显感觉家务活干不动了，买菜也困难了，买了菜也提不回来；原来天天做家庭卫生，房间干干净净，现在好几天也做不了一次，这些都是气血不足、精气亏虚的表现。按照《黄帝内经》的思想，50 岁为老年开始，肝气始衰，肝叶始薄，胆汁始减，易受惊吓，视力开始减退，踝酸膝软。人到 60 岁，心气开始衰退，行动迟缓，常忧易悲，喜卧懒动，攀登能力下降。70 岁，脾气虚弱更加显著，肌肉枯槁，皮肤干燥，皮肉分离或皮富肉少，四肢懈惰。待至 80 岁，肺气衰弱显著，气喘，呼多吸少，说话语音低弱，常言不达意，或张冠李戴、记事错误，或自语。90 岁时，肾气焦枯，老态龙钟，弯腰驼背。

二、老年衰弱的常见证候表现

（一）肾精亏虚证

体弱乏力，神疲，消瘦，腰膝酸软，健忘，失眠，食欲不振，头晕，耳鸣，耳聋，皮肤干燥，夜尿频多，舌质干瘦，苔薄，脉沉弱或细。

（二）气血亏虚证

乏力，精神疲惫，消瘦，面色苍白，唇舌淡白，头晕，眼花，心悸，气短，失眠，舌淡，苔薄，脉细弱。

（三）脾肾阳虚证

腰膝酸软，形寒肢冷，神疲乏力，消瘦，面色㿠白，五更泄泻，小便清长，肢体浮肿，腰腹冷痛，夜尿增多，舌质淡胖或有齿痕，舌苔白滑，脉沉细弱。

（四）脾虚痰湿证

精神疲惫，肢体乏力，胸脘痞闷，纳呆，嗜睡，头重如裹，便溏，舌淡，苔腻，脉滑。

（五）五脏虚弱证

乏力，精神疲惫，消瘦，心悸，失眠，气短，腰膝酸软，形寒肢冷，健忘，纳少，舌淡，苔薄，脉沉或细。

三、老年衰弱的评估

（一）步行速度

步行速度是一种能反映老年人躯体活动能力的综合客观指标，指步行时单位时间内整体向行进方向移动的直线距离，是一个健康人在自然状态下以自我感觉最舒适时行走的速度。步行速度减慢被认定为是评估和预测老年衰弱有关的医学并发症中有力标志，常应用于研究和临床评估衰弱相关的不良事件，是一种简易可重复的筛查工具。步行速度减慢是预测老年衰弱相关的不良事件有力的指标。通过对 5 项移动能力（包括：5 次站起坐下、交替步测试、快速行走测试、常速行走测试、“起立—行走”计时）的测试，结果显示步行速度是最敏感的检查衰弱的方法之一，其中快速行走测试在识别衰弱风险程度方面具有最高的灵敏性（78%）和特异性（83%）。在前瞻性队列研究中，对 3 047 例老人（74.2±2.9 岁）随机分成 A 组（n=2 031）和 B 组（n=1 016），A 组通过确定不良事件发生率的图形分布，确定风险发生水平的步行速度分界点为 1 m/s，B 组在 A 组的研究结论上将老人进行 6 m 距离的步行速度测试，以 1m/s 为界分为<1 m/s 的高危组（n=244）和≥1 m/s 的低危组（n=772）组，研究结果显示高危组的死亡率（RR=1.64，95%CI：1.14～2.37，其中 RR 为相对危险度）、住院率（RR=1.48，95%CI：1.02～2.10）、下肢行动轻度受限（RR=2.20，95%CI：1.76～2.74）、下肢行动严重受限（RR=2.29，95%CI：1.63～3.20）均高于低危组。步行速度可预测老年衰弱相关不良事件，如可作为肌少症的标志、作为死亡率的预测因子、为致残的预测指标和跌倒的预测指标，也可作为住院/再住院治疗的预测指标。

（二）其他评估方法

同《衰弱的诊断与评估》章节内容。

第四节　老年衰弱的筛查与分级

一、老年衰弱的筛查

老年衰弱的筛查与评估 FI、FS、CFS、FP 等方案仍然适用。根据《2019ICFSR 国际临床实践指南：身体衰弱的识别和管理》，对老年人衰弱的筛查按照表 5—1 进行评估。

老年人无论是处于衰弱期还是衰弱前期，都应该评估其疲乏原因。最近一项来自大数据研究分别报道，疲乏是老年人出现的首个衰老症状。疲乏的主要原因包括：抑郁、睡眠呼吸暂停、维生素 B_{12} 缺乏、甲状腺功能减退、贫血、低血压。

二、老年衰弱分级标准

老年衰弱的分级基于 CGA 量表来评估老年衰弱，计算衰弱指数（FI—CGA），该指数是一个准确、可靠且敏感的指标，结合该指标将衰弱分为 7 级，并可以反映社会方面的因素。为了进一步评估痴呆老人的衰弱情况，重新修订了分级的方法，将老年人的衰弱情况分为了 9 级（表 5—1）。

表 5—1　加拿大临床衰弱综合征评分量表

衰弱等级	具体测量
1. 非常健康	身体强壮、积极活跃、精力充沛、充满活力，定期进行体育锻炼，处于所在年龄段最健康的状态
2. 健康	无明显的疾病症状，但不如等级Ⅰ健康，经常进行体育锻炼，偶尔非常活跃
3. 维持健康	存在可控制的健康缺陷，除常规行走外，无定期的体育锻炼
4. 脆弱易损伤	日常生活不需要他人帮助，但身体的某些症状会限制日常活动，常见的主诉为行动缓慢和感觉疲乏
5. 轻度衰弱	明显的动作缓慢，日常生活需要帮助（如去银行、乘公交车、干重的家务活、用药等）；轻度衰弱会进一步削弱患者独自在外购物、行走、备餐及干家务活动的能力
6. 中度衰弱	所有的室外活动均需要帮助，在室内上下楼梯、洗澡等需要帮助，可能穿衣服也会需要（一定限度的）辅助
7. 严重衰弱	个人生活完全不能处理，但身体状态较稳定，一段时间内（<6 个月）不会有死亡的危险
8. 非常严重的衰弱	生活完全不能自理，接近生命终点，已不能从任何疾病中恢复
9. 终末期	接近生命终点，生存期<6 个月的垂危患者

第五节　老年衰弱的现代医学治疗要点

一、治疗的意义

积极预防和治疗衰弱将会对老人、家庭和社会产生很大益处，尤其在衰弱早期的“窗口期”进行干预，可以有效逆转衰弱。一项对躯体衰弱的研究表明，中度衰弱的老年人对干预反应良好，而重度衰弱者对干预效果不佳，这提示对衰弱进行及早干预有着十分重要的意义。虽然衰弱治疗的相关证据缺乏，但很多学者根据衰弱的病因和病理生理改变也提出了一些可能有效的方法。我们应该早期识别衰弱老人或衰弱高危老人，及早干预、防止衰弱进展和临床负性事件的发生，维持或提高老人的功能状态及生活质量。

二、非药物管理

（一）锻炼

一项研究显示，耐力运动可以增加肌力、下肢肌容量和行走速度，这些变化与老年人灵活性及自发活动增加也有关。关于耐力的其他研究也显示，少至每周两天的锻炼也可显示出效果，每周只需步行约 1 600 m 即有助于延缓功能受限。系统评价也显示，对衰弱老人进行以家庭和团体为基础的锻炼，可以提高灵活性及功能状态。

（二）营养补充

补充营养尤其是蛋白质，对于营养不良型老年衰弱疗效明确，对改善衰弱老人的体质量下降和营养不良也有益。有研究显示，补充蛋白质，特别是富含亮氨酸的必需氨基酸混合物，可以增加肌容量，进而改善衰弱状态，但也有研究未发现效果。尽管现有研究提示，维生素 D 在衰弱治疗中可能具有重要地位，但是常规用于衰弱的预防和治疗尚需进一步研究。

（三）热量限制

老年人一般存在随增龄而肌肉减少、贮脂增加的情况，这是老年体质变化的特征。贮脂增多与热量摄入相对大于消耗有关。因此有人提出热量限制治疗老年衰弱，对于肥胖型老年衰弱可以合理安排。一般认为热量限制可以延长寿命，同时有研究表明，在热量限制基础上再加上运动，确实可以延缓老年衰弱。在实施时，需注意适度，并保证足够的维生素及无机盐的补给，同时不能影响必需的蛋白质。

三、药物干预

目前尚无可靠的证据表明能有效治疗老年衰弱的化学药物。有效的药物干预是未来研究的重要方面。有人认为可能涉及抗炎药、激素类似物、性激素受体调节剂、血管紧张素转化酶抑制剂等。目前是否需要应用及其价值，需要临床个体化评估。

（一） 多重用药管理

多种疾病共存是衰弱的潜在因素，如抑郁、心力衰竭、肾衰竭、认知功能障碍、糖尿病、视力及听力下降等均可促进衰弱的发生与发展。衰弱的预防和治疗，应积极管理老年人所患疾病，尤其重视处理可逆转的疾病。评估衰弱老人的用药，合理并及时纠正不恰当的药物使用，不仅可以减少医疗费用，还可以避免药物不良反应对老年患者的伤害。

（二） 减少医疗伤害

对衰弱老人来说，各种侵入性或有创的检查和治疗会带来更多的并发症，甚至有时会增加患者的负担并损害其生活质量。因此，对中重度衰弱的老人应该仔细评估患者的情况，避免过度医疗行为。目前，针对衰弱本身预防和治疗的研究数据还很少，药物治疗是未来研究的重点，可能涉及抗炎药物、激素类似物、性激素受体调节剂和血管紧张素转化酶抑制剂等。使用这些药物时，需根据每位患者的具体情况权衡利弊，坚持锻炼则是预防和治疗老年衰弱的重要措施。团队参与进行全面且个体化的护理服务对衰弱老人也非常重要，需持续于整个干预过程中。

（三） 激素

对性腺功能减退的老年男性，补充睾酮可以增加肌力及肌容积，联合运动干预效果更明显，对症状改善可能会有一定作用。胰岛素样生长因子（IGF）分子家族对骨骼肌具有直接作用，对＞75 岁髋部骨折后发生衰弱的女性给予重组人生长激素，可以增加血清 IGF－1 和 IGF 结合蛋白－3 的浓度，但 IGF－1 似乎并不能增加健康老年女性的肌力及骨密度。其他激素补充疗法，如去氢表雄酮、生长激素、生长激素释放肽、甲状腺素及肌抑素等，对衰弱进程的影响仍不确定。

（四） 综合管理模式

研究显示，入住老年专科病房由老年专科医生对其行 CGA 的衰弱老人比入住普通病房者的功能更易恢复，认知及其他功能继续下降的可能性减小，且具有较低的院内病死率。全面的老年护理计划和老年住院患者的急性护理均以提高功能为目标，衰弱老人可以从中受益。倡导建立 CGA 及多学科团队合作的医疗护理模式。

四、身体衰弱的识别与管理

国际院衰弱和肌肉减少症研究协会特别工作组 2019 身体衰弱的识别与管理见表 5－2。

表 5—2　针对老年人衰弱的 IGFSR 循证及临床推荐意见

推荐意见	级别	证据的确定性
衰弱筛查		
1. 所有 65 岁及以上的老年人，均应使用适合于特定情况或背景的、有效的快速测试仪，进行衰弱筛查	强推荐	低
衰弱评估		
2. 衰弱初筛阳性或衰弱前期的老年人，均应进行进一步临床衰弱评估	强推荐	低
制订综合管理计划		
3. 全面的针对衰弱的护理计划应解决多重危害，如肌少症管理，针对体重下降的病因治疗及疲乏的病因治疗（抑郁、贫血、低血压、甲状腺功能减退和维生素 B_{12} 缺乏）	强推荐	极低
4. 在适当的情况下，晚期（重度）衰弱患者应转诊至老年专科医师	专家共识	无数据
体育运动/锻炼		
5. 应为衰弱老人提供多种组分的体育运动方案（或为衰弱前期老人提供预防衰弱运动方案）	强推荐	中等
6. 强烈鼓励卫生从业人员将衰弱老人转介进行渐进性的、抗阻力训练的体育运动项目	强推荐	中等
营养与口腔健康		
7. 当诊断体重下降或营养不良时，可考虑为衰弱老人补充蛋白质/热量	有条件的推荐	极低
8. 卫生从业人员可为衰弱老人提供营养/蛋白质补充，配合体力运动处方	有条件的推荐	低
9. 建议衰弱老人应注意口腔健康的重要性	专家共识	无数据
药物干预		
10. 对于衰弱老人，目前无可用的药物治疗推荐	专家共识	极低
附加治疗		
11. 不推荐在治疗衰弱时补充维生素 D，除非患有维生素 D 缺乏症	专家共识	极低
12. 认知疗法及问题解决疗法，不推荐系统的应用于衰弱老人	专家共识	极低
13. 不推荐激素疗法用于衰弱的治疗	专家共识	极低
14. 所有诊断衰弱的患者应根据需要获得社会的支持，以解决未满足的需求，并鼓励患者坚持综合护理计划	强推荐	极低
15. 衰弱患者可转诊进行基于家庭的锻炼	有条件的推荐	低

如果系统评价/荟萃分析提供了足够的证据，则根据GRADE方法对推荐意见进行分级。如证据仅限于系统评价/meta分析或超出了系统评价的主题，特别工作组制定了基于专家共识的推荐。“无数据”表示没有数据通过系统评价辨别审查。

第六节　老年衰弱的中医治疗概要

一、老年衰弱的中医治疗目标与要点

老年衰弱在中医治疗方面可以分层设定目标。结合中医本身的特点，我们把控制临床症状、改善患者生活质量作为基本目标。中医在整体观察的指导下，重视气血的调补，重视阴阳的平衡，重视脏腑功能的协同；同时中医更重视个体特征的差异，制定出更具针对性的治疗方案，对于改善患者的症状、提高生存质量具有显著特色。同时，中医重视人与其生存环境的协调关系，关注自然气候、四季变化对人体的影响，注重天人合一，可增强患者对环境的适应能力，减少人与环境的冲突，获得人与环境完美融洽的境界。中医还关注人的社会属性，与父母长辈的关系，与兄弟姐妹的关系，与亲戚朋友的关系，与同事工友的关系，与上级主管的关系等，这些都成为影响患者病情的因素，是中医诊治需要考虑的方面。

高层次的治疗目标是要尽可能延长患者的寿命，力求获得一个相对完美的健康长寿状态。之所以说是“相对完美的健康状态”，是因为老年衰弱虽然与后天有密切关系，但也有一些情况（如原发病、体质等）与先天遗传存在或多或少的关系，这是后天干预难以改变的。同时，由于老年衰弱人群病情复杂，常常多种疾病相互交错，相互影响，在治疗用药时又相互制约。绝对不能以专科、专病的思路去对待老年衰弱。有的病人同时患有10多种甚至20多种疾病，很可能涉及临床内外各科，甚至精神心理等科室。如果每个科都只着眼于解决自己所属科室问题，那就必然会经常出现矛盾治疗、相互抵触的治疗或顾此失彼的治疗，可能导致得不偿失。因此诊治老年衰弱必须要能统筹全局，必须要在困难中寻找办法，在矛盾中寻找抓手，在探索中求得转机。诊治时要见微知著，抓住众多信息中的核心症结，久久为功，结合症的变化，常变结合，是获得高层次治疗目标的有效方法。

二、老年衰弱患者的中医救急法

由于老年衰弱患者常多病共存，常合并多器官功能受损甚至功能不全，本身病情就重，再加上老年人自身的脆弱性，一旦有应激情况，病情可能迅速加重，成为急重症患者。这时就不能再按照一般的治疗思路，而要遵循“甚者独行”的原则，急救为先，留人治病。急救措施除常规现代医学的一切手段外，必要的中医干预可能会取得事半功倍的效果。中医的急救可以从非药物和药物干预两类方法考虑。

（一）　老年衰弱患者中医非药物急救常用方法

（1）针法：①针刺人中穴、百会穴以急救回阳，促进重症昏迷患者苏醒。人中穴，又名水沟穴，位于鼻唇沟的中点。百会穴位于头顶正中心，头顶正中线与两耳尖连线的交叉处，为各阳经脉经气所聚会之处。②固肾气、降逆气，可针刺涌泉穴。涌泉穴在足底，位于足前部凹陷处第 2、3 趾的趾缝纹头端与足跟连线的前三分之一处，为全身俞穴的最下部，属肾经的首穴。《黄帝内经》说：“肾出于涌泉，涌泉者，足心也。”③降血逆，针刺委中穴。委中穴位于腘横纹中点，股二头肌腱与半腱肌腱中间，在弯曲腿部时膝关节的背面凹陷处，俯卧位在腘窝横纹中央。胸闷、胸痛针刺内关穴，可开通胸阳。④头昏针法可根据病情选取风池穴，适用于头昏、意识减弱；列缺穴，适用于喘闭眩昏；悬钟穴适用于肝气郁结致昏。

（2）手法：①胸闷气短，取极泉穴。该穴在腋窝中心腋动脉的波动处。用拇指按压极泉穴或弹拨左侧腋窝的穴位，一分钟左右会感到左侧手指发麻，胸闷气短就会缓解。②胸痛，按压强刺激内关穴、膻中穴。③下肢抽筋是老年患者常见的毛病，常常反复发作。发作时立即按压承山穴即可很快缓解。踮起脚尖，小腿后腓肠肌肉浮起的尾端就是承山。俯卧的姿势时，承山穴位于人体的小腿后面正中，委中与昆仑穴之间，当伸直小腿或足跟上提时，腓肠肌肌腹下出现的尖角凹陷处。

（3）灸法：灸法是用艾条、艾绒的暗火热度来治疗疾病。《本草纲目》中说：“艾叶取太阳真火，可以回垂绝元阳……灸之则透诸经，而治百种病邪，起沉疴之人为康泰。”《本草从新》说：“艾叶能回垂绝之阳，通十二经，走三阴，理气血，还寒温……以之灸疗，能透诸经而除百病。”在老年衰弱中可能应用的情况：①突发低血压晕厥甚或休克初发，用艾灸同时温灸百会穴、足三里穴。百会穴具有升阳固脱、开窍醒脑的作用，足三里为足阳明经合穴，灸后能补益脾胃、调和气血。合灸二穴可迅速恢复低血压。②用艾灸疗神阙穴、关元穴，适用于急救各种脱证、虚寒证、实寒证患者，包括昏厥脱证、原因未明的寒证腹痛、胸痛。神阙穴为经穴，别称脐中、气舍、气合，定位在脐中部、脐中央。关元穴位于腹部身体前正中线、神阙穴下 3 寸。取穴时用患者非拇指四指并拢，从脐中起，以中指横纹为标准，横向距离的腹部正中线上。或患者取仰卧位，将耻骨联合上缘的中点和神阙穴中点连线 5 等分，由耻骨联合向上的 2/5 处，即为关元穴。

（二）　老年衰弱患者中医药物急救常用方法

（1）参麦注射液，功能大补元气。用于元气暴脱、汗出淋淋、说话无力等症。

（2）参附注射液，稀释后静脉滴注，功能回阳救逆。用于亡阳、冷汗出如珠、面色苍白、四肢厥冷。

（3）吹鼻取嚏法：取纸一张卷成小筒，一端置入皂角粉后伸入鼻孔，从另一端吹气，将皂角粉吹入鼻腔。病人会因刺激而打喷嚏。

三、老年衰弱脏腑辨证治疗思路

老年衰弱普遍都是多脏腑为病，常常涉及肝、心、脾、肺、肾五脏，或与胆、胃、大肠、小肠、膀胱、三焦六腑有关。临床诊治时，如果面面俱到，五脏涉及、六腑通调，必将分散药力，使药力不济，疗效难以显现。为了克服这种治疗局面，提高疗效，同时也增加病人接受中医治疗的信心，临床应当有选择、有重点、有主次地选择治疗策略，力求集中优势药力，在安全的前提下充分显示出中药的治疗效果。通常我们可以考虑几个方面：

（一）重视脾胃的运化功能

脾主运化，为气血生化之源。五脏功能的发挥都需要脾胃输送的水谷精微的滋养，失之则生化无权，如无源之水、无根之木，久之水木必枯。因此，五脏同病，当以治脾为先，脾属中土，主司四方。脾土充旺，肝、心、肺、肾四方得养。一般以运脾为主，兼顾四脏。运脾之法，当首遵其喜燥恶湿之性，以芳化之药宣透醒脾，促进运化。其中砂仁为运脾之王，凡湿浊气滞为病、寒凝阳损伤脾，无不以砂仁启脾宣透而取效。若属胃寒脾冷，吴茱萸当为首选。如为脾阳虚弱，则当用干姜温补脾阳；若属胃寒，又当用炮姜主之。其他如白豆蔻、草豆蔻、草果、苍术、厚朴等，都具芳化运脾之效，可根据实际需要选择应用。处方常可考虑用平胃散、平成汤、香砂养胃丸、藿朴夏苓汤之类化裁。属脾气亏虚者，在益气运脾的同时，定要守脾喜芳燥之性，参以陈皮、白豆蔻等芳化运脾之品，补脾与化气同用，方可相得益彰。如只补脾，其运无权，气机反而壅滞。不可补脾气又加滋腻厚重之药，如玄参、麦门冬、生地类。治脾胃为病的总原则是喜温化而恶寒滞。临床病人即使脾胃尚可，亦要尽量避免使用壅碍胃之药，或少参芳化顾脾。

（二）关注肾气

老年衰弱者大多久病缠身，正气日损，病已经深入，肾气耗伤。临床多有腰膝酸软、无力行走，大肉消脱，神光晦暗。虽然肾主先天，为先天之本。然，此肾气之亏，非为先天不足，乃后天邪气耗伤所致。通常肾精之亏多责之于先天，而肾气之损则源于后天。何况此积病久损之症，往往多重邪气日损暗耗，非先天可预料之情况。因此，对于此等病症，当以益肾气为先，助肾气化。助气化是首先调动人体自身的代谢潜力，促进能量代谢，激活细胞功能，使器官功能运转，达到改善器官功能、促进向愈的目的。在器官功能逐步恢复的情况下，再通过后天脾的运转，提供新的水谷精微，使新陈代谢的动转得以恢复。在肾气充分、功能运转良好的情况下，可以考虑补益肾精，强化精气的贮备，以备长远。助气化之药，可根据病人病情逐层选用。若临床仅见病人活力不足，神气衰少，面目无光，一般情况下可酌用补骨脂、杜仲、巴戟天之类，菟丝子、肉苁蓉尚可兼助润肠通大便。若已见阳不化气，有水饮停聚之征，是气化失司由无形进展到有形，水液已经不能代谢，施以温化为治，推动阳气来促进气化。这种情况基本上是取苓桂术甘汤之意，通常用桂枝，其气化，行水之功能效显力张，同时配以茯苓重剂，行水以助气化。茯苓助肾气化行水必须量大，小量则只能健脾，这是中药功效由量变到质变的过程。若水停已久，常已成痰，可加薤白通阳。薤白短期用化痰走心肺为主，久用可入肾助阳，行气化水。早在《尔雅》中就认识到薤白的医用，古又称之为鸿荟、鸿蓍、劲山，认为其“兼补虚，最宜人”，这是久用的效果，道家常用之养生，适合老年衰弱这种慢性疾病。有显著精亏者，可考虑用鹿茸，既能填精，又能温肾化气，适用于久病、重病者，但通常不宜久用，见效减量。

（三） 确保二便通畅

老年衰弱虽以虚为主，以补为基本策略。无论何种，人体都必须保持一个出入的平衡。有入必须要有出，是吐故纳新、新陈代谢的必要条件。如能吃而不能排，浊气内停，扰乱正气，岂有不病？《素问·六微旨大论》云“出入废，则神机化灭”，必不能持久。《素问·五脏别论》说“凡治病必察其上下”，尤其是久病、重病、难治之病、疑难杂症，更是要重视出入的平衡和大、小便的通畅。不但大便干燥、小便涩痛要通利二便，凡缺乏食欲，腹胀、腹痛，头昏，痰饮，火热，牙龈肿痛等诸症，一般治疗效果不彰者，都要想到是否需从二便来着手。病人常常腑气一通，浊气下行，邪气即可外达，上述诸症都有可能好转。甚至也有久病骨露筋暴的患者，在久补不效时，也要考虑是否需要从促进排泄入手。先贤有“大实有羸状”之说，这种虚是因为邪气内停，浊气不降，使清气不升、五脏失养所致。可以考虑用通下之法，祛除痼邪，使正气得以新生。对于此等病人，通导大便多宜用润肠之法，最常用柏子仁，既能润肠通便，又能安定精神，促进良好的睡眠。肉苁蓉能化气，精亏者可用之。兼血虚可用当归，兼血瘀可用桃仁、三棱，火麻仁、郁李仁可酌情使用。大便坚结者，润通之法恐力不足，尚需加番泻叶之类。宜将大便保持在每天 2～3 次为适当。对于小便，多用通利，破除膀胱郁邪，但若要消除内积水饮，尚需助膀胱气化，需用桂枝、茯苓。若因久病瘀阻、血络不通而至水浊内停者，又当行血化水，可用泽兰、川牛膝、益母草之类。也有气虚水停者，用大剂黄芪、茯苓益气行水，可助积水外达。也有小便失禁的情况，可根据病情病机治之。

四、老年衰弱复杂病机的治法与选择

老年衰弱患者大多病情复杂，多病、并病的情况普遍。因此，临床辨证论治时，所遇到的情况病机都比较复杂，单病机的病例少，绝大多数都属于复合病机，常常涉及多脏多腑，甚者五脏俱兼；不但脾肾亏虚，同时心肝肾也不足。不但涉及气血虚，也涉及阴阳精气的不足。还常常虚实错杂，不但兼湿兼痰，还兼瘀、兼郁、兼热、兼热郁，重者浊毒内聚，心肾阳衰。其复杂之二是常常出现对立病机。凝寒内闭同时又邪热内蕴，表现为寒热错杂病证，病人常喜热饮、苔灰白，同时又心烦、口干、大便干结；湿浊困阻，同时又伴阴虚失养，出现头身困重、肢体浮肿，同时又心烦、舌质光红无苔。在制定治法时，既不可错失要点，又不必面面俱到，避免不分重点地眉毛胡子一把抓。选择恰当的治疗切入点至为关键，这就有赖于长期的临床积累，结合平时的临床经验和诊疗心得。如果治疗切入点选择不恰当，即使辨证准确，也未必能取得好的疗效。

我在诊治老年衰弱患者陈某时发现，他多原发病伴多器官功能不全，反复在某综合三甲医院老干部二科住院诊治。本次住院已近一个月。病人年过 90 岁，病情危重，长时间卧床。由于疾病多，几乎涉及临床各科，经本院中医专家诊治。因盗汗、口干长时间不愈，于 2020 年 6 月 30 日请衡先培主任会诊，科室主任及医生在场，省卫健委党组书记及医院院长亲临指导。复习病史，患者脂肪肝、糖尿病、高血压病、高脂血症、高尿酸血症 30 多年，长期诊治。合并多发动脉粥样硬化斑块、冠心病伴慢性心功能不全、脑梗死伴脑萎缩、慢性肾脏病肾功能不全、轻度肝功能损害、老年期痴呆、老年性耳聋等。反复发生肺部感染及尿道感染（本次已经治愈）。反复发热 20 余年，常在上、下午发热，但规律性不强，也有不定时发热。未确诊明确的结缔组织病。至今发热原因不明。检查提示血肌酐升高，肾小球滤过率（eGFR）＜50；脑钠肽（NT－proBNP）升高。已经服 ARB、钙通道阻滞剂、美托洛尔、螺内酯、双抗、他汀类药物、非甾体类抗炎药（NSAIDs）、胰岛素以及治疗精神病药等十余种化学药物及中药。病人仍有发作性情感障碍，嗜睡，腹胀，长期喜热饮热食，食量尚好。下午发作性低烧，口干甚饮水不多，夜间背部出汗。大便、小便当前正常，睡眠未述异常。体检发现病人卧床不能自行坐起来，在床上、床缘不能独自坐稳，需人搀扶。双肺中、下部均闻及大小水泡音，腹部叩诊为鼓音。面部稍显浮肿，双下肢、背部凹陷性水肿，足背动脉搏动减弱，双下肢戈登征、卡达克征阳性。唇红干，舌质红无苔且乏津。脉沉细数但有力。病机考虑为阴阳两虚、寒热错杂，气营两燔，浊饮内停。其阴虚为热在营血、煎灼耗伤所致；其阳虚重在脾阳亏耗、寒从中生。治法拟平调阴阳，寒温并用，攻补兼施，寓补于攻。处方参考犀角地黄汤、苓桂术甘汤、五石汤、半夏泻心汤之思想构建：葛根 15 g，白芍 15 g，丹皮 15 g，赤芍 10 g，寒水石 20 g，石膏 20 g，水牛角 20 g，桂枝 10 g，干姜 10 g，白豆蔻 6 g，砂仁 6 g，茯苓 20 g。浓煎 2 次，一日均分三次服，5 剂。方中寒水石、石膏、水牛角、丹皮、赤芍、葛根清气凉营，熄火存津；桂枝、茯苓温阳化气行水；干姜、白豆蔻、砂仁温中健脾；白芍养阴存津。

7 月 5 日对方医院主管主任助理余医生短信汇报：上方中药服 4 天，体温一直正常，乐松由原每天 1 片减为每天半片。下肢水肿明显好转。

7 月 7 日行二诊：精神明显好转，说话已显些许精神，基本上能够正确回答问诊。全身水肿明显消退，尚有轻微水肿。未再发热。唇红，舌面已经有薄白苔。双肺水泡音消失。在搀扶下已经能下床走几步。仍述有腹胀，口干，出汗，但有减轻。7 月 6 日复查的 NT－proBNP（675.5 pg/ml）已经恢复到正常范围。考虑其热势已减，脾阳渐振，气化已渐复，拟渐减清气凉营之品，加强温中健脾。处方：葛根 15 g，白芍 10 g，丹皮 10 g，赤芍 10 g，寒水石 15 g，石膏 15 g，水牛角 15 g，桂枝 10 g，炮姜 10 g，黄芪 30 g，白豆蔻 6 g，茯苓 20 g。6 剂。每剂水浓煎两次，混合后分三次一日服完。

另：砂仁 6 g，打粉，随上方分三次冲服。

7 月 13 日主管医生短信汇报说病人腹胀好转。7 月 14 日三诊：家属说病人已经恢复到本次入院前状态。病人精神清朗，说话有力。已经能与家人良好交流，能较快回答医生提出的问题。可以在室内走动，可以自行大小便。已不腹胀，口干、盗汗显著好转，除进餐之外可以不饮水。未再发热。进食及大小便正常，睡眠正常。全身水肿完全消退，脉细，苔薄白。显示病情恢复良好，考虑病久脾虚、久病入络，拟从健脾固本、通络消瘀入手，针对慢性疾病进行治疗。治法拟早晚分治，早予健脾益气方，晚予行血降浊方，标本兼治。

按：因病人口干、盗汗，舌质红干无苔，前医辨证为阴虚内热，已经服用养阴方，疗效不显且加重腹胀。其辨证规范、正确，为何不效？我们可以得到四个提示：一是本病例病机复杂，虚实夹杂，涉及心、脾、肾、肝、肺多脏腑系统，确定当前关键病机病位有一定难度。辨证时宜弄清当前导致病人病情不能好转的关键病位。其二是对立病机的认识与处理是取效的关键。当前病人舌质干红无苔，虽是阴虚，但不能仅止于阴虚。其阴虚源于邪热耗伤，而非阴液不足。如只滋其阴，因滋阴药均厚重沉滞，易于壅遏而助热邪。当清其热而凉其营，使热不伤阴则阴自复。其三，未治疗阳虚内寒也是导致养阴治疗无效的重要因素。病人寒饮内停，又喜热恶冷，虽口干而不多饮水，虽内热壅遏却大便不干、小便不黄，均提示阳虚气化不足。其四，本案表明，对于复杂的临床病案，如同大多数老年衰弱患者，诊治时切勿先入为主，不要因病人的强烈叙述、家属的强烈要求、其他医生的介绍而影响自己的独立判断和收集病史、四诊资料的思路，以免影响自己的诊疗思路。此外，巧妙应用衡氏五石汤对于取效也是至关重要的。运用衡氏五石汤的辨证要点要重点抓住三条：①舌质光红无苔；②舌面干燥；③神志或情感障碍。

五、老年衰弱的调护和保养

（一）　平时的调护与保养

主要是注意运动和预防跌倒。运动对于增加肌力有确切的作用，同时还可改善患者精神心理状态。每天定时运动，最好是餐后运动，形成并保持运动习惯，既可改善代谢，又可减少发生意外跌倒风险。运动常需循序渐进，活动量由小到大。一般餐后运动在 40 分钟左右比较合适，运动强度根据体能自行控制。注意选择平整场所，穿上防滑鞋，并且大小合适，透气，最好是系鞋带的鞋子，以便于掌握松紧度。

注意合理膳食，荤素搭配。营养不良者，注意补充足量优质蛋白质，一般可配合食疗。保持大便通畅和小便清洁，防寒保暖。

（二） 加重期的住院调护与保养

首先要鼓励运动，即使不能行走，也要在床上活动四肢。如果床上都难以自主活动，就需要陪护捏压、捶打四肢肌肉，使其在刺激下被动活动。鼓励患者主动翻身，既可预防压疮，也可促进肌肉运动。丧失生活自理能力者，注意大小便的护理。勤擦洗身体。可配合针灸、红外线等理疗。

饮食方面热量合理，果蔬充分。不好消化者，果蔬均可剁碎了吃。大便干燥者可吃适量蜂蜜。可根据患者的营养状况配餐。如果有糖尿病，也不可过分限制总热量。有营养不良者，补充优质蛋白质是有益的。

第七节　与老年衰弱相关的概念

一、衰弱综合征和肌少症

肌少症是衰弱综合征的基本表征之一，肌肉减少和体质量下降是衰弱综合征重要的临床表现，尤其是肥胖老年人。物理性衰弱的主要变化为肌肉质量的减少和骨骼密度的降低；肌少症可导致肌肉质量、力量和功能损伤，故物理性衰弱和肌少症紧密相关，两者同时发生会极大增加老年人跌倒骨折风险。肌肉质量减少伴随脂肪增加，使老年人易患糖尿病和心血管疾病。

衰弱综合征与肌少症均易发生在老年人身上，使其肌肉减弱及日常生活能力下降，表现症状有一定重叠。肌少症是老年衰弱发生的关键因素。我国学者孟丽等对北京医院门诊体检资料完整的106例老年人进行了关于二者关系的研究。患者年龄为63～95岁。衰弱评估采用FP和FI两种衰弱评估方法，肌少症根据AWGS诊断。结果发现，如果应用FP定义，随着四肢肌肉量和全身骨骼肌量以及ASMI的下降，老年人的衰弱程度增加；衰弱组较无衰弱组和前期组的步速以及握力下降更明显；衰弱组肌少症患病率较无衰弱和前期组明显升高；随衰弱程度加重，5次坐立测试、TUG时间和身体平衡能力均下降。当应用FI评估衰弱时，FI与四肢肌肉量、全身骨骼肌量、握力和步速呈负相关。

肌少症的治疗主要通过规律运动和蛋白摄入来保持和增加肌肉的质量和力量；衰弱则应侧重不同功能系统的多种病理生理过程。二者的定义和患病率有异同，虽然握力、步行速度等都是诊断标准，但衰弱对于肌肉功能的影响更偏向于其间接与骨骼肌系统的关系，如尿失禁。肌少症患者较衰弱患者步速更慢，肌肉质量减少更多，肌肉质量改变是其重要的诊断评价指标，而体质量下降、物理行为能力障碍和认知功能障碍等在衰弱患者中更为明显。衰弱的病理过程较肌少症更为多样复杂，是内因和外因共同变化作用的结果。此外，有数据显示老年衰弱综合征患病率（56.8%）较肌少症（8.4%）高，衰弱综合征女性发病较多，肌少症男性发病较多。另有报道肌少症患病率（23.3%）较衰弱综合征（8.4%）高，这与研究方法和人群差异有关。

二、衰弱综合征和帕金森病

帕金森病（Parkinson's disease，PD）是一种常见的神经系统变性疾病，常见于中老年人，平均发病年龄为 60 岁左右。我国 65 岁以上人群中 PD 的患病率大约为 1.7%。临床表现为运动过缓，肌强直，静止性震颤，精神异常，睡眠障碍等。衰弱综合征可与 PD 同时发生于老年人，并且两种疾病的共发病变和临床症状相互影响，辨别有一定难度。

肌电图（EMG）可以通过检测与肌肉收缩有关的生物电活动来反映肌肉的运动能力，揭示与年龄和物理功能下降有关的神经变化，表明肌肉功能的改变。研究表明，EMG 可以用于 FP 的定义。Roland 等通过检测女性 PD 患者的 EMG 提出，PD 会增加衰弱患病风险，并通过 EMG 信号差异揭示，PD 与运动功能下降相结合可导致衰弱，还可以区分衰弱不同的阶段。Ahmed 等利用 FP 和统一 PD 评定量表（UPDRS）方法分别定义两种疾病，通过调查 50 例治疗效果较佳的 PD 患者的研究指出，PD 与衰弱综合征共发患者较多，临床上需要明确区分衰弱综合征和 PD 以取得疾病最佳治疗效果，而衰弱综合征与 PD 在病因上的相关性仍需进一步研究。

三、衰弱综合征与阿尔茨海默病

阿尔茨海默病（Alzheimer's disease，AD）又叫老年性痴呆，是一种常见的中枢神经系统变性病。以痴呆、认知功能障碍、记忆丧失为特征，病程缓慢且不可逆，通常在 60 岁以后发病。据统计，全球 60～70 岁人群中 AD 发生率为 1%，85 岁以上人群 AD 发生率则为 6%～8%。年龄可能是 AD 发病的风险因素之一。衰弱与 AD 发病紧密相关，新加坡 2/3 的轻度认知障碍患者伴随物理性衰弱。尽管 AD 的临床表现主要为记忆力和识别认知能力的损伤，但是也可表现出移动能力和身体组分的改变，这说明 AD 可与衰弱同时发生，且认知衰弱的提出也证明衰弱存在于 AD 神经性病变的过程中。

在 AD 发病前期进展缓慢，认知功能上的临床特点会发生改变，而且典型的衰弱可伴随轻度的认知功能障碍。衰弱综合征会增加 AD 发生风险，衰弱和 AD 可能有相同的病因，心理（精神）水平的衰弱（如沮丧和孤独与认知减退）与 AD 的发生可能相关。物理性衰弱也会增加 AD 患病风险，这可能是由于 AD 累积损害患者的神经系统控制能力，包括简单运动，并最终导致认知功能下降。此外，与年龄相关的听力受损（age－lated hearing impairment，ARHI）是衰弱的重要标志，其与物理性衰弱相关因素和认知受损有关。ARHI 引起交流能力减弱而导致的社交隔离和孤独可能是 AD 的潜在风险因素。

第八节　老年衰弱的的中医临床诊疗指南

一、指南编制程序及说明

《中医内科临床诊疗指南·老年衰弱（制订）》项目（以下简称《指南》），是按照《国中医药法监法标便函〔2015〕3号》于2014年12月由国家中医药管理局立项的【SATBM－2015－BZ〔103〕】，由福建中医药大学附属人民医院承担，衡先培为项目负责人。2015年2月底在中医指南标准制修订内科专家指导组（以下简称“指导组”）的指导下，组建了由全国13家三甲医院组成的项目工作组（以下简称“工作组”）并开展工作。2015年5—11月完成了文献研究、三轮Delphi法专家问卷调查，形成了文献研究总结、调查问卷分析总结、指南制订草稿。2015年12月13日在福建中医药大学附属人民医院召开专家论证会，来自全国的12位中医内科相关专家对草稿进行了论证，形成了《指南》初稿。2016年1—3月工作组向中医药标准研究推广基地（试点）建设单位的50位同行业专家发送初稿以征求意见。返回后按照“循证”等原则，工作组讨论了提出的所有意见，决定是否采纳并提出了理由，修改《指南》初稿形成了评价稿。2016年1—9月，工作组邀请13个三甲医院开展了200例临床一致性评价，均为住院病例。从中医诊断、西医诊断、中医辨证、治法、方药、中成药、其他治法、调摄与预防、不良事件等方面与指南进行比较，撰写了临床一致性评价总结。2016年10—11月，由指导组及质量方法学等的4位专家进行指南方法学的质量评价（AGREEⅡ工具）。工作组认真讨论了质量方法学评价和临床一致性评价反馈的意见，并对评价稿作了全面的整理、修改，形成送审稿。2017年3月将送审稿、编制说明等材料提交指导组成员审核。依据审核意见再作修改后，形成了《指南》公开征求意见稿、编制说明等材料，上报至中华中医药学会标准化办公室（简称“标准办”）。2018年1月19日至2月12日，在中华中医药学会网站标准化专栏公开征求意见，未收到反馈意见。2018年3月工作组进一步修改完善相关材料，形成送审稿，并将《指南》送审稿、编制说明、意见汇总处理表及有关材料提交至标准办。2018年3月29日第一次在北京接受国家中医药管理局组织召开的专家审查会的审查。专家们一致认为，此项工作不容易，有意义，并指出了尚存在的问题。会后工作组根据专家意见进行了认真修改和完善。2018年10月24日，《指南》在北京第二次接受国家中医药管理局组织的专家审查会议的审查，并获得通过“作为指南发布”的结论。

二、文献的评价和分级

（二） 文献的评价

成立文献评价小组对纳入的文献根据相关标准进行评价，并用结构性摘要表对资料进行收集。对每篇文献的评价至少由两人进行，如果意见不一，则提请工作组负责人给予帮助解决。

1）随机临床试验类文献评价采用改良 Jadad 评分量表进行评价，评分≥3 分的文献属于高质量文献，作为参考文献，如表 5—3。

表 5—3 改良 Jadad 评分量表

项目	分值与内容
随机序列的产生	恰当：计算机产生的随机数字或类似方法 2 分 不清楚：随机试验但未描述随机分配的方法 1 分 不恰当：如采用交替分配的方法，如单双号 0 分
随机化隐藏	恰当：中心或药房控制分配方案，或用序列编号一致的容器，现场计算机控制，密封不透光的信封或其他使临床医生和受试者无法预知分配序列的方法 2 分 不清楚：只表明使用随机数字表或其他随机分配方案 1 分 不恰当：交替分配、病例号、星期日数、开放式随机号码表、系列编码信封以及任何不能防止分组的可预测性的措施 0 分
盲法	恰当：采用了完全一致的安慰剂片或类似方法 2 分 不清楚：试验陈述为盲法，但未描述方法 1 分 不恰当：未采用双盲或盲的方法不恰当，如片剂和注射剂比较 0 分
退出与失访	有：描述了退出与失访的数目和理由 1 分 无：未描述退出与失访数目或理由 0 分

2）非随机临床试验的评价采用 MINORS 条目评分。评价指标共 12 条，每一条分为 0～2 分。前 8 条针对无对照组的研究，最高分为 16 分；后 4 条与前 8 条一起针对有对照组的研究，最高分共 24 分。0 分表示未报道；1 分表示报道了，但信息不充分；2 分表示报道了，且提供了充分的信息。

3）Meta 分析的评价采用 AMSTAR 量表进行文献质量评价。每个条目评价结果可以分为“是”“否”“不清楚”或“未提及”，并给予计分，如“是”为 1 分，“否”“不清楚”或“未提及”为 0 分。总分 11 分。AMSTAR 量表得分 0～4 分为低质量，5～8 分为中等质量，9～11 分为高质量。

（二） 证据强度

文献分级方法按《ZYYXH/T 中华人民共和国中医药行业标准·中医临床诊疗指南编制通则（送审稿）》“证据分级及推荐强度参考依据”中汪受传等提出的“中医文献依据及分级标准”实施，见表 5—4。

表 5—4　中医文献依据分级标准

级别	分级标准
Ⅰ	大样本，随机研究，结果清晰，假阳性或假阴性的错误很低
Ⅱ	小样本，随机研究，结果不确定，假阳性和/或假阴性的错误较高
Ⅲ	非随机，同期对照研究和基于古代文献的专家共识
Ⅳ	非随机，历史对照和当代专家共识
Ⅴ	病例报道，非对照研究和专家意见

注：①Ⅲ级中“基于古代文献的专家共识”是指能满足“古代医籍记载、历代沿用至今，当代专家调查意见达成共识”三条者。②Ⅳ级中“当代专家共识”是指当代专家调查意见达成共识者。③Ⅴ级中的“专家意见”仅指个别专家意见。

（三）推荐等级

推荐分级按《ZYYXH/T 中华人民共和国中医药行业标准·中医临床诊疗指南编制通则》（送审稿）“证据分级及推荐强度参考依据”中汪受传等提出的“中医文献依据及分级标准”实施，见表 5—5。

表 5—5　推荐级别分级标准

级别	分级标准
A	至少有 2 项Ⅰ级研究结果支持
B	仅有 1 项Ⅰ级研究结果支持
C	仅有Ⅱ级研究结果支持
D	仅有 1 项Ⅲ级研究结果支持
E	仅有Ⅳ级或Ⅴ级研究结果支持

三、《指南》正文

（一）范围

本《指南》提出了老年衰弱的诊断、辨证论治、其他疗法、预防与调护的建议。

本《指南》适用于 60 周岁以上老年衰弱人群的诊断和防治。

本《指南》适合中医内科医生、全科医生、保健医生等相关科室临床医师使用。

（二）术语和定义

下列术语和定义适用于本《指南》。

老年衰弱（Frailty in older adults）：是指老年人群在多种疾病情况下发生的以代谢内分泌障碍为主要机制，以肌量减少、肌肉萎缩导致肌力下降、机体易损性增加为主要共同表现的临床综合征。临床主要表现为体重下降、疲劳感、乏力、行走速度下降、躯体活动能力降低。根据 2015 年颁布的《中华人民共和国老年人权益保障法》及世界卫生组织 2016 年发布《关于老龄化与健康的全球报告》，本《指南》中涉及的老年人是指 60 周岁以上的人群。

（三）临床诊断

1. 中医诊断

（1）病名诊断

老年衰弱是指 60 岁以上老年人群发生的以肌量减少、肌肉萎缩导致肌力下降、机体易损性增加为主要共同表现的临床综合征。临床主要表现为体重下降、疲劳感、乏力、行走速度下降、躯体活动能力降低。

（2）证候诊断

主要通过临床望、闻、问、切四诊得到的资料进行辨证，并将中医辨证体系中的八纲辨证、脏腑辨证、气血津液辨证、经络辨证相结合，结合文献及专家意见，临床常见的证候如下：

①肾精亏虚证：体弱乏力，神疲，消瘦，腰膝酸软，健忘，失眠，食欲不振，头晕，耳鸣，耳聋，皮肤干燥，夜尿频多，舌质干瘦，苔薄，脉沉弱或细。

②气血亏虚证：乏力，精神疲惫，消瘦，面色苍白，唇舌淡白，头晕，眼花，心悸，气短，失眠，舌淡，苔薄，脉细弱。

③脾肾阳虚证：腰膝酸软，形寒肢冷，神疲乏力，消瘦，面色㿠白，五更泄泻，小便清长，肢体浮肿，腰腹冷痛，夜尿增多，舌质淡胖或有齿痕，舌苔白滑，脉沉细弱。

④脾虚痰湿证：精神疲惫，肢体乏力，胸脘痞闷，纳呆，嗜睡，头重如裹，便溏，舌淡，苔腻，脉滑。

⑤五脏虚弱证：乏力，精神疲惫，消瘦，心悸，失眠，气短，腰膝酸软，形寒肢冷，健忘，纳少，舌淡，苔薄，脉沉或细。

2. 西医诊断

老年衰弱的西医诊断参照老年衰弱相关文献。

具备以下 5 条中 3 条或以上可诊断：

（1）体重：1 年内，体重下降＞4.5 kg 或大于 5%；或当前体重比标准体重低 20%。

（2）6 m 直线步行速度：＜0.8 m/s；或者不能独立行走。

（3）握力：男性＜26 kg，女性＜18 kg。

（4）体力活动（MLTA）

男性：＜383 kcal*/周

女性：＜270 kcal*/周

（5）疲乏：CES－D 的任一问题得分 2～3 分。

过去的 1 周之内有以下现象发生的天数：

a. 我感觉我做每一件事都需要经过努力。

---

* 1 kcal＝4.186 kJ。

b. 我不能向前行走。

0 分：<1 天；1 分：1～2 天；2 分：3～4 天；3 分：>4 天

3. 西医鉴别诊断

(1) 充血性心力衰竭

由于心室泵血或充盈功能低下，心排血量不能满足机体代谢的需要，组织、器官血液灌注不足，同时出现肺循环和/或体循环瘀血，是各种心脏病发展到严重阶段的临床综合征，可能伴有或不伴有其他器官功能储备的下降，也不伴肌少症及肌力下降。

(2) 甲状腺功能减退症

甲状腺功能减退症系甲状腺激素合成、分泌不足，或甲状腺激素生理效应降低而导致的全身性疾病。其肌损伤改变与老年衰弱的肌少症引起的肌力下降明显不同。在甲状腺激素补充治疗后，临床表现可获得明显好转。

(3) 肾上腺皮质功能减退症

肾上腺皮质功能减退症按病因可分为原发性和继发性，按病程可分为急性和慢性。原发性肾上腺皮质功能减退症中最常见的是 Addison 病。典型的临床表现以及血尿常规和生化测定可为本病的诊断提供线索，但确诊依赖特殊的实验室和影像学检查。患者往往伴有皮肤色素沉着、低血压、低血糖等，经皮质类固醇激素补充治疗后症状明显改善。

(4) 腺垂体功能减退症

多种原因引起的腺垂体激素分泌减少，部分患者可出现无力或肌损伤，但本病多于 60 岁之前起病，并且具有相应的垂体激素低水平及靶器官损伤，多不伴肌少症或肌萎缩。本病如延续到老年以后符合老年衰弱的诊断标准，也可参考本指南治疗。

(5) 电解质紊乱

电解质紊乱患者可出现无力、疲乏症状，但一般无肌损伤、肌力下降，电解质紊乱纠正后症状可缓解，与老年衰弱的肌少症引起的肌力下降不同。

（四） 临床治疗与推荐意见

1. 辨证论治

(1) 肾精亏虚证

病机：肾精不足，失于濡养。

治法：滋补肾精。

推荐方药：

龟鹿二仙膏（《医便》）方加减（证据分级Ⅱ/推荐级别 C）。

常用药：鹿角、龟甲、人参、枸杞。

加减：腰膝酸软者，加杜仲、川牛膝补肾壮腰；失眠，健忘者，加阿胶、鸡子黄交通心肾，加酸枣仁养心安神；食欲不振者，佐砂仁、黄连运脾开胃。

(2) 气血亏虚证

病机：气血不足，肢体失养。

治法：益气养血。

推荐方药：

①八珍汤（《瑞竹堂经验方》）加减（证据分级Ⅲ/推荐级别D）。

常用药：人参、白术、白茯苓、当归、川芎、白芍、熟地黄、炙甘草。

②消疲灵颗粒（证据分级Ⅱ/推荐级别B）。

常用药：人参、麦门冬、五味子、黄芪、当归、龙眼肉、肉桂、灵芝、鸡血藤、茯苓、山楂、丹参、酸枣仁、阿胶等。

③偏气阴两虚证者用生脉散（《医学启源》）加减（证据分级Ⅲ/推荐级别D）。

常用药：人参、麦门冬、五味子等。

④偏气虚血瘀证者用补阳还五汤（《医林改错》）加减（证据分级Ⅲ/推荐级别D）。

常用药：黄芪、当归尾、赤芍、地龙、川芎、红花、桃仁等。

加减：头晕眼花者加天麻、枸杞养肝熄风；心悸、失眠加五味子、酸枣仁养心安神。

（3）脾肾阳虚证

病机：脾肾阳虚，失于温煦。

治法：温补脾肾。

推荐方药：

①偏肾阳虚者用金匮肾气丸（《金匮要略》）加减（证据分级Ⅲ/推荐级别D）。

常用药：桂枝、附子、干地黄、山药、山茱萸、茯苓、牡丹皮、泽泻等。

②偏脾阳虚者用桂附理中丸加减（证据分级Ⅲ/推荐级别D）。

常用药：肉桂、附片、党参、白术（炒）、炮姜、炙甘草等。

③偏阴阳两虚证者用二仙汤（《中医妇产科学》）加减（证据分级Ⅳ/推荐级别E）。

常用药：仙茅、仙灵脾、当归、巴戟天、黄柏、知母等。

加减：五更泄泻者合四神丸加减；肢体浮肿者加桂枝、茯苓皮化气行水；夜尿增多者加益智仁、补骨脂温固下元。

（4）脾虚痰湿证

病机：脾虚失运，痰湿内生。

治法：益气健脾、化痰祛湿。

推荐方药：

六君子汤（《医学正传》）加减（证据分级Ⅲ/推荐级别D）。

常用药：人参、白术、茯苓、甘草、陈皮、半夏等。

加减：痰湿较盛而胸脘痞闷甚者，可加砂仁、厚朴、法半夏等加强运脾化痰之功效；纳呆可加白豆蔻、草果健脾化湿；嗜睡加石菖蒲芳化开闭；头重如裹者加滑石、薏苡仁利水通阳。

（5）五脏虚弱证

病机：五脏虚弱，气血阴阳亏虚。

治法：益气补血、滋阴助阳。

推荐方药：十全大补汤（《太平惠民和剂局方》）加减（证据分级Ⅲ/推荐级别D）。

常用药：人参、茯苓、白术、炙甘草、川芎、当归、白芍、熟地黄、黄芪、生姜、大枣、肉桂。

加减：心悸不宁者，仿炙甘草汤加麦门冬、阿胶养心阴心血；失眠者，加酸枣仁、茯神安神促眠；肾不纳肺气者，加黄精、山药益肾纳气，并仿补肺汤加五味子助肺气。

2. 运动治疗

本病患者应坚持日常家务或运动，循序渐进，量力而行，劳逸结合。适当进行轻体力家务活动对于本病患者有积极的治疗作用。传统养身调心的锻炼方式（如步行、五禽戏、易筋经、八段锦等）适宜大部分患者，在每次练习前后做准备及放松运动，练习时动作应循序渐进，量力而行，不要刻意追求动作到位，防止幅度过大而受伤（证据分级Ⅴ/推荐级别E）。

（1）五禽戏

五禽戏包括虎戏、鹿戏、熊戏、猿戏、鸟戏五种仿生导引术。每周3～5次，每次20～30分钟（证据分级Ⅴ/推荐级别E）。

（2）易筋经

易筋经十二式包括韦驮献杵、摘星换斗、三盘落地、出爪亮翅、倒拽九牛尾、九鬼拔马刀、青龙探爪、卧虎扑食、打躬势、工尾势。大多数采取静止性用力，呼吸以舒适自然为宜，不可屏气。每周3～5次，每次20～30分钟。练功时要求做到“调身”“调息”“调心”（证据分级Ⅴ/推荐级别E）。

（3）坐式八段锦

坐式八段锦包括叩齿集神法、撼天柱法、舌搅漱咽法、摩肾堂法、单关辘轳法、双关辘轳法、托天按顶法、钩攀法。每周3～5次，每次20～30分钟（证据分级Ⅴ/推荐级别E）。

3. 食疗

食疗的基本原则为：饮食有节、合理调配。营养充分，平衡膳食，结合体质与食物的性味，应时而施。不同食物通常具有不同的调整脏腑气血阴阳的作用，例如①具有补肾温阳作用的食物：刀豆、韭菜、葱白、大蒜、生姜、干姜、辣椒、龙眼、核桃仁、小茴香、胡椒、羊肉、狗肉、带鱼、虾、花椒、猪肚等。②具有滋阴补肾作用的食物：小米、白豆、菠菜、卷心菜、山药、百合、梨、杏、猕猴桃、橘子、桑葚、芝麻、鸡蛋、鸭肉、鸭蛋、燕窝、猪肉、牛奶、黄花鱼、甲鱼、田螺、蚌等。③具有利水渗湿作用的食物：玉米、薏苡仁、黑大豆、黄豆、绿豆、蚕豆、白菜、芹菜、荠菜、姜皮、葫芦、冬瓜、番茄、柠檬、槟榔、枳椇子、鲫鱼、泥鳅等。④具有益气健脾作用的食物：粳米、糯米、山芋、山药、南瓜、木耳、桃子、樱桃、荔枝、草莓、大枣、松子、板栗、鸡肉、鹅肉、鹌鹑肉、鹌鹑蛋、牛肉、鲫鱼、鲢鱼、鳜鱼、鲳鱼、鲈鱼等。⑤具有健脾消食作用的食物：萝卜、莱菔子、柚子、山楂、木瓜、荸荠、醋。⑥具有清热、泻火、解毒作用的食物：淡豆豉、蟹、紫菜、西瓜、甜瓜、茄子、白萝卜、绿豆、豆腐等（证据分级Ⅴ/推荐级别 E)。

4. 膏方

（1）龟鹿二仙膏（《医便》）（证据分级Ⅱ/推荐级别 C)。

组成：鹿角、龟甲、枸杞、人参。

功效：滋阴填精，益气壮阳。

适应证：适用于肾虚精亏证患者。

用法用量：一次 20 g，每日 2 次，用温开水调服。

（2）琼玉膏（《洪氏集验方》）（证据分级Ⅲ/推荐级别 D)。

组成：人参、白蜜、生地、白茯苓。

功效：益气养阴。

适应证：适用于气阴不足证患者。

用法用量：一次 15 g，一日 2 次，用温开水调服。

5. 其他疗法

（1）灸法

在大椎、中脘、关元、足三里 4 个穴位用米粒大艾炷行直接灸，每日 1 次（证据分级Ⅴ/推荐级别 E)。

（2）体针

主穴选择足三里、肾俞穴等，每日 1 次（证据分级Ⅴ/推荐级别 E)。

（3）穴位贴敷

主穴选择足三里，每日 1 次，每次 4 小时（证据分级 C/推荐级别 B)。

6. 预防与调摄

（1）积极预防和治疗慢性疾病

如消渴、眩晕、咳嗽、喘证、哮病、中风、胸痹等。

（2）体力锻炼

每天保持足够的体力活动，如步行、慢跑、登山、打羽毛球、打乒乓球、打排球等。活动时间一般 0.5～1 小时为宜。适当日常生活活动也有助于增强体质，如买菜、做卫生、做饭等。体力活动量力而行。活动量既要充足，又不宜勉强或太过，运动时需注意避免跌倒损伤。一般情况下，运动时稍出汗，轻度心率、呼吸加快，但不影响对话，早晨起床时感觉舒适，无持续的疲劳感和其他不适感即可。

（3）饮食调养

以清淡饮食为主，少食肥甘厚味及辛辣、生冷之品。常宜低盐低糖饮食。脾主肌肉，常食健脾运脾食物有助于维持良好的营养状态，如香菇、山药、薏米、莲子、粟米、芹菜等。同时保持充足的营养，并注意营养均衡，适当进食血肉之品。每日摄入适量牛奶、鱼肉、瘦肉等。可结合平衡、顺势、反势、适时四大原则进行早晚分调，如脾肾同养，早补脾，晚补肾；阴阳双补，早补阴，晚补阳；气火同调，早调气，晚降火。可望提高调养效果。

（4）其他

社会和家庭对老人的关怀是必要的。避风寒，适寒温。遵从四时养生法则，保持充足睡眠。冬春季宜晚出门、早休息，夏秋季宜早睡早起。老人通常对气温变化不敏感，结合天气预报及时做好保暖措施。注意护肩、护背、护腰、护膝。调畅情志，保持情绪稳定，勿大喜大悲大怒。劳逸结合。保持二便通畅，宜每天1～2次大便。

【参考文献】

衡先培，杨柳清．中医内科临床诊疗指南·老年衰弱（制定）[J]．中华中医药杂志，2020，35（8）：4030—4035—47．

第六章　老年衰弱病因学

第一节　病因学概述

病因，是指引起人体发生疾病的原因，亦称为致病因素。凡能破坏人体阴阳相对平衡状态，造成生理功能异常而引起疾病的原因，就是病因。任何证候和体征都是在病因作用下，引起患者机体产生的异常反应。因此，认识病因是了解疾病、实施临床诊治的重要前提。中医学所说的致病因素是多种多样的，如气候异常、环境因素、精神刺激、饮食失宜、劳逸失度、跌仆金伤以及虫兽所伤等，均可成为病因而导致疾病。年龄、性别、种族、先天禀赋也是导致一些慢性疾病发生的重要因素，最终也可发展为衰弱。此外，失治、用药不当、对医疗缺乏信任等也是发展到衰弱的危险因素。

老年衰弱作为一种临床综合征，是一种遗传因素和内外环境多种复杂因素相互作用的生物学过程，是生命周期中按照一定的规律发生在整体、器官、组织、细胞的形态和功能的演变，表现为一系列随着增龄而显现的全身性、渐进性、衰退性的变化或紊乱，形成机体易损性增加、抗应激能力减退的非特异性状态。据国内外研究显示，老年衰弱是老年人普遍存在的健康问题。随着人口老龄化的加重，老龄人口抚养比不断增加，养老成本不断攀升，随之而来的是巨大的医疗卫生支出，对国家和社会的健康发展构成严峻挑战，因此，认识老年衰弱的病因，阐明老年衰弱的病机，从而指导老年病的防治，提高老年人的生存质量，有着重大的社会意义。

人从出生到死亡，都会经历生、长、壮、老、已等生命过程，老年衰弱是伴随着年龄的不断增长而出现的生命精华物质的亏损减少以及脏腑功能和形体结构的衰退现象，因此可归属于祖国医学“虚损、虚劳、虚痨、痨瘵”等范畴。引起老年衰弱的病因十分复杂，历代医家多有阐述，最早可溯源至《黄帝内经》“五劳七伤”“七损八益”“先天禀赋不足”等，汉代张仲景在《金匮要略》中列出：导致虚损的病因有：感受外邪、情志内伤、饮食、劳倦、汗泻、失血、误治。结合现代临床研究，老年衰弱常见病因有：先天不足、后天耗损、慢性疾病致衰、新病致衰、饮食失宜、放纵嗜欲、劳伤失复等。上述因素既可单独为患，又可合并出现或相互影响。

先天与后天密不可分，先天是后天的基础，后天是先天的发展完善。张景岳云："故以人之禀赋言，则先天强厚者多寿，先天薄弱者多夭；后天培养者，寿者更寿；后天斫削者，夭者更夭……则先天之强者不可恃，恃则并失其强矣。后天之弱者当知慎，慎则人能胜天矣。"这就强调了，对于人的健康，先天强盛固然好，但如果不自善养，也会失去健康。如果先天不强，也可通过后天的培养，弥补先天之不足，得到健康长寿。

《外经微言》亦云："寿夭定于先天，挽回生命者人也……戕贼其形骸，泻泄其精髓，耗散其气血，不必至天数而先夭者，天不任咎也……天不可回，而天可节也。节天之有余，补人之不足，不亦善全其天命乎。"这也是强调，先天禀赋强弱虽决定体质的强弱，影响寿夭，但通过重视后天可弥补先天之不足。若其先天禀赋弱者，但不知自珍，任凭后天耗损，则弱者更弱，夭者更夭；若凭恃先天禀赋强而忽视后天护养，任意斩伤，克伐先天，也必成衰弱而夭。

一、先天因素

先天因素包括先天禀赋、年龄、性别、种族等不可逆因素，影响人体的健康状态，是促使衰弱发生的重要因素。

（一） 先天禀赋

先天禀赋作为影响衰弱发生发展的重要因素之一，其对人体正气的影响主要表现为对人体体质的影响。先天禀赋是出生以前在母体内所禀受的一切，包括父母生殖之精的质量，父母血缘关系所赋予的遗传性，父母生育的年龄以及在母体孕育过程中母亲是否注意养胎和妊娠期疾病所给予的一切影响。

人禀受父母先天之精气而成，先天禀赋是个人体质形成的基础，也是人体体质强弱的前提条件。父母的体质强弱，不仅决定了子代禀赋有厚薄之分，表现为体质的差异，如身体高矮、胖瘦、刚柔、强弱，正如《灵枢·寿夭刚柔》所说，"人之生也，有刚有柔，有弱有强，有短有长，有阴有阳"，也影响了子代寿命的长短和正气的强弱。禀赋强的人，体质好，正气足，身体轻劲有力，耐老延年，寿命亦长；反之，禀赋弱的人，体质差，正气弱，易出现早衰，寿命也较短。张景岳也认为先天遗传因素与人之夭寿密切相关，在《景岳全书》中提出"以人之禀赋言，则先天强厚者多寿，先天薄弱者多夭"的论断，强调先天强厚的人多长寿，先天虚弱的人容易衰弱甚至早夭，这一理论与现代基因遗传理论相一致。

先天禀赋可因父母之素质（即体质）之偏盛偏虚而影响后代，如父母素体阴虚，其子女亦常偏于阴虚型，其证多表现为形体瘦长，性急好动，为病则易化热，其虚易损津液阴血；素体偏于阳气禀赋不足者，其证多表现为虚胖不荣，诸气不足，其性好静，卫外不固，不任劳作，为病常易湿滞化寒，更复伤阳气。因禀赋而致素体之偏，体质虚弱，易罹患疾病，病后体虚不复，气血日亏，渐致阴阳俱虚，五脏内伤，而成衰弱。如昔谓“其不能终寿而死者，何如？岐伯曰：其五脏皆不坚，使道不长，空外以张，喘息暴疾；又卑基墙薄，脉少血，其肉不石，数中风寒，血气虚，脉不通，真邪相攻，乱而相引，故中寿而尽也”。意指基樯卑薄，禀赋不足者，五脏不坚实，气血阴阳皆不足，故易受外邪侵袭而为虚为病。

（二） 年龄

年龄是影响衰弱的一个独立危险因素。《灵枢·天年》以每岁为一个生理阶段，对人类生命的发展至衰亡过程做了全面论述，指出 30 岁以前是人体生长发育期，气血逐渐充盛，脏腑以及各组织器官日趋成熟，生理功能日趋完善。30～50 岁是成熟期，气血充沛，肌肉骨骼坚固，脏腑及各组织器官均已发育成熟。物极必反，盛极必衰，之后开始逐渐走向衰老期。50～90 岁是衰老期，五脏六腑、四肢百骸逐渐衰老退变，精血亏耗，阳气日衰。90 岁以后则经脉不充，五脏皆虚，神气乃去，大部分人在这一时期走向死亡。

人的生命的根本在于气血阴阳。随着年龄的增长，人体脏腑气血由盛到衰，日益减损，阴阳逐渐失去平衡，导致人体对邪气的反应能力和抵抗能力也逐渐减弱，从而导致疾病以及衰弱的发生，正如《灵枢·根结》曰：“阴阳俱竭，血气皆尽，五脏空虚，筋骨髓枯，老者绝灭，壮者不复矣。”《千金要方》也指出：“人五十以上，阳气日衰，损与日至，心力渐退，忘前失后，兴居怠惰。”中年以后，阳气日渐损伤，阳气虚损，不能致密于外，阴气偏亢，阴精不能固守于内，阴阳失去平衡，导致衰弱也就逐渐形成。由此可见，增龄所致的阴阳失调可导致衰弱。现代医学调查研究显示，65～70 岁老年人衰弱的患病率为 13%～24%，而 80 岁以上老年人的衰弱患病率在 50%以上。随着年龄的增长，老年人进入衰弱前期和衰弱期的风险会越来越大。原因可能是伴随着年龄的增长，机体各种生理功能逐渐降低，以老年人运动系统进行性退化最为明显，特别是肌肉容积减少及骨质疏松的发生，将导致肌肉力量的降低、骨质疏松所致的骨痛等均将限制老年人的日常躯体活动，并且 ADL 的减退是老年人衰弱的一个重要临床表现。这些势必又会加重肌肉萎缩、失能的速度，由此而形成恶性循环，当生理储备功能下降到一定程度时，即可表现为衰弱。此外，随着年龄的增长，人体各系统功能逐渐减退，健康问题不断积累，机体储备透支，无法有效抵御外界不良的刺激而导致衰弱。

（三） 性别

性别是影响衰弱发生的一个因素。《素问·上古天真论》中认为，就生殖、发育、生长、衰老这个生命过程来说，女子以七为分阶段的基数，男子则以八为基数，男性与女性之间存在“男八女七”的差异，从而呈现出不同的变化规律。男女性别不同，造成体质上的某些差别，又必然遵循各自的生理规律过程而发生具有不同特点的规律性变异。《素问·上古天真论》早有记载：女子七岁肾气盛，二七而天癸至，三七肾气平均，四七筋骨坚，五七阳明脉衰，六七三阳脉衰于上，七七任脉虚，太冲脉衰少，天癸竭，地道不通。而在丈夫，则八岁肾气实，二八肾气盛，天癸至，三八肾气平均，四八筋骨隆盛，五八肾气衰，六八阳气衰竭于上，七八肝气衰，八八天癸竭，形体皆极，则齿发去。由此观之，女子比男子发育较早而衰弱也较早。

男为阳，女为阴，男子以精气为重，女子以血为本，故男子以肾为先天，女子以肝为先天。男性由于在禀赋和后天生活因素上有别于女性，形成以阳气为重而有别于女性以阴血为重的特殊体质。女子也有独特的精、带、胎、产的特点。凡男子伤精及女子脱血者，多可导致体质衰弱，百病丛生。《医门法律》指出“男子多用气，故气常不足；女子多用血，故血常不足。所以男子病多在气分，女子病多在血分”，把男、女的生理特点做了明确的区分。《妇科玉尺》也说“男子之病，多由伤精；女子之病，多由伤血”，表达了同样的道理。

人体性别不同，生理特点有异，在虚弱的发病及转归过程中，亦各具特点而有所侧重。男性其体常阳胜于阴，为用多从气从阳，易为饥饱不均，过度劳作，房劳伤损，以及饮酒过度等，其伤多以耗气伤阳为主，其证常以心脾肾诸脏多见。女性其体以阴血为主，为用常阴胜于阳，凡经血过多，胎产崩漏，忧思郁结，皆能耗损阴血，其证常以心肝脾肾，兼及冲任督带诸脉为多见。故正气虚损，常以男性多从阳，女性多从阴。

关于性别对衰弱的影响，国内外也有相关研究报道。大多研究表明，老年女性衰弱的发病率高于男性。Syddall 等研究显示，在英国老年人中，男性和女性的衰弱发生率分别是 4.1%、8.5%，这可能与机体内激素水平变化有关，女性绝经后雌激素水平降低，导致维生素 D 缺失而影响钙离子的代谢，此外雌激素水平下降为导致肌容积减少的一个重要因素，从而进一步导致神经—肌肉平衡系统及肌肉力量下降，最终导致衰弱。还有一些研究表明，可能由于女性跟男性相比寿命长，即老年人群中女性人口的基数大，而导致的女性患病较高，另外还可能与女性活动量及进食少相关。Gobbens 等的研究也发现，与男性相比，女性容易衰弱，尤其在 TFI 的心理方面得分较高，这可能与女性较男性更敏感脆弱，易受外界影响的性别特征有关。

（四） 种族

不同的种族的禀赋（遗传基因）不尽相同，甚至不同家族间其禀赋也有区别。这种区别是缘于先天遗传与环境条件共同作用的结果。人种是一些具有不同基因库的群体，基因库不同，则其性状各异。其差异表现（表型）很多，如身高、肤色、发色、眼色、发型、头型以及唇和鼻的形状。其各所处风、物、地貌之气，所在方位、五行类别，属性亦不同。如西方属燥金，色白，在味（食养）为辛（腥）膢，奶类食品与其种族为“气相得则和”，常以食之，身体健壮。而在东方、亚洲，温热地带方位属火，地势低下，黄色人种素体禀赋多不足，而奶食多乳糖、高蛋白、高脂肪等，奶类食物、糖、脂、蛋白之高为壮火，壮火于人是谓“食气”——即对人的“精”“气”“血”等营养造成过多的氧化和消耗而为"壮火之气衰"，与其"气不相得"，故体质较西方人种多虚。

二、后天因素

后天因素会影响人体的生活习性，是健康状态的关键因素。后天耗损，指的是因后天诸因致虚，主要是指因病邪致虚。凡一切病邪，如气候异常、环境因素、情志内伤、饮食失宜、劳逸失度、跌仆金伤、虫兽所伤、失治、用药不当、对医疗缺乏信任等，诸邪感之于人体，或直接耗损正气而致虚损；或间接因正邪相争而耗损正气，皆能导致正气虚损，进而发展为衰弱。

（一） 气候与环境

中医自古有"三因制宜"之说。气候不但与时间变化有关，也与环境有密切关系。自然环境的影响长期作用于人体，形成不同的体质差异，是影响衰弱的因素之一。中医学认为，人与自然相应，自然界的变化不仅与人体生理功能改变有关，在一定条件下，还影响病理过程的发生发展。

气候发生异常变化（如春应温而反寒、冬应寒而反温等），超过了人体所适应的范围，或人体由于某种原因而致抵抗力下降，不能适应气候的变化，都可以引起疾病。六气之变，太过与不及，皆非所宜，有所逆从，失于调护，感之则必伤正气，反复伤残，则可导致虚损。如因风寒湿太过，感之则先伤肌肤腠理，闭阻肌腠，滞涩营卫；渐进则入经脉、筋骨，凝滞经脉，痹阻经脉营血，筋骨失养，活动不利，久而为痹；并可循经而入于脏腑，久病失治，多以损伤心肾二脏，而导致脏腑虚损。暑燥火邪为患，其感常可由口鼻而直入脏腑，其伤首在肺胃津液，而后渐及营血阴精，故以肺胃肝肾之伤损为主，病久失治，则虚损多从阴。

地理环境也是影响人体健康的重要因素之一。《素问·五常政大论篇》曰："东南方，阳也，阳者其精降于下……西北方，阴也，阴者其精奉于上""阴精所奉其人寿，阳精所降其人夭。"我国西北高原地带，气候寒冷，元气不易耗散，所以多寿；东南地区，气候炎热，元气容易发泄，所以多夭。不仅如此，即使同一地区，也因地势之高低不同，而有寿夭之别，这是古代医家的观察结果。由于现代人改造环境的能力远远大于古人，所以事实上我国东南地区也不乏高寿者，但是不同的地理环境有不同的多发病、地方病，这是公认的事实。现代研究认为，自然环境对人体健康影响很大。当有害的环境因素长期作用于人体，或者超过一定限度时，就要危害健康，促使衰弱发生。例如，空气污染造成空气中含有过多的致癌物质，如苯并芘、联苯胺、萘胺等；有些工业废水上百万吨倾入江湖，以致出现鱼类大量死亡，严重水污染造成慢性铅、砷中毒等。

（二） 精神情志

精神情志活动产生和依赖于人体脏腑阴阳气血的活动，反过来其变化也作用于人，势必影响人体脏腑气血阴阳的盛衰变化，从而影响人的健康状态。人的精神内守，情志舒畅，则气血运行通畅，脏腑功能正常，不易感受病邪，有助于保持身体健康。若精神不能内守，情志变化过于激烈或持久，就会引起气血不和，百病乃变化而生。《素问·疏五过论》曰：“暴乐暴苦，始乐后苦，皆伤精气，精气竭绝，形体毁沮。”由于精神暴乐暴苦，损伤脏腑精气，气血日益虚减，累及身躯形体，故致衰弱。

（三） 行为因素

行为因素包括个人在饮食、起居、劳逸、嗜好、欲望等各方面的行为方式，这些行为适度则有利于健康，不适度则有损于健康，导致衰弱，甚至导致夭亡。例如：饮食过饱，则伤肠胃，过饥则使后天供给不足；偏食肥甘则生湿热，嗜咸则伤心，嗜酸则伤肝等；过劳有损形气，过逸则气血凝滞；过分的贪名逐利耗散心神；无节制的性行为直接损伤精气等。总之，不合理的生活方式是影响衰弱发生的重要因素。

（四） 疾病损伤

疾病损伤包括疾病失治误治、患者对医疗缺乏信任等方面。疾病损伤与老年衰弱之间的关系非常密切，疾病促进衰弱，衰弱诱发疾病甚至导致严重不良结局的发生，二者难分难解。疾病不仅可以损害人体各个部位，还可以使脏腑失和，气血阴阳失调，从而影响健康状态。久病大病之后，常使体质由强转弱。慢性脾胃病可致气血化源不足，往往“百病丛生”，形成虚弱多病的体质。事实上，享尽天年、无疾而终的人是较少的。有人对 65 岁以上死亡的 67 例老人进行检测，发现都是由于疾病致死，更不用说那些因跌仆金伤、虫兽所伤等意外伤害所致夭折者了。黄健华等对 2014—2018 年广州市某医院住院病人疾病构成顺位进行研究，住院死亡病人死因排名前 5 位依次为循环系统疾病（37.38%）、肿瘤（32.04%）、呼吸系统疾病（14.56%）、损伤与中毒（6.31%）、消化系统疾病（4.37%）。李季平等对望江县 2014—2017 年 60 岁以上老年人死因分析，死因顺位前 5 类疾病分别是心血管疾病、恶性肿瘤、脑血管疾病、呼吸系统疾病、损伤和中毒，占总死亡数的 95.56%。国外老年学家指出，老年人中有 92.5%患过一种以上的疾病。上海医科大学老年病研究中心联合多个合作单位调查了 6 860 份 60 岁以上的死亡证明，发现因疾病死亡者占 82.3%，以衰老为直接死因的仅占 0.2%。不过，不同的时代引起夭亡的主要疾病是不同的，在古代以伤寒、瘟疫（急性传染病）为主，而现代则以一些慢性疾病为主。

此外，古籍中还记载过服金石峻猛药损伤精气造成短寿者，可称为医源性因素。若邪气伤损正气，一时之虚，或虚之未甚，正虚可随邪之及时能除而自复。若病势缠绵，邪气留滞，可因邪客久留，而致其虚，并常以正邪相持，虚实相兼的证型，广泛存在于临床各科多种病症的不同阶段。老年病的脏腑失调，以多脏受损为主，一脏或一腑受损的比较少见。脏损大多呈渐进性，一脏受损，由轻至重，再及他脏，日积月累，最终多脏受损，气血津液耗竭，阴阳不相顺接，病渐危重。

第二节　慢性疾病致衰

慢性疾病是慢性非传染性疾病的简称，是对一类起病隐匿、病程长、病情迁延不愈、病因复杂且有些尚未完全被确认疾病的概括性总称，主要包括以生活方式、环境危险因素为主引起的肿瘤、心脑血管疾病、糖尿病、慢性阻塞性肺疾病等为代表的一组疾病，可对病人的心、脑、肾等机体重要脏器造成严重损害。慢性疾病在人群中发病率、致残率和死亡率高，严重耗费社会资源，危害劳动力人口的健康。《中国防治慢性疾病中长期规划（2017—2025年）》中指出：我国居民慢性疾病死亡占总死亡人数的86.6%，造成的疾病负担占总疾病负担的70%以上，慢性疾病是严重威胁我国居民健康的一类疾病，已成为影响国家经济社会发展的重大公共卫生问题。慢性疾病已成为老年人死亡的重要危险因素，研究发现，慢性疾病并不是独立存在的，而是以慢性共患病的形式存在，慢性共患病对老年人死亡有着更大的威胁。

一、中医对慢性疾病致衰的认识

中医认为，由于老年人往往正气不足，阴不能营守于内，阳不能固守于外，抗病能力减弱，且受邪之后，往往旧邪未去，新邪又至。邪气内留不能立解，新旧之邪胶着，故病久而难愈，葛洪《抱朴子·极言》谓："百病不愈，安得长生?"故而，慢性疾病常常为导致老年衰弱甚至致死的直接原因。

有些老年人年轻时已患有宿疾，其中有的是年轻时症状不明显或病情很轻未被发现，即所谓亚临床型疾病，有的是年轻时诊断虽已明确，但由于侵犯的脏器不是要害地方，或病程进展很慢而迁延至老年的，逐渐加重，而且同时往往伴随诸如瘀血、痰饮等病理产物。这些病理产物又是致病因素，直接或间接作用于人体脏腑，导致气血瘀滞不通，精、神、脏、腑、肢体均因之而"劣弱"，以致原有疾病加重，或引发新的疾病，形成各种复杂的病证，从而导致早衰或减寿。《圣济总录》亦言"斡旋气机，周流营卫"，"疏通凝滞"，方能"气运而神和，内外调畅，升降无碍，耳目聪明，身体轻强，老者复壮，壮者益治"。清代王清任亦十分强调因久病不愈而气虚血瘀，为重要的致衰机制，他认为"元气既虚，必不能达于血管。血管无气，必停留而瘀"。对于一些常见的老年衰弱病证，如"胸疼""心跳心悸""耳聋年久"，尤其是中风半身不遂，均为"因瘀致衰"。慢性疾病久病不愈，既日益耗伤人体的精、神、气、血，又变生他邪，出现诸如张仲景《金匮要略》中提及的"五劳虚极羸瘦，腹满不能饮食……内有干血，肌肤甲错，两目黯黑"之精亏、气少、神耗的大虚之证。古代医籍所记载的"劳损""虚劳""劳伤"之虚衰病证。慢性疾病迁延，日久不愈，气血闭塞，脉道不利，此谓致衰之关键。因此，嵇康在《嵇中散集》中主张防微杜渐，认为“措身失理，亡之于微，积微成损，积损成衰”。

二、现代医学对慢性疾病致衰的认识

老年衰弱与多种慢性疾病（如糖尿病、心血管疾病、骨质疏松、恶性肿瘤、慢性肾脏疾病等）关系密切，均多见于老年人，常同时发生，相互影响。Lahousse 等研究显示，老年衰弱病人中有 72%的病人有 2 种以上的慢性疾病，多病共存及患病的数目与衰弱的发生有很强的相关性。虽然衰弱具体的病理生理反应尚不完全清楚，但研究表明，衰弱与糖尿病存在某些共同的病理生理基础，如代谢紊乱、炎症反应等。衰弱与心血管疾病均存在如炎性细胞因子循环和肌细胞减少等病理反应。衰弱与骨质疏松相互影响，二者存在某些相同的病因学基础，如年龄、体重减轻、炎症、营养缺乏、多重用药、认知功能下降等。衰弱与慢性肾脏疾病之间的病理生理机制尚不完全清楚，但慢性肾脏疾病在老年人中发病率逐渐升高，衰弱在慢性肾脏疾病中的发病率及其影响越来越受到重视。目前，研究发现与衰弱相关的生物标记物在癌症患者中也发生改变，说明衰弱与恶性肿瘤可能存在某些共同的病理生理基础。

（一） 老年衰弱与糖尿病

糖尿病是衰弱发生的危险因素，衰弱被认为是糖尿病患者的潜在并发症，而与年龄无关。糖尿病患者衰弱发生率相较于非糖尿病患者更高，65 岁以上老年人衰弱发生率为 6.9%，而糖尿病患者衰弱发生率高达 25%，糖尿病本身可加速衰弱的进程。另外，糖尿病患者饮食控制导致的营养不良风险增加，糖尿病并发症及高血糖状态都使得个体更容易发生衰弱。

（二） 老年衰弱与心血管疾病

心血管疾病是衰弱发生的危险因素。患有心血管疾病的老年患者衰弱的发病风险是非心血管疾病患者的 3 倍。心血管疾病可以加速衰弱的发生，特别是心力衰竭患者，由于其运动能力降低及骨骼肌功能减退更容易导致衰弱发生。另外，心血管疾病患者通常存在用药种类繁多、年龄较大、合并肥胖等衰弱危险因素，这也决定了此类患者发生衰弱的风险更高。

（三） 老年衰弱与骨质疏松

骨质疏松是衰弱发生的危险因素。衰弱与骨质疏松、髋部骨折及跌倒等有密切关系。骨质疏松是一种退行性变，可使机体步速减慢、肌力差、易疲劳等，从而导致患者自理能力下降、活动能力减退，使得患者容易发生衰弱。骨质疏松患者由于其骨量下降，发生骨折的风险也相应增加，骨质疏松性骨折进一步加速衰弱的发生。因此，对老年骨质疏松患者应加强关注，积极预防，减缓其衰弱的发生。

（四）老年衰弱与肿瘤

恶性肿瘤是衰弱发生的危险因素。尽管衰弱与年龄息息相关，但即使不是老年个体也可能发生衰弱，特别是对于癌症患者。由于癌症本身的刺激及癌症相关的治疗手段，如放射治疗、化学治疗等均可给患者生理储备带来额外压力，因此，老年癌症患者衰弱发病率特别高，超过一半的老年癌症患者处于衰弱或衰弱前期。

（五）老年衰弱与慢性肾脏疾病

慢性肾脏疾病是衰弱发生的危险因素。衰弱的发生风险随肾小球滤过率的降低而增加，患者慢性肾脏疾病越严重，越容易发生衰弱。Lee 等对日本 9 606 例社区老年人进行调查评估肾小球滤过率与衰弱的关系，结果发现，具有较低肾小球滤过率的受试者其衰弱发生风险大约是具有高肾小球滤过率受试者的 2 倍。李言洵等选取我国 1 653 例老年人调查发现，慢性肾脏疾病合并衰弱患者步速降低、力量减小的发生率要高，原因考虑为肾功能的下降通常伴随患者躯体活动能力的下降，从而导致衰弱的发生。另外，慢性肾脏疾病患者由于部分肾单位功能丧失可导致贫血的发生，从而使得老年个体自理能力和生活质量下降，增加衰弱发生风险。另外，慢性肾脏疾病患者 CRP、IL－6 等细胞因子的增高及营养不良、共病等因素也使得衰弱发生率增加。

（六）老年衰弱与死亡

据欧洲的一项研究表明，至少 90％的 45 岁以上成年人在往后的生命中会发生慢性疾病，而在那些患有慢性疾病的人中，至少有 1/3 随后被诊断出患有多种慢性疾病。研究发现，在 2 型糖尿病或肺部疾病患者中，心血管疾病的发生明显增加了死亡率。Liu 等发现在痴呆患者中有严重高血糖的现象很普遍，它会大大缩短患者的寿命。Chiang 等的综述总结了在 2 型糖尿病患者中存在慢性疾病共患状况明显增加了血糖变化和全因死亡风险。多种慢性疾病共存状况不仅对死亡风险存在累加效应，而且多种慢性疾病之间也有正向交互作用。Zemedikun 等通过分析英国 UK Biobank 数据集中的 50 万样本发现，患 2 种及以上疾病的成年人占 19％，糖尿病、高血压和哮喘等疾病是患病率最高的共患疾病。不同系统的慢性疾病共存对全因死亡的影响具有异质性。有研究发现，精神类疾病对死亡率的影响最大，心血管类慢性疾病对死亡的影响具有争议，但综合的高发慢性疾病共患比单一疾病对死亡的影响更大。曹志等通过利用 CLHLS 数据对老年人全因死亡影响进行前瞻性研究，发现老年人患痴呆、癌症、糖尿病、肺部疾病、心血管疾病和高血压分别使全因死亡增加了 113％。

第三节　新病致衰

新病有两层含义，一则指突然发病，也称“暴病”“卒病”，以区别与非急诊性疾病；二则指新得之病，多与旧病、痼疾相对而言。《黄帝内经》云：“邪之所凑，其气必虚。”老年人脏腑功能不足，元气虚衰，正气匮乏，虚若风烛，抵抗病邪能力下降，百疾易攻。若遇暴病之发，或因不时之气，或因情志过极，或因疫疠之邪，气血逆乱，变生多病，甚则病情危笃，脏器衰竭，此为老年人病危甚至致死的主要原因，如“真心痛”之“旦发夕死，夕发旦死”，暴厥之气血败乱，痹阻心脉，危及性命。“虚”乃老年致病的一大特点，两虚相得，乃客其形。虚不仅可诱发急危重症，亦可诱发原有之旧疾加重，进一步损伤脏腑功能，耗损精神气血，从而引起早衰或夭寿。

一、暴病致衰

暴病最早可见于《黄帝内经》——“卒然暴死暴病者”，即中医所谓的坏证、死证、卒证、厥证等，属于危急重症的范畴，大多由于邪气暴张，正气衰竭所引发，如《黄帝内经》“阴阳交”、《普济方》“急喉风”、《金匮要略》“急黄”等病证。邪气暴盛，伤及脏腑，邪气与血气相乱，经络血脉壅滞，脏腑之气郁痹不畅，神机流贯受阻，生化欲息，以致精、气、血、神败乱，造成“十二官相危，使道闭塞而不能，形乃大伤”。且危急重症患者出现的失血、脱水、感染等可大量消耗人体之气，气不足则推动、温煦、固摄、防御、气化功能俱不足。推动和气化功能不足，则肺不能主气，心行血障碍，肾不能主水，脾难运化。五脏本是密不可分的整体，一脏功能障碍往往引发序贯性多脏器功能障碍；防御功能不足则难以抵御外来侵袭，导致重症感染的发生，触发免疫功能紊乱；温煦和固摄功能损害可引发气滞血瘀、寒凝血瘀或血行脉外，加速凝血纤溶系统功能障碍的出现，故其病发卒暴，凶险丛生。

现代医学研究发现，21%～59%的老年危重症患者存在衰弱，80 岁以上的老年危重症患者衰弱发生率可达 59%，其中 1/3 的患者为严重衰弱。据统计，全球每年有数百万的危重患者从重症监护室（ICU）转出并出院，但出院后这些患者以及他们的家属常常反馈患者存在长期、广泛的功能障碍，这一情况可能会持续到出院后的几个月甚至几年。Le Maguet 等的多中心研究也证明此观点，认为入 ICU 疾病严重程度、患者意识状态、严重潜在疾病（如心搏骤停）、日常生活功能、合并症、记忆缺损等因素与衰弱密切相关。

二、新病加重痼疾致衰

痼疾又称为“宿病”“旧病”，指的是年轻时已患有的疾病。其中有的是年轻时症状不明显或病情很轻未被发现，即所谓亚临床型疾病，有的是年轻时诊断虽已明确，但由于侵犯的脏器不是要害地方，或病程进展很慢而迁延到老年的，如慢性气管炎、胆结石、痛风等，这些疾病多数都是年轻人和老年人共有的疾病。

内有痼疾，正气本已不足，若再遭受“新邪”，内外合邪，必将导致脏腑经络气化失常，气机升降失衡，气血阴阳紊乱，从而变证丛生，甚则气损血衰，精伤神败。

新病不论是外因而生，抑或是内生而病，皆可阻滞气机，造成水液代谢不利而为痰为饮，客于血脉而为瘀，从而加重原发疾病，标虚本实，形成因实致虚、因虚致实、虚虚实实的恶性因果转换链，损害脏器，痹阻脉络，营卫内滞，津注精输循环障碍，进一步耗伤正气，渐成虚损之象。以哮喘为例，《症因脉治·哮病》曰：“哮病之因，痰饮留伏，结成窠臼，潜伏于内，偶有七情之犯，饮食之伤，或外有时令之风寒束其肌表，则哮喘之症作矣。”若反复因“新病”诱发，邪实与正虚错综并见，病由肺脏影响及脾、肾、心，可导致肺、脾、心、肾等脏器虚弱之候，甚至导致肺气胀满，不能敛降之肺胀重证。

从现代医学角度来看，“新病”可以看作是一个应激源，通过各种复杂的生物机制与传导通路，广泛参与多种慢性疾病的发生和发展。严君等研究发现，内质网应激—炎症反应常常引起代谢旺盛的细胞和免疫细胞的功能障碍，从而参与了糖尿病、神经退行性疾病、心血管疾病、肿瘤和炎症疾病的发病机制。陈斯越等研究发现，特定的肠道菌群可刺激体内活性氧（ROS）的生成，影响机体氧化应激水平，引起体内生物大分子受损，可能成为衰弱的诱发因素之一。Viña 等认为氧化应激能对机体功能造成负面影响，并导致衰老和疾病。有学者认为，氧化损伤可能是由于抗氧化防御与 ROS、活性氮之间的不平衡，脂质、蛋白质和 DNA 等大分子物质发生化学反应，对机体正常功能产生影响，从而加重心血管疾病、神经退行性疾病、慢性阻塞性肺疾病或癌症等老年疾病的发展。

三、温病致衰

温病是以除外其他致病因素所致的发热病证，而以感受外邪为主，临证以“发热”为主症，并具有发病急，证候重，易传变，损伤正气较甚的一大类病证，包括温热、霍乱、瘟疫、疫毒等。温热诸邪，不论是温热、瘟疫、疫毒致病，感受于人体，其转归皆以“热毒”为主导，并对于正邪的消长，病势的缓急，以及愈后起着决定性的作用。从伤损正气，导致虚损而论，热则以伤津损液、耗竭阴血为主；毒则伤残阳气、败坏生机为主，并贯穿于全病程之始终，此为温热病导致虚损之共性。温热病损伤正气，是以伤阴为主，随病势之深入，渐次以津、液、营、血、阴精、亡阴、阴竭的伤损为特点；伤阳为次，随病势之深入，而以脏腑之气、阴、阳的虚衰为特点。

第四节　饮食致病

饮食是人类赖以生存和维持健康的基本条件，是人体后天生命活动所需精微物质的重要来源，它给人类提供以能量和各种营养物质，维持人体新陈代谢。正确和良好的饮食习惯，能促进人体健康长寿。合理地运用食疗、食养还是一种重要的治疗手段，可以防病保健，促进疾病的愈合，但若饮食失宜，不但能致病，且能致虚，引起脏腑机能失调，正气损伤。故《金匮要略》说："凡饮食滋味，以养于生，食之有妨，反能为害……若得宜则益体，害则成疾，以此致危。"

饮食致病的基本规律是：一是直接损伤脾胃，继而累及他脏；二是急性发病者，首见胃肠证候，如恶心、呕吐、腹痛、腹泻等；若属慢性疾病发病者，多呈现营养不良、气血虚弱的表现；三是在病变的过程中，还可以形成食积、痰浊、湿热，或变生他病。饮食失宜，可分为两类：一是摄食行为乖戾，有失常度，如饥饱失常、饮食偏嗜等；二是所食之物不洁或不当。究其详情，具体分述如下。

一、饮食不节

良好的饮食行为应以适度为宜。过饥过饱，或饥饱无常，均可影响健康，导致疾病。颍川陈纪认为，"百病横夭，多由饮食，饮食之患，过于声色"，强调饮食不节，可引发多种疾病。

（一）　过饥

过饥，指摄食不足，如饥而得食，或有意识限制饮食，或因脾胃功能虚弱而纳少，或因七情强烈波动而不思饮食，或不能按时饮食等。饮食的质或量长期摄入不足，即低于维持人体生命活动所需要的水平，必然导致后天生化乏源，进而津液营血阴精化源不足，内则脏腑失养，外则肌肤不荣，因其化源不足，而致多种以虚损为主的病证。即如《灵枢・五味》所述"谷不人，半日则气衰，一日则气少矣"。一方面可因气血亏虚，脏腑组织失养，引起虚劳等各种虚证；另一方面脏腑组织失去滋养而功能减退，抵抗力下降，导致病邪入侵而产生多种疾病。此正如李东垣在《脾胃论・脾胃虚实传变论》中所述："脾胃之气既伤，而元气亦不能充，而诸病之所由生也。"

（二）过饱

过饱，指饮食超量，或暴饮暴食，或中气虚弱而强食，以致脾胃难于消化转输而致病。饮食过量超过了脾胃的承受能力，首先损伤了脾胃的运化功能，容易形成宿食病邪，并产生食积胃脘及食滞大肠的证候。轻者表现为饮食积滞不化，可见厌食纳呆，吞酸呕恶，胸满嗳嗌，脘腹胀痛，或泄或痢等，故《素问·痹论》说“饮食自倍，肠胃乃伤”。其次，可因脾胃久伤或营养过剩，久则发展为消渴、肥胖、痔疮、心脉痹阻等病证。孙思邈在《千金要方·养性序》中提出，“不欲极饥而食，食不可过饱；不欲极渴而饮，饮不可过多。饱食过多，则结积聚；渴饮过多，则成痰澼”。《素问·奇病论》论述脾瘅病因“必数食甘美而多肥也”，《素问·生气通天论》论述痔疮病因为“因而饱食，筋脉横解，肠澼为痔”等。若病理产物“积食”停滞日久，可进一步损伤脾胃功能，致使运化功能久不得复，还可聚湿、化热、生痰而引起其他病变发生。

此外，若饮食无度，时饥时饱等，也易导致脾胃损伤，胃难于腐熟，脾失转输运化之能，日久损伤脾胃而致虚。大病初愈阶段，若饮食不当，如暴食、过于滋腻，或过早进补等，还可引起疾病复发，如过食辛辣厚腻之品可致脾胃病、痔疮、淋证等病复发；小儿喂养过量，易致消化不良，久则可酿成“疳积”等及诸多虚证。

二、饮食不洁

饮食不洁作为致病因素，是指进食不洁净的食物而导致疾病的发生。饮食不洁而导致的病变以胃肠为主，出现腹痛、吐泻、痢疾等，腐败食物还可以导致中毒。进食不洁的食物大约有以下情形：

（一）缺乏良好的卫生习惯，进食陈腐变质的食物

老年人多较勤俭，不舍得丢弃过期食物，尤其是临近变质腐烂之品，常剜去陈腐之处，即予进食，因此容易导致胃肠功能紊乱，出现胃脘疼痛、恶心呕吐、肠鸣泄泻，甚至得寄生虫病、食物中毒，且尤多于夏秋之交。由于夏秋之交，食物易于陈腐变质，误食此不洁之品，“留滞于内”，就产生“滞下之证”。故《丹溪心法》篇曰：“皆由肠胃日受饮食之积，余不尽行，留滞于内，湿蒸热瘀，郁结日深，伏而不作。时逢炎暑，不行相火司令，又调摄失宜，夏感酷热之毒。至秋阳气始收，火气下降，蒸发蓄积，而滞下之证作矣”。所谓滞下，就是古代医家对痢疾的又一称呼。

（二）疫毒污染

进食被疫毒污染的食物，可发生某些传染性疾病，污染或有毒性的食物则会发生食物中毒，轻则脘腹作痛，恶心呕吐；重则毒气攻心，神志不清，甚至导致死亡。故《金匮要略·禽兽鱼虫禁忌并治》言：“秽饭、馁肉、臭鱼，食之皆伤人。自死肉，口闭者，不可食之。六畜自死，皆疫死，则有毒，不可食之。兽自死，北首及伏地者，食之杀人。食生肉，饱饮乳，变成白虫。一作血蛊。疫死牛肉，食之令病洞下，亦致坚积，宜利药

下之。脯藏米瓮中，有毒，及经夏食之，发肾病。”

饮食不洁，或因饮食陈腐变质，或为疫毒所污染，随饮食而入胃肠，壅积胃肠，进而郁积化热生毒，败坏胃气，腐伤肠道。如能及时治疗，常可随邪除而正复，尚不致久虚难复之弊，但如失治误治，急则可因脾胃气机升降失常，肠道失其分清泌浊及传导之能，发生上吐下泻，则直损津液，胃肠腐伤，致营血内溢外泄，热毒过盛。若因邪伏久留，缠绵难愈，不仅津液营血阴精生化失源，而且可伤残阳气，因而可致津液虚损、津气两虚，甚则津枯液脱、液竭气脱等，致成以虚损为主的危重症。

三、饮食偏嗜

饮食偏嗜作为致病因素，大多是由于不良的饮食习惯，或者由于不良嗜好，日久偏嗜而逐渐形成，主要是指特别喜好某种性味食物或专食某些食物而致病。或饮食过寒过热，或饮食五味有所偏嗜等，久之可导致人体阴阳失调，或导致某些营养物质缺乏而引起疾病发生而导致某些疾病的发生。

（一） 寒热偏嗜

饮食的寒热，一般指食品性质的寒性或热性，也包括饮食温度的热或冷。饮食寒热适中，不易损伤脾胃。若偏食生冷寒凉之品，可损脾胃阳气，导致寒湿内生，出现脘腹冷痛、泄泻等症。若偏食辛温燥热之品，则可使肠胃积热，出现口疮、便秘，或酿生痔疮等。

（二） 五味偏嗜

《素问·生气通天论》曰：“阴之所生，本在五味，阴之五官，伤在五味。”五味即酸、苦、甘、辛、咸，泛指各种不同种类、不同性味的食物，又为饮食物之总称。《素问·至真要大论》说：“夫五味入胃，各归所喜，故酸先入肝，苦先入心，甘先入脾，辛先入肺，咸先入肾。”这说明了人体的精神气血都由五味入内所滋生，五味与五脏，各有其亲和性，如果长期嗜好某种食物，就会造成与之相应的内脏机能偏盛，机能活动失调，久而可以破坏五脏之间的协调平衡，而出现各种病变，故《素问·生气通天论》说：“味过于酸，肝气以津，脾气乃绝。味过于咸，大骨气劳，短肌，心气抑。味过于甘，心气喘满，色黑，肾气不衡。味过于苦，脾气不濡，胃气乃厚。味过于辛，筋脉沮弛，精神乃央。”因纵口味，五味太过，疾病蜂起，病之丛生。如多食咸味的食物，会使血脉凝滞，面色失去光泽；多食苦味的食物，会使皮肤干燥而毫毛脱落；多食辛味的食物，会使筋脉拘急而爪甲枯槁；多食酸味的食物，会使皮肉坚厚皱缩，口唇干薄而掀起；多食甘味的食物，则骨骼疼痛而头发脱落。老年人饮食致病，多见于肥甘过多，生冷寒凉，生硬难化，或食饮无时。肥甘过多则使人内生郁热，久成消瘅之症；或瘀滞不化，积成无形之痰，出现多饮、多食、多尿，或胸闷、心悸、眩晕等症。故《素问·生气通天论》劝诫人们“谨和五味，骨正筋柔，气化以流，腠理以密……谨道如法，长有天命”。

（三）食材偏嗜

食材偏嗜，即挑食，指或专食某种或某类食品，或厌恶某类食物而不食，或异物而食等，久之也可成为某些疾病发生的原因。有的人或挑食、偏食，或食不厌精、脍不厌细，从而导致微生物、无机盐缺乏，脂肪过剩。科学证明，如果人体摄入营养不足，人体某些部位的细胞就会出现萎缩或病变，直至老化、衰亡。

第五节　放纵嗜欲

六欲乃生、死、耳、目、口、鼻，泛指人之欲望，《吕氏春秋·贵生》："所谓全生者，六欲皆得其宜也。"陶弘景认为，人不可无欲，但应少欲，节制私欲，若恣情纵欲，将伤之于本，耗损真气，而促使体衰，如同《素问·上古天真论》所言："以酒为浆，以妄为常，醉以入房，以欲竭其精，以耗散其真，不知持满，不时御神，务快其心，逆于生乐，起居无节，故半百而衰也。"人若不注重节欲固本，必然损寿。

一、放纵口腹之欲

放纵口腹之欲，即指贪食滋腻肥甘之品和膏粱厚味，又指饮食过量，无所节制。放纵口腹之欲者，将耗伤脾胃，脾胃既伤，无以化生水谷充养人体，就会使脏腑机能衰减，而变生他病。因肥能生热，甘能壅中，肥甘太盛，可窒碍胃肠，影响脾胃升降，而成呕吐、泄泻等证；又可壅滞中焦，使中阳不运而生湿，湿又生痰化热，形成湿热与痰热之患，或成消渴与痰热生风等，还可内积化为湿热，逆于肉理，再遇毒邪，即互相酝酿而生疮成痈。此即《素问·生气通天论》说的"高粱之变，足生大丁"。现代研究发现，高血压、动脉硬化、心肌梗死、肝硬化、中风以及肾脏病的增加，与过量食盐均有密切的关系。在日常生活中，若过多食盐，轻则口渴，胃部灼热而疼痛，重则呕吐、下利、牙齿肿痛而出血，且能伤肾损肺。《素问·生气通天论》载："味过于咸，大骨气劳，短饥，心气抑。"中医认为，"咸多促人寿"，强调咸能使人寿命减短。葛洪在《抱朴子》中则提倡"去肥浓，节咸酸"，强调饮食应有所节制，清淡饮食，若食脂膏油腻之品，则易生病而减寿。

摄食过量，营养过剩，也是损害人体健康的重要原因之一。饮食过量会损伤正气，导致脾、胃、肠受损，气机逆乱，不仅后患无穷，还能加速衰老。日本大村裕教授通过研究发现，进食过饱后，大脑中一种叫"纤维芽细胞生成因子"的物质比进食前增加数万倍。这种物质能使毛细血管内皮细胞和脂肪细胞增殖，并能促使脑动脉粥样硬化，是引起大脑早衰的主要物质之一。大村裕教授指出，通过限制饮食量，可减少“纤维芽细胞生成因子”在大脑中的生成，从而推迟脑血管硬化和大脑衰老。Mc Cay 等人的动物实验研究亦表明，限制饮食摄入可延长大鼠的寿命，延缓老化进程。这是因为限制饮食能提高动物细胞利用甲状腺素的能力，起到一定的抗衰老作用，且限制饮食还能促使体内的钠离子从细胞中析出，让钾离子填补其在细胞中的位置，这种生理过程也具有延缓衰老的作用。此外，适当节食还能提高身体免疫系统的功能。沈义栋等人提出在线虫成虫期通过抑制 WNT 信号通路调控的“饮食限制（dietary restriction，DR）”，可迅速开启 mir—235 分子开关，并且抑制 cwn—1/wnt-4，从而延长线虫的寿命。由此可见，放纵口腹之欲对健康是极其不利的，不仅可使百病丛生，还能加速衰老进程。经常食用绿茶、咖啡、蔬菜和水果等抗氧化成分含量高的食物可以降低老年人的衰弱发生率。Talegawkar 等通过研究发现，地中海饮食习惯可以降低认知功能障碍、痴呆和死亡的发生风险，并和身体活动量、步速的改变密切相关，这种饮食习惯的依从性和衰弱的发生呈负相关，可能与地中海饮食的食物中含有丰富的抗氧化物质有关。也有研究报道，动物蛋白和不饱和脂肪酸的摄入和衰弱的发生呈负相关，增加这些营养素的摄入可以减缓衰弱的发生。

二、放纵房事之欲

放纵房事之欲，即指性生活没有节制，超过了正常的限度。房劳过度则伤肾。肾藏精，肾精又称先天之精，是人体最宝贵的生命物质。后天之精为水谷之精，是人体生命活动所必需的营养物质。先天之精和后天之精二者相互促进，相互化生，皆藏于肾。老年如仍纵欲，必致房劳伤肾，真精耗竭，成为致病的根本原因。

三、放纵烟酒之欲

（一） 饮酒过度

酒者，五谷之津液，米曲之华英。若以避风寒，宣通血脉，消散邪气，引导药势，乃酒之所能也。朱丹溪说：“醇酒之性，大热大毒。清香美味，既适于口，行气和血，亦宜于体”。少饮可以令人血脉通畅，气血调和，过之即可成为致病之因。酒性既热且湿，过量饮用，造成湿热留滞胃肠，既伤脾胃之阳，又伤脾胃阴津。青壮时期，胃气尚浅，其害尚不为所察。长期嗜酒，且量过大，盆倾斗量，弊害甚大，或者患病以后，自衰日甚，其害日显，饮食纳运失司，舌苔厚浊黏腻，常见严重病变。喻嘉言在《医门法律》中强调“过饮滚酒，多成膈证”。朱丹溪在《格致余论》中亦言道“不知酒性喜升，气必随之，痰郁于上，溺涩于下，肺受贼邪，金体必燥，恣饮寒凉，其热内郁，肺气得热，必大伤耗。其始也病浅，或呕吐，或自汗，或疮痍，或鼻查，或自泄，或心脾痛，尚可发散而去之。若其久也，为病深矣，为消，为渴，为内疸，为肺痿，为内痔，为鼓胀，为失明，或喘哮，为劳嗽，为癫痫，亦为难明之病”。强调嗜酒之害，可产生诸如消渴、肺痿、劳嗽等慢性消耗性疾病。另外，饮酒过多和恣食辛辣，可致内热壅蒸，灼伤胃络，热迫血逆，而为吐血或胃火循经上炎，而为齿衄、鼻衄或热郁肠道，损伤肠络而为便血，或热毒下注肾与膀胱而成尿血等。张介宾有酒能随人为患的论述，认为少年纵酒，多成劳损。

“过饮不节，杀人片刻”。嗜酒过度也可以导致衰老。过量饮酒会引起急、慢性酒精中毒，如《证治要诀》曰“伤酒，恶心呕逆，吐出宿酒，昏冒眩晕，头痛如破”。这是指饮酒过多而致的急性酒毒涌发之证。又曰“久困于酒，遂成酒积，腹痛泄……多饮结成酒癖，腹中有块，随气上下……多饮，酒积入脾，遂成酒黄”。这是指慢性酒毒内攻之证。长期多量饮酒，可抑制消化，引起食管炎、慢性胃炎、胃及十二指肠溃疡和维生素缺乏症等，并会加重肝脏负担，使肝细胞受损，发生脂肪肝和肝硬化。同时饮酒又使血中胆固醇及甘油三酯浓度升高，从而可导致血管粥样硬化，引发冠心病和脑血管病。嗜酒过度还可引起神经系统病变。故《饮膳正要》中说：“少饮为佳，多饮伤形损寿，易人本性，其毒甚也。饮酒过度，丧生之源。”

（二） 吸烟过度

烟害，是指吸用烟草以致疾病。方以智《物理小识》记载，烟草在明万历末年传入我国漳州、泉州，不久即流行于世。崇祯时虽严禁而无效。方氏对烟草的危害已有记叙，说：“久服则肺焦，诸药多不效，其症令人忽吐黄水而死。”《景岳全书·本草正》认为，烟草性属纯阳，善行善散，唯阴滞者用之，若阳盛气越而多躁多火，及气虚气短而多汗者，吸之有害。张璐的《本经逢源》指出久受烟毒，肺胃不清，毒草之气，熏灼脏腑，游行经络，能无壮火散气之虑乎？明代倪朱谟的《本草汇言》尤其指出了烟草对阴虚肺燥者的危害，说“凡阴虚吐血，肺燥虚痨之人勿胡用也。偶有食之，其气闭闷昏愦如死，则非善物可知矣，所以阴虚不足之人不宜也。”清代吴仪洛的《本草从新》亦说“火气熏灼，耗血损年”。赵学敏在《本草纲目拾遗》一书中，记载了吸烟者咳吐脓痰，耗肺损血，阴受其祸的病例。

世界卫生组织认为，在工业发达的国家，人的死亡大约有 20%间接或直接由吸烟造成的，因抽烟死去的人数比车祸多 3 倍。抽烟还会折寿，一个 40 岁长年吸烟的人的肺同 75～80 岁不吸烟的人的肺差不多。此外，抽烟还可以诱发各种疾病，如心肌梗死、肺癌、胃溃疡等，甚至全身各脏器均可受害。

第六节　情志致病

情志是指七情和五志。七情即喜、怒、忧、思、悲、恐、惊七种正常的情志因素。七情分属五脏，即为五志，心在志为喜，肝在志为怒，脾在志为思，肺在志为悲，肾在志为恐。七情是人体对外界客观事物的不同反映，是生命活动的正常现象。在正常情况下，七情不会使人致病，但在突然、强烈或长期的情志刺激下，超过了正常的生理活动范围，而又不能适应时，会引起人体功能平衡失调，使得脏腑气血紊乱，从而导致疾病的发生，此时的七情就会成为致病因素，而且是导致内伤疾病的主要因素之一，称之为“内伤七情”或“七情内伤”。因此有“过喜伤心，暴怒伤肝，忧思伤肺，大恐伤肾，过悲伤肺”之说。

情志失调可导致多种疾病的发生，如郁证、躁狂症、精神分裂症、失眠、月经不调、便秘、急性脑血管意外等，严重者可危及生命。Potvin 等研究显示，焦虑和衰弱前期、衰弱的发生相关。焦虑会增加认知下降的风险，而认知下降是衰弱表现的一部分，这可能是衰弱和焦虑间相关的一个机制。另外，衰弱的老年人中有较多的人有焦虑的症状，可能归因于身体功能障碍，力量减弱，步速变慢，使老年人的自我健康感信心不足和自我效能感低，而负性的自我健康报告与功能下降有关，进而加重衰弱。有学者认为，衰弱与老年人的心理状态有关，抑郁是衰弱前期和衰弱期共同的危险因素，衰弱和抑郁的老年人的炎性细胞因子水平均较高，提示抑郁和衰弱间存在相似发病机制。

一、七情与脏腑、精气血的关系

人的情志活动与脏腑有着密切的关系，情志活动是由脏腑精气应答外在环境因素的所产生的。因此，人的精神情志变化及意识思维活动必须以五脏精气为物质基础。五脏贮藏精气，上濡神府，化为五志，故《素问·阴阳应象大论》曰：“人有五脏化五气，以生喜怒悲忧恐。”五脏的功能活动主要靠气的温煦、推动及血的濡养，故气血也是精神情志活动的物质基础。五脏精气的盛衰与藏泄以及气血运行的情况，在精神情志活动的产生与变化中发挥着基础性的作用。

（一）情志与精的关系

精能化神，是精神情志的物质基础，神是由精气反映出来的，故《灵枢·本神》曰：“故生之来谓之精，两精相搏谓之神。”《灵枢·平人绝谷》曰：“故神者，水谷之精气也。”精气不足则神失濡养，五神失藏，则易出现“精气并于心则喜，并于肺则悲，并于肝则忧，并于脾则畏，并于肾则恐”等精气亏虚所致的情志变化。

（二）　情志与气的关系

气是生成神的物质，直接关系精神情志生成和变化，正如《医方类聚·诸虚门》所说的“气乃脏腑之大经，为动静之主，故曰神机”，以及《理瀹骈文》言“气者，精神之根蒂也”。气盛、气衰都可直接反映在情志变化上。如若肝气不足，肝魂失藏，多表现疲乏无力，善惊易怒；若肝气实，则表现肝气内动，肝魂不宁，多表现急躁易怒。如心气不足，心神失藏，多表现精神委顿、神志恍惚、悲伤易哭；心气实则神气内动，多表现为无故喜笑等。故《灵枢·本神》曰“肝气虚则恐，实则怒……心气虚则悲，实则笑不休”。

（三）　情志与血的关系

血是神志产生和情志变化的重要物质基础，故《素问·八正神明论》曰：“血气者，人之神，不可不谨养。”《灵枢·平人绝谷》曰：“血脉和利，精神乃居。”血能濡养神府，血液的盛衰可直接反映在情志的变化上，如心血虚，则心神失养，多表现心悸易惊、健忘失眠、神志恍惚；肝血虚，则肝魂失藏，多表现少寐多梦，易惊、善恐等；肝血有余，则急躁易怒，烦躁不安，正如《素问·调经论》所说“血有余则怒，不足则恐”。

脏腑气血的变化会影响到精神情志的变化，而精神情志的变化也会对各脏腑有不同的影响。凡情志致病，首在脏腑、气血之气机失调，一时之失调，可因病因得除而复其常；或略施方药调理即愈，尚不致有正虚之虑。如若外在环境的变化过于强烈，情志过激或持续不解，而又未能及时调治，可导致脏腑精气阴阳的功能失常，脏腑生克制化的关系失常，气血失调，而从两方面转化以损伤正气。一则因气机郁滞，脏腑不调，津液、营血转输布散失常，而致湿滞、痰饮、血郁（瘀）、水肿等病证，并可进而因化寒以伤损阳气；化热以耗损阴津，久则必致正气虚损。二则因忧思郁怒过度，以致肝脾不调，胃气不和，脾失健运，食减纳少，食后难化，津液营血阴精生化失源，以致营血虚少，阴精（津）亏损，形体失充，脏腑失养，诸虚始生，诸证百出，致成虚损。

二、影响七情变化的因素

（一）　个体因素

情志变化与个体的心理特征、生理状态具有密切的关系。《黄帝内经》中把体质问题和气质问题结合在一起，把它视作是涉及心、身两大方面的个体比较稳定的基本特性，其中包括体形、体态、体质、气质和性格等。身体健康、精神豁达的人，精神情志较为稳定，比较少有情绪的大起大落，因此也减少精神情志刺激，避免情志疾病的发生。身体虚弱、思想狭隘的人，情绪起伏较大，喜怒无常，常常伴随情志抑郁。特别是老弱久病之人，最易出现情志变化发病，如《丹溪心法·诸虚》说“老人内虚脾弱，阴亏性急……百不如意，怒火易炽”。

（二） 工作因素

一个人的工作是否理想、工作环境是否如意，能力是否能适应工作等，均与人体的精神情志有着直接的关联，可以引起情志的变异。如单调重复又需精神高度集中的流水作业，如工作与个人欲望不符，如工作与个人能力不相适应，与个人精力不成比例，或经过自己的努力，在做出成绩时未能得到应有的赞扬与报酬等。这些不合理想的工作情境可以影响人体的情志活动，产生一系列的病理变化，从而产生愤怒、忧虑、烦躁、抑郁等情志变化。

（三） 社会因素

社会状况也是引起人们精神情志异常的重要因素，如金代张子和言“政令烦乱，徭役纷冗，朝戈暮戟……内火与外火俱动”。《儒门事亲·疟非脾寒及鬼神辨四》亦言“昏瞀懊恢，十死九八，皆火之死也”。由此可见，社会治乱对人体健康的影响和疾病的发生关系是极为密切的。

（四） 生活因素

人生常常有各种不同的变故，遭受各种各样的挫折，如失业、失恋、婚变及家庭的其他重大变故等，常使人遭受难以承受的精神打击，成为常见的致病因素，往往会出现抑郁、沮丧、失望等情志失调的反应，甚至有些可导致自杀行为出现。国外一项追踪研究发现，近65％的病人发病过程与社会逆境、失业、工作压力、家庭危机等因素有关。Gobbens等研究报道，经历生活事件会对老年人的心理和社会支持造成影响，进而促使衰弱的发生和发展。

（五） 环境因素

气候、环境的变化也可以引起精神情志变异。六淫邪气内侵，扰乱五脏神机，可使脏腑不宁，出现情志病变。邪热内侵，伤津耗液，致神脏失濡，多表现为《灵枢·热病》所说的“热病嗌干多饮，善惊，卧不能安”。若风邪内盛，扰动肝魂，多表现如《素问·风论》所说的“肝风之状，多汗恶风，善悲，色微苍，嗌干善怒”。

现代医学认为，在人体机体代谢波动失衡的情况下，会产生情绪波动，随之在简单诱因或无诱因的条件下（外因）连带产生精神情志变化（内因），在内外因协调作用下致使机体各系统受损，内脏精气虚衰，气血失和，从而导致疾病发生。

三、七情内伤的致病特点

情志因素致病有其规律和特点。七情内伤致病包括两方面的内容：一是导致疾病发生或诱发疾病；二是影响病情的发展与转归。

（一） 直接伤及内脏

情志活动与脏腑关系密切，情志为五脏所生，产生于脏腑的功能活动，是脏腑功能活动的表现形式之一。七情分属五脏，七情反应太过与不及都可损伤相应之脏。《黄帝内经》《三因极一病证方论》等医籍对此均有表述，心在志为喜为惊，过喜或过惊则伤心；肝在志为怒，过怒则伤肝；脾在志为思，过度思虑则伤脾；肺在志为悲为忧，过悲过忧则伤肺；肾在志为恐，过恐则伤肾。情志刺激之初，多为精神或内脏气血的失常，久之便产生形体方面的损伤，正如《灵枢·本神篇》所论及的“心怵惕思虑则伤神，神伤则恐惧自失。破䐃脱肉，毛悴色夭，死于冬。脾愁忧而不解则伤意，意伤则悗乱，四肢不举，毛悴色夭，死于春。肝悲哀动中则伤魂，魂伤则狂妄不精，不精则不正当，人阴缩而挛筋，两胁骨不举，毛悴色夭，死于秋。肺喜乐无极则伤魄，魄伤则狂，狂者意不存人，皮革焦，毛悴色夭，死于夏。肾盛怒而不止则伤志，志伤则喜忘其前言，腰脊不可以俯仰屈伸，毛悴色夭，死于季夏。恐惧而不解则伤精，精伤则骨酸痿厥，精时自下”。说明情志活动致病既涉及精神、功能方面，也能损及器质方面。现代《心身医学》将这些在发病原因上与人体精神情感的变化密切相关联的躯体疾病，称之为“心身疾病”。也说明它既有心理健康问题，还有身体健康问题。

人作为一个有机的整体，情志活动复杂多变，总统于心。因心乃五脏六腑之大主，故总统魂魄，主神志，心在人的精神情志活动中占据主宰地位。五志虽分属于五脏，但亦唯心所使，故忧动于心则肺应，思动于心则脾应，怒动于心则肝应，恐动于心则肾应。因此七情致病，首犯心神，故《类经》曰“情志之伤，虽五脏各有所属，然求其所由，则无不从心而发”，即“悲哀忧愁则心动，心动则五脏六腑皆摇”是也。心神受损亦可波及其他脏腑，因肝藏血而主疏泄，脾主运化且为气机升降之枢纽，故情志所伤的病证，以心、肝、脾三脏和气血失调多见。七情内伤不仅多损伤心肝脾三脏，而且还易于损伤潜病之脏腑。如遇有情志刺激，胸痹患者易首先出现胸闷、胸痛等症状，真心痛患者则易出现心前区疼痛，甚至两臂内痛等症状。

（二）　影响脏腑气机

气机是指脏腑之气的升降出入，脏腑之气的运动变化在情志活动中发挥着重要的作用。在正常情况下，脏腑之气升降有度，气血调和，不易生病。情志可以通过影响脏腑气机，使气机逆乱，气血失常，阴阳失调，从而导致脏腑功能障碍，引发疾病。如《素问·举痛论》说“百病生于气也，怒则气上，喜则气缓，悲则气消，恐则气下……惊则气乱……思则气结”。

怒则气上，是指过度愤怒，使肝气上逆，影响肝的疏泄功能，肝火上冲，致气血并走于上。主要表现为胸胁胀痛，头痛目赤，吐血呕血，甚则薄厥，如《素问·生气通天论》所说的“大怒则形气绝，而血菀于上，使人薄厥”。《素问·举痛论》说“怒则气逆，甚则呕血及飧泄。”现代医学认为怒可使体内儿茶酚胺等增加，导致冠状动脉闭塞不通，从而造成心肌梗死、心房颤动，甚至猝死等证。

喜则气缓，是指过度喜乐伤心，影响心气、心神，轻则神不守舍，重则心气暴脱。初期病程较短，气血较甚，多表现为喜笑不休；后期喜伤过度，心气过耗，则主要表现为精神不集中，神志恍惚，甚至神志失常、狂乱，严重者可见心气暴脱之亡阳之症。故《灵枢·本神篇》说“喜乐者，神惮散而不藏”，《淮南子》说“大喜坠阳”。现代医学认为，大喜使交感神经兴奋，肾上腺素分泌增多，呼吸心跳加快，再加上相关肌肉的运动，加重心肌耗氧量，使冠心病缺氧而出现心绞痛、心肌梗死、心律失常等。

悲则气消，是指过度悲忧，损伤肺气，导致肺失宣降及肺气耗伤。初期多表现为情绪消沉悲伤，少气懒言，神疲乏力等症。故《素问·举痛论》说：“悲则心系急，肺布叶举，而上焦不通，荣卫不散，热气在中，故气消矣。”由此看出，过于悲伤，可使心脉郁急，肺叶张大，上焦气机失于宣通，营卫之气不得布散，因此导致气机郁滞，气郁则内自生热，热则气耗，临床可见面色惨淡，气短无力，精神不振，喜叹息等症。现代医学认为，过度悲伤可使自主神经紊乱，引起各系统功能的异常，如唾液、胃液分泌减少，消化减弱，肠道蠕动减慢，血液中儿茶酚胺水平增高，促使肾上腺皮质激素增加，出现呼吸系统、内分泌系统、皮肤等病变。

恐则气下，是指过度恐惧，损伤肾气，封藏不固，气陷于下。临床上主要表现为二便失禁，甚则昏厥、遗精等。故《灵枢·本神》说“恐惧而不解则伤精，精伤则骨酸痿软，精时自下”，又如王冰云“恐则伤精，却上而不下流下焦，阴气亦反逆而不散，故聚而胀也。然上焦固禁，下焦气还，故气下行也”。现代医学认为，过度恐惧可使自主神经的功能受到急剧或者是持久的改变，造成心、肺、胃、肠、血管、腺体、皮肤、肌肉等器官和组织受到损害。用猫吓鼠，人吓猫，爆竹吓狗的方法，观察到小鼠、猫及狗的睾丸和脑垂体等组织在形态上均有不同程度的损害。

惊则气乱，是指猝然受惊，损伤心气，导致心气紊乱，心无所倚，神无所归，虑无所定。临床主要表现为惊悸不安、慌张错乱，甚至神志错乱等症状。故《素问·举痛论》说“惊则心无所倚，神无所归，虑无所定，故气乱矣”。现代医学认为，过度受惊可使自主神经的功能受到急剧或者是持久的改变，造成心、肺、胃、肠、血管、腺体、皮肤、肌肉等器官和组织受到损害。如王冰云“惊气所致为潮涎，为口呿，为癫痫，为不省人事，为僵仆，久则为痒痹”。尤其是冠心病、先天性心脏病、肺心病、动脉瘤等患者，切忌受惊，容易导致猝死。

思则气结，是指过度思虑，损伤脾气，导致脾气郁结，运化失职。临床主要表现为食少纳呆，脘腹胀满，便溏或便秘等症状。故《素问·举痛论》说“思则心有所存，神有所归，正气留而不行，故气结矣”。思又出于心，尤其气机郁结，暗耗心血，故心神失养，常致心脾两虚，证见心悸健忘、失眠多梦、纳呆腹胀等症。现代医学认为，忧思会导致中枢神经系统紊乱，促进胃酸和胃蛋白酶增多，胃平滑肌痉挛，黏膜抵抗力减弱，发生消化性溃疡等。

因为气是人体生命活动的物质基础和动力。从情志致病的关键来看，主要是导致气的运动异常，或者说气机异常是情志疾病变化的中介。情志内伤可导致脏腑气机失调，而气机失调又会妨碍机体的气化过程，引起精气血津液的代谢失常，从而引起多种病症。

（三） 情志病证多发

七情致病不仅可以导致躯体疾患，还常常导致抑郁、躁狂、惊悸等以神志失常为主的病证。以清代魏之琇的《续名医类案》一书为例，全书共论及病例有 5 254 例，其中因情绪而致病的有 357 例，占 6.8%，可见在各种病因中心理因素是不可忽视的，而在心理因素中，情志致病居首位。有研究通过对 48 位金元至近代医家虚劳验案的诊治规律分析，发现从失意久郁、劳心太过辨治者占 24%。在《中藏经》《千金要方》《外台秘要》等 25 部中医古籍治疗虚劳的单方中，理气药占 16%，安神宁志药占 14%。尤其是老年人随着体力、智力、技能的减退，社交活动的减少，难免出现形气衰而心境变，出现喜怒不定，孤独抑郁，忧思悲伤之情，正如《养老奉亲书》中指出“老人孤僻，易于伤感，才觉孤寂，便生郁闷”。其中，因暴怒、忧思致病较多见，情志不舒，则致气机逆乱，气血不调，脏腑机能失常而发病。

（四） 七情变化影响病情

一般而言，良性的或积极的情志变化，有助于疾病的康复，而劣性的或消极的情志变化，则可加重病情。以郁证为例，这一关系可归纳为：因郁（心因）→致病（躯体损伤）→复因病（躯体损伤）→致郁（精神情感异常），“郁”又加重了病，表现为心理（郁）→躯体（病）→心理→躯体之间的恶性循环。研究表明，不良的情志情感活动也是各种慢性疾病的起因或重要诱因，不良心境、异常的情绪波动每每可加重这类病症的病情，促进其恶化。心脏病患者可因突然剧烈的情志刺激，出现心绞痛、心肌梗死，导致病情迅速恶化，甚至发生猝死。神经衰弱患者可因情志波动，导致失眠加重。以在过去的虚劳病证中占较大比重的肺结核为例，流行病学调查表明，它的发生、发展及死亡情况与社会心理因素甚为密切。宋代陈自明《妇人大全良方·调经门》云：“世有室女、童男，积想在心，思虑过当，多致劳损”“此一种于劳中最难治。盖病起于五脏之中，无有已期，药力不可及也。若或自能改易心志，用药扶接，如此则可得九死一生”。清代顾靖远《顾松园医镜·虚劳》指出，除童子室女外，鳏寡僧尼也易因情志不遂而病虚劳，曰：“虚劳之因，因于酒色者最多，其因于忧愁思虑，抑郁多怒者，复亦不少。所以童子、室女不生欢笑，及鳏寡僧尼易犯此病者，谓非针药之可治，必须消遣情怀，随遇皆安，然后疗治，庶能愈病。”此处治疗策略为“改易心志”“消遣情怀”，若非郁证情志病而何哉？

（五） 病程长而多虚损

精神情志因素致病，多以“过用”为其发病特点。所谓过用，一是指有一个缓慢的刺激过程，即言反复长久的损害，其每次损耗量不一定大，但积累总量超越了机体承受和自我调节的能力而发病，诸如久思、长期忧愁等。二是指过度的激情所伤，如暴喜、暴怒、大惊、猝然大恐等强烈而激情冲荡致病。不论是持久的渐损性，还是激情冲荡性，所产生的情志疾患，从病程来说都较长，其缓解较慢，有着一个持久迁延的病理过程。如《素问·生气通天论》“阳气者，烦劳则张，精绝，辟积于夏，使人煎厥”指出了烦劳过度，精神过用，可致阳气亢盛于外，阴精耗损于内，长期反复多次发生烦劳者，日积月累，便可产生“煎厥”一类的病证。这里面就包含有一个缓慢的病理过程。

第七节　劳伤失复

劳伤失复，是指过度劳累及过度安逸而导致疾病者，是内伤病的主要致病因素之一。《素问》云“太过者暴，不及者徐，暴者为病甚，徐者为病持”，认为太过和不及均会致疾并使原有疾病加重。正常的体力和体育锻炼，使“形劳而不倦”，有助于气血流通，增强体魄，减少疾病，即所谓“流水不腐，户枢不蠹”。必要的休息可以消除疲劳，恢复体力和脑力，不会使人致病。因此，正常的劳和逸是生活中不可或缺的两个方面，也是保证人体健康的必要条件。劳逸相宜，则经脉畅达，气血充盈，脏腑协调，精力充沛，形体健壮。若劳逸失度，或长时间的过度劳累，或长时间的过度安逸，可导致脏腑经络及精气血津液神的失常，致使百病丛生，此正如唐代孙思邈在《千金要方》中所言“养性之道，常欲小劳，但莫大疲，及强所不能堪耳”。

一、过劳

过劳是指因过度劳累而产生形体的疲倦和脏腑功能与气机活动的损伤，即神气和形体之损伤，包括劳力过度、劳神过度和房劳过度三个方面。《中藏经·劳伤》云“劳者，劳于神气；伤者，伤于形容”，精神和身体上的过度劳累会导致出现以五脏精气亏虚为病机，以身体羸弱，精神疲乏，易受外邪侵犯，同时也易内生痰瘀之邪为主要临床表现的一类虚损性疾病。老年人机能活动低下，适当的、正常的劳动和精神活动可促进血液循环，促进新陈代谢，增强机体活力，有利于身心健康；若强度过大则可致病。

（一）劳力过度

劳力过度主要指体力劳动负担过重（包括剧烈运动），时间过长，得不到应有的休息，积劳成疾。正如《素问·经脉别论》所言“春秋冬夏，四时阴阳，生病起于过用”。意思是人们违背了自然界阴阳交替的节律，过度使用人体的机能，就会引起疾病。

1. 持久劳作，精气神俱疲　若长时间从事繁重的体力劳动，易耗伤人体正气，出现神疲少气、倦怠乏力、形体消瘦、面色无华、自汗等，甚则变生他病，如《素问·举痛论》云“百病生于气也……劳则气耗……劳则喘息汗出，外内皆越，故气耗矣”，指出人过度劳累则喘息汗出，喘息多伤五脏之阳气，汗出多伤五脏之阴液。五脏伤于内，则五体伤于外，故言内外皆越。因为气为人身之根本，所以此处强调过劳会消耗五脏之元气。若为一时之伤，适当休息后即可自行缓解。若持续时间较长，劳伤较甚，则会因所伤脏腑的不同，而表现出相应的症状和体征。如《难经》的“五损学说”：“一损损于皮毛，皮聚而毛落；二损损于血脉，血脉虚少，不能荣于五脏六腑；三损损于肌肉，肌肉消瘦，饮食不能为肌肤；四损损于筋，筋缓不能自收持；五损损于骨，骨痿不能起于床。”故《理虚元鉴·卷上》云“劳役辛勤太过，渐耗真气。气者，火之属，精之用。气夺，则火与精连类而相失。此夺气之兼火与精也”。五体合五脏，五脏内损，外则表现于皮、脉、肉、筋、骨五体之虚。《内伤集要·内伤虚损病源》云“夫劳倦不顾者，多成虚损……夫人自有生以后，惟赖精气以为立命之本，故精强神亦强，神强必多寿；精虚气亦虚，气虚必多夭……恣情纵欲，戕伐后天，则必成虚损劳瘵也”。蔡贻绩指出导致虚损的关键是劳倦不顾，气血日损，又乏化生，其人必发为虚劳。其中，五脏内损，以肺、脾、肾三脏为主。

（1）过劳伤肺。肺主气，司呼吸，外合皮毛，布卫气以温腠理、御外邪、泽皮毛，又主治节，可主持、调节全身各脏腑组织之气。机体的各种气机活动以及宗气、营卫之气的生成盛衰，都与肺密切相关。肺者气之本也，《素问·举痛论》云“劳则气耗”，故气耗则伤肺。肺气被伤，则呼吸不利，证见气短不续，动则加剧，声低气怯，肢倦乏力等；肺气虚，卫外不固，或自汗出，或汗出恶风，甚则畏寒，且易反复感受外邪，故《内外伤辨惑论·卷上·辨气少气盛》指出“内伤饮食劳役者，心肺之气先损，为热所伤。热既伤气，四肢无力以动，故口鼻中皆短气、少气，上喘懒语，人有所问，十不欲对其一，纵勉强答之，其气亦怯，其声亦低，是其气短少不足之验也”。而肺又为水之上源，主宣发与肃降。若肺宣降协调，则“水精四布，五经并行”，水谷精微得以正常输布代谢。若“劳役过度，肺气久虚，清肃之令不行，下降之权失职，卫气壅遏，营气不从，则肿症作矣”，证见“泻利喘咳，面色惨白，或肿或退，小便清利或气化不及，小便时闭，大便时溏，即《金匮》脉沉自喘之正水，此肺虚肿症也”。

（2）过劳伤脾。脾主运化又主四肢肌肉，又能为胃行其津液。若过分劳倦，肌肉四肢过分倦怠，则耗损元气，先伤脾脏。《脾胃论·脾胃盛衰论》云“脾为劳倦所伤，劳则气耗，而心火炽动……”脾气既伤，则不能为胃行其津液，后伤胃腑。李东垣认为“胃乃脾之刚，脾乃胃之柔，表里之谓也……劳倦则脾先病，不能为胃行气而后病”，又云“形体劳役则脾病，脾病则怠惰嗜卧，四肢不收，大便泄泻；脾既病，则其胃不能独行津液，故亦从而病焉”。《彭祖摄生养性论》亦云“动息疲劳则脾伤”。凡过劳伤脾者，多直接影响胃的受纳及脾的运化功能，一则脾胃失于气血濡养，舌不知五味，且舌本强，活动不利；二则脾胃功能过用日久必转衰，遂见气血生成乏源，久虚不复，发为肌极，其人面黄肌瘦，口唇淡无血色。若脾气虚日久损及脾阳，则可见完谷不化，泻下不止。临床可表现为神疲乏力、纳呆食少、形体消瘦、口唇色淡、便溏腹泻等，正如李用粹指出

“若饮食饥饱，寒暑不调则伤胃，胃伤则不能纳。忧思恚怒，劳役过度则伤脾，脾伤则不能化。二者俱伤，纳化皆难，而恶心胀满，面黄倦息，食不消化等症作矣”。劳役过度，中州衰损，四肢困倦，谷食难化，形体衰少，气血乏源，形体不充则日渐虚损。

（3）过劳伤肾。肾为封藏之本，主藏一身之精气，总司一身之阴阳。劳逸适度，则肾精施泄有度，气血化生有常，阴阳运行有法，脏腑经络气机通畅，四肢百骸动作不衰。若劳逸失度，可致肾阴、肾阳、肾精、肾气皆损。《诸病源候论·虚劳候》曰“肾劳者，背难以俯仰，小便不利，色赤黄而有余沥，茎内痛，阴湿，囊生疮，小腹满急……精极，令人少气吸吸然，内虚，五脏气不足，发毛落，悲伤喜忘”。《保生秘要·诸病运功法》云“或劳力过伤，精亏气竭，水火失度，血不顺行，而为血胀”；《症因脉治·卷三·内伤痹症》亦云“或远行劳倦，逢大热而渴，水不胜火，则骨枯而髓虚……则筋骨失养，腰痛不举，而肾痹之症作矣”。腰为肾之府，肾劳则腰部屈伸不利；肾阴虚则热，多见尿赤淋漓，阴中热痛，或五心烦热；肾阳虚则寒，见阴囊湿而生疮，少腹寒痛，或下肢觉凉。阴阳久虚失于调摄，则伤及肾精。肾精能濡养全身，精亏可见全身气血脏腑不足之证，如气虚乏力喜卧，血虚皮肤干燥，失精毛发脱落，易多梦惊恐，五脏诸不足等。

2. 强力劳作，伤及肌肉筋骨。体力劳动，主要是筋骨、关节、肌肉的运动。强力劳作，是指体力活动或体育锻炼的强度过大，超出了人体所能承受和支持的限度，则易使形体组织损伤，久而积劳成疾。即如《素问·宣明五气论》所云“立伤骨，久行伤筋”，亦如《养性延命录》所云“强健为力所不任，举重引强，掘地苦作，倦而不息，以致筋骨疲竭耳”。强力劳作，不仅易伤人肌肉筋骨，引起腰背痛、腰膝关节骨酸痿软、下肢酸胀麻木、筋惕、关节疼痛，严重者还可导致筋断骨折。《摄生要录起居》也强调“用力过度，则络脉伤。伤阳则衄，伤阴则下；甚劳则喘息，汗出损血耗气”。

（二） 劳神过度

劳神过度主要指长期思考用脑过度，精神过度疲劳，劳伤心脾，损伤肝血，日久积劳成疾。前人所谓“不思则罔”“过思则害”，即阐述了学习思考与适当休息的辨证关系。《急千金要方·养性》指出，劳神，即“才所不逮而强思之……寝息失时，伤也”。导致劳神过度的主要原因有：一则在日常的学习和工作中过于辛苦，不注意适当的休息；二则对生活中的某些事物或现象缺乏正确的认识，所欲不遂，思虑不解；三则对外界各种刺激的适应能力较低，常因此感到焦虑不安等。严用和《济生方·论五劳六极证治》指出“盖劳力谋虑成肝劳，应乎筋极；曲运神机成心劳，应乎脉极；意外过思成脾劳，应乎肉极；预事而忧成肺痨，应乎气极；矜持志节成肾劳，应乎骨极”。其中的劳力谋虑、曲运神机、意外过思、预事而忧、矜持志节等，皆言用心过度，思虑无穷，所欲不遂而致病者。

《素问·八正神明论》曰“血气者，人之神”。气血是人体神志活动的物质基础，劳神过度最易耗损人之血气。心藏血脉而舍神，故心脉之血亦调神。思虑无穷，劳心太过，易使阴血暗耗，心血亏虚，神失所养而心神不安，出现心悸、健忘、心烦、失眠、多梦、头晕等症。脾统血，化生水谷精微聚化精血，从脾胃大络入于脉道，濡养四肢百骸。而脾在志为思，脾统血正常则神思敏捷无忧。思虑过度则气结，伤于脾脏，脾失健运，则引起食少纳呆、脘腹痞胀、完谷不化、呕吐泄泻、肢倦乏力等症。久则血气日消，形体消瘦，积劳成疾。南宋杨士瀛在《仁斋直指方·虚劳》一书中指出，“精太用则竭，神太劳则惫，借是可以论病矣。夫人所以根本此性命者，气与血也。若男若女，气血均有，独不能保而有之，终日役役，神倦力疲，饥饱越常，喜怒失节，形寒饮冷，纵欲恣情，遂使五脏气血俱虚，此五劳之所从始也，六极七伤类焉”。《景岳全书·论虚损病源》亦言“思本乎心，经曰：心怵惕思虑则伤神，……然思生于心，脾必应之，故思之不已，则劳伤在脾。经曰：思伤脾。又曰：思则心有所存，神有所归，正气留而不行，故气结矣。凡此为病，脾气结则噎膈，为呕吐，而饮食不能运，食不运则血气日消，肌肉日削，精神日减，四肢不为用，而生胀满泄泻等证，此伤心脾之阳也。夫人孰无思？而苦思难释，则劳伤至此”。

中医现代研究亦论证此观点。李保良对318例“思伤脾”状态的中医证候分析发现，“思伤脾”状态有38个常见症状，即注意力不集中、多梦、记忆力减退、疲倦乏力、嗜睡、食后困顿、少气懒言、烦躁易怒、畏寒肢冷、肢体困重、精神抑郁、食后腹胀、失眠、大便不畅、头晕、善太息、口干渴、咽干、脘腹胀闷、嘈杂、嗳气、大便干结、肠鸣、心慌、咽喉不利、食欲减退、大便稀溏、稍食即饱、口淡乏味、口腻、脘腹疼痛、胸胁胀闷、反酸、呃逆、少腹胀痛、恶心、口苦、胁肋胀闷。王玉贤等从中医理论中心脾二者的生理病理联系和经络联系的角度，结合现代胃肠生理学、病理生理学方面的相关研究成果，提出“思亦伤心”的观点。陈士铎认为，劳心过度最终可导致肢体困倦沉重，究其原因为思虑过度，耗伤心血，心血亏虚必伤及肾气，两者互为因果。思虑无穷，劳其心矣，心劳则血必渐耗，而神无以养，心劳则血亏，血亏则神愈动，虽有肾水之资，而血不能滋，虽有肝木之养，而液不能入，寡弱之君，无以自立，虽有良辅，而四肢不能强健，此腰脚肢体所以沉重而困惫。

老年人因存在不同程度的气血亏虚，更应防止神劳。现代研究发现，长期的精神紧张，用脑过度，对冠心病、高血压、脑血管意外、癌症等病的治疗极为不利，而且这些疾病的加重或恶化，与繁重的脑力劳动、经常性的焦虑不安、思虑过度均有密切的关系。

（三） 房劳过度

中医学把男女两性生活称之为房事生活，或简称为合房、行房。《三元延寿参赞书》认为房事生活是人类生活的正常需求。健康、和谐的房事生活不仅可以加深夫妻感情，而且是夫妇身心健康、怡心养性、延年益寿的保障，但如果房劳过度，可导致肾精亏损，从而引起腰腿痛、头眩目晕、耳鸣耳聋、咳喘少气、健忘、失眠等病症。《金匮要略》在论述病因时亦言“千般疢难，不越三条”，其中之一即“房事勿竭乏”，意指房劳过度是致病的重要原因。

房劳过度是指过度禁欲或过度纵欲，积劳成疾，使肾精亏损。房事生活乃人之天性，不能够绝，强制则有害，使人得病且损寿，但亦不能无节制而太过，过用则衰竭。既反对禁欲，又反对纵欲，这是中医对待房事的基本原则。

1. 强制有害

顺应自然规律，是健康长寿的基础；违背自然规律，就会给人体健康带来危害。正常的男女房事生活，是正常人体的生理需求。精气藏久则满，满则溢泻。未婚之人有生理性遗精，已婚之人可以交合泻溢，本人之常也。宋代理学所推崇的"存天理、灭人欲"，从根本上违背了自然规律。

绝对的禁欲，对人体的健康也是有害无益的。古人早已认识到这些问题。现代医学调查发现，终身不嫁、离婚、孀居者乳腺癌的发病率较一般人高。据国外资料报道，结婚的人比单身的人平均寿命要长。他们发现，保持性生活超过 60 岁的人，能增寿 8～10 年。现代医学及心理学研究认为，正常的性生活可以协调体内的各种生理机能，促进性激素的正常分泌，是健康的心理需求。

2. 过用衰竭

《素问》指出"夫精者，身之本也"，精乃构成人体和维持生命活动的基本物质，尤其肾精的盛衰与人的健康和长寿息息相关。肾精充盛，则身强寿长，反之则身病寿短。恣情纵欲可耗伤真元，使肾精衰竭，真气散乱，轻则遗精早泄，重则命如朝露，精尽而死。《养性延命录》引用《彭祖经》专就此论到"奸淫所以使人不寿者，非是鬼神所为也。直由用意欲猥，精动欲泄，务副彼心，竭力无厌，不以相生，反相害，或惊狂消渴，或癫疾恶疮，为失精之故"。谢利恒在《中国医学大辞典·房劳》中提出"若色欲不节，恣情逞意，真精日耗，肾脏空虚；或意淫于外，欲火内煽，虽不交会，暗流疏泄。初由君火不宁，久则相火擅权，精元不固，或因梦寐而遗，或随小便而出，或见女色而流。于是精涸而不能复，气馁而不能充，神涣而不能聚，渐至尪然羸瘦，或痨成瘵而不可救"。如果极情纵欲，不能节宣，任其耗精气，势必损伤寿命，而且此种房劳损伤短时间内可能看不出，但可积劳成疾，由微成剧。若房事不节，或性生活不知节制，或强行房事，或醉酒入房，或手淫过度，必然耗伤肾精，伤害人体正气，致使疾病的发生。因房事过度而肾中精气耗伤者，机体失其濡润、滋养、温煦、气化，常常会发生阳痿、早泄、遗精、不孕、阴冷、眩晕耳鸣、萎靡不振等病证。

二、过逸

过逸，即过度安逸，包括体力过逸和脑力过逸等。过逸也常是某些疾病形成的原因或条件，因过度安逸，而造成人体正气损伤的一系列病理变化，称之为"逸伤"，由此导致的病证，称为"逸病"。正常的休息安逸，令人精神放松，肌肉松弛，气息平和，阴阳调和，气血调达，脏腑得养，但过度的安逸、闲散，或者好逸恶劳，则令人意志消沉，精神衰退，形体疲乏，气血郁滞，脏腑虚弱。过逸对气血影响较大，首先是不劳则四肢不勤，在内则脾失健运，饮食减少，气血化源不足，日久则虚；其次是不动则气血运行缓慢，日久则导致气滞血瘀。不仅气血受病，筋骨日久不用，也会因废弃而衰弱。故久则形体虚胖，筋骨痿软，肌肉松散，稍劳则心累气短，多汗自汗，难以作劳，严重时则因脏腑虚衰，经脉不利，气机不畅，导致气郁、瘀血、水湿痰饮留阻等病变。

首先，逸病伤形。逸为病，脾病也。多因恣食肥甘厚昧，又好逸恶劳，使气血运行迟缓，脾胃功能呆滞，水谷精微不能正常布散脏腑四肢百骸，酿生水湿痰饮、瘀血，阻塞气机，出现腹胀、纳呆、大便黏腻不爽、胸痞、呕恶等症。其所患之病，多为胸痹心痛、消渴脾瘅、胃痞食积、中风、肥胖等。如《素问·奇病论》“此肥美之所发也，此人必数食甘美而多肥也，肥者令人内热，甘者令人中满，故其气上溢，转为消渴”。富贵安逸者，多过食肥甘，醇酒厚味，辛辣香燥，膏脂肥厚之品多生热，甘饴滋腻之品多生湿，湿热相合，消谷耗液，发为消渴。冯少健认为中年知识分子患 2 型糖尿病除膳食因素外，晚睡和体力劳动过少为主要因素。且若病后尚不知节饮食、动形体，日久病深，痰浊瘀血内停，引起脏腑阴阳失调，闭阻经脉，导致发生胸痹、心痛、中风等危重急症，可致正气外脱，虽经及时救治，但其伤多不可复，故多成虚实错杂之证。此外，妇女若安逸奉养过度，还会患难产之病。如《妇人大全良方·产难门》曰“凡妇人以血为主，唯气顺则血顺，胎气安而后生理和，今富贵之家，往往保惜产母，唯恐运动，以致气滞血凝，胎不能转动，皆致难产”，指出妇人怀胎后若久坐、久卧，则气不运行，血不流顺，胎亦呆滞而不活动，则可致难产，危及母子安全。

其次，逸病伤神。神思散漫，终日无所事事，不思进取，往往致五脏神机不用，思维反应多迟钝，或情绪表达多淡漠。一则见于“不劳则神逸”，即指长期安闲，饱食终日，无所用心，则神无所用，不用则废，使五脏气滞而失其所用，表现为表情淡漠，精神不振，食少纳呆，体倦乏力等。二则可见于“因病而神逸”，即或因病长期卧床，无所事事，或不能正确认识疾病，丧失信心，自暴自弃，也会使精神萎靡不振，神机失用，思维迟钝。长期心神不用，神机失灵，神思散漫，也可反过来影响五脏气机，壅滞更甚，进而外伤形体。逸病伤神，除了从寒而化，阻遏神机，致情志淡漠。亦可因内生之邪从热而化，扰动神气，致情志偏亢。如《灵枢·本神》“心藏脉，脉舍神，心气虚则悲，实则笑不休”。心气实，即是心气因病过亢，湿热扰动为其因之一，故反应过度，嬉笑不止。情志无论是亢奋还是抑郁，皆能影响五脏气机，而致五脏之病变。轻者不耐久思，智力下降，失眠健忘；重则痴呆、心理变态、精神失常。

第七章　老年衰弱病机学

第一节　病机学概述

一、老年衰弱以肾虚为本

人到老年，机体脏腑衰弱，气血阴阳亏虚，以致虚损，因而内外杂邪更易侵犯老年人而引起各种疾病。人的衰老和体质的衰弱是生命发展的必然规律，现在临床研究一般认为，衰弱是指老年人生理储备下降导致机体易损性增加、抗应激能力减退的非特异性状态。衰弱的老人经历外界较小刺激即可导致一系列临床负性事件的发生。在我国古代文献中，刘完素所谓“衰老受邪”，是因老而衰。唐代孙思邈在《千金要方》中指出“损与日至”“衰退既至，众病蜂起”，可见老年衰弱的核心病机便是“虚衰”“众病蜂起”是因衰而病。这就形成了“老—衰—病”的链条。

在人体整个生命过程的各个阶段中，其生理状态的不同，取决于肾中精气盛衰的变化。肾中精气与阴阳充足，五脏六腑得其所养，人体才能维持正常的生命活动，则衰老可望得以延迟，寿命可望能延长。肾中精气一旦衰减，则衰老随之而来。故此肾虚确为衰老的主要因素，而脾胃虚弱衰老说、津液不足衰老学说、虚实夹杂衰老说等其他衰老学说所涉及的致衰因子均始于肾虚并终于肾虚，这些学说应居于从属地位。叶天士认为：“花甲以外年岁，到底下元衰矣；高年下焦根蒂已虚”。这是认识到老年以后发生的衰弱，是由下焦肾元虚弱所致。可见脏腑老化和功能衰退是老年人的主要病理特点，而下元肾气亏虚是虚衰的关键。

二、老年衰弱五脏俱虚

老年衰弱涉及多系统病理、生理变化，包括神经肌肉、代谢及免疫系统等。衰弱、失能和多病共存是不同的概念，三者关系密切、相互影响并伴有一定的重叠。衰弱和多病共存可预测失能，失能可作为衰弱和多病共存的危险因素，多病共存又可促使衰弱和失能进展。因此，预防和早期发现尤为重要。中医对于老年衰弱的认识尚未形成完整体系。中医理论与实践历经数千年，对衰老问题的阐述历代也不少。

《素问·上古天真论》曰："人年老……五藏皆衰，筋骨解堕，天癸尽矣。"说明老年衰弱系由五脏衰弱所致。指出随着年龄的增长，人体五脏的阴阳、气血精津液、四肢百骸均出现衰老，肾气的作用至关重要。大家普遍认为，老年衰弱基本病机以虚为主，主要为脾肾不足。肾为先天之本、生命之源，属水藏精，肾精充足则骨骼健壮，肾精亏虚则易衰弱损寿。肾精气化为肾气，肾气维系和支配人体的所有生理功能，肾气的强弱盛衰变化决定机体功能由弱到强、由强到弱的演变过程。脾为后天之本，脾主运化水谷精微，为化生精、气、血、津液提供了物质基础。脾的功能发挥需靠肾中阳气温煦，肾精气为后天形体之基础，肾之所藏精气，有赖水谷精微化生与补充。因此，脾气亏虚、脾运失常也是老年衰弱的重要一环。肝肾同居下焦，肝主藏血，精血同源，肝血不足，日久必致肾精亏损、精元虚衰。《黄帝内经》指出，气血不足是发生老年衰退的根本原因。气血不足可导致肾元虚衰。可见脾主气血生化之源、肝主藏血，在老年衰弱发生中也是很重要的。同时，这也涉及心主行血、肺主气。心主行血，同时具有促进津液变化而赤，进而转化为血的功能。肺主呼吸之气，呼吸之气与脾胃水谷之气，经过心脏的化赤功能，使二者合为一体，成为营养人体的精血。可见，精血亏虚、气血不足除与肝、肾、脾关系密切外，也与心肺的关系密切。只有五脏的协调配合，先、后天互生，才能维持健壮的生理功能和生理活动。老年人一旦气血亏虚，必将导致五脏不足，逐渐进入到衰弱状态。

《医学源流论》中更明确地指出："当其受生之时，已有定分焉。"《理虚元鉴》诉"然其机兆，必有先现，或幼多惊风，骨软行迟；稍长读书不能出声，或作字动辄手振，或喉中痰多，或胸中气滞，或头摇目眩，此皆先天不足之征。"受胎之初，父母或年已衰老，或病后入房，或妊娠失调，或色欲过度，这都是肾精亏虚，导致所生之子夭弱，认为人的生命进程在形成生命时已有定数，表明遗传因素在一定程度上起作用。

三、现代中医老年衰弱研究思考

老年人多系统复杂病证同时并见，很难以某种疾病或单一方法评估其整体状态，如何体现中医思维的老年衰弱评估，相关学者进行了有益的探索。陈可冀院士认为，老年人常见的慢性疾病，从中医十纲辨证（阴阳、表里、寒热、虚实、气血辨证）相关病机解析，一般可归结为衰老所导致的阴阳失调、营卫不和、脏腑虚弱、多脏受损，以致易虚易实、易寒易热、虚实夹杂等诸种表现。钟文等认为，老年虚弱症、肌少症属于中医学"虚劳""痿证"范畴，在老年人群中，虚弱症、肌少症及糖尿病都是以"元气亏虚"为基本病机。张云如等对老年虚证进行调研，以脏腑辨证为纲，结合气血阴阳辨证，分为肾虚、心虚、肺虚、脾虚及平人 5 组，是对老年衰弱与证候关系的较早的研究，其结果提示340例中有肾虚证263例，占77.4%；按气血阴阳辨证则以阳（气）虚最多，占66.8%；二种辨证结合则以肾阳（气）虚者最多；各脏虚象均随增龄而递增，而且同时出现多个脏器虚象者亦随增龄而递增。李方玲提出，老年衰弱病因主要责之于年老体虚，以肾虚为本。其基本病机为机体阴阳、气血津液、脏腑亏虚、形体衰弱、功能失用。钟文等认为，老年虚弱症以“元气亏虚”为基本病机。刘凤斌认为，中医特色量表体系尚未形成，量表的选择缺乏针对性，量表测评的实施过程尚不够规范，并提出有必要遵循中医理论，按照国际通用的量表研制规范开展相关研究，构建中医特色的临床信息采集量表体系，验证中医药的疗效，使临床疗效评价工具具有可操作性，结果具有可重复性。李方玲教授认为，老年衰弱综合征的治疗，究其主要病机为脏腑阴阳亏虚、气血津液亏虚，脏腑亏虚以脾肾亏虚为主，气血阴阳亏虚以气虚为重。

老年衰弱虽病人病症表现都是以不足为特征，体力、器官功能下降，行走缓慢等，病机上总体以虚为主，但临床纯虚无实者少见，但其中也有邪实的一面，如脏腑虚损日久则因虚致实，导致痰、瘀、湿、滞等病理产物滋生，以致虚实夹杂，变生他病，加速衰老。另一方面，在疾病过程中还可出现因果转化，病理产物的产生，又成为继发的病因，从而“因虚致实”而出现实证，更进一步促进疾病的发生发展。因此，老以虚为本，以实为标，形成本虚标实、正虚邪实、正虚邪恋的复杂病理变化，可以出现虚多实少，也可以是实少虚多，“虚”“实”的多少是随着老年人机体的状态和疾病的发展而动态变化的。

在临床实践中，老年衰弱常常多病共病，不同的疾病还有各自的并发症。因此，对单一病种的衰弱评估并不能全面体现老年“多病一体”的特点，应开展对老年病证多元化的深入研究，关注老年衰弱的整体状态；参照目前成熟、国际公认的评估方法，建立科学严谨的中医或中西医结合老年衰弱的综合评估和多学科干预管理模式；将中医“治未病”理念与衰弱程度分级有机结合，进行辨证施治、施膳、施护等，充分发挥中医特色和优势；采用多中心前瞻性随机对照临床研究综合评估多学科管理模式的效果，逐步推广符合中医思维的老年衰弱评估与干预的研究成果，发布符合中国人特点的老年衰弱中医评估与干预专家共识。

第二节　气血亏耗

人的衰老是从气血不足开始的。气和血是组成人体的基本物质，是人体脏腑、经络等进行生理活动的物质基础。生理环境中的气和血的协调，维系着脏腑机能的运行和身体的健康。《素问·调经论》中所谓“血气不和，百病乃变化而生”是从疾病发生角度，概括了气、血在维系人体健康而不生病中的关键作用。

一、气和血是人及生命活动的物质基础

气和血是构成人体和维持人体生命活动的基本物质。人的一生皆以气血为本，得气血则生，失气血则亡。气血既是构成物质的人的物质基础，也是生命体精神活动的物质基础。《灵枢·决气》云："上焦开发，宣五谷味，熏肤、充身、泽毛，若雾露之溉，是渭气。"论述了气作为物质基础对物质的人体的作用，人的身体、肌肉、皮毛无不以之为营养。《灵枢·天年》曰"血气已知，荣卫已通……乃成为人"，表明血气是构成人的基本条件，只有充分的血气，方能荣卫通达，四肢百骸得养，先天之精才能生长成为人体不同的脏腑，最终形成完整的人。《素问·五藏生成》又说："人卧血归于肝，肝受血而能视，足受血而能步，掌受血而能握，指受血而能摄。"这些论述表明血对人体组织器官的功能发挥具有决定性作用。人体必须要有血的充养，组织器官才能正常生长壮大，功能才能正常运转，方可表现出旺盛的功能。

气血也是化生精神的物质基础。气血的多少，与人的精神状态息息相关。气血充盛，则神志精明；气血不足，则精神萎靡。正如《黄帝内经》中所说："神者，血气也。"这就是说，神的本质是血和气的外在表现，是精神活动的根本要素。可见，人体的精神活动正常与否，要以气血的功能活动为前提。《医门补要》中记载"人至年老，未有气血不亏者"，即使正常健康的老年人，没有表现出明显的阴阳失衡的症状，但是其气血、阴阳均有生理性的亏损。因此，老年人的阴阳平衡的稳定状态是明显低于青壮年的。随着年龄的增长，体内气血会逐渐衰弱，这是阴阳渐渐失衡的基础，生理性的亏损也逐渐转变为病理性的亏损。此时的老年人由正常的衰老状态转为衰弱的状态。若气血化生障碍，运行、输布失调，皆可影响神的活动。临床上，当心血不足时，可表现为心跳、心慌、健忘、失眠；当外伤失血、妇女血崩、呕血、便血时，可致头晕心悸，体倦无力，甚则昏迷，乃至死亡。反之，若精神过用，又会暗耗气血，导致气虚、血虚，或气血两虚。要保持精神的健旺，首先必须使气血充旺，从而获得身体的充分营养，形体充盛，神气自旺。正如《素问·八正神明论》所说："故养神者，必知形之肥瘦，荣卫血气之盛衰。血气者，人之神，不可不谨养。"

二、气血和调决定健康与寿命

气血和调是健康长寿的基础，正如《素问·至真要大论》曰"气血正平，长有天命"，气和血需要维持动态平衡，不但功能要正常，并且在数量上也要协调平衡。血的量需要在气可推动的范围内，超过则血滞血瘀；气的量也需要在血可载的范围，超出则气逆气乱，这就是"气血正平"的道理。《黄帝内经》说"……血脉和调……气以度行……故能长久"，指出了健康长寿的必要条件，那就是血脉和调、畅通，气血能够按照正常的

规律运行，不失常度。《素问·生气通天论》谓“气血以流，腠理以密……长有天命”，提出气血流畅、功能和调，卫外有力，腠理不疏，方能防御外邪的入侵，达到以尽天命之年。

如果气血不足，脉道失养，滞塞不畅，必然导致脏腑、肌肉失养，腠理不固，病邪易入，从而影响人的健康与寿命。如《灵枢·天年》曰：“……薄脉少血，其肉不实，数中风寒，血气虚，脉不通，真邪相攻，乱而相引，故中寿而尽也。”说明气血不足是健康不良的原因，邪气侵犯，导致人不能尽其天年，只能中寿而尽。

人的气血是否充盈，与人体生命的变化规律有密切的关系。人到一定的年纪，气血自然会伴随着年龄而衰少，这是自然规律。如《素问·阴阳应象大论》中说“年四十而阴气自半也，起居衰矣”，就表明人到了四十岁，虽然阳气极盛，但阴气已经明显衰退了，盛极而衰是事物遵循生、长、壮、老、已自然规律的必然结果。因此，《灵枢·营卫生会》篇也说“老者之气血衰，其肌肉枯，气道涩……其营气衰少”，表明，老年人气血衰少是自然变化的必然结果。《灵枢·营卫生会》中说“壮者之气血盛，其肌肉滑，气道通，营卫之行，不失其常，故昼精而夜瞑。老者之气血衰，其肌肉枯，气道涩，五脏之气相搏，其营气衰少而卫气内伐，故昼不精，夜不瞑”，就是说明了这种由生理规律导致的壮、老之间的气血不同状态。由此说明老年气血不足，脏腑功能失调，营卫不行其常即可出现衰老征象。

可见气血和调是作为一个有功能活动的人的基本条件。一旦气血失和，脏腑功能随之出现异常变化，导致人体生命活动失其常而发生病态。正如《素问·调经论》所说：“血气不和，百病乃变化而生。”

三、老年衰弱是气血平逆相干的结果

关于气血之间存在的密切关系。从气的主导方面而言，气能生血、气能行血、气能摄血；从血的主导方面而言，血为气之母。在生理状态下，气血能够相互依存、相互化生以维持机体正常的生理功能，这就是气血之间的“平”态，即协调平衡状态；而在老年衰弱气血失调的病理状态下，气病可以致血病，血病也可以致气病，气与血病可以相互影响、互为因果，导致病情复杂化并加重，加快衰老，这就是气血失调的“逆”态，即病态。

《素问·调经论》曰：“人之所有者，血与气耳……气血未并，五脏安定。”气血流行，内至脏腑，外达皮肉筋骨，如环无端，循环不止，起着营养和滋润机体各脏腑组织器官进行生理功能的重要作用。如果气塞不通，血壅不流，气血失调，势必发生“血气以并”的病理状态，使“病形以成”。气虚则推动无力，血行凝滞；气虚不运，浊水不去，糟粕停滞；气虚不降，则痰涎壅塞；气虚下陷，泄泻脱肛；气虚不能卫外，则自汗、盗汗，易感外邪；气虚固摄无权，引起气不摄血和气虚血脱，表现为血溢，血崩等。“气

为血之帅，血为气之母”，故气虚常血瘀，出现头昏目花、面色无华或萎黄、毛发干枯发白、肌肤干燥等症状，是虚损的表现。正是《素问·六微旨大论》“虚者，血气之空虚也；损者，脏腑之损坏也”的病理变化过程，也是气血不和之源。《丹溪心法》中有“气血和，一疾不生”及“气血不和，百病乃变化而生”的论述。老年人每每气血失调，血流受阻，瘀血内停，脏腑得不到正常濡养，出现脏腑虚衰，精、气、神亏耗，气的生化作用减退，从而产生虚实夹杂、气虚血瘀的恶性循环，最后导致衰老，直至死亡。

气与血在生成、输布、运行等方面也关系密切，不可须臾相离，又受脏腑功能的直接影响。气属阳，血属阴，气血调和是阴平阳秘的基本条件。同时，气血同源，二者都化生于脾胃。生成气血的基本物质主要来源于脾胃所化生的水谷精微。《证治准绳》说：“脾胃者，气血之父也。”脾胃功能强健，可将摄入的水谷精微转化为气血。如饮食不节或肝胆之病，横犯脾胃，或随着年龄增长，脾胃功能逐渐减弱，则生化无源，精微不足，久则出现血虚。或者饮食不足，气血生化无源；或者老年患有慢性失血证，皆可造成血虚证。或后天失养及房劳过度等引起肾虚，而精血同源，肾虚则精少，精亏则血虚。曾有过大病、年老久病者，因病消耗精气，或大汗、吐利、出血损伤阳气阴液；强力劳作能耗伤气血，久之则气虚血亏。劳心太过，易使阴血暗耗，心血亏虚等，均可导致血虚。

总之，气血和调是人体健康的根本。气血失调，无论气血功能紊乱还是气血不足，都会影响脏腑功能，有助于促进老年衰弱的发生。

四、以虚为本、虚实相兼是老年衰弱气血病机的基本特点

老年之所以易出现衰弱，其基本原因在于气血不足，以虚为主，兼有实邪。《医门补要》中记载“人至老年，未有气血不亏者”，更是强调了老年人的这种固有的生理状态，即使正常健康的老年人，没有表现出明显的阴阳失衡的症状，但是其气血、阴阳均有生理性的亏损。因此他的阴阳平衡的稳定状态是明显低于青壮年的。年龄的增长，体内气血会逐渐衰弱，阴阳渐渐失衡，生理性的亏损转为病理性的亏损，此时的老年人由正常的衰老状态转为衰弱的状态，身体内外刺激导致难以维持低水平的平衡状态，从而引发老年衰弱。无论气虚还是血亏，也无论是气滞还是血涩，最终都会导致气血失和。清代王清任指出“气有虚实，实者邪气实，虚者正气虚……血有瘀亏”，是对气、血之虚实证的论述。

气血亏耗一般是一个缓慢出现的情况，一般病程较长，其转归与预后，与年龄和体质有关，但与正气的盛衰、邪气的去留也关系密切。因此，扶正祛邪常常用于治疗老年衰弱，可取得良好疗效。清代王清任认为“治病之要诀，在明白气血”，提出了“气虚血瘀”观点，并创补阳还五汤，临床契合老年衰弱气虚血瘀的病机。华润龄等将补阳还五汤制成益气活血液，用于临床抗衰老试验，结果证实该方能改善老年人的气虚血瘀状态，能提高 T 淋巴细胞亚群的百分率和神经杀伤细胞活性，改善细胞免疫功能，能提高前列

腺素 E_2（PGE_2）含量，降低血栓烷 B_2（TXB_2）水平，增强老年人体质，防治老年病，延缓衰老，有一定的抗衰老作用。江国荣等也对益气活血液进行了实验研究，结果表明益气活血液能提高老年小鼠红细胞内超氧化物歧化酶（SOD）活力，同时降低血清中脂质过氧化物（LPO）含量，从而起到抗衰老的作用。这些研究反证了老年衰弱气虚血瘀的病机。

第三节　精血不足

一、身体健康之本在于精血

人之始生，秉精血以成，借阴阳而赋命。《素问·金匮真言论》说“夫精者，身之本也”，《素问·通评虚实论》提出“精气夺则虚”，说明人的身体是由精血化生而成，精血充足是身体健壮的基础。《素问·金匮真言论》曰：“夫精者，身之本也。”明代薛立斋曰：“盖父精母血，因感而会，精之施也，血能摄精，故有子。”以上均认为生命的遗传基础来自于父精母血，而且是脏腑经络、形体官窍等功能活动的物质基础。人体五脏六腑、四肢百骸莫不由精血而生，莫不由精血而能存。

精气由水谷精微所化生，是维持人体生命活动所必需的物质，《管子·内业》：“精存自生，其外安荣，内脏以为泉原……渊之不涸，四体乃固，泉之不竭，九窍遂通。”精气足则人之生源充足，生源足则体自康强，精足则人体精力充沛，活动轻劲有力，思维敏捷；精虚则出现头晕耳鸣、精神不振、腰膝痿软、失眠健忘等早衰现象。

人之精根源于先天而充养于后天，先天之精包括了生殖之精以及从母体所获得的各种营养物质，皆秘藏于肾。衰老和年龄直接相关，老年衰弱综合征的发生率随年龄而增加，肾中精气的盛衰是人体寿夭的关键。禀受于父母，充实于水谷之精，而归藏于肾者，谓之先天之精。《医学正传·命门主寿夭》言“夫人有生之初，先生二肾，号曰命门，元气之所司，性命之所系焉，是故肾元盛则寿延，肾元衰则寿夭”，老年衰弱病人肾精亏虚，肾阴、肾阳不足，故在治疗上可以采用补肾填精、滋补肾阴、温补肾阳等法，使肾气充盛，肾精充足，达到改善衰弱，延年益寿的目的。《景岳全书·脾胃》中说：“人之始生，本乎精血之原；人之既生，由乎水谷之养。非精血，无以立形之基；非水谷，无以成形体之壮。”

精血同源，在正常情况下可以相互转化，故《张氏医通》云：“气不耗，归精于肾而为精，精不泄，归精于肝而化清血。”精血循行周身，内主五脏六腑，外达皮肉筋骨，对全身起着营养和滋润作用，心受血而血运有常，肝受血而视物清晰，足受血而足履稳健，掌受血而握物有力，指受血而摄取灵活。如果过度疲劳，造成精气的耗伤，积微成损、积损成衰，以致精不化血，精血亏虚。精血不足则脏腑失于濡养，各脏腑组织器官功能必然减退，精血失荣于上可见头晕、头痛、耳鸣、眼花；精血失养于肝，则眼目干涩、视力减退，甚则出现夜盲症；精血失养于筋，血虚生风而见抽掣、肢体麻木等；精血养于心，则神不守舍而见惊惕、善恐、失眠、多梦、健忘。

二、衰老的本质是肾精的亏损

人体生、长、壮、老、死的生命过程是肾气盛衰的演变过程。进入老年，体质状况发生显著变化，诸脏腑功能多为脆弱，表现为抗病能力和自我调节能力低下，易于发病，易于传变，脏腑精气易损而难复，其中以肾中精气衰少为根本。

人初生之后，尤赖肾精的充养，才能维持正常的生长发育。随着精气由盛而衰的变化，人则从幼年而青年而壮年而步入老年，呈现出、生、长、壮、老、已的生命运动规律。《医门补要》中记载“人至老年，未有气血不亏者”，即使正常健康的老年人，没有表现出明显的阴阳失衡的症状，但是其气血、阴阳均有生理性的亏损，因此他的阴阳平衡的稳定状态是明显低于青壮年的。

中医对人体衰弱的认识源远流长，内容极其丰富，古籍《黄帝内经》就已经系统阐述了如何延缓老年衰弱。《素问·通评虚实论》中“精气夺则虚”。古人非常重视预防和固基，注重“治未病”的养生理念，体现在《神农本草经》中大量出现的补精、益气类“不老延年”之药物，亦非常重视人与大自然的和谐相应，中医认为，地球上所有生物都遵循自然规律“生、长、壮、老、已”，虽不可违背，然而，通过干预，可以延缓它的进程，未病先防，达到老而不衰、以享天年的目的。

在中医认识衰弱的各种理论中，“肾虚致衰”理论最为突出。肾为先天之本、生命之源，肾藏精，肾维系和支配人体的所有生理功能，这是一种能够自我调节及平衡自身的活动，从而抵御疾病。肾精不足，导致肾阴肾阳也会虚衰，无以化生肾气，肾气亏虚则五脏气血津液生化乏源，各种衰弱病症就会日益显现，故历代都把“护肾保精”作为改善衰弱的基本措施。古代中医认为，人体衰弱的一个重要标志是“天癸绝”，天癸即精血、阴精，古人认为肾虚导致精血虚衰。随着年龄增长，精血不断衰耗，气血阴阳脏腑经络逐步衰退，进而导致气虚、神败、形坏而老态从生，最终发展为老年衰弱综合征。中医认为，肾为先天之本，孕育元阳和元阴。肾藏精，肾为精海，肾精的本质是由父母的先天之精与后天水谷精华融合而形成的。肾精能够化生为肾气和肾阴肾阳，推动脏腑气化，肾中精气的盛衰控制着人体的生长及衰老。

肾藏精，精生髓，髓可化血，精血同源，两者相互依存，相互促进，借以保持人体之精气充盈，在病理上也相互影响。俟至老年，精气衰微，天癸竭而地道不通，人步入老年后，五脏功能日渐虚损，精血不足普遍存在于老年人中；或因年老久病，阴阳失调，阴液亏虚；或因情志内火，化火伤阴，阴血不足，久则伤及肾精；或年轻时房事不节，早早劳伤肾阴，年老后肾脏亏损；或温热病后，津液被劫，导致肝肾阴虚，阴不制阳，虚热内扰。年龄的增长，体内气血会逐渐衰弱，气血津液耗用渐尽，各种生理功能日渐减退，阴阳渐渐失衡，形体渐瘦，关节屈伸不利，毛发枯槁稀疏，皮肤干燥褶皱，此时的老年人由正常的衰老状态转为衰弱的状态。

三、肾化生精需肝脾相助

肾藏精，肝藏血，精血同源，水木相生。《养老论》言"人生至六十、七十以后，精血俱耗……肠燥面垢，发脱眼花"。精血同源，血为气之母，肾精不足亦会使气血化生乏源，老年人常见的高血压、脑动脉硬化、脑梗死等疾病的发生，从中医角度而言多因肾虚精血不足，瘀血痰浊阻滞于脉络，水不涵木，肝阳得不到充分涵养，亢逆于上，阳亢风动而致。老年衰弱状态还表现为以下常见疾病。骨质疏松症中医称为骨痿，概因肾藏精而主骨生髓，肾精充足则骨骼强健，老年人肾精亏虚，机体衰弱，肾虚髓消骨枯，骨髓化源不足，而致骨骼脆弱无力。临床上多用补肾填精益髓为治法来治疗老年骨质疏松症。而肌少症与骨质疏松症有协同影响的关系，亦属于衰弱症范畴，其发生机制主要是由于衰老而造成的骨骼肌退行性改变。老年认知功能障碍，病位在脑，病因主要是年迈体虚致气血肾精耗损，"脑为髓之海"，肾精化髓通脑，肾精充盛则思维敏捷，精亏生髓不利则无以上充，神机失用，清窍失养，加之肾虚气化不利致津液运化乏源，痰瘀互结上蒙清窍，日久则智能减退。老年人常见的小便失禁，中医认为其与肾主水和肾藏精功能的减退有关，《诸病源候论》中提到"小便不禁者，肾气虚，下焦受冷也"，肾虚下元虚冷，无法制约水液及固守精关，而见小便失禁。因此，诸症溯源，皆源于肾精亏耗。

脾胃为水谷之海，气血之父。脾胃运化水谷之精微，输送到五脏六腑而成为五脏六腑之精，以维持脏的生理活动，其盈者藏于肾中。

精血不足一般病程较长，其转归与预后，与年龄和脾肾的盛衰有关，与能否解除致病原因以及能否得到及时、正确的治疗、护理等有密切关系，脾胃未衰，精血尚存，饮食尚可者，预后一般尚可；反之，肉脱骨痿，遗精泄泻，不思饮食者预后不良。

第四节　脾胃病机

一、脾胃为健康长寿之本

脾胃为后天之本，气血生化之源，能够长养五脏六腑，是人体抗邪防病治病、保养生生之气、延年益寿之关键。老年衰弱的发生不但与先天之本肾有关，也与后天之本脾的关系密切。

若脾胃虚弱，气血不足，生机低下，全身各脏器都会受到影响，就会出现早衰之象。正如《脾胃论》曰："内伤脾胃，必暗伤人寿数。"现代医学通过实验研究也证实了这一观点，健脾可调节能量代谢和改善物质代谢；改善内分泌功能及微量元素代谢；改善免疫功能和减轻自由基损伤，并能延长细胞寿命。

我国古代医家将人体"胃气"的强弱视为长寿或夭折的重要因素之一。如《灵枢·天年》中"黄帝曰：人之寿夭各不同，或夭寿，或猝死，或病久，愿闻其道。岐伯曰：五脏坚固，血脉和调，肌肉解利，皮肤致密，营卫之行不失其常，呼吸微徐，气以度行，六腑化谷，津液布扬，各如其常，故能长久"。其中把"六腑化谷，津液布扬"作为能健康长寿的关键，说明中医重视脾胃在健康长寿中的关键作用。

脾胃之所以是人体健康长寿的关键，因为人体脏腑组织活动所需的物质和能量均来源于脾胃的化生，故《素问·平人气象论》有"人无胃气曰逆，逆者死"，从而把"胃气"提高到重要的地位。《素问·示从容论》指出："年长则求之于腑。"黄元御释："年长者肠胃日弱，容纳少而传化迟，府病为多，故求之于腑。"《黄帝内经》中"水谷皆入于胃，五脏六腑皆禀气于胃"的理论，更是对后世有着极大的启发。另外，古人对衰老与天年也有论述，《素问·上古天真论》："五七，阳明脉衰，面始焦，发始堕"，说明衰老是从"阳明脉衰"开始的。阳明脉为多气多血之经，泛指脾胃，这些都阐述了胃衰老常是衰老的先导，是导致衰老的重要原因。

二、脾胃为气血生化之源

元气强弱，脾胃为本，中医认为人之寿夭与元气强弱关系密切，而李东垣认为元气乃"先身生之精气也，非胃气不能滋之"，同时《脾胃论·脾胃虚实传变论》中又云："元气之充足，皆由脾胃之气无所伤，而后能滋养元气。若胃气之本弱，饮食自倍，则脾胃之气既伤，而元气亦不能充，而诸病之所由生也。"即元气依赖水谷精微之养，水谷精微必赖脾胃功能之健全。胃气充实则血脉润流入筋脉充实，腠理固密，体健命长；反之，则多疾早衰，甚则横夭，由此可见人之早衰早老与脾胃之纳谷化食运化精微的作用十分密切，故养胃气即养元气，元气不伤，寿可延也。故李氏在《脾胃论》中进一步指出"内伤脾胃，百病由生"。他认为脾胃的生化机能乃后天之本，直接关系到人的元气盛衰，生命强寿弱败无不与此相关。元代罗天益继承了东垣之说，认为健康长寿，胃气为本，他在《卫生宝鉴》中指出："人之身内，谷气为宝"。

脾胃为后天之本，气血生化之源，若脾胃虚衰，气血生化不足，则机体脏腑组织失养，代谢失常，致使机体衰老。《杂病源流犀烛》指出："脾为后天之本，信然也，盖脾统四脏，脾有病必波及之，四脏有病，亦必待养于脾，故脾气充，四脏皆赖煦育；脾气绝，四脏不能自生……凡治四脏者，安可不养脾哉。”李东垣提出“内伤脾胃，百病由生”的论点，可见脾胃气衰是导致衰老和疾病发生的主要原因。有学者研究脾虚致衰论，认为阳明脉衰，气血不足，脾运不健，气化失常是衰老的病机特征，指出脾气虚导致衰老是由于脾的运化功能失常导致免疫功能紊乱、代谢功能下降、枢机不利而致自由基及其损伤作用增强。实验研究发现，脾虚时自由基氧化反应增强，机体清除自由基能力减弱，与衰老变化类似；脾虚患者脂质过氧化物含量显著高于无虚证者，而血清超氧化物歧化酶含量及其活性均明显低于无虚证者，认为脾的代谢活动随着增龄而减弱。

脾主运化，主升清，主统血，主肌肉、四肢，胃与脾同属中焦，主受纳、腐熟水谷，主通降，与脾相表里，共有“后天之本”之称，五脏六腑，四肢百骸皆赖脾胃以滋养。脾胃的病理主要是受纳、运化、升降、统摄等功能的异常。

《灵枢·营卫生会》所云：“老者之气血衰。”脾为后天之本，气血生化之源，脾健血旺则机体得用，长有天命；脾虚血亏则机体失和，病生衰象。正如张景岳所说：“凡形质所在，无非血之用也。是以人有此形，唯赖此血。故血衰则形萎，血败则形坏，而百骸表里之属，凡血亏之处，则必随所在而各见其偏废之病。”脾是气化之枢，气化是生命的基本特征。若脾虚，则气化失宜，五脏精气升降无序，六腑浊气留滞不传，而生衰老现象。

李东垣在《脾胃论》中指出：“阴精所奉谓脾胃既和，谷气上升，春夏令行，故其人寿。”

郭氏认为肾虽因藏精而抗衰老，但精除来自先天外，更主要依靠后天脾胃所化水谷精微的不断补充，而且脾胃又是人身气机升降的枢纽，气的升降出入作用，是人体生命活动的根本，只有脾胃健运，才有正常升降，生命才得延续。其次临床所见老化现象以及内科老年常见病，其产生原因多由脾胃虚弱，纳运失调，升降失常所致。因此，提出“若使衰老晚至，必先保护脾胃”之言。

对于脾之衰老，《格致余论·养老论》曰：“夫老人内虚脾弱，阴亏性急，内虚胃热则易饥而思食，脾弱难化则食已而再饱。”《证治汇补·脾胃》则曰：“脾旺则饮食运动，脾衰则运动迟难。”

现代研究证明，脾虚时免疫功能紊乱，神经内分泌调节紊乱，能量代谢显著下降，体内糖代谢和蛋白质代谢紊乱；老年人体内含锌量随年龄增长而降低，血清铜随年龄增长而逐渐增高，与脾虚时微量元素变化一致。脾虚时自由基氧化反应增强，机体清除自由基能力减弱，脾虚患者血浆脂质过氧化物（LPO）含量显著高于无虚证者，而超氧化物歧化酶 SOD 含量及其活性均低于无虚证者。以上均表明了脾虚与衰老的密切关系。

三、后天养先天有赖于脾胃功能的健旺

先天乏源，损及后天，脾胃失于温煦，脾胃虚弱，后天失养，不能运化水谷精微，

久则及肾，导致肾虚。脾主肌肉，脾气虚衰则运化功能障碍，肌肉、四肢的营养缺乏，必然肌肉瘦削，四肢软弱无力，甚则萎弱不用。年老脾肾亏虚，精气不足，气血生化乏源，脏腑虚衰，肢体筋脉失养，髓窍失于滋养致老年衰弱发生。

脾的运化功能的正常进行，为化生精、气、血、津液提供了物质基础，亦为五脏六腑及各组织器官提供了充分的营养。脾胃受损，后天生化乏源，五脏失养，导致衰弱。先天养后天，后天补先天，从父母禀赋而来的先天之精，经后天脾胃化生水谷之精的濡养补充，方能不断作用于机体，完成生命的生、长、壮、老、已过程。先天与后天生理上相互滋生，病理上相互影响，互为因果，在老年衰弱的发生发展中发挥了重要的作用。

脾胃为后天之本，气血生化之源。脾胃所化生的水谷精微是化生血液的最基本物质。《景岳全书》有“血者水谷之精也，源源而来，而实生化于脾”的论述。若中焦脾胃虚弱，不能运化水谷精微，化源不足，往往导致血虚；年老加之饮食不节，可致脾虚，脾虚化源不足，五脏之精少而肾失所养；长期情志不畅，肝郁气滞易犯脾胃，可致脾胃运化失常，无以滋养五脏。饮食及情志所伤者多为实证，但随着病情的不愈，后期常为脾胃虚弱，脾虚后天无以滋养先天，生命逐渐衰弱老化，加之老年人本就脏腑虚损，结构发生变化，呈现脏腑虚衰，整体老化的现象，则发为老年衰弱，其病机往往虚实夹杂。

急性饮食诱发衰弱，多数可好转，有少数老年人，损气伤津耗液，可发展为重症；失治误治，可迁延日久，由实转虚，日久脾虚及肾，肾阳亏虚，脾失温煦，不能腐熟水谷，预后较差。

第五节 肝肾病机

一、肝肾同源、精血互生

肝主而藏血，肾藏精，为人体生长、发育、生殖之源，精血互生，肝血依赖肾精的滋养，肾精依赖肝血的充养，肝血肾精互滋互生。肝藏血，体阴用阳，肾阴可涵养肝阴，使肝阳不亢，肝阴又可资助肾阴的再生。肝主疏泄，肾主封藏，二者相互为用，相互制约。

肝藏血的生理功能，不但使肝脏本身得到濡养，体现出肝体阴而用阳的特点，还使全身各脏腑组织得到濡养，并在其疏泄的功能作用下，达到藏血与调节血量两个功能的协调统一，从而使血液在适当的时间以适当的量濡养适当的脏腑组织，维持人体整体的供需平衡，保证机体进行正常的生命活动，即“足受血而能步，掌受血而能握，指受血能摄，肝受血而能视”，若肝之藏血不足，魂失所养，则可产生卧寐不安、多梦易惊的症状，在《灵枢·营卫生会》中所载的“老者之气血衰，其肌肉枯，气道涩，五脏之气相搏，其营气衰少而卫气内伐，故昼不精，夜不瞑”的老年征象，也以气血衰少为主要原因。肝之藏血不足，不濡五脏，则全身功能活动皆可受其影响。这都说明肝藏血的功能正常与否，与人的衰老过程也有密切联系。

《素问·上古天真论》说：“丈夫……七八，肝气衰，筋不能动。”《灵枢·天年》亦有“人生……五十岁，肝气始衰，肝叶始薄，胆法始减，目始不明”的记载。《素问·阴阳应象大论》曰：“肝生筋……在变动为握。”《素问·五藏生成》曰：“掌受血而能握，指受血而能摄。”肝气虚衰，则握力下降。

肾藏精，精生骨髓，骨髓充实，骨骼强壮，运动捷健。若肾气虚衰，则骨软无力，运动迟缓，如《难经正义·十四难》中“五损损于骨，骨痿不能起于床”，《灵枢·天年》即曰：“人之始生……以母为基，以父为楯……血气已和，荣卫已通，五脏已成，神气舍心，魂魄毕具，乃为成人。”还有“肾气焦”则“四脏经脉空虚”的描述，《灵枢·寿夭刚柔》亦曰：“人之生也，有刚有柔，有弱有强，有短有长，有阴有阳。”此即说明个体体质源于父母先天的遗传，禀赋的不同决定了个体之间体质差异的存在。汉代王充《论衡·气寿》也称：“强寿弱夭，谓禀气渥薄也……夫禀气渥则其体强，体强则寿命长；气薄则其体弱，体弱则命短。”认为人的寿命与其体质有关，在其出生时就已决定。其一，禀赋强弱决定个体受病与否，如《黄帝内经》云：“衣之厚薄均也，卒然遇烈风暴雨，或病或不病，或皆病，或皆不病，其故何也?”其二，禀赋不同，疾病的易感性不同，如《灵枢·五变》曰：“一时遇风，同时得病，其病各异。”

明代虞抟在《医学正传》中指出：“肾气盛则寿延，肾气衰则寿夭。”说明肾虚是衰老的根本原因，与人体衰老的速度、寿命的长短密切相关。肾中精气的重要生理功能能促进机体生长、发育和生殖。老年人肾精不足，则肾阴、肾阳亦虚，无以化生肾气，肾气虚衰则五脏六腑生化功能减退，出现一系列衰老的表现。其中肾主骨生髓，髓通于脑，诸髓者，皆属于脑。随着生命进程的发展，则常会表现出以脑为核心的各种老化征象，甚至发展成痴呆等。清朝《寿世秘典·调摄》中曰：“胃强则肾充而精气旺，胃病则精伤而阳事衰。”那么脾肾两虚必将会导致机体的衰老。

20 世纪 90 年代起沈自尹院士等从肾阳虚证的物质基础着手，发现肾阳虚涵盖了神经内分泌免疫网络，提出了“衰老是生理性肾虚”的观点，之后绘制出基因调控路线谱，即肾虚证的神经—内分泌—免疫、神经—内分泌—骨代谢两大图谱，采用以药测证进一步观察到肾虚证主要是由于基因网络的功能低下，这一网络主要由生长激素轴、性腺轴、免疫系统三方面所形成，而补肾药能使 T 淋巴细胞的凋亡基因重塑平衡，全面逆转肾虚证基因网络的异常，延缓免疫抗衰老。另外，有学者研究发现，Klotho（K1）基因是一种抗衰老基因，K1 蛋白主要在肾表达，通过补肾可以调控 K1 蛋白表达及相关通路，从而延缓衰老。

现代医学观察亦表明，中老年脏腑辨证属肾虚者可高达 80.4%。调查自然人群虚证中发现，其肾虚患病率排在首位。现代研究发现，当机体肾虚致衰时，T 细胞衰老，表面分子 CD28 表达缺失，亚群变化为初始 T 细胞的减少，记忆性 T 细胞数量的增加，同时自由基对生物大分子造成损伤，主要是蛋白质和 DNA 的损伤。还有研究表明，肾虚与自由基损伤密切相关。自由基损伤是衰老的重要原因之一。肾虚证患者 SOD 活性低于健康人，自由基含量升高。将老年人肾虚组与健康组比较，肾虚组 LPO 水平明显高于健康组。补肾益精、活血化瘀方药的抗衰老作用机制研究表明，SOD 含量用药前下降，用药后升高；LPO 含量用药后明显下降。提示 SOD 活性降低、LPO 升高可作为肾虚证的辨证指标之一。黎鹏程等研究指出，肝郁证的人存在着不同程度的微循环障碍，主要体现在其血液流速变慢，血液流态异常，微血管袢顶瘀血和渗出现象增多。因此肝郁导致气血运行不畅，加速衰老进程。

二、肾阴易亏、肝阳易亢是老年衰弱的常见病机

宋代医家严用和在《济生方》一书中指出："肾气若壮，丹田火经上蒸脾土，脾土温和，中焦自治。"他认为，肾乃元阳之所居，因而主张治虚以补肾为主。他的这一主张为后世以补肾法防老抗衰提供了理论依据。朱丹溪则认为衰老多由阴虚所致，特别强调相火的生理与病理变化，进一步指出相火妄动则为害，他在《格致余论》中提出了"阳常有余，阴常不足"的学术观点。人之年老，病多由阴虚而成，肾阴亏虚则导致衰老的出现。

人的脏腑、经络是一个有机整体，通过五行生克挂钩，肾与其他脏腑紧密联系，相互滋生，相互制约，维持机体的平衡调节。肾阳的温煦，肾阴之化生是各脏腑经络生理功能与血液化生、循环，津液输布的重要保证。人到老年，肾中精气渐衰，精不足则化气无源，无力温煦、激发、推动脏气；精不化血或阴血不充，可致阴亏血少，诸脏器、四肢、百骸失其濡养，使三焦气化不利，气机升降失常而致病，造成多脏器功能损害，气血阴阳亏损。五脏之伤，穷必及肾。正如金元许叔微曰："肾经虚则乃至五脏六腑衰极而渐至肾。"因此，肾衰是阴阳亏损，是致病之本，而多脏虚损是老年人发病的重要因素。

肾虚是衰老之本，《素问·上古天真论》中就有肾气虚衰与人体生命过程相关性的描述。历代医家秉承了《黄帝内经》对衰老的认识，并提出肾为先天之本，阴阳之根的理论。肾藏精，肾精能促进人体的生长、发育。随着年龄的增长，肾精日衰，逐渐出现发脱、齿松、耳鸣、耳聋、皮肤枯槁、性功能丧失、消化功能减弱以及体力下降等现象，此即衰老之象。

肝藏血，肾藏精，肾精有赖于肝血的滋养，肝血有赖于肾精的化生，同时肝肾阴液之间也相互滋生，所谓"精血同源""肝肾同源"。肝血不足可以导致肾精亏损，肾精亏

损亦可致肝血不足。若肾阴不足引起肝阴不足，阴不制阳而使肝阳偏亢；若肝郁化火，日久不愈，则灼津耗液，下劫肾阴，导致肝肾阴虚。可知肾虚是致衰的重要原因，而肝虚可导致肾虚，从而进一步加速人体衰老进程。

肝郁、肝虚是衰老之助。《丹溪心法》中指出："气血冲和，百病不生，一有怫郁，诸病生焉。"清代周学海在《读医随笔》中说："凡脏腑十二经之气化，皆必藉肝胆之气以鼓舞之，始能调畅而不病。"肝为刚脏，为"将军之官"，遂肝之性则气机条达，肝气条达则气血畅行，气血安和，五脏可安。若忤其性，则气血横逆，以致诸脏皆受其害，尤以脾肾二脏为甚。正如唐容川《血证论》所说："木之性主于疏泄，食气入胃，全赖肝木之气以疏泄之，而水谷乃化。设肝之清阳不升，则不能疏泄水谷，渗泄中满之证在所难免。"若肝气郁滞，可致脾胃受损，从而导致衰老。脏腑协调而无病；若肝失疏泄，气机不畅则致气郁而衰。另外对于肝之衰老，《目经大成·黑白通四十二》曰："又中年人，脾肾衰，不能资生养化，致木失春荣，视物如烟树云林或瞳子高低不平，色浊如淤泥，赤带抱风轮而系。"点出了肝衰老源于脾肾衰，表现于眼目，如白眼血络增多，瞳仁由黑而清亮渐变黄而浑浊，视力下降，视物模糊。可见，肝主疏泄的功能失常，则全身气机紊乱，脏腑功能失调而致衰。有研究表明，持续精神内伤可使机体免疫力下降，从而诱发癌症、高血压、冠心病等疾病，加快衰老。

不仅如此，老年人肾精逐渐衰竭，真气逐渐耗散，五脏日益虚弱，各种虚损性疾病蜂至，气机衍滞，升降失司在所难免。如若再受外邪侵袭，精神刺激，饮食不当，劳累过度等，则会使脏腑功能衰退加快，气血阴阳失调，从而发生因虚致实、虚实夹杂等一系列病理表现。导致脏腑组织器官功能活动异常，耗伤机体的正气，加速机体的老化。临床上可见慢性支气管炎、冠心病、高血压、高脂血症、老年性痴呆、肿瘤等疾病，甚至酿成危重症情威胁生命。

老年人普遍存在肝脏功能衰减的情况，肝藏血不足，可出现视物昏花、抽筋，爪甲无华等；肝为刚脏，喜条达而恶抑郁，疏泄失调，易气机郁结，则腹胀、食欲不振、嗳气等；肾阴亏虚，水不涵木，肝阳上亢，可致眩晕；肾亏更是老年人普遍现象，随着年龄增长，肾精为生命活动之根，故称先天之本，肾虚意味着机体生命物质的衰竭，因此肾虚的情况越发严重，会出现精力不济，体力下降，记忆力下降，腰膝酸软，发白齿摇等现象；年老肝肾不足，久病不愈，阴损及阳，或精不化气，可转化为肾阳不足或阴阳两虚，身体衰弱更甚。

一般老年肝肾不足者较重，若治疗及时或可好转，若阴竭阳亡，阴阳离决，则预后差。

第六节 心肺病机

一、心肺气血互生互助

心主血脉，一则行血以输送营养物质，使全身各脏腑获得充足的营养，维持其正常的功能活动，从而也促进血液的生成。二则水谷精微通过脾的传输升清作用，上输于心肺，在肺吐故纳新之后，复注于心脉化赤而变成新鲜血液。肺主一身之气，参与宗气之生成和运行。气能生血，气旺则生血功能亦强，气虚则生血功能亦弱。气虚不能生血，常可导致血液衰少。肺通过主一身之气的作用，使脏腑之功能旺盛，从而促进了血液的生成。

中医学认为，心为五脏六腑之大主，又为君主之官，神明出焉；其主血脉，其华在面。正因为心具有这些重要的生理功能，所以把心脏称为生之本，是人体生命活动的主宰，心脏生理功能的盛衰直接影响着人的寿命长短。正如《黄帝内经》所说："主明则下安，以此养生则寿……主不明则十二官危，侃道闭塞不通，形乃大伤，以此养生则殃。"心在五行中属火，为阳中之阳，心所主之火在肾则肾水不寒而肾精得化。在肝则肝木得温而条达疏泄，在脾则脾土存热而水谷运化，在肺则肺金得火而宣发有权，在心则心阳宜通而血脉畅行。

心主一身血脉，主神明，心气充沛才能维持机体正常功能和生命活动。心气不足、心阳不振则血行异常，影响肺的宣降功能而致衰；心血不足可影响脾的运化功能，导致气血化生不足，机体失养而衰；心阴虚可累及肾阴虚，心火与肾水不能互济则导致"心肾不交"。

肺主一身之气，与宗气的生成有密切的关系。肺气虚衰，则宗气推动呼吸运动、贯通心脉的机能活动下降，则出现少气、自汗和倦怠乏力等气虚不足的症状。

肺脏对衰老的影响不容忽视。有学者认为，若肺气受损，肺不能主持一身之气，全身气机升降出入功能失常，则导致体内产生瘀血、痰浊、食滞等病理产物，会加速人体衰老。

二、病及心肺是老年衰弱复杂化的重要原因

心虚是衰老之主。其他脏腑均以心为主导，指出心在长寿中的重要性。《素问·六节藏象论》曰："心者，生之本，神之变也，其华在面，其充在血脉。"心是人体生命活动的主宰，起运行血脉，协调脏腑的作用，若心气虚衰，则出现心悸气短、脉沉细迟或结

代等，从而影响其他脏腑生理功能，导致衰老。翟理黄等对“心主衰老”说进行研究，认为衰老是由于动脉血管的弹性降低而致，故血管病变是衰老的重要因素。实验研究发现，老龄动物微循环血管管壁增厚，管腔狭窄，一些代谢废物不能排泄而沉积，导致微循环障碍而加速衰老。

心气虚衰，鼓动力弱，血脉不充，则心神失养，精神精力、意识和思维活动减弱，临床可见心中疲乏无力感明显、精神萎靡、反应迟钝、迷蒙多睡、懒言声低等表现。对于心之衰老，《圣济总录·心脏门·心脏统论》中曰：“心衰则健忘。”而《古今医统大全》转引《老老余编》也记载：“老人衰倦无所用心，若只令守家孤坐，自成滞闷。”补充了心之衰老的表现。

现代学者对“心主衰老”说进行研究，认为衰老是由于动脉血管的弹性降低而致，认为血管病变是衰老的重要因素。衰老是机体整体性、退行性的变化过程，与五脏的功能活动息息相关。五脏之间相互滋生、相互制约，共同维持机体的动态平衡。根据五脏相关理论，每一脏的功能紊乱或衰退皆能通过气血联系影响到其他脏，从而导致五脏皆衰而死亡。

肺虚为衰老之始。《黄帝内经》认为肺为“脏之长”，具有重要的生理功能。《素问·生气通天论》说：“天气通于肺。”《素问·五脏生成》曰：“诸气者皆属于肺。”说明肺主全身气的生成和运动，如《傅青主女科·女科下卷》说：“肺衰则气馁。”而《辨证录·虚损门》中也有类似记载，说：“肺衰则气衰。”《医学入门·外集·卷四·杂病》则认为：“肺衰气降。”资料虽少，但仍可看出，肺与衰老是有一定关系的。陈修园在《医学实在易》中曰：“气通于肺脏，凡脏腑经络之气，皆肺气之所宣。”清代名医江笔花曰：“肺气之衰旺，关乎寿命之短长。”可见，肺气虚损对衰老的发生具有重要的作用。王茹燕等认为，若肺气受损，肺不能主持一身之气，全身气机升降出入功能失常，则导致体内产生瘀血、痰浊、食积等病理产物，会加速人体衰老。吕和平等通过对肺功能各项指标的检测，研究老年人动态肺功能与衰老之间的关系，结果表明老年人动态肺功能随着年龄的增加而降低，且逐渐出现衰老现象，其根本原因是由于肺组织及神经系统的衰老。

肺气虚损或肺失宣肃则导致心行血的功能失常；肺脏虚损也可影响脾的运化功能，导致脾气虚；肺失清肃，则引起肝火内盛；肺气久虚，可导致肾不纳气，肺失宣肃则影响肾的主水功能，导致津液代谢失调。

通过对肺功能各项指标的检测研究老年人动态肺功能与衰老之间的关系发现，老年人动态肺功能随着年龄的增加而降低，且逐渐出现衰老现象，其根本原因是由于肺组织及神经系统的衰老。心是血液运行的动力所在，若由于心气虚等原因引起血行不利、脉络不通就会形成瘀血，加速全身脏腑组织的衰退而致衰老。实验研究发现，老龄动物微循环血管管壁增厚，管腔狭窄，一些代谢废物不能排泄而沉积，导致微循环障碍而加速衰老。

年老气血阴阳亏虚，心失所养或邪扰心神致病，《灵枢·天年》云“六十岁，心气始衰，苦忧悲，血气懈惰，故好卧”，可以见到许多老年人生活中经常感到心悸、胸闷、气短、乏力、不寐、眩晕，检查又很正常，这就是老年人心脏功能不断衰弱的表现；心脉上通于肺，肺气治理调节心血运行，宗气贯心肺而行呼吸，老年人肺脏功能减退，平时易感、憋喘、哮病等，肺的宣肃功能失调，可影响心主行血的功能，而致血液运行失常，心的功能失调，导致血行异常时，也会影响肺的宣发和肃降，从而出现心肺亏虚、气虚血瘀等进一步衰弱的表现。

如治疗正确，调理适宜，病情可改善，并可带病延年；如治疗不当，或不注意调摄，或病延日久，病情进一步恶化，可出现心气不足、心肺两虚向心阳虚衰甚至阴阳两虚转化，预后差。

第八章　老年衰弱中医临床研究

第一节　老年衰弱中医要素与基础疾病的关系

一、老年衰弱常见基础疾病及特点

老年衰弱是一种与年龄密切相关的临床综合征，与基础疾病密切相关的因素主要是年龄与原发病。其中年龄为进行性因素，具有不可逆的特点，它只是为老年衰弱发病构建基本的前提。只有在老年人中发生的衰弱才能称之为老年衰弱，但这并不意味着只有老年人才会发生衰弱。衰弱本身是年龄非特异性的，可发生于任何年龄段，但在老年人群中，由于老年的生理机能总体上具有随年龄增长而进行性下降的特点，而生理机能的下降、生理贮备的衰退正是衰弱发生的直接原因。因此，老年人群更易于发生衰弱。老年人是否发生衰弱，主要与不同的基础疾病关系密切。研究发现，不同的基础疾病、不同的干预都与衰弱发生风险相关。在老年衰弱患者中，常见的基础疾病包括消渴、眩晕、中风、胸痹、关格，以及糖尿病、高血压、脑卒中、心血管疾病、肿瘤、慢性肾脏病、胃肠道疾病等。

消渴（1 型糖尿病）病机多为阴虚燥热，继而气阴两虚、阴阳两虚等。如果此类患者发展为老年衰弱，由于病史长、正气损耗重，病机多属于精亏阳弱。消渴（2 型糖尿病）患者早期大多湿浊困脾（脾虚湿困）或痰湿郁结，阳热亢旺者也可能出现湿热内蕴。病久入络，出现痰瘀互结。在中后期可因邪久伤正，或久病精亏，出现气虚、气阴两虚、阴阳两虚，或者虚实夹杂。在老年期出现衰弱时，往往虚中夹实。眩晕者多阴虚阳亢，大多水不涵木，在发生老年衰弱时，亦易为肾精亏损，或气阴亏虚。中风进展为衰弱，多属后遗症阶段，常病久而正气亏损，因脉络痹阻又常兼痰结血瘀，因此虚实夹杂多见。胸痹的核心病机在于胸阳不振，可因阳虚寒邪，或因痰结瘀血，亦可因气郁。若发展为衰弱，病人常有气虚阳损，或兼瘀血为患。关格为病变更为复杂，气、痰、瘀、郁为病，浊结逆犯，毒邪内攻，病属危重。若现衰弱，必因他病久损而致，与衰弱、关格数病纠结，甚为复杂。由于不同原发病基础病机不同，引发老年衰弱的途径、进程及病机转归也有所差异。因此，面对老年衰弱时需要充分考虑基础疾病的特点。

二、不同的基础疾病老年衰弱中医要素不同

不同疾病，其病因、病机、诊断标准、治疗用药都是不同的。老年衰弱患者，除衰弱本身外，往往还有多种其他基础疾病及基础疾病的并发症，如糖尿病患者，常常合并高脂血症、高血压，不少还有脂肪肝、高尿酸血症、动脉粥样硬化斑块等。经常并发肾脏损害、神经病变、眼底血管病变、糖尿病足；还可有其他非特异性并发症或合并症，如中风或中风后遗症、冠心病、慢性心功能不全、肾衰等。这些合并症的病因与糖尿病有同有异，病机也相互交织；并发症一般在原发病病因病机基础上进展而来，或者合并疾病也对并发症产生了影响。例如，糖尿病肾病，肾脏病变的转归与血压关系密切，同时与降压药的使用也有关系，这就导致了疾病、治疗药物之间复杂的相互作用。在病因上，这些原发病都与先天禀赋有关，但消渴同时与过食肥甘厚味关系密切，而眩晕则与情志过激、起居失常等关系密切。病机方面，前者多痰湿浊邪，与脾胃、肝关系密切；后者多阴虚阳亢，与肾和肝的关系密切。治疗前者多从祛痰除湿着手，后者多从滋阴潜阳入手，进入衰弱期往往都虚实夹杂，病久入络，痰瘀互结，从而引起多种变症。虽然这些疾病都相互关联，但也具有各自的特点，它们的证治要点尤其是辨证分型会有所不同。在同一个老年衰弱患者身上，存在如此多的复杂疾病，如何着手去分析其病因病机，如何去确定其治疗方案及参照标准，往往是困扰临床医生的难题。在日益追求诊疗规范化的今天，大多数病种都已经制定行业诊疗规范或指南，如针对糖尿病的诊治有糖尿病的指南参照，针对高血压病的诊治有高血压病的指南参考，针对高脂血症治疗又有高脂血症诊疗指南参照，针对胸痹诊疗又有胸痹诊疗指南，针对中风还有中风临床诊疗指南。其他脂肪肝、高尿酸、肾脏病变、慢心衰等也有各自的指南。而这些疾病都发生在了一个病人身上，现在又增加了老年衰弱，又更增加了辨证论治参照标准选择的困惑。目前一般的做法是，病人入住了哪个科，就按照哪个科的病种进行病因病机分析和辨证治疗。这就导致了同一个病人的病因病机、治则治法和处方用药等的不断变更，而且相当无序。严重影响了中医药治疗的客观性和合理性，更损害了中医药的临床疗效。

针对此困惑，本章基于糖尿病对这一问题进行了临床研究，以期有助于指导老年衰弱及其相关疾病的中医诊疗。

第二节　消渴老年衰弱病因病机研究

一、消渴（2 型糖尿病）老年衰弱的病因病机有其特殊性

老年衰弱患者存在多种病理因素交互作用、多系统功能受限。2 型糖尿病是老年人常见的慢性代谢性疾病。Liccini 于 2016 年报道，年龄在 50～90 岁的糖尿病患者，身体虚弱和肌少症的患病率很高，这会加速老年衰弱的发生。Francesco 的研究显示，全球老年糖尿病患者发生老年衰弱的风险很大，且临床衰弱可能成为具有高死亡风险糖尿病患者新的预后因素。可见，2 型糖尿病与老年衰弱之间相互联系、相互影响。国内外对于糖尿病发生老年衰弱的研究进程存在差别。国外有研究显示糖尿病患者出现老年衰弱的概率在 28.8%～60.9%。我国糖尿病患者发生老年衰弱的概率尚不明确，郭潇潇纳入 306 名老年 2 型糖尿病患者的研究显示，衰弱前期约占纳入总人数的 21.24%，衰弱人数约占 54.58%，非衰弱人数约占 24.18%，提示国内 2 型糖尿病患者发生老年衰弱概率较高。

2 型糖尿病与老年衰弱之间具有共同的致病因素及病理基础，涉及神经系统、内分泌代谢、炎症反应等多方面。国内关于 2 型糖尿病患者发生老年衰弱的研究主要集中在对现状的研究，也有部分有关危险因素的研究。有研究结果认为，2 型糖尿病发生老年衰弱的危险因素为年龄、营养状态、糖化血红蛋白水平、基础性疾病、抑郁、多重用药、躯体功能、家庭功能、自我管理行为、空腹血糖、文化程度、吸烟、社会支持等，但 2 型糖尿病发生老年衰弱的中医病因病机尚待明确，尚缺乏临床研究。

弄清 2 型糖尿病发生老年衰弱的病因病机，对于中医相关理论尤其是临床治疗具有指导意义。鉴于中医病因与病机的密切关联性，可以从病因调查入手，通过明确病因以论病机。

二、消渴（2 型糖尿病）老年衰弱病因病机研究方法

设计《2 型糖尿病老年衰弱的危险因素调查表》，通过问卷调查，筛选出符合条件的 220 名患者，收集患者的人口学数据、患病情况、生活习惯、饮食情况、情志状况、睡眠情况等资料。人口学特征包括性别、年龄、手术史、糖尿病家族史；代谢因素含体重、身高、BMI、运动步数、平时状态、二便情况；生活习惯含吸烟史、饮酒史、饮水量、睡眠时间、外出吃饭次数、按时吃饭、吃夜宵习惯、饮食寒热、荤素比例、进食牛奶及坚果情况、饮食口味偏嗜、果蔬肉类摄入情况；环境因素包含环境潮湿与吵闹、家庭情

况，经济文化水平；疾病因素包含规律治疗、病程、住院次数、合病数、服药数、情志、睡眠质量以及中医证候类型分布。采集病人的中医四诊资料并记录在《中医证候积分表》，根据证候最高分确定患者所属证型。中医证候按指南证型构建。根据患者当前是否发生老年衰弱而分成两组（未衰弱组和衰弱组），以前述资料进行回顾性分析。老年衰弱的诊断参考 Fried 标准确定。

三、消渴（2 型糖尿病）病因病机特征

本研究最终获得 215 份资料齐全有效病例资料。2 型糖尿病患者中老年衰弱的发生率为 69.3%（149/215）。各因素在衰弱组（149 例）和未衰弱组（66 例）之间比较：衰弱组的糖尿病家族史占比显著高于未衰弱组；衰弱组运动较充分的人数占比少于非衰弱组，衰弱组久坐人数占比显著高于非衰弱组；衰弱组未形成良好排便、排尿习惯的人数占比明显多于未衰弱组；衰弱组吃夜宵更甚，更多吃蔬菜、更少吃肉；衰弱组爱吃酸味的人数占比减少。衰弱组初中、小学及以下学历人数占比显著多于未衰弱组，高收入人数占比也显著减少。衰弱组规律治疗人数占比减少，病程 10 年以上、年住院 3 次以上的人数占比显著增多，同时诊断 8 种以上疾病、服用 5 种以上化学药品的人数显著多于未衰弱组，更多的人具有中、重度焦虑及抑郁，睡眠欠满意的人数占比增多。经多种因素二分类非条件 logistic 分析，病程是 2 型糖尿病发生老年衰弱的独立危险因素。2 型糖尿病发生老年衰弱各证型的分布情况为气血亏虚证占 25.5%，脾虚痰湿证占 21.5%，肾精亏虚证占 19.5%，脾肾阳虚证占 18.1%，五脏虚弱证占 15.4%。

2 型糖尿病发生老年衰弱的病因主要有久病缠绵、先天禀赋薄弱、浊物淤积、饮食不节、劳逸不当、情志失调、药邪损伤等。其病机多与脏腑功能减退、气血阴阳亏虚有关，以气血亏虚为主。病位可涉及五脏，主要在脾和肾，日久可以因虚致实，产生痰饮瘀郁等病理产物，形成虚实夹杂。

第三节　消渴老年衰弱的临床证候特点

一、研究消渴（2 型糖尿病）老年衰弱临床证候特点的意义与方法

长期糖尿病者具有老年衰弱发病学上的各种因素，表明老年糖尿病患者往往具备老年衰弱病因与发病机制上的充分条件，是老年衰弱最具代表性的原发病因素。临床研究也表明，糖尿病是老年衰弱最常见的原发病之一。中医药以扶正为特色，采用攻补兼施的基于自然的治疗方法，对老年衰弱具有良好的疗效，且中医学在上千年的实践中积累

了丰富的经验。中医临床治疗都离不开辨证论治。准确的辨证需要充分掌握老年衰弱的症候学特点。充分掌握老年衰弱不同症候的临床意义、在辨证论治中的价值，为综合评判证的归属从而指导治疗用药及保证临床疗效的关键一环。

因此，为了研究2型糖尿病中老年衰弱的临床证候特点，我们纳入了符合糖尿病与老年衰弱诊断标准的患者192例。老年衰弱的诊断标准、辨证标准按照中华中医药杂志2020年8期《中医内科临床诊疗指南老年衰弱（制定）》中的标准确定。收集符合纳入标准的住院患者的主要症状与体征。参照2002年《中药新药临床研究指导原则（试行）》及专家意见将中医症状进行量化分级，症状分按“无、轻、中、重”四级，分别赋予0、1、2、3分；舌象按有、无分别赋予值0分或1分。同时排除了其他类型糖尿病，如成人隐匿性自身免疫性糖尿病、特殊类型糖尿病以及因内分泌因素导致的继发性糖尿病；糖尿病酮症酸中毒、糖尿病高渗性昏迷等急性并发症；伴有严重感染、恶性肿瘤、严重急性肝肾疾病、严重心功能不全类严重急慢性心脑血管意外等患者。

二、消渴（2型糖尿病）老年衰弱的临床证候特点

（一） 证型分布规律

研究结果表明，在老年衰弱5个常见临床证型中，肾精亏虚证、脾虚痰湿证、气血亏虚证占比接近，脾肾阳虚证占比较低。各证型构成比：肾精亏虚证49例，占25.52%，气血亏虚证43例，占22.39%，脾肾阳虚证24例，占12.50%，脾虚痰湿证44例，占22.92%，五脏虚弱证32例，占16.67%。

（二） 症候分布情况

在糖尿病老年衰弱患者常见的症候中，出现频率最高的五个症状是：疲乏89.58%、夜尿增多60.94%、神疲懒言55.73%、头昏48.96%、视物昏花48.44%。疲乏可以看作衰弱的各证型共有症状，是老年衰弱具有一定特异性的“共症”。夜尿增多常为肾虚类证型的表现，涉及肾精亏虚与脾肾阳虚两个证型。神疲懒言归属于气虚症状，常与气血亏虚和五脏虚弱有关。头昏症状常出现在属虚类证中，但属虚实夹杂的脾虚痰湿证也可以出现头昏，因此头昏的证候学意义较小。视物昏花也常出现在属虚的证型中，常常与下焦肝肾关系更密切一些。可见，在出现频率最高的前五个症状中，只有夜尿增多和神疲懒言对证型的确立具有关键性意义。

（三） 肾精亏虚证的证候学特点

在192例糖尿病合并老年衰弱患者中，肾精亏虚证共有49例，涵盖症状34个。主要症候为疲乏、夜尿增多、神疲懒言、腰酸、健忘、视物昏花、膝软、失眠、耳鸣耳聋、头晕。其中95.92%的患者有疲乏表现，75.59%的患者有夜尿增多表现。神疲懒言、腰酸、健忘、视物昏花四症的占比均在50%以上。舌脉表现为舌暗红、苔薄，脉细。将肾精亏虚证的主要症状做关联分析，设置最低条件支持度20%，最小规则置信度为80%，

从结果中选取规则支持度>30%、增益>1 的关联条目，共计 37 条。高频症状夜尿增多、健忘、苔薄、腰酸、膝软、舌质干瘦、耳鸣耳聋之间具有强关联性，且提升度均>1，为有效关联。发生率超过 35%的三联症状有：神疲懒言+健忘+夜尿增多、腰酸+健忘+夜尿增多、夜尿增多+腰酸+苔薄、健忘+夜尿增多+苔薄，这四关联组可视为肾精亏虚型老年衰弱的核心症状群。

（四） 气血亏虚证的证候学特点

在纳入研究的 192 例患者中，气血亏虚证有 43 例，涵盖症状 33 个。主要症状有疲乏、视物昏花、头晕、面色苍白、神疲懒言、胸闷、心悸、气短、消瘦。其中 88.37%的患者出现疲乏，74.42%的患者出现视物昏花，65.12%的患者出现头晕，58.14%的患者出现面色苍白，51.17%的患者出现神疲懒言。其他如胸闷、心悸、气短、消瘦，占比均在 30%以上。舌脉表现为舌暗红或淡红、苔薄、脉细。将气血亏虚证的主要症状做关联分析，设置最低条件支持度 20%，最小规则置信度为 80%，从结果中选取规则支持度>30%，增益>1 的关联条目共计 58 条。高频症状疲乏、脉细、视物昏花、头晕、神疲懒言之间具有强关联性，发生的可能性之间互为提升。核心的三联症状有：疲乏+视物昏花+脉细、疲乏+脉细+面色苍白、疲乏+神疲懒言+脉细、头晕+疲乏+视物昏花、视物昏花+头晕+脉细。这五关联组可视为气血亏虚型老年衰弱的核心症状群。

（五） 脾肾阳虚证的证候学特点

在纳入研究的 192 例患者中，脾肾阳虚证有 24 例，涵盖的症状有 40 个。主要症状为夜尿增多、形寒肢冷、疲乏、小便清长、舌淡胖有齿痕、腰酸、神疲懒言、膝软、五更泄、肢体浮肿。其中有 83.33%的患者出现夜尿增多，79.17%的患者出现形寒肢冷，75%的患者出现疲乏，70%的患者出现小便清长。其他如腰酸、膝软、五更泄的占比均超过 30%。舌脉表现为舌质淡胖有齿痕或舌淡红，苔白滑，脉沉细或脉滑。将脾肾阳虚证的症状做关联分析，设置最低条件支持度 20%，最小规则置信度为 80%。因为得出条目众多，故选取规则支持度>50%，提升度>1 的条目，获得条目共 32 条。脾肾阳虚证的高频症状之间关系密切，其中夜尿增多、形寒肢冷、疲乏、小便清长、舌质淡胖有齿痕、苔白滑之间均有强关联性，常任意二联或三联出现。值得特别关注的是疲乏+夜尿增多+小便清长+形寒肢冷四者一同出现的支持度高达 50%，提示脾肾阳虚证核心症状群为：疲乏+夜尿增多+小便清长+形寒肢冷。

（六） 脾虚痰湿证的证候学特点

在 192 例患者中，脾虚痰湿证有 44 例，共涉及 36 个症状。主要症状为疲乏、头晕、头身困重、神疲懒言、胸闷、便溏。其中 84.09%患者出现疲乏，56.81%的患者出现头晕，50%的患者出现头身困重。其他如胸闷、便溏所占比超过 30%。舌脉为舌淡红或舌淡胖有齿痕，苔腻，脉滑。将脾虚痰湿证的主要症状做关联分析，设置最低条件支持度 20%，最小规则置信度为 80%，选取规则支持度>30%，提升度>1，得出条目共 25 项。

高频症状疲乏、头晕、头身困重、神疲懒言、胸闷、苔腻、脉滑之间具有强关联性，其中二者或三者可互相提升。疲乏＋苔腻＋头晕＋脉滑同时出现的概率超过30%。提示脾虚痰湿证的核心症状群为：疲乏＋苔腻＋头晕＋脉滑。

（七） 五脏虚弱证的证候学特点

192例患者中，五脏虚弱证有32例。主要症状为疲乏、夜尿增多、心悸、健忘、胸闷、膝软、神疲懒言、腰酸膝软、面色苍白、头晕、视物昏花、形寒肢冷、耳鸣耳聋。其中疲乏出现率为100%，87.5%的患者出现夜尿增多，84.38%的患者出现心悸，81.25%的患者出现健忘。其他如胸闷、膝软、神疲懒言、腰酸、气短、面色苍白、头晕、视物昏花、皮肤干燥、形寒肢冷、耳鸣耳聋的占比均超过50%。舌脉表现为舌淡胖有齿痕、苔腻，或舌淡红、苔薄，脉细或脉沉细弱。将五脏虚弱证的主要症状做关联分析，设置最低条件支持度20%，最小规则置信度为80%，规则支持度>30%，提升度>1，得出的关联条目有1 000条，仅选取条件支持度前30位，结果发现五脏虚弱证的症状表现众多，且症状间相关性强，无明显特征性的症候群。

第四节 多共病老年衰弱临床辨证标准选择研究

一、对老年衰弱辨证参照标准的思考

随着规范化临床医疗的不断深入，不同病种都制定了临床诊疗路径。其中不同病种的证型也不同。临床诊疗指南对临床诊疗有重要的影响。不同病种也都制定了各自的临床诊疗指南，不同病种指南中的中医证型也各不相同。在诊治同时具有多种疾病的患者时，就必然面对证型标准选择的问题。由于老年衰弱往往都有三种或以上的共病，此困惑在老年衰弱的诊治中尤其突出。

为了解决临床多共病患者辨证标准选择的困惑，有必要弄清楚共病患者按照不同疾病的辨证分型标准与获得特定证型之间的关系。为此，我们的研究对老年衰弱患者按照不同的基础疾病的证型标准进行辨证，同时与老年衰弱辨证标准的证型进行比较，对比按不同辨证标准的辨证结果（证型），分析不同的原发病辨证和老年衰弱证型之间的关系。临床搜集了312例老年衰弱患者的中医四诊信息，将患者的症候（包括症状和体征）从临床病例中提取出来，按照中华中医药杂志2020年《中医内科临床诊疗指南·老年衰弱（制定）》的辨证分型标准进行辨证分型；同时按照其实际具有的原发病（糖尿病、高血压、高脂血症）的辨证分型标准进行辨证。比较按照不同辨证标准所获证型之间的关系。三种原发病的四诊信息，分别按原发病各自公认的辨证分型标准进行分型。

二、单一基础疾病老年衰弱的证型特点与辨证标准选择

分别研究老年衰弱仅合并糖尿病或高血压或高脂血症的患者，按三种基础疾病辨证所获证型与老年衰弱证型之间的关系。根据2002年国家药品监督管理局组织制定的《中药新药临床研究指导原则（试行）》中“中药新药治疗糖尿病的临床研究指导原则”对2型糖尿病进行辨证，分为阴虚热盛证、湿热困脾证、气阴两虚证、阴阳两虚血瘀水停证、血瘀脉络证共5个证型。根据2018年修订版《中国高血压防治指南》建议的成人血压水平的定义和分类标准评定高血压，参照中华中医药学会2011年制定发布的《高血压中医诊疗指南》进行辨证分型，分为肝火上火证、痰湿内阻证、瘀血内阻证、阴虚阳亢证、肾精不足证、气血两虚证、冲任失调证共7证型。根据《中国成人血脂异常防治指南》（2016年）为诊断高脂血症，根据全国中医指南制修订协作组制定的《高脂血症中医临床诊疗指南》2015年修订稿辨证高脂血症，分为肝肾亏虚证、脾肾两虚证、痰浊内蕴证、痰瘀结滞证、气滞血瘀证共5个证型。

结果发现，老年衰弱仅合并糖尿病的证型以脾虚痰湿证（90%）及肾精亏虚证（10%）为主；如果按照2型糖尿病的辨证标准进行辨证，其证型则为湿热困脾证（50%）及阴阳两虚血瘀水停证（50%）。其中老年衰弱的脾虚痰湿证与糖尿病的湿热困脾证相关，湿困脾虚，湿郁生热，其核心在湿；无论治疗脾虚痰湿还是治疗湿热困脾，其重点都是化湿燥湿，湿除则脾运，湿尽则热清。老年衰弱的肾精亏虚证与糖尿病的阴阳两虚血瘀水停证相关，肾藏先天之精，化原阴原阳，为一身阴阳之根本。治疗阴阳两虚证都当补肾填精。

老年衰弱仅合并高血压以脾虚痰湿证（63.16%）、气血两虚证（26.32%）及肾精亏虚证（10.52%）为主；如果按照高血压的辨证标准进行辨证，则证型为痰湿内阻证（42.10%）、气血两虚证（26.32%）、阴虚阳亢证（15.79%）、肾精不足证（10.53%）及肝火上炎证（5.26%）等。其中老年衰弱的脾虚痰湿证与高血压的痰湿内阻证相关，湿困则脾失运化而为虚，治疗都重在化湿而运脾。老年衰弱的肾精亏虚证与高血压的阴阳两虚证、肾精不足证相关，治疗重点都在于填补肾精。

老年衰弱仅合并高脂血症以脾虚痰湿证（88.89%）及肾精亏虚证（11.11%）为主。如果按照高脂血症的辨证分型标准进行辨证，则证型为痰浊内蕴证（100%）。其中老年衰弱的脾虚痰湿证与高脂血症的痰浊内蕴证相关，痰湿与痰浊本质一致，都可困脾而致脾失健运。

可见，老年衰弱合并单一基础疾病，无论按照老年衰弱辨证，还是按照基础疾病辨证，辨证所获得的证型大多具有一致性，少数完全相同。差异主要是表述上的问题，治疗用药的大方向一致。

三、多基础疾病老年衰弱的证型特点与辨证标准选择

这里意在弄清老年衰弱同时合并糖尿病、高血压、高脂血症三种基础疾病中任两者或两者以上，如何选择其辨证标准以及按照不同辨证标准对辨证结果及治疗用药有何影响。

（一）老年衰弱合并糖尿病与高血压

按照上述的研究，结果表明，按照老年衰弱辨证标准进行辨证，老年衰弱合并糖尿病与高血压患者的证型以脾虚痰湿证（75%）、气血两虚证（16.67%）及脾肾阳虚证（8.33%）为主；如果将这部分患者再按照糖尿病的辨证标准进行辨证，则其证型为阴阳两虚血瘀水停证（66.67%）、湿热困脾证（25%）及气阴两虚证（8.33%）。如果再按照高血压辨证，则证型为痰湿内阻证（41.67%）、肾精不足证（33.33%）及阴虚阳亢证（25%）。其中老年衰弱的脾虚痰湿证与糖尿病的血瘀水停证、湿热困脾证相关，与高血压的痰湿内阻证相关；老年衰弱的气血两虚证与糖尿病的气阴两虚证和阴阳两虚证相关，与高血压的肾精不足证相关。后者因气血旺则能生精，精充可化气化血。老年衰弱的脾肾阳虚证与糖尿病的阴阳两虚证相关，与高血压的肾精不足证相关。阴虚阳亢可能分解在多个证型中，这可能与阴虚阳亢的代表症候不具有特异性有关，如眩晕既可以是阳亢证表现，也可以是湿邪困阻的表现；五心烦热可以是阴虚阳亢的表现，也可以是阴虚生内热的表现，还可能是湿浊内蕴生热所致；腰酸膝软可以纳入肾精亏证，也可纳入脾肾阳虚、阴阳两虚证、肾精不足证等。这提示缺乏特征性症候的证型是临床辨证发生多样化的重要原因。

（二）老年衰弱合并糖尿病与高脂血症

老年衰弱合并糖尿病与高脂血症，先按照老年衰弱辨证，其证型以脾虚痰湿证（66.67%）及气血两虚证（33.33%）为主。如果将这部分病人再按照糖尿病辨证，则证型为湿热困脾证（50%）及阴阳两虚血瘀水停证（50%）；再按照高脂血症辨证则证型为痰浊内蕴证（83.33%）和痰瘀结滞证（16.67%）。其中老年衰弱中的脾虚痰湿证与糖尿病中的湿热困脾证和血瘀水停证相关，与高脂血症的痰浊内蕴证相关。老年衰弱中的气血两虚证与糖尿病中的阴阳两虚证相关，在高脂血症证型中则分散到痰浊内蕴证和痰瘀结滞证中。这种情况表明，中医临床辨证确存在见仁见智选择性的不同，少部分证型不典型的病例，辨虚辨实与辨证者自身所掌握的标准差异有关。

（三）老年衰弱合并高血压与高血脂

老年衰弱合并高血压与高血脂，以老年衰弱的辨证标准进行辨证，其证型以脾虚痰湿证（83.34%）、肾精亏虚证（8.33%）及气血两虚证（8.33%）为主。如果将这部分病人按照高血压辨证标准进行辨证，则证型为痰湿内阻证（50%）、肾精不足证（25%）及阴虚阳亢证（25%）；再按高脂血症进行辨证，则证型为痰浊内蕴证（100%）。老年衰

弱辨证中脾虚痰湿证与高血压辨证中的痰湿内阻证相关，与高脂血症辨证中的痰浊内蕴证相关。老年衰弱中的肾精亏虚证和气血两虚证，与高血压辨证中的肾精不足证相关。高血压辨证中的阴虚阳亢证可被辨为脾虚痰湿证和痰浊内蕴证。从上述结果分析中可以看出，痰浊内蕴证可被辨为脾虚痰湿证，或痰浊内阻证，或肾精亏虚证，或气血两虚证，或肾精不足证，或阴虚阳亢证。其中痰浊内蕴证与脾虚痰湿证或痰浊内阻证关系密切，按照不同辨证标准对大多数病人的证型和治疗用药影响不大。值得一提的是，痰浊内蕴证中的头晕目眩症可被判为阴虚阳亢证的表现，也可能被归入气血两虚证；气短、头昏，可判为痰浊，也可判为肾精不足或肾精亏虚。痰浊内蕴证次症中倦怠乏力、少气懒言症，更可纳入肾精不足或精肾亏虚。出现上述差异的原因，与产生症的多因性、证的核心症候无特异性有关。

（四）老年衰弱同时合并糖尿病、高血压、高脂血症

老年衰弱同时合并糖尿病、高血压、高脂血症，以老年衰弱的辨证标准进行辨证，其证型以脾虚痰湿证（90%）及肾精亏虚证（10%）为主。如果将这部分病人按照糖尿病辨证标准进行辨证，则证型为湿热困脾证（50%）及阴阳两虚血瘀水停证（50%）；如果又按照高血压标准辨证证型为痰湿内阻证（40%）、肾精不足证（30%）及阴虚阳亢证（30%）；如果再按照高脂血症进行辨证，则证型为痰浊内蕴证（100%）。其中老年衰弱辨证中的脾虚痰湿与糖尿病辨证中的湿热困脾证、血瘀水停证相关，与高血压辨证中的痰湿内阻证、肾精不足证、阴虚阳亢证相关；与高脂血症辨证中的痰浊内蕴证相关。肾精亏虚证可能被辨为阴阳两虚证、肾精不足、痰浊内蕴证等。其内在的原因分析同前。

第四节　口服降糖药治疗对消渴老年衰弱证型的影响

一、老年衰弱的证型与治疗用药

老年衰弱的发生发展不但与先天禀赋、年龄、体质及基础疾病有关，也与长期的治疗用药有关，尤其是化学药物。化学药物治疗疾病的基本原理，是通过阻断或激活人体某些相关生理病理靶点，通过影响特定靶点以改变靶点所在病理生理通路的活性。病理生理通路的活性会控制人体生理机能、生命状态、生命活力、代谢，从而影响病人的临床证候表现和辨证分型。此外，化学药物尚存在作用虽强大但治疗错位的矛盾、靶点多效性与阻断或激活的无选择性的矛盾、疾病多因性与药物专效性的矛盾，这些矛盾都会在不同程度上影响人体的各方面的生理功能，进而导致临床症候的变化，改变特定病人的辨证分型。例如，一个肾精亏虚的老年衰弱合并糖尿病的患者，如果长期给予二甲双

胍治疗（此种情况临床常见），可导致脘痞腹胀，大便稀溏甚或腹泻，也可导致便秘，纳呆等，从而将肾精亏虚证改变为脾虚夹湿证或湿浊困脾证。如果给一个阴虚热盛的糖尿病患者服用促秘剂（如格列齐特或格列吡嗪），由于血糖迅速下降，病人可出现饥饿、乏力、头昏、出汗等表现，从而使证型转化为气阴两虚或脾气亏虚证。其他药物（如降脂药、降压药等）同样也可影响病人的临床症状，从而改变病人的临床证型。可见，用化学药物治疗对老年衰弱临床辨证分型的影响是不容忽视的。

为探讨治疗用药对老年衰弱辨证论治的影响情况，我们以糖尿病口服降糖药治疗为例，研究了老年 2 型糖尿病合并老年衰弱患者服用口服降糖药治疗后的证型变化。研究纳入 208 例 2 型糖尿病老年衰弱患者，以问卷调查的方式进行横断面研究，同时结合专家咨询、描述性分析、系统聚合分析的方法，对患者一般情况、症状体征、用药方案进行系统性归纳，并统计出患者的证候积分，将该病不同中医证型的证候积分与口服降糖药的关系进行 Spearman 等级相关性分析。

二、老年衰弱的 2 型糖尿病患者中口服降糖药的应用情况

本研究纳入了年龄≥65 岁的老年衰弱的糖尿病患者，糖化血红蛋白水平 4.8%～6.5%，在本院持续使用口服降糖药 6 个月以上，包括使用过胰岛素，但目前已经停用胰岛素，并改用口服降糖药 6 个月以上的患者。排除了合并血液病、恶性肿瘤、结缔组织病等严重的其他系统疾病者、严重肝肾功能不全者，以及近 1 个月内发生过糖尿病酮症酸中毒、高渗性昏迷等急性并发症者。涉及的降糖药有 13 种，包括盐酸二甲双胍缓释片、阿卡波糖、伏格列波糖、磷酸西格列汀片、利格列汀片、沙格列汀片、米格列奈钙片、那格列奈片、瑞格列奈片、盐酸吡格列酮片、格列吡嗪片、格列齐特缓释片、达格列净片。在 208 例患者中，使用 α－葡萄糖苷酶抑制剂有 179 例，占 86.05%；使用二甲双胍 109 例，占 52.4%；使用 DPP－4 抑制剂 85 例，占 40.87%；使用格列奈类有 78 例，占 37.5%；使用磺脲类 43 例，占 20.67%；使用 TZDs 类 23 例，占 11.06%；使用 SGLT－2 抑制剂类 2 例，占 0.96%。

三、不同类口服降糖药与老年衰弱的证型分布

结果分析发现，在服用二甲双胍的 109 例老年衰弱 2 型糖尿病患者中，辨证证型为气血亏虚证者 26 例，占 23.9%；脾虚痰湿证 25 例，占 22.9%，肾精亏虚证 22 例，占 20.2%，五脏虚弱证 20 例，占 18.3%，脾肾阳虚证 16 例，占 14.7%。Spearman 通过相关分析发现，使用二甲双胍类与脾肾阳虚证、气虚亏虚证、五脏虚弱证的证候积分呈正相关，其中相关性最强的是脾肾阳虚证。

在服用 α－葡萄糖苷酶抑制剂的 119 例老年衰弱 2 型糖尿病患者中，气血亏虚证 44 例，占 24.6%，脾虚痰湿证和肾精亏虚证 31 例，各占 20.7%，脾肾阳虚证 32 例，占

17.9%，五脏虚弱证 29 例，占 16.2%。相关分析结果表明，服用 α－葡萄糖苷酶抑制剂与脾肾阳虚证、气血亏虚证、五脏虚弱证的证候积分呈正相关关系，其中相关最强的是脾肾阳虚证。

在服用 DPP－4 抑制剂的 85 例患者中，肾精亏虚证 21 例，占 24.7%，气血亏虚证 20 例，占 23.5%，脾虚痰湿证与五脏虚弱证 15 例，各占 17.6%，脾肾阳虚证 14 例，占 16.5%。相关分析结果表明，服用 DPP－4 抑制剂与脾肾阳虚证、五脏虚弱证、气血亏虚证的证候积分呈显著正相关，且相关性依次减弱。

在服用格列奈类药物的 78 患者中，气血亏虚证 24 例，占 30.8%，肾精亏虚证 16 例，占 20.5%，脾肾阳虚证 15 例，占 19.2%，五脏虚弱证 13 例，占 16.7%，脾虚痰湿证 10 例，占 12.8%。相关分析结果表明，服用格列奈类药物与肾精亏虚证、脾肾阳虚证、五脏虚弱证、气血亏虚证的证候积分呈显著正相关，且肾精亏虚证相关性最强。

在服用磺脲类药物的 43 例患者中，气血亏虚证 14 例，占 32.6%，脾虚痰湿证 11 例，占 25.6%，脾肾阳虚证 9 例，占 20.9%，肾精亏虚证 5 例，占 11.6%，五脏虚弱证 4 例，占 9.3%。相关分析表明，口服磺脲类药物与气血亏虚证、肾精亏虚证、脾肾阳虚证的症候积分呈显著正相关，其中以气血亏虚证相关性最强。

在服用 TZDs 类药物的 23 例患者中，气血亏虚证 7 例，占 30.4%，脾肾阳虚证 6 例，占 26.1%，脾虚痰湿证 5 例，占 21.7%，肾精亏虚证 4 例，占 17.4%，五脏虚弱证 1 列，占 4.3%。相关分析结果表明，口服 TZDs 药物与各证型的症候积分都无显著相关性。

可见，使用不同类型的降糖药，确能影响临床中医对糖尿病的辨证分型，从而影响治疗用药。从上述结果中还可以看出，使用促泌剂或增敏剂等影响胰岛素分泌或作用的药物的患者，气血亏虚证占比都最高；脾肾阳虚证也多于其他类口服降糖药，但五脏虚弱证少于其他类降糖药。

第九章　老年衰弱治法学

第一节　治法学概论

中医认为，人的衰老和体质的衰弱是生命发展的必然规律。中医学上千年的实践为老年衰弱的治疗积累了大量的宝贵经验。宋代陈直撰写的《养老奉亲书》是我国现存较早的老年病学专著，书中重视老年人脾胃的调护，认为“此养老人之大要也”，故将脾胃治法放在首位，综合利用精神调摄、季节养生、疾病预防、起居照料等多种手段，其所倡导的老年病综合防治思想与现代老年医学多学科干预模式不谋而合。国医大师陈可冀院士认为，老年人常见的慢性疾病，从中医十纲辨证（八纲加气血辨证、脏腑辨证）相关病机解析，一般可归结为衰老所导致的“阴阳失调、营卫不和、脏腑虚弱、多脏受损”，以致“易虚易实、易寒易热、虚实夹杂”等诸种表现。

老年衰弱本质上是衰老的一种特殊状态。衰老的是人类不可避免的生命进程的组成部分；衰弱是在这一进程中的异向变化，它既具有衰老的特征，又不同于衰老。衰老突出表现为生命进程中正气的消耗，通常从虚论治。衰弱则不但正气耗损，同时又常伴病邪为患，正虚与邪实并存。因此，对于衰弱的治疗，既要关注正气本虚，又要防范邪气为患。通常需要根据不同的病情，采取更加灵活的治疗方案，抓住疾病的主要矛盾，或取留人治病、扶正以祛邪，或以祛邪为主、邪去正复，或攻补兼施、扶正与祛邪并举。无论采用何种治疗策略，都当以有利于正气恢复为基本原则。

“急则治标”“缓则治本”“甚者独行”“间者并行”作为老年衰弱治疗学的指导思想，需根据病人的个体化病情合理践行，做到明于心而利于事。

老年衰弱病情复杂，各类治法都可能在诊疗过程得到应用。无论是气血津液治法、经络治法、卫气营血治法、脏腑治法等，都可根据对疾病的辨证诊断来选用。其中，脏腑辨证应用最为广泛，脏腑治法也较为常用。

脾胃为后天之本，生命的延续需要脾胃运化水谷的滋养；脾胃为气血生化之源，为脏腑器官的功能活动提供动力源泉。因此，益气健脾、芳化醒脾、燥湿运脾、淡渗实脾、消食导滞、理气和胃、温脾助阳、健脾开胃等治脾治胃之法，临床常用。肾为先天之本，主藏精而化阴阳，为五脏精气之源。肾虚则五脏易弱，精旺则脏腑功能易旺盛。故补肾益精等法，亦是衰弱的常用治法。衰弱虽多与脾肾关系密切，然五脏之伤均可致衰弱。同时也可两脏或多脏同病，脏与脏之间还有传与变、生与克之变。治疗必与之相应、丝丝入扣。诸如补土生金、金水相生、滋水涵木、泻南补北、交通心肾、泻木宁金等治法，宜适证而用。正如见邪在肝，知肝邪易传脾，则治肝当实其脾。临证施治，须见症思辨，五脏相参，应以药性，力求尽善。

治法必须以用药来体现。用药是治法最终表现形式。用方选药应当既有忠实性、又要有灵活性。所谓用方选药的忠实性，表现在与辨证病机的对应性上，有什么样的病机，就选用与之相应的药物。如口干喜饮水是津液不足，选药当以顾护津液为要。若是口干喜饮同时舌红无苔而干，当用石膏、寒水石等去热存津；同是口干喜饮水又舌面无苔，但却是嫩红而有津，则当用干姜之类以蒸化津液。若口干喜饮，舌苔腻，则当芳香化气醒脾为治，药当以佩兰、藿香、苍术类；甚至苔厚腻，则为痰湿致病，又当用法夏、浙贝、茯苓、陈皮化痰除湿治之。上述无论去热存津、蒸化津液，或是芳化醒脾、化痰除湿等法，都可实现顾护津液的目的。

从整体观念出发，调和脏腑、辨证论治，对于虚损性疾病具有良好疗效。基于这些独特的理念，要在此准确全面地论述老年衰弱的治疗是实际的。这里更多地是从可见部分、实物的层面上来做一些要点性的阐述。对老年衰弱涉及的常用治法，诸如脾胃治法、补肾治法、气血治法、养心治法、补肺治法、调和脏腑法、祛痰法、祛瘀法等进行原则性分析。希望读者在实际工作中不拘于此，只要符合人体实际需要的治疗，我们都认为是有价值的。

第二节　脾胃治法

一、概述

脾胃治法主要是通过调理脾胃、改善其运化功能，从而促进机体的营养等健康状态来达到治疗疾病的目的。传统中医学十分重视脾胃在人体健康中的作用。常言“病从口入”“饮食自倍，肠胃乃伤”都是重视脾胃在健康维系中的作用的体现。李东垣《脾胃论》将中医重视脾胃的思想提高到一个新的层次，其中提出了“内伤脾胃，百病由生”的内伤致病学说，支撑了调治脾胃在疾病的治疗中的重要性。“饮食自倍”是脾胃受伤的基本原因，这与现代以代谢性疾病为主体的谱系特征高度一致。由于早年内伤脾胃，为中老年以后发生疾病埋下了伏笔。老年衰弱的病人由于久病体虚或随着年龄增长，脾胃功能下降，多见脾胃虚弱、运化无力等情况。脾为后天之本，脾气虚弱则会出现倦怠乏力、食欲不振等，脾胃健运则气血足，气血足则健康长寿。脾胃为气血生化之源，若脾胃虚弱，气血生化乏源，见气血亏虚，不能濡养五脏，发为衰弱。李杲在《兰室秘藏》曾曰“血不可不养，胃不可不温，血养胃温，荣卫将行，常有天命”。古人强调饮食有节，对于老年人尤其重要。

脾胃共处中焦，互为表里。脾主运化水谷，胃主受纳腐熟，脾升胃降，共同完成饮食的消化吸收与输布，为气血生化之源，后天之本。脾又具有统血，主四肢肌肉的功能。脾胃病证，皆有寒热虚实之不同。脾的病变主要反映在运化功能的失常和统摄血液功能的障碍以及水湿潴留、清阳不升等方面；胃的病变主要反映在食不消化，胃失和降，胃气上逆等方面。脾病常见腹胀腹痛、泄泻便溏、浮肿、出血等症。胃病常见脘痛、呕吐、嗳气、呃逆等症。《素问·脏气法时论》曰：“五谷为养，五果为助，五畜为益，五菜为充，气味合而服之，以补精益气。”故调理脾胃，可充气血，补后天，资先天，滋养肌肉，使筋骨强健，动作不衰，是老年衰弱脾胃治法的基本原则。

二、具体治法

（一） 温补脾阳法

重在温中，用干姜、吴茱萸类。

【含义】即通过温补脾阳、祛散虚寒以恢复脾之运化功能。

【病机】脾阳不足或脾胃阳虚，导致中焦虚寒。

【适应证】脘腹疼痛，喜温喜按，恶心呕吐，不欲饮食，大便稀溏，畏寒肢冷，口不渴，舌淡苔白，脉沉细或沉迟无力。

【代表方】理中丸。

理中丸用于治疗中焦脾胃虚寒。方中以干姜为君药，温助脾阳，祛散寒邪。《金匮翼》云“内生之寒，温必以补”，以人参为臣药，补益脾气。方中干姜与人参相配，温中有补，补中有温，温补并用。脾为湿土之脏，喜燥恶湿，以白术燥湿浊，运脾气。且干姜与白术相配，可强脾阳，化湿浊，运化助升降复其常。以炙甘草为佐药，可助人参、白术补脾益气，配干姜增强温阳散寒之力，又可缓急止痛、调和诸药。方中一温一补一燥，温中阳，补脾虚，燥湿浊，调理中焦，强健脾胃。此外，也可以加用吴茱萸，温中散寒。

【其他常用处方】

黄芪建中汤：黄芪建中汤在小建中汤的基础上加用黄芪，治疗以温中补气、和里缓急。适用于小建中汤证而气虚明显者。可见脘腹拘急疼痛，喜温喜按，形体羸瘦，面色无华，心悸气短，自汗盗汗等症。

吴茱萸汤：吴茱萸汤以吴茱萸、人参、生姜、大枣合而成方，治疗以温中补虚，降逆止呕为主。适用于食谷欲呕，或兼胃脘疼痛、吞酸嘈杂之胃寒证；干呕吐涎沫，头痛，巅顶痛之肝寒上逆犯胃证。

【常用中药】干姜、桂枝、吴茱萸、白豆蔻、肉豆蔻、补骨脂、荜拨、高良姜、川椒、丁香等。

（二） 温化运脾法

重在用陈皮、苍术、白豆蔻之类温燥药。

【含义】本法通过使用行气、通腑等的方法，使有形实邪从肠腑排除，从而促进气机运行。

【病机】外邪犯脾，脾气受损，升降失常，致脾气郁滞。

【适应证】心下痞满，不欲饮食，倦怠乏力，舌苔腻而微黄，脉弦。

【代表方】平胃散。

平胃散是治疗湿滞脾胃的基础方。方中以苍术为君药，以其辛香苦温，入中焦能燥湿健脾，使湿去则脾运有权，脾健则湿邪得化。湿邪阻碍气机，且气行则湿化，故方中臣以厚朴，芳化苦燥，长于行气除满，且可化湿。与苍术相伍，行气以除湿，燥湿以运脾，使滞气得行，湿浊得去。陈皮为佐，理气和胃，燥湿醒脾，以助苍术、厚朴之力。使以甘草，调和诸药，且能益气健脾和中。煎加姜、枣，以生姜温散水湿且能和胃降逆，大枣补脾益气以助甘草培土制水之功，姜、枣相合尚能调和脾胃。综合全方，燥湿与行气并用，而以燥湿为主。燥湿以健脾，行气以祛湿，使湿去脾健，气机调畅，脾胃自和。

【其他常用处方】

枳实消痞丸：枳实消痞丸，中医方剂名，别名失笑丸。以枳实、厚朴、黄连、半夏、干姜、人参、白术、茯苓、麦芽、甘草合而成方，治以消痞除满，健脾和胃，适用于脾虚气滞、寒热互结证。

二陈汤：二陈汤以半夏、橘红、茯苓、甘草合而成方，治疗以燥湿化痰，理气和中为主。适用于胸膈痞闷、不欲饮食、恶心呕吐、咳嗽痰多的湿痰证。

补气运脾丸：补气运脾丸以人参、白术、茯苓、橘红、黄芪、砂仁、炙甘草、半夏、生姜、大枣合而成方，治疗以益气补中，健脾和胃。适用于胃汗。若脾阳虚衰，脘腹冷、吐清涎者可加干姜、高良姜。

【常用中药】厚朴、枳实、柴胡、大腹皮、佛手、香橼、旋覆花、半夏、白术、砂仁等。

（三） 益气健脾法

【含义】即通过培补脾土、健脾益气的方式促使脾的运化机能恢复正常。

【病机】脾气虚弱，运化无能，清阳不升。

【适应证】纳差，体倦肢软，少气懒言，面色㿠白，脱肛，久泻，久痢，崩漏，自汗，渴喜热饮，大便稀薄。

【代表方】四君子汤。

四君子汤中以人参为君，甘温益气，健补脾胃。脾胃气虚，故运化失常，以白术为臣药，既可助人参补益脾胃之气，又以其苦温之性健脾燥湿，助脾运化。脾主湿，脾胃既虚，运化无力，湿浊易于停滞。佐以茯苓、白术健运脾气，又能渗利湿浊，且使参、术补而不滞。更配以炙甘草，甘温益气，既可助参、术补中益气之力，又可调和诸药。四药皆为甘温和缓之品，重在健补脾胃之气，兼司运化之职，且渗利湿浊，共成益气健脾之功。

【其他常用处方】

升阳益胃汤：升阳益胃汤中以黄芪、半夏、人参、炙甘草、独活、防风、白芍、羌活、橘皮、茯苓、柴胡、泽泻、白术、黄连合而成方，治疗以健脾补气、降逆胃气。适用于脾胃虚弱、怠惰嗜卧；或时值秋燥令行，湿热方退，体重节痛，口苦舌干，心不思食，食不知味，大便不调，小便频数；或兼见肺病，洒淅恶寒，惨惨不乐，乃阳气不升也。

参苓白术散：参苓白术散以人参、山药、白术、茯苓、扁豆、薏苡仁、莲子肉、砂仁、桔梗、炙甘草、大枣合而成方。治疗以益气健脾、渗湿止泻。适用于气短乏力、形体消瘦、胸脘痞闷、饮食不化、肠鸣泄泻、面色萎黄之脾虚夹湿证。

【常用中药】升麻、柴胡、葛根、黄芪、莲子肉、薏苡仁、砂仁、桔梗、白扁豆、白术、山药等。

（四） 芳香醒脾法

【含义】即使用芳香醒脾的方法，促进脾的运化，增强脾脏的益气行气化湿之功。

【病机】脾主运化，湿困脾土，脾失健运，升降失调。

【适应证】呕吐痞闷，不思饮食，脘腹胀痛，消瘦倦怠，或气虚肿满。

【代表方】藿朴夏苓汤。

藿朴夏苓汤中以香豆豉、藿香芳化宣透以疏表湿，使阳不内郁；藿香、白蔻仁、厚朴芳香化湿；厚朴、半夏燥湿运脾，使脾能运化水湿，不为湿邪所困。再配以杏仁开泄肺气于上，使肺气宣降，则水道自调；茯苓、猪苓、泽泻、薏苡仁淡渗利湿于下，可使水道通调，则湿有去路。本方以燥湿芳化为主，开宣肺气，淡渗利湿为辅，照顾到上、中、下三焦。

【其他常用处方】

藿香正气散：藿香正气散以藿香、半夏曲、陈皮、白术、茯苓、紫苏、白芷、大腹皮、厚朴、桔梗、生姜、大枣合而成方。治疗以解表化湿、理气和中。适用于霍乱吐泻、恶寒发热、头痛、胸膈满闷、脘腹疼痛、舌苔白腻、脉浮或濡缓之外感风寒、内伤湿滞证。

五味异功散：五味异功散以人参、茯苓、白术、陈皮、甘草合而成方。治疗以健脾理气。适用于饮食减少、大便溏薄、胸脘痞闷不舒，或呕吐泄泻的脾胃虚弱、中焦气滞证。也可用于小儿消化不良属脾虚气滞者。

【常用中药】木香、陈皮、苏梗、藿香、沉香、香附、砂仁、佩兰、娑罗子、香橼、厚朴、白术、白豆蔻等。

（五） 消导和胃法

【含义】通过调和胃气、消食导滞以治疗脾胃不和的病证，达到调和脾胃、升发清阳的作用。

【病机】胃气不和，升降失调，胃之浊阴不降，致脾之清阳不升。

【适应证】脘腹胀满，嗳腐吞酸，恶食呕恶，或大便泄泻，舌苔厚腻微黄，脉滑。

【代表方】保和丸。

保和丸方中以山楂为君药，能消各种饮食积滞。臣药为神曲、莱菔子，神曲能消食健脾，善化酒食陈腐之积；莱菔子下气消食，长于消谷面之积。君臣配伍，起到相辅相成的作用，可消一切饮食积滞。再配以半夏和胃降逆止呕；陈皮理气和中，可使气机通畅，帮助消食化积；以茯苓健脾渗湿之效达到止泻目的；再合以连翘清热散结，既可帮助消食，又可祛食积所生之热。本方以消食药为主，配合行气、降逆、化湿之品，达到消食和胃之效，使食积得消，保胃气和降。

【其他常用处方】

调中丸：调中丸以炮干姜、橘红、白术、茯苓、木香、缩砂仁、官桂、良姜合而成方。治疗以温中健脾。适用于小儿久伤脾胃，腹胀食少；或中焦虚寒，下利清谷，腹痛食少者。

健脾丸：健脾丸以炒白术、木香、酒黄连、甘草、白茯苓、人参、炒神曲、陈皮、砂仁、炒麦芽、山楂肉、山药、肉豆蔻合而成方。治疗以健脾和胃、消食止泻。适用于食少难消、脘腹痞闷、大便溏薄、倦怠乏力、舌苔腻而微黄、脉虚弱之脾虚食积证。

【常用中药】山楂、神曲、陈皮、大枣、甘草、半夏、枳实、苍术、木香、香附、檀香、莱菔子、厚朴、砂仁等。

（六） 滋养胃阴法

【含义】以滋养胃阴的方法，使胃气和调。

【病机】胃阴不足，胃失和降，阴虚生热，胃失濡养。

【适应证】饥不欲食，口干咽燥，大便干结，舌红少津，脉细数。

【代表方】益胃汤。

益胃汤中重用细生地、麦门冬，味甘性寒，养阴清热，生津润燥，为甘凉益胃之上品，为方中君药。配伍臣药北沙参和玉竹，养阴生津，可助生地、麦门冬益胃养阴之力。加以冰糖濡养肺胃，调和诸药，为佐使药。本方甘凉清润，清而不寒，润而不腻，共奏养阴益胃之效。

【其他常用处方】

麦门冬汤：麦门冬汤中以麦门冬、半夏、人参、甘草、粳米、大枣合而成方。治疗以清养肺胃、降逆和中。适用于呕吐、纳少、呃逆、口渴咽干之胃阴不足证。也可用于咳嗽气喘、咽喉不利、咳痰不爽，或咳唾涎沫、口干咽燥之虚热肺痿。

滋液养胃汤：滋液养胃汤中以西党参、鲜石斛、麦门冬、杭白芍、当归身、枇杷叶、生谷芽、川贝母、广陈皮、粉甘草。治疗以滋阴生津，养胃润肺。适用于湿温病长期发热出汗、津液耗伤之证。

【常用中药】北沙参、南沙参、麦门冬、天门冬、玉竹、石斛、生地、百合、黄精、山药等。

【总结】

补脾、运脾、健脾、醒脾都属于益脾法，通过调理脾脏，助脾运化。健、补是脾功能不足；补为力重，脾不足为甚时使用，适用于脾胃虚寒证或中焦虚寒证等，治则为温中祛寒、补气健脾，多选用温里药配合理气药，如桂枝、干姜、附子、吴茱萸等；健为力轻，脾稍有不足时使用，适用于脾胃气虚等证，治则为补中、健脾、益气，多选用有升举作用的药物配合补气药，如升麻、柴胡、葛根、黄芪等。而运、醒是脾功能受限；醒为力重，脾功能受限重时使用，适用于气虚肿满、痰饮结聚、脾胃不和等证，治则为理气醒脾、和中化湿，多选用气味芳香的药物配合理气药，如木香、陈皮、苏梗、藿香等；运为力轻，脾功能受限轻，机能尚能运转，但运转不灵时使用，适用于脾虚气滞之证，治则为健脾和胃、消痞除满，多选用具有理气除满功用的药物，如厚朴、枳实、柴胡、大腹皮。

以上几种彼此互含、互有包容，治疗上有其一则有其三。补脾是因脾虚，脾虚则运化升清不利，水湿内生困脾；补脾重在脾阳脾气，补脾过程中又可兼有运脾、健脾、醒脾，只是运脾重在恢复脾运化功能，醒脾是因为水湿困脾，需要补脾、健脾、运脾，脾阳一足水湿自化。

和胃又称和中，主治胃气不和，胃气不和则升降功能失常，适用于湿滞脾胃等证，多选用理气和胃的药物，如陈皮、大枣、甘草、木香等。益胃法即清养胃阴，是一种治疗胃燥津伤、胃阴不足的方法，多选用滋养胃阴的药物，如沙参、麦门冬、天门冬、玉竹等。

第三节 补肾治法

一、概述

补肾治法是指通过补助肾之精气，或补益肾阴肾阳，以达到治病目的的治法。传统有“肾无实证”之说，应用于老年衰弱则较为贴切。故本病治肾之法常为补益。这有别于脾胃治法有补有攻。

肾为先天之本、生命之源。肾藏精，肾维系和支配人体的所有生理功能，这是一种能够自我调节及平衡自身的活动，从而抵御疾病。肾精不足，导致肾阴肾阳虚衰，无以化生肾气。肾气亏虚则五脏气血津液生化乏源，各种衰弱病症就会日益显现，故历代把“护肾保精”作为改善衰弱的基本措施。

肾为先天之本，孕育元阳和元阴。肾藏精，肾为精海，肾精的本质是由父母的先天之精与后天水谷精华融合而形成的。肾精能够化生为肾气和肾阴肾阳，推动脏腑气化。肾中精气的盛衰控制着人体的生长及衰老。老年人容易肾阴阳俱衰，肾精亏虚，故补益肾精，滋补肾阴，温补肾阳为治疗衰弱的常用治法。景岳论“善补阳者，必于阴中求阳，则阳得阴助，而生化无穷；善补阴者，必于阳中求阴，则阴得阳升，而泉源不竭”。因此，在补肾阴或补肾阳时，当注意肾阴与肾阳的相互化生关系，合理使用阳中求阴、阴中求阳的治疗艺术。

二、具体治法

（一） 补肾填精法

【含义】即通过补肾益髓，填精养神以激发肾之贮存封藏肾精之功。

【病机】肾元虚衰，封藏失职，肾精亏损，脑髓失充。

【适应证】头晕目眩，失眠健忘，痴呆呓语，牙齿松动，两目昏花，腰膝酸软，夜尿清长，舌淡胖，苔白滑，脉沉细。

【代表方】七宝美髯丹加减（这是补肾阳方）。《医方集解》七宝美髯丹，或《医宗金鉴》加味地黄丸，或济川煎。

本方由何首乌、茯苓、牛膝、当归、枸杞、菟丝子、补骨脂七味药物所组成。何首乌补肝益肾、涩精固气；枸杞、菟丝子均入肝肾，填精补肾，固精止遗；当归补血养肝；牛膝强健筋骨。以上诸药补肾精、益肝血，药性较平。补骨脂可温补肾阳，此“阴中求阳”之义，可使阴平阳秘，茯苓淡渗以泄浊，乃“补中有泻”。诸药配伍，共奏补肝益肾，涩精固本之功。

【其他常用处方】

七福饮：方中熟地黄滋阴补肾；鹿角胶、龟甲胶、阿胶、紫河车、猪骨髓补髓填精；当归养血补肝；人参、白术、炙甘草益气健脾；石菖蒲、远志、酸枣仁宣肺化痰。治疗以益气养血，滋阴补肾，兼有化痰宣窍之功，适用于老年人肝肾精血亏虚，髓海不足之痴呆、健忘等症。

河车大造丸：河车大造丸以紫河车、熟地黄、天门冬、麦门冬、杜仲、川牛膝、黄柏、醋龟甲合而成方。治以补肾益精。适用于肺肾两亏，虚劳咳嗽，骨蒸潮热，盗汗遗精，腰膝酸软等症。

【常用中药】杜仲、怀牛膝、楮实子、党参、白术、茯苓、山药、大枣、五味子、熟地黄、肉苁蓉、巴戟天等。

（二） 滋补肾阴法

【含义】即通过滋补肾阴的方法，以治疗肾阴亏虚所致病症的方法。

【病机】与肾精气亏虚混淆。肾阴不足，失于滋养。

【适应证】腰膝酸软，耳鸣耳聋，盗汗，消渴，骨蒸潮热，手足心热，口燥咽干，牙齿摇动，足跟作痛，小便淋漓，舌红少苔，脉沉细。

【代表方】用左归丸加减。

左归丸重用熟地黄滋肾填精，大补真阴，为君药。山茱萸养肝滋肾，涩精敛汗；山药补脾益阴，滋肾固精；枸杞补肾益精，养肝明目；龟、鹿二胶，为血肉有情之品，峻补精髓、龟甲胶偏于补阴，鹿角胶偏于补阳，在补阴之中配伍补阳药，取“阳中求阴”之义，均为臣药。菟丝子、川牛膝益肝肾，强腰膝，健筋骨，俱为佐药。诸药合用，共奏滋阴补肾，填精益髓之效。

【其他常用处方】

六味地黄丸：方以熟地黄、山茱萸、山药、泽泻、茯苓、牡丹皮六味合用，三补三泻，其中补药用量重于“泻药”，是以补为主。治以滋补肝肾，适用于腰膝酸软、耳鸣耳聋、盗汗、消渴、骨蒸潮热、牙齿摇动、足跟疼痛、小便淋漓等肝肾阴虚证。

知柏地黄丸：六味地黄丸加知母、黄柏，滋阴降火。适用于头目昏眩、耳鸣耳聋、虚火牙痛、五心烦热、腰膝酸痛、血淋尿痛、遗精梦泄、骨蒸潮热、盗汗颧红、咽干口燥等肝肾阴虚、虚火上炎证。

杞菊地黄丸：六味地黄丸加枸杞、菊花，滋肾养肝明目。适用于两目昏花，视物模糊，或眼睛干涩，迎风流泪等肝肾阴虚证。

麦味地黄丸：即六味地黄丸加麦门冬、五味子，滋补肺肾。适用于虚烦劳热、咳嗽吐血、潮热盗汗等肺肾阴虚证。

【常用中药】熟地黄、山药、山萸肉、麦门冬、五味子、玉竹、石斛、枸杞等。

（三） 温补肾阳法

【含义】即通过温补肾阳，以治疗肾阳不足、虚寒内生所致病证的方法。

【病机】肾阳不足，命门火衰，失于温煦，气衰神疲。

【适应证】年老或久病气衰神疲，畏寒肢冷，腰膝软弱，遗精或阳衰无子；或饮食减少，大便不实；或小便自遗，舌淡苔白，脉沉而迟。

【代表方】右归丸加减。

方中附子、肉桂、鹿角胶培补肾中元阳，温里祛寒，为君药。熟地黄、山茱萸、枸杞、山药滋阴益肾，养肝补脾，填精补髓，取“阴中求阳”之义，为臣药。再用菟丝子、杜仲补肝肾、强腰膝，配以当归养血和血，共补肝肾精血，为佐药。诸药合用，以温肾阳为主而阴阳兼顾，肝脾肾并补，妙在阴中求阳，使元阳得以归原。

【其他常用处方】

十补丸：十补丸以炮附子、五味子、山茱萸、山药、牡丹皮、鹿茸、熟地黄、肉桂、白茯苓、泽泻合而成方，补肾阳、益精血。适用于面色黧黑，足冷足肿，耳鸣耳聋，肢体羸瘦，足膝软弱，小便不利，腰脊疼痛等肾阳虚损，精血不足证。

【常用中药】附子、肉桂、巴戟天、肉苁蓉、仙灵脾、鹿角胶、仙茅、熟地黄、山茱萸、山药等。

（四） 益肾壮阳法

【含义】将上越之虚火引导回到命门之中，是用温热药治疗阴虚阳亢的方法（引火归元治疗的是肾阳虚证中的虚火上浮，而不是阴虚火旺证）。

【病机】真阴不足，阳无依附，虚阳外浮；阴寒内盛，格阳于外，真寒假热。

【适应证】身热，两颧潮红，躁扰不宁，口渴，脉大，似属热证；但身热反欲盖衣被，口渴喜热饮，饮亦不多，或可见到四肢厥冷，下利清谷，小便清长，舌淡，苔白，舌质淡白，苔黑而润，脉虽浮大但无力。

【代表方】《景岳全书》觅阳引加减。

方由淫羊藿、五味子、芡实、锁阳、枸杞组成。以淫羊藿为君，有强身健体、壮阳补肾之功效；臣以味甘，性平之枸杞，其有良好的补肾益精，养血明目，强筋壮骨，延缓衰老功效；五味子益气、强阴、补诸不足，芡实具有益肾固精之功效，可改善遗精滑精，遗尿尿频，脾虚久泻之症，二药为佐使。诸药合用，共奏益肾壮阳之功效。

【其他常用处方】

交泰丸：方以黄连、肉桂同用，治以清心降火，引火归原。适用于心烦不寐，入睡困难，心悸多梦，伴头晕耳鸣、腰膝酸软、潮热盗汗、五心烦热、咽干少津等心肾不交证。

天王补心丹：治以滋阴养血，补心安神。适用于阴虚血少、心悸不安、虚烦神疲、手足心热等肝肾阴虚、水不济火、心火内动、扰动心神证。

【常用中药】当归、黄连、肉桂、熟地黄、山药、山茱萸、枸杞、龟胶、牛膝等。

（五） 补肾强筋法

【含义】即通过补肝肾、强筋骨的方法治疗老年人腰膝酸软、精疲困顿等症。

【病机】肾阳不足，命门火衰，失于温煦，气衰神疲。

【适应证】年老或久病气衰神疲，畏寒肢冷腰酸腿疼、骨质疏松、骨性关节病之类属肾虚骨弱、络闭等所致病证。

【代表方】《扶寿精方》续断丸加减。

方由川续断、当归、萆薢、附子、防风、天麻、乳香、没药、川芎组成。方中重用川续断补肝肾，续筋骨，调血脉，故为君药。臣以当归、川芎补血、活血、润燥滑肠。佐以乳香、没药调气活血、定痛，萆薢祛风除湿、利水通淋，附子补火助阳、散寒止痛，防风祛风解表，胜湿止痛，天麻平肝息风、祛风止痛。诸药合用，共奏补肾强筋之效。

（六） 补肾固摄法

【含义】即通过温补脾肾、固涩止泻的方法治疗脾肾阳虚之肾泄证。

【病机】脾肾阳虚、命门火衰、火不暖土。

【适应证】老年肾虚失于固摄导致的二便次频或失禁，口角流涎；或饮食减少，大便不实；或小便自遗，舌淡苔白，脉沉而迟。

【代表方】四神丸。

方中重用补骨脂辛苦大温，补命门之火以温养脾土，《本草纲目》谓其“治肾泄”，故为君药。臣以肉豆蔻温中涩肠，与补骨脂相伍，既可增强温肾暖脾之力，又能涩肠止泻。吴茱萸暖脾温胃以散阴寒；五味子酸温，固肾涩肠，合吴茱萸以助君、臣药温涩止泻之力，为佐药。用法中姜、枣同煮，枣肉为丸，意在温补脾胃，鼓舞运化。诸药合用，俾火旺土强，肾泄自愈。

三、总结

补肾治法，即以补益肾脏虚损为主要目的的治疗方法。若肾气不固则治以固摄肾气，肾不纳气则治以补肾纳气，肾阳虚衰则治以温补肾阳，肾阴亏虚则治以滋养肾阴，肾虚水泛则治以温阳化水，阴虚火旺则治以滋阴降火。

在临床的具体应用过程中，尚应分清肾阴、肾阳和肾精、肾气，更需注重肾与其他脏腑的关系，临证中灵活辨证，填精、补阴、益阳、引火归元可相互融合、共同应用。同时，具体应用中还需结合具体病症，在补肾同时进行灵活加减。因此，临证中不仅要看到疾病本身，也要看到与其相关的其他脏腑病变，即“知病传变”。如左归丸以滋阴补肾为主，方中熟地黄、山药、山茱萸、枸杞、龟甲胶、川牛膝以滋阴益精，又有鹿角胶、菟丝子以补阳，是“阳中求阴，阴得阳升而泉源不绝”之意。右归丸温补肾阳为主，方中肉桂、附子、菟丝子、杜仲、鹿角胶以温补肾阳，熟地黄、山药、山茱萸、枸杞、当归以滋阴，即“阴中求阳，阳得阴助而生化无穷”之义，都是阴阳互济的体现。

随着人口的老龄化，老年衰弱的发生也呈日益增多的趋势。年老肾精亏耗、脏腑虚衰是老年衰弱发生的主要机理，从整体论治出发，以肾为本，采用补肾填精益髓之法，保持精气充沛旺盛，调和阴阳，在治疗老年性疾病、延缓衰老、改善衰弱状态等方面有着重要意义。

第四节　气血治法

一、概述

气血治法是通过调理气血，恢复气血功能，使气血相互为用的关系调和以达到治疗疾病的目的的治法。

气与血对人体生命及健康具有重要作用。正如《黄帝内经》所言“人之所有者，血与气耳”，认为气和血是构成人体和维持人体生命活动的两大基本物质。《黄帝内经》曰“气血充盈，百病不生”“气血失和，百病乃变化而生”，是强调气血调和对于人的健康的重要性。精血同源，精化于血，血能生精；精气同要，互相依存。因此，气与血的健康对于人生之精的健康状态也具有关键作用，而精是肾的根本和功能源泉。老年肾虚多源于气血亏耗。气与血相互化生，相互为用，互为依存。气血生化同源，均源于脾胃化生的水谷精微和肾中精气。《难经本义》中曰“气中有血，血中有气，气与血不可须臾相离，乃阴阳互根，自然之理也”。“气为血之帅”“血为气之母”，气血无法分割而谈。气的运动变化是血液生成的动力，故云“气能生血”；气的推动作用是血液循环的动力，气不仅能直接推动血行，还能促进脏腑的功能活动，故云“气能行血”。气对血的统摄作用表现在能使血液正常循行于脉管之中而不逸于脉外。血能生气，气存血中，血不断地为气的生成和功能活动提供水谷精微。水谷精微是全身之气的生成和维持其生理功能的物质基础；而水谷精微又赖血以运之，借以为脏腑的功能活动不断地供给营养，使气的生成与运行正常地进行。所以血盛则气旺，血衰则气少。血能载气，气存于血中，赖血之运载而达全身。血为气之守，气必依附于血而静谧。

气和血相互依存、相互滋生、相互为用，关系密切；同样，病变发生时，气血常可相互影响，通常气病即血病，血病又有气病，表现为气血同病。如果气血失和，可以引发诸多疾病。对于老年人来说，随着年龄的增长和脏腑功能的衰减，气血失和通常是老年人发病的重要原因，可见气滞血瘀，气虚血瘀，气血两虚，气不摄血，气随血脱等诸多证候。

二、具体治法

（一）行气化瘀法

【含义】通过调畅气机、活血化瘀的方药治疗气滞血瘀证的方法。

【病机】气机阻滞，血行不畅，经隧不利，脉络瘀阻。

【适应证】胸痛、头痛，日久不愈，痛如针刺而有定处，或呃逆日久不止，或饮水即呛，或心悸怔忡，失眠多梦，唇暗或两目黯黑，舌质黯红或有瘀斑、瘀点，脉涩或弦紧。

【代表方】血府逐瘀汤。

血府逐瘀汤方中桃仁破血行滞而润燥，红花活血祛瘀以止痛，共为君药。赤芍、川芎助君药以活血祛瘀；牛膝活血通经，祛瘀止痛，引血下行，共为臣药。生地、当归养血活血，配诸活血药，使祛瘀而不伤阴血；桔梗、枳壳，一升一降，宽胸行气，桔梗并能载药上行；柴胡疏肝解郁，升达清阳，与桔梗、枳壳同用，尤善理气行滞，使气行则血行，以上均为佐药，甘草调和诸药，为使药。

【其他常用处方】

通窍活血汤：通窍活血汤中以赤芍、川芎、桃仁、红花、老葱、鲜姜、红枣、麝香、黄酒合而成方。治疗以活血通窍。适用于瘀阻头面之头痛昏晕，面色青紫，或耳聋，脱发。

身痛逐瘀汤：身痛逐瘀汤中以秦艽、川芎、桃仁、红花、甘草、羌活、没药、当归、灵脂、香附、牛膝、地龙合而成方。治疗以活血行气、祛瘀通络、通痹止痛。适用于气血痹阻所致的肩痛、臂痛、腰痛、腿痛，或周身疼痛，经久不愈。

【常用药物】当归、桃仁、红花、黄芪、川芎、牛膝、枳壳、桔梗等。

（二） 益气活血法

【含义】运用具有补气、活血作用的方药治疗气虚血瘀证的治法。

【病机】正气亏虚，气虚血滞，脉络瘀阻。

【适应证】面色淡白或晦滞，身倦乏力，少气懒言，疼痛如刺，常见于胸胁，痛处不移，拒按，舌淡暗或有紫斑，脉沉涩。

【代表方】补阳还五汤。

补阳还五汤为治疗气虚血瘀证的经典方剂。方中重用生黄芪，补益元气，意在气旺则血行，瘀去络通而起废痿，为君药。气虚导致血瘀，形成本虚标变，纯补气则瘀不去。故用当归尾活血祛瘀而不伤血，为臣药。赤芍、川芎、桃仁、红花四味，协同当归尾以活血祛瘀；地龙通经活络，力专善走，周行全身，以行药力，共为佐药。方中重用补气药与诸多活血药相伍，使气旺血行以治本，瘀祛络通以治标，标本兼顾；且补气而不壅滞，活血而不伤正。合而用之，则气旺、瘀消、络通，诸症可愈。

【其他常用处方】

黄芪桂枝五物汤：黄芪桂枝五物汤以黄芪、芍药、桂枝、生姜、大枣合而成方。治疗以益气温经、和血通痹。适用于肌肤麻木不仁、恶风、易汗出、舌淡苔白、脉微涩而紧之血痹证。

蠲痹解凝汤：蠲痹解凝汤以黄芪、葛根、山萸肉、伸筋草、桂枝、姜黄、田三七、当归、防风、秦艽、甘草合而成方。治疗以益气活血，补肾养肝，祛风胜湿。适用于气虚血瘀，肝肾亏虚，外邪内侵之证。

【常用药物】赤芍、当归、红花、桃仁、黄芪、人参、党参、白术、地龙等。

（三） 气血双补法

【含义】通过运用益气补血的方药治疗气血两虚证的方法。

【病机】素体虚弱或久病体虚，气虚不能生血，血虚无以化气，气血两亏。

【适应证】头晕目眩，少气懒言，四肢倦怠，乏力自汗，面色淡白或萎黄，心悸失眠，舌淡苔薄白，脉细弱或虚大无力。

【代表方】八珍汤。

八珍汤为四君子汤合四物汤组成，四君子汤能健脾益气，四物汤可补血养血，八珍汤汇两方之功，奏两方之效，为“气血双补”的代表方剂。方中以人参与熟地黄为君药，人参大补元气，熟地黄补血滋阴。臣以白术补气健脾，当归补血和血。佐用茯苓健脾渗湿，芍药养血和营，川芎活血行气，以使补而不滞。炙甘草益气和中，调和诸药；煎加姜枣，调和气血，共为佐使。诸药相合，共成益气补血之效。

【其他常用处方】

十全大补汤：十全大补汤以人参、肉桂、川芎、地黄、茯苓、白术、炙甘草、黄芪、当归、白芍合而成方。治疗以温补气血。适用于饮食减少、久病体虚、脚膝无力、面色萎黄、精神倦怠之气血不足之证。与八珍汤相比，偏于温补气血。

人参养荣汤：人参养荣汤以黄芪、当归、桂心、炙甘草、橘皮、白术、人参、白芍、熟地黄、五味子、茯苓、远志合而成方。治疗以益气补血，养心安生。适用于四肢沉滞、骨肉酸疼、行动喘咳、小便拘急、腰背强痛、心虚惊悸、咽干唇燥、饮食无味、形体瘦削之积劳虚损、气血不足之证。

【常用药物】当归、熟地黄、人参、芍药、川芎、茯苓、白术、甘草等。

（四） 补气摄血法

【含义】通过运用补气的方药治疗气不摄血证的方法。

【病机】气不摄血，血不循经，溢出脉外。

【适应证】吐血，便血，皮下瘀斑，崩漏，气短，倦怠乏力，面色白而无华，舌淡，脉细弱等。

【代表方】归脾汤。

归脾汤以参、芪、术、草大队甘温之品补脾益气以生血，使气旺而血生；当归、龙眼肉甘温补血养心；茯苓（多用茯神）、酸枣仁、远志宁心安神；木香辛香而散，理气醒脾，与大量益气健脾药配伍，复中焦运化之功，又能防大量益气补血药滋腻碍胃，使补而不滞，滋而不腻；姜、枣调和脾胃，以资化源。全方共奏益气补血、健脾养心之功，为治疗思虑过度、劳伤心脾、气血两虚之良方。

【其他常用处方】

圣愈汤：圣愈汤中以生地、熟地黄、白芍、川芎、人参、当归、黄芪合而成方。治疗以补气，补血，摄血。适用于少腹有空坠感，心慌气促，四肢乏力，体倦神衰，纳谷不香，舌质淡，苔薄润，脉细弱之证。

归脾汤：归脾汤中以白术、茯神、黄芪、龙眼肉、酸枣仁、人参、木香、炙甘草、当归、远志合而成方。治疗以益气补血、健脾养心。适用于吐血、便血、尿血、紫癜，伴血色暗淡、神疲乏力、心悸气短、面色苍白之脾不统血证。

【常用药物】白术、当归、茯苓、黄芪、人参、甘草、阿胶、生地等。

（五） 益气固脱法

【含义】通过运用益气的方药治疗气随血脱证的方法。

【病机】大量失血，气失依附，随血散脱。

【适应证】大出血时突然面色苍白，四肢厥冷，大汗淋漓，甚至晕厥。舌淡，脉微细欲绝，或浮大而散。

【代表方】补中益气汤。

补中益气汤中以重用黄芪为君，其性甘温，入脾肺经，而补中气、固表气，且升阳举陷。臣以人参，大补元气；炙甘草补脾和中。君臣相伍，有芪外参内草中央之妙用，可大补一身之气。佐用当归以补养营血，且“血为气之宅”，可使所补之气有所依附；陈皮理气和胃，使诸药补而不滞。更加升麻、柴胡为佐使，升阳举陷，与人参、黄芪相配，可升提下陷之中气。诸药合用，既补益中焦脾胃之气，又升提下陷之气，且全方皆为甘温之药而能治气虚发热证。

【其他常用处方】

生脉散：生脉散中以人参、麦门冬、五味子合而成方。治疗以益气生津，敛阴止汗。适用于汗多神疲，体倦乏力，气短懒言，咽干口渴，舌干红少苔，脉虚数至伤气耗阴证。

独参汤：独参汤中以单味药人参组方。治疗以补气固脱。适用于诸般失血与疮疡溃后，气血俱虚，面色苍白，恶寒发热，手足清冷，自汗或出冷汗，脉微细欲绝者之证。

【常用药物】人参、党参、升麻、柴胡、黄芪、葛根等。

三、总结

行气化瘀法、益气活血法、气血双补法、补气摄血法、益气固脱法皆属于气血治法，目的是使气血恢复调和状态，然而各自对应的病机和症状表现又各有不同，若老年患者表现身痛如针刺，伴舌质紫暗或有紫斑，脉弦涩，为气滞血瘀证，多因气滞为先，由气及血，治疗重在行气，气行则血自通，重视应用枳壳、桔梗、柴胡、木香等行气药为先导。若兼有身倦乏力、少气懒言、脉沉等气虚表现，当以益气活血为法，重视益气与活血的兼顾。老年衰弱患者多久病消耗，气血两亏，可有心悸，失眠，自汗出，动则尤甚，脉细弱等表现，需气血双补，多用当归、熟地黄、人参、茯苓等药物，伴失眠者可加酸枣仁、柏子仁，伴纳差的患者可加砂仁、神曲等。若见吐血、便血、皮下瘀斑等出血症状，多因气虚统摄无权，血溢脉外所致，需益气以摄血，可予归脾汤加减，偏寒者可加艾叶、炮姜炭，偏温热者可加棕榈炭、阿胶珠等收敛止血药物。若病情深重，患者突然面色苍白，四肢厥冷，大汗淋漓，甚至晕厥，脉微细欲绝，当急予大补元气以固脱，重视人参、白术、炙甘草等药物运用。

临床上，面对老年衰弱患者，应重视运用气血相关理论，紧抓病机和病理因素，灵活施治，收效显著，体现辨证论治与审证求因相结合的整体观念。

第五节　养心治法

一、概述

养心治法是指通过补养心之气、血、阴、阳，宁养心神，以促进老年衰弱疾病康复的治疗方法。心居胸中，心包围护其外，为五脏六腑之大主，是人体生命活动的中心。心主血脉，主藏神。心不受邪，外邪入侵多为心包所受。故老年人心本脏之病，多起于内伤。

《素问·痿论》云："心主身之血脉。"提示血脉之病多与心有关。老年人多体虚，若心气不足可致血脉运行失畅，气血瘀阻，或气虚及阳，胸中阳气痹阻，都可出现胸闷、气短、心悸、怔忡、真心痛等病症。心主血脉的另一个表现为"其华在面"，当心血不足时，则面白少华，甚者阳气外亡。如心气不足而无力推动血行致脉络瘀滞，血液不能外荣肌肤，则可致面色苍白，口唇青紫。

《素问·宣明五气》云："五脏化液：心为汗。"汗液的生成源于津液，且与血液的蒸化有关，故汗出过多，每易耗伤心的营血，导致心气心血渐损。

《素问·调经论》云："心藏神。"《素问·灵兰秘典论》云："心者，君主之官也，神明出焉。"心的气血旺盛，则精力充沛，思维敏捷。由于物灵同源，形与神俱。脏腑器官要行使其正常功能，必有赖于神的充盈。形与神的健康相互依存。老年人多阴血不足，心阴心血不足，则神失濡养，则可导致精神神志异常，而出现失眠、健忘、昏迷、癫狂、痫、厥等病症，同时也可引起其他脏腑功能活动的紊乱。

老年衰弱患者的心系病变主要表现为虚证方面，多为气血阴阳的虚损，心气虚、心阳虚为心鼓动心脉不足征象，治宜益心气、温心阳；心血虚、心阴虚表现为神不内守，治宜补心血、养心阴。汗为心液，津液外泄过度的自汗、盗汗，治宜益心气、敛心阴；气机逆乱，气血阴阳不相顺接引起的厥证，治宜回心阳、救厥逆、养阴固脱。上述种种病情，都可能扰乱心神，临证可根据需要，予宁心安神，使心君不躁动，有助于行使其正常功能。由于心为君主之官，其他脏腑的疾病也可影响心的功能；心脏功能的正常行使，也有利于其他脏腑疾病的恢复。

二、具体治法

（一）益气养心法

【含义】通过运用益气方药，补养心气，治疗心气不足之证的治法。

【病机】心气虚衰，鼓动力弱，血脉不充，心神不安。

【适应证】心悸怔忡，神思恍惚，心悸易惊，失眠健忘，或有自汗，面色淡白，舌淡脉细。

【代表方】养心汤。

养心汤中以黄芪、人参为君，补脾益气。以当归为臣药，补血养心，又可与黄芪、人参配伍，以培气血不足；茯神、茯苓养心安神，以治神志不宁。以酸枣仁、柏子仁、远志、五味子补心安神顶悸；半夏曲和胃消食，配黄芪、人参补脾和中，以资气血生化之源；肉桂引火归原，并可鼓舞气血生成而增本方温养之效；川芎调肝和血，且使诸药补而不滞；煎加生姜、大枣更增加益脾和中、调和气血之功；共为佐药。甘草调和诸药，且与参芪为伍，以增强益气之功，用为佐使。诸药配伍，补益气血，养心安神。

【其他常用处方】

七福饮：本方具有益气补血、养心宁神的功效，方中以人参、白术、炙甘草益气养心；熟地黄、当归滋补阴血，酸枣仁、远志宁心安神，适用于气血亏虚、心失所养所致的心悸、气短、自汗、神疲、不寐等症。

归脾汤：归脾汤中以白术、茯神、黄芪、龙眼肉、酸枣仁、人参、木香、炙甘草、当归、远志合而成方。适用于以心悸怔忡、健忘失眠、气短乏力、食少、面色萎黄为主症的心脾气虚两虚证。

【常用中药】人参、黄芪、山药、茯苓、甘草、木香、麝香、远志、茯神、朱砂、桔梗等。

（二）温补心阳法

【含义】运用温补阳气的方药，以温通心阳，治疗心阳虚衰之证的治法。

【病机】素体阳虚，或气虚及阳，心阳不振，心神不宁。

【适应证】心悸怔忡，卧起不安，心痛，畏寒肢冷，舌淡胖，苔白滑，脉微细；甚者见突然冷汗淋漓，四肢厥冷，呼吸微弱，面色苍白，口唇青紫，神志模糊或昏迷等心阳暴脱之危象。

【代表方】桂枝去芍药加蜀漆龙骨牡蛎救逆汤。

桂枝去芍药加蜀漆龙骨牡蛎救逆汤为温补心阳的具体表现。方以桂枝汤为基础，桂枝辛温，温阳化气，可助心阳、通经络；生姜味辛，合甘草以辛甘化阳；大枣养血安神；但因此证心阳受损，故去阴柔的芍药以专温通心阳之力；又因胸阳不振，多夹杂邪气，再加蜀漆祛痰，“去胸中邪结气”；并重用重镇潜阳的龙骨、牡蛎，共收温补心阳功效。

【其他常用处方】

参附龙牡救逆汤：参附龙牡救逆汤中以人参、附子、龙骨、牡蛎、白芍、炙甘草合而成方。治疗以温补心阳，救逆固脱。适用于心阳虚衰之证，症见突然面色苍白而青，口唇发紫，呼吸浅促，额汗不温，四肢厥冷，虚烦不安，右胁下并可出现瘀块，舌苔薄白，质暗紫，脉象微弱疾数。

四逆汤：根据寒者热之的治疗原则，本方可振奋欲绝的心阳，方中附子大辛大热，振奋心阳；干姜温中散寒，两者相须为用，以增温阳散寒之力；甘草调和诸药，适用于阳虚厥逆，心阳衰竭，阴寒内盛以致四肢逆冷，下利清谷，脉微欲绝之危症。

【常用中药】桂枝、生姜（干姜）、附子、甘草、大枣、蜀漆、龙骨、牡蛎等。

（三） 补血养心法

【含义】通过运用补血的方药，滋养心血，以治疗心血亏少之证的治法。

【病机】失血过多，或生血乏源，心血亏虚，心神失养。

【适应证】心悸怔忡，失眠多梦，兼见眩晕，健忘，面色淡白无华或萎黄，口唇色淡，舌色淡白，脉象细弱。

【代表方】归脾汤。

归脾汤中以黄芪为君，以其甘温之性，补脾益气；龙眼肉甘平，既补脾气，又养心血，二者共为君药。人参、白术皆为补脾益气之要药，与黄芪相伍，补脾益气之功益著；当归补血养心，酸枣仁宁心安神，二药与龙眼肉相伍，补心血，安神志之力更强，均为臣药。佐以茯神养心安神；远志宁神益智；更佐理气醒脾之木香，与诸补气养血药相伍，可使其补而不滞。炙甘草补益心脾之气，并调和诸药，用为佐使。引用生姜、大枣，调和脾胃，以资化源。

【其他常用处方】

滋心汤：滋心汤中以人参、桑叶、黄连、丹参、麦门冬、甘草、熟地黄、山茱萸、柏子仁、生地、白术、沙参、玄参、丹皮合而成方。治疗以补血养心，泻火生液。主治思虑过多，心虚而无血以养心，心头有汗，一身手足无汗。

益荣汤：益荣汤中以当归、黄芪、小草、酸枣仁、柏子仁、麦门冬、茯神、白芍药、紫石英、木香、人参、炙甘草合而成方。治疗以补血养心。主治思虑过度，耗伤心血，怔忡恍惚，悲忧失眠，小便成浊。

【常用中药】当归、川芎、熟地黄、芍药、知母、丹参、酸枣仁、远志、柏子仁、茯神、五味子等。

（四） 滋阴养心法

【含义】运用养心阴药，或养阴清热的方药，以滋养心阴，用于治疗心阴亏虚证的治法。

【病机】久病伤阴，或心阴素虚，阴虚内热，虚热扰心。

【适应证】心悸怔忡，失眠多梦，五心烦热，潮热，盗汗，两颧潮红，舌红少津，脉细数。

【代表方】天王补心丹。

天王补心丹中重用甘寒之生地，入心能养血，入肾能滋阴，故能滋阴养血，壮水以制虚火，为君药。天门冬、麦门冬滋阴清热，酸枣仁、柏子仁养心安神，当归补血润燥，共助生地滋阴补血，并养心安神，俱为臣药。玄参滋阴降火；茯苓、远志养心安神；人参补气以生血，并能安神益智；五味子之酸以敛心气，安心神；丹参清心活血，合补血药使补而不滞，则心血易生；朱砂镇心安神，以治其标，以上共为佐药。桔梗为舟楫，载药上行以使药力缓留于上部心经，为使药。本方配伍，滋阴补血以治本，养心安神以治标，标本兼治，心肾两顾，但以补心治本为主，共奏滋阴养血、补心安神之功。

【其他常用处方】

炙甘草汤：炙甘草汤以炙甘草、生姜、桂枝、人参、生地、阿胶、麦门冬、麻仁、大枣合而成方。治疗以滋阴养血，益气温阳，复脉定悸。适用于心动悸、脉结代、虚羸少气、咽干舌燥、虚烦不眠之阴血不足证。

黄连阿胶汤：黄连阿胶汤中以黄芩、黄连、芍药、阿胶、鸡子黄合而成方。治疗以滋阴清火、宁心安神。适用于心烦不眠、口干咽燥、舌红少苔，脉细数之阴虚火旺之证。

【常用中药】生地、人参、玄参、丹参、麦门冬、天门冬、当归、五味子、柏子仁、酸枣仁、茯苓、远志、桔梗等。

三、总结

养心治法可分为益气养心法、温补心阳法、补血养心法、滋阴养心法，是治疗老年衰弱患者心系病变的主要治法之一。在临床中，治疗老年心系衰弱性病变时，应先辨气虚、血虚、阴虚、阳虚之不同，再运用相应治法方药治疗。

益气养心法是治疗心气不足证的治法，治疗多以益气养心，适用于神思恍惚、心悸易惊、失眠健忘之心气不足、心神失养的病证；多选用补益药中归心经的药物，如人参、白术、黄芪、茯苓等。温补心阳法用于治疗心阳虚衰症，治疗多以温中散寒，补益心阳，适用于面色苍白而青、口唇发紫、呼吸浅促、额汗不温、四肢厥冷之心阳不振证；多选用温里药配伍补阳药，如干姜、附子、生姜、桂枝等温阳之品。阳虚是为气虚之甚，故除心悸怔忡、胸闷气短、活动后加重、自汗等心气不足证外，可兼见畏寒肢冷、舌淡胖、苔白滑、脉微细等阳虚症状。此外，益气固脱、回阳救逆则适用于气虚欲脱、阳虚厥逆等危重症。补血养心法为治疗心血亏少证的治法，治疗以养血安神，适用于心悸怔忡，失眠多梦，兼见眩晕、健忘、面色无华、口唇色淡、脉细弱等症；多选用补血药，如当归、川芎、熟地黄、白芍等。滋阴养心法为治疗心阴亏虚证的治法，适用于滋阴养心、补心安神，适用于心悸怔忡、虚烦失眠、神疲健忘、手足心热、口舌生疮、大便干结、舌红少苔之阴虚血少之证。多选用补阴药配伍清热药，如玄参、丹参、麦门冬、天门冬、生地等。血属于阴，心阴虚亦有心悸怔忡、失眠多梦等症，但其特点是有五心烦热、潮热、盗汗、两颧潮红、舌红少津、脉细数等阴虚内热之象。

益气养心法与补血养心法虽各有侧重点，但不能截然分开。血是水谷之精气经过气化转变而成，故血的生成与脾胃关系密切。“气为血之帅，血为气之母”，气血同源，气旺则血充，气虚则血少，《医宗必读·水火阴阳论》云“气血俱要，而补气在补血之先”，所以补血方中常配人参、黄芪等健脾益气之类，如养心汤、归脾汤；至于益气养心法较少运用补血药，因嫌其偏于阴柔，易于滞气，当然也并非绝对如此。总之，应根据心之气虚、血虚的具体情况分清主次，予以益气、补血或气血双补。

“阴生于阳，阳生于阴”，阴阳可互根，所以运用温补心阳法或滋阴养心法时，可于“阴中求阳”或“阳中求阴”以增强疗效。此外，老年衰弱患者后期多为阴阳两虚证，故可双管齐下、阴阳兼顾。

第六节　补肺治法

一、概述

肺为气之主，是人体内生之气与自然之气交互作用的场所。人体之气与自然之气互通是人感知自然、适应自然的途径，是天人合一的重要机制。肺主气，可参与气的生成，又可对全身气机进行调节。自然界的清气和水谷精气在肺内结合，积聚于胸中，便称之为宗气。宗气上出喉咙，以促进肺的呼吸运动；贯通心脉，以行血气而布散全身，以温养各脏腑组织和维持它们的正常功能活动，在生命活动中占有重要地位，故起到主一身之气的作用。肺主一身之气的功能正常，则各脏腑之气旺盛。反之，肺主一身之气的功能失常，会影响宗气的生成和全身之气的升降出入运动，表现为少气不足以息、声低气怯、肢倦乏力等气虚之证。肺为五脏之华盖，其位最高，外合皮毛，肺为娇脏，不耐寒热，又为清肃之脏，不容异物，故外感和内伤因素都易损伤肺脏而引起病变。肺主气，司呼吸，故肺病多以气机升降失常的证候为主，其常见的证候有肺气亏虚、阴津亏耗、寒邪犯肺、邪热乘肺、痰浊阻肺等。

《黄帝内经》云："虚则补之。"衰老是老年病发病的主要病因，"乱而相引"则概括了老年病的主要病机。《石室秘录》曾云："治肺之法，正治甚难，当转治以脾，脾气有养，则土自生金。"老年患者久病肺虚、卫外不固，外邪易袭。肺位最高，开窍于鼻，外合皮毛，与外界广泛接触与交互。故外邪首易犯肺卫。肺脏亏虚，呼吸失常，肺气宣降失司，行水不利，水湿聚而为痰为饮，而发咳喘、痰多等症。

二、具体治法

（一） 补肺益气法

【概念】肺主气，本法通过培补肺气、补益正气的方法达到止咳平喘效果的治疗。

【病机】肺气不足，津液输布障碍，聚而成痰，腠理不固。

【适应证】肺虚咳喘，动则益甚，体倦懒言，呼吸浅促，短气自汗，声音低弱，舌淡，脉象虚弱。

【代表方】补肺汤。

本方以熟地黄、人参、黄芪扶助正气，"肺虚而用参、芪者，脾为肺母，气为水母也，虚则补其母；用熟地黄者，肾为肺子，子虚必盗母气以自养，故用肾药先滋其水，且熟地黄亦化痰之妙品也"（《医方集解》），以五味子酸温敛肺、桑白支甘寒泻肺、紫菀辛能润肺，补虚、宣敛并用，祛痰而不伤正。诸药合用，主治肺虚咳嗽。

【其他常用处方】

玉屏风散：以黄芪为君药，既能补中气、益肺气，又能实卫气而固表止汗。以白术为臣药，益气健脾，助黄芪补气固表之力。二者相须为用，补正气，实卫气，乃培固根本之法。表虚卫气不固，易为风邪所侵，故佐以防风走表而祛风邪，《本草纲目》云"黄芪得防风而功愈大"。三药相伍，固表气，实肌腠，兼疏风邪，补中寓散，散不伤正，补不留邪，共奏固表止汗之功。

补肺人参散：补肺人参散中以人参、紫菀、鹿角胶、黄芪、桂心、紫苏、白术、五味子、熟地黄、杏仁、干姜合而成方，治疗以温肾敛肺，补气健脾。适用于咳嗽少气、言语声嘶、纳食减少、日渐羸瘦之肺脏气虚证。

【常用药物】人参、党参、西洋参、太子参、黄芪、白术、山药、太子参、绞股蓝、刺五加等。

（二） 滋阴润肺法

【概念】本法多用益气养阴治法治疗以肺阴不足、虚热内生为主要临床表现的疾病。

【病机】久咳伤阴，痨虫袭肺，或热病后期阴津损伤。

【适应证】干咳无痰，或痰少而黏，口燥咽干，形体消瘦，午后潮热，五心烦热，盗汗，颧红，甚则痰中带血，声音嘶哑，舌红少津，脉细数。

【代表方】沙参麦门冬汤。

吴鞠通在《温病条辨》云："燥伤肺胃阴分，或热或咳者，沙参麦门冬汤主之。"方中沙参、麦门冬主治燥伤肺胃阴津，有甘寒养阴、清热润燥之功，为君药；玉竹、花粉为臣药，玉竹养阴润燥，天花粉清热生津，两药相配可加强君药养阴生津、清热润燥之功；同时佐以冬桑叶滋阴润燥；胃液既耗，脾的运化必受影响，故用生扁豆健脾胃而助运化。诸药相配，使肺胃之阴得复，燥热之气得除，清不过寒，润不呆滞，共奏清养肺胃，育阴生津之效。

【其他常用处方】

清燥救肺汤：清燥救肺汤以霜桑叶、石膏、甘草、人参、胡麻仁、阿胶、麦门冬、杏仁、枇杷叶合而成方。治疗以清燥润肺。适用于身热头痛、干咳无痰、气逆而喘、咽喉干燥、鼻燥、心烦口渴、胸满胁痛之温燥伤肺证。

益气补肺汤：益气补肺汤中以阿胶、五味子、地骨皮、天门冬、麦门冬、人参、百合、贝母、茯苓、薏苡仁合而成方，治疗以养阴润肺，化痰止咳。适用于肺气大虚，身热气短，口燥咽干，甚则咳嗽吐血之肺痨。

【常用药物】麦门冬、川贝母、款冬花、银耳、沙参、玉竹、桔梗、石斛、西洋参、百合等。

三、总结

补肺益气法的主要病机为肺气不足和卫外功能减退，适用于以短气、自汗、畏风、易感冒等肺气虚为主要临床表现的疾病，多选用具有补气益肺的药物，如人参、黄芪、太子参、白术等。而滋阴润肺法多为内伤久病，病程较长，无明显季节性，兼证以虚热内扰的表现为主，无表证，适用于以干咳、痰少难咳、口舌咽干燥等肺阴虚为主要临床表现的疾病，多选用益气养阴的药物，如沙参、麦门冬、玉竹、百合等。

第七节 调和脏腑治法

一、概述

调和脏腑治法是通过调和五脏六腑的功能来达到治疗疾病的目的。人以脏腑为本，五脏精气充盈，气血流畅，脏腑功能协调，生命活动处于相对动态平衡状态，则人体安和，百病难生。正如《灵枢·天年》所说："五脏坚固，血脉和调，肌肉解利，皮肤致密，营卫之行不失其常，呼吸微徐，气以度行，六腑化谷，津液布扬，各如其常，故能长久。"若脏腑功能失调，则会出现各种临床症候。因五脏之气，皆相贯通，六腑传化相互联系。故在进行脏腑辨证时要从整体观念出发，不仅要考虑一脏一腑的病理变化，还必须注意脏腑间的联系和影响。如肺主行水而通调水道，脾主运化水湿，脾肺两脏互相配合，共同参与水液代谢过程。如果脾失健运，水湿不化，聚湿生痰而为饮、为肿，影响及肺，则肺失宣降而喘咳。其病在肺，而其本在脾。故有“脾为生痰之源，肺为贮痰之器”之说。反之，肺病日久，又可影响于脾，导致脾运化水湿功能失调。这其中暗含了五行学说的生克制化理论。

根据五行生克制化理论，人体五脏配五行，按照肝、心、脾、肺、肾的顺序，依次相生、反向相克；间次相乘、反向相侮。从而构建一个五脏系统相互作用、相互影响的关联系统，用以从整体上阐述人体脏腑之间的复杂关系。在治疗疾病的过程中，可从这一整体观念出发来考虑防治原则。本章节仅就一些常用的脏腑相互作用的治疗法则作相应探讨，包括培土生金法、泻南补北法、金水相生法、疏木平金法、培土抑木法、佐金平木法、泻肝宁心法以及培土制水法。

二、具体治法

（一） 补土生金法

【概念】通过补脾气以益肺气的方法，又称补脾益肺法。

【病机】脾胃虚弱，不能滋养肺脏而肺虚脾弱。

【适应证】久咳不已，痰多清稀，或痰少而黏，食欲减退，大便溏薄，四肢乏力，舌淡脉弱等。

【代表方】参苓白术散。

方中以人参补益脾胃之气，白术、茯苓健脾渗湿，共为君药。山药补脾益肺，莲子肉健脾涩肠，扁豆健脾化湿，薏苡仁健脾渗湿，均可资健脾止泻之力，共为臣药。佐以砂仁芳香醒脾，行气和胃，化湿止泻。桔梗宣利肺气，一者配砂仁调畅气机，治胸脘痞闷；二者开提肺气，以通调水道；三者以其为舟楫之药，载药上行，使全方兼有脾肺双补之功，亦为佐药。炙甘草、大枣补脾和中，调和诸药，而为佐使。诸药相合，益气健脾，渗湿止泻。后世亦有称本方为脾肺双补之剂，用于肺脾气虚之久咳证。

【其他常用处方】

麦门冬汤：以麦门冬、半夏、人参、甘草、粳米、大枣共合成方。治疗以滋养肺胃，降逆下气，适用于咳唾涎沫、短气喘促、咽干口燥、舌红少苔、脉虚数之虚热肺痿证或气逆呕吐、口渴咽干、舌红少苔、脉虚数之胃阴不足证。

清燥救肺汤：本方以桑叶、石膏、甘草、人参、胡麻仁、阿胶、麦门冬、杏仁、枇杷叶共合而成。治以清燥润肺，益气养阴，适用于身热头痛、干咳无痰、气逆而喘、咽喉干燥、鼻燥、胸满胁痛、心烦口渴、舌干少苔之温燥伤肺证。

【常用药物】人参、白术、甘草、砂仁、大枣、莲子、茯苓、麦门冬、桔梗、粳米、枇杷叶等。

（二） 泻南补北法

【概念】清泻心火、滋养肾水的治疗方法。因心属火，火归南方；肾主水，水归北方，故称本法为泻南补北。

【病机】肾阴不足，心火偏旺，水火不济，心肾不交。

【适应证】夜寐盗汗或有自汗，五心烦热，或兼午后潮热，两颧色红，口渴，舌红少苔，脉细数。

【代表方】当归六黄汤。

方中当归、生地、熟地黄入肝肾而滋阴养血，阴血充则水能制火，共为君药。盗汗乃因水不济火，心火独旺，迫津外泄所致，故臣以黄连清心泻火，并合黄芩、黄柏苦寒泻火以坚阴。君臣相伍，滋阴泻火兼施，标本兼顾。卫虚不固，故倍用黄芪益气实卫以固表，且合当归、熟地黄益气养血，亦为臣药。诸药配伍，共奏滋阴泻火、固表止汗之功。

【其他常用处方】

大补阴丸：本方以熟地黄、龟甲板、黄柏、知母、猪脊髓、蜂蜜共合成方。治以滋阴降火，适用于骨蒸潮热、盗汗遗精、咳嗽咯血、心烦易怒、足膝疼热或痿软，舌红少苔，尺脉数而有力之阴虚火旺证。

虎潜丸：方用虎骨*、龟甲板、锁阳、熟地黄、白芍滋补肝肾，填精补髓补北方之水；用知母、黄柏清热坚阴，泻南方之火；另一方面用陈皮、干姜调理脾胃。全方共奏滋阴降火，强筋壮骨之功，泻心肺之热而补肝肾之阴，临床上适用于肝肾亏虚型的痿证。

黄连阿胶汤：方中黄连、黄芩清心火；阿胶、芍药滋阴养血；鸡子黄滋阴清热两相兼顾。常加酸枣仁、珍珠母、生牡蛎等以加强安神定悸之功。治以滋阴清火，养心安神，适用于心悸易惊、心烦失眠、五心烦热、口干、盗汗、思虑劳心则症状加重，伴有耳鸣、腰酸、头晕目眩、舌红少津、苔薄黄或少苔，脉细数。

【常用药物】黄芩、黄柏、黄连、知母、当归、生地、熟地黄、阿胶、芍药、龟甲板等。

（三） 金水相生法

【概念】滋养肺阴及滋养肾阴同时并用的方法，属肺肾同治法。

【病机】肺虚不能输布津液滋肾，或肾阴不足，精气不能上滋于肺，而致肺肾阴虚。

【适应证】咳嗽气喘，痰中带血，咽喉燥痛，头晕目眩，午后潮热，舌红少苔，脉细数。

【代表方】百合固金汤。

方中生、熟二地为君，滋补肾阴亦养肺阴，熟地黄兼能补血，生地兼能凉血。臣以百合、麦门冬滋养肺阴并润肺止咳；玄参咸寒，协二地滋肾，且降虚火。君臣相伍，滋

---

* 虎骨现已不用，以牛胫骨代，剂量加倍。

肾润肺，金水并补。佐以贝母，清热润肺，化痰止咳；桔梗载药上行，化痰散结，并利咽喉；当归、芍药补血敛肺止咳。佐使以甘草，调和诸药，且与桔梗为伍以利咽喉。诸药相合，滋阴凉血，降火消痰。

【其他常用处方】

补肺汤：方中除沙参、百合、人参补益肺气肺阴，紫菀、桑白皮止咳平喘，伍以熟地黄、五味子滋敛肾阴，从而达到金水相生的目的。治疗以补肺益气，止咳平喘。适用于短气自汗、声音低弱、舌淡、脉象虚弱之肺虚咳喘。

地黄饮子：本方由熟干地黄、巴戟天、山茱萸、石斛、肉苁蓉、炮附子、五味子、官桂、白茯苓、麦门冬、石菖蒲、远志、生姜、大枣、薄荷共合而成，方中石斛、麦门冬、五味子均含金水相生之妙。功能滋肾阴，补肾阳，开窍化痰，适用于舌强不能言，足废不能用，口干不欲饮，足冷面赤，脉沉细弱之喑痱。

【常用药物】熟地黄、生地、麦门冬、山茱萸、肉苁蓉、巴戟天、百合、沙参、五味子、石斛等。

（四） 疏木平金法

【概念】是通过条达肝气以疏利肺气的方法，以治疗因肝气不疏引起肺的宣发肃降功能失常的病证。

【病机】情志郁结，肝气不疏，肺胃宣降失常。

【适应证】咽中如有物阻，咳吐不出，吞咽不下，或咳或呕，舌苔白润或白滑，脉弦缓或弦滑。

【代表方】半夏厚朴汤。

方中半夏辛温入肺胃，化痰散结，降逆和胃，为君药；厚朴苦辛性温，下气除满，为臣药。二药相合，化痰结，降逆气，痰气并治。茯苓健脾渗湿，湿去则痰无由生；生姜辛温散结，和胃止呕，且制半夏之毒；苏叶芳香行气，理肺疏肝，助厚朴以行气宽胸、宣通郁结之气，共为佐药。诸药合用，共奏行气散结、降逆化痰之功。

【其他常用处方】

五磨饮子：方中以沉香为主药，温而不燥，行而不泄，既可降逆气，又可纳肾气，使气不复上逆；槟榔破气降逆，乌药理气顺降，共助沉香以降逆平喘；木香、枳实疏肝理气，加强开郁之力。适用于每遇情志刺激而诱发，发病突然，呼吸短促，息粗气憋，胸闷胸痛，咽中如窒，咳嗽痰鸣不著，喘后如常人，或失眠、心悸，平素常多忧思抑郁，苔薄，脉弦之喘证。本证在于七情伤肝，肝气横逆上犯肺脏，而上气喘息，发病之标在肺与脾胃，发病之本则在肝，因而应用本方时，还可在原方基础上加柴胡、郁金、青皮等疏肝理气之品以增强解郁之力。

四磨汤：本方由人参、槟榔、沉香、天台乌药组成。治以行气降逆，宽胸散结。适用于胸膈胀闷、上气喘急、心下痞满、苔白、脉弦之肝气郁结证。

【常用药物】半夏、厚朴、生姜、柴胡、乌药、沉香、木香、枳实、郁金等。

（五） 培土抑木法

【概念】培土抑木法是以疏肝健脾药治疗肝旺脾虚的方法。

【病机】肝旺脾虚，即肝气郁结，影响脾土的运化功能。

【适应证】适用于木旺克土之证。临床表现为胸闷胁胀，不思饮食，腹胀肠鸣，大便或秘或溏或脘痞腹痛，嗳气，矢气，脉两关不调，左弦而右缓者。

【代表方】痛泻要方。

方中白术苦甘而温，补脾燥湿以培土，为君药。白芍酸寒，柔肝缓急以止痛，为臣药，二药配伍，可于土中泻木。陈皮辛苦而温，理气燥湿，醒脾和胃，为佐药。防风具升散之性，合白芍以助疏散肝郁；伍白术以鼓舞脾之清阳，并可祛湿以助止泻；又为脾经引经药，故兼具佐使之用。四药相合，补脾胜湿而止泻，柔肝理气而止痛，使脾健肝柔，痛泻自止。

【其他常用处方】

逍遥散：本方由柴胡、白术、芍药、茯苓、当归、甘草、生姜、薄荷共合而成。治以疏肝解郁，养血健脾。适用于两胁作痛，头痛目眩，口燥咽干，神疲食少，或往来寒热，脉弦而虚之肝郁血虚脾弱证。

【常用药物】柴胡、白术、芍药、陈皮、茯苓、佛手、人参、香附等。

（六） 佐金平木法

【概念】本法是通过肃降肺气以抑制肝火上逆的一种治疗方法，又称泻肝清肺法。

【病机】肝火偏盛，影响肺气清肃，又称“木火刑金”。

【适应证】胁肋疼痛，呕吐口苦，嘈杂吞酸，舌红苔黄，脉弦数。

【代表方】左金丸。

胡天锡在《删补名医方论》中说：“此泻肝火之正剂……左金丸独用黄连为君，从实则泻子之法，以直折其上炎之势；吴茱萸从类相求，引热下行，并以辛燥开其肝郁，惩其捍格，故以为佐。然必本气实而土不虚者，庶可相宜。”因心为肝之子，肝实则作痛，母实泻子，故本方以黄连为君，泻心清火，使心火不克肺金，肺金不受火克，是能制约肝木而肝火自平。

【其他常用处方】

咳血方：本方由青黛、瓜蒌仁、海粉、山栀子、诃子组成。功能为清肝宁肺，凉血止血，适用于肝火犯肺之咳血证，临床表现为咳嗽痰稠带血，咳吐不爽、心烦易怒、胸胁作痛、咽干口苦、颊赤便秘、舌红苔黄，脉弦数。

一贯煎：本方由北沙参、麦门冬、当归身、生地、枸杞、川楝子组成。方中用生地滋阴养血，补益肝肾，配伍北沙参、麦门冬滋养肺胃，既含滋水涵木之意，又具佐金平木之法。功能为滋阴疏肝，适用于胸脘胁痛、吞酸吐苦、咽干口燥、舌红少津、脉细弱或虚弦之肝肾阴虚、肝气郁滞证。

【常用药物】吴茱萸、黄连、桑白皮、杏仁、山栀子、瓜蒌仁、北沙参、麦门冬等。

（七） 泻肝宁心法

【概念】通过清泻肝火而宁心安神的治疗方法，以治疗肝火扰神而致心神不宁之证。

【病机】肝气郁结，肝郁化火，邪火扰动心神，心神不安。

【适应证】急躁易怒，不寐多梦，甚至彻夜不眠，伴有头晕头胀，目赤耳鸣，口干而苦，便秘溲赤，舌红苔黄，脉弦而数。

【代表方】龙胆泻肝汤。

方用龙胆、黄芩、栀子清肝泻火；木通、车前子利小便而清热；柴胡疏肝解郁；当归、生地养血滋阴柔肝；甘草和中。可加朱茯神、生龙骨、生牡蛎镇心安神。若胸闷胁胀，善太息者，加香附、郁金以疏肝解郁。

【其他常用处方】

天麻钩藤饮：本方由天麻、钩藤、石决明、栀子、黄芩、杜仲、桑寄生、川牛膝、益母草、首乌藤、朱茯神组成。治以清心平肝，安神定志。适用于急躁易怒、烦躁不安、妄闻妄见，或举止异常，噩梦、梦幻游离或梦寐喊叫；头晕目眩，口臭，口疮，尿赤便干；舌红或绛，苔黄或黄腻，脉弦滑或弦数之痴呆之心肝火旺证。

当归龙荟丸：本方由龙胆、黄芩、当归、黄连、黄柏、大黄、芦荟、青黛、木香、麝香组成。治以清热泻火，疏肝透窍。适用于头晕目眩，神志不宁，甚则惊悸抽搐，谵语发狂，或胸腹胀痛，大便秘结，小便赤涩之证。

【常用药物】龙胆、黄芩、栀子、钩藤、石决明、车前子、柴胡、茯神、龙骨、牡蛎等。

（八） 培土制水法

【概念】该法是用温运脾阳或温肾健脾药以治疗水湿停聚为病的方法，又称敦土利水法、温肾健脾法。

【病机】脾虚不运、水湿泛滥或脾肾阳虚、水湿不化。

【适应证】身半以下肿甚，手足不温，口中不渴，胸腹胀满，大便溏薄，舌苔白腻，脉沉弦而迟。

【代表方】实脾散。

方中附子温补肾阳以助化气行水，干姜温运脾阳以助运化水湿，二者同用，温补脾肾，扶阳抑阴，共为君药。茯苓、白术健脾和中，渗湿利水，为臣药。木瓜酸温，除湿醒脾和中；厚朴、木香、大腹子行气导滞，化湿行水，使气化则湿化，气顺则胀消；草果温中燥湿，俱为佐药。甘草、生姜、大枣益脾和中，生姜兼能温散水气，甘草亦调和药性，用为佐使。诸药相伍，共奏温阳健脾、行气消肿之功。

【其他常用处方】

五皮饮：本方由生姜皮、桑白皮、陈橘皮、大腹皮、茯苓皮组成。治以利水消肿，理气健脾。适用于一身悉肿，肢体沉重，心腹胀满，上气喘急，小便不利以及妊娠水肿，苔白腻，脉沉缓之水停气滞之皮水证。

真武汤：本方以大辛大热之附子为君，温肾助阳，化气行水。白术甘苦而温，健脾燥湿；茯苓甘淡而平，利水渗湿。二者合用，使脾气得复，湿从小便而去，共为臣药。佐以辛温之生姜，既助附子温阳散寒，又合苓、术宣散水湿，兼能和胃降逆止呕。配伍酸收之白芍，其意有四：一者利小便以行水气，《神农本草经》言其能“利小便”，《名医别录》亦谓之“去水气，利膀胱”；二者柔肝缓急以止腹痛；三者敛阴舒筋以解筋肉瞤动；四者防止附子燥热伤阴，亦为佐药。诸药合用，温脾肾以助阳气，利小便以祛水邪。适用于小便不利，四肢沉重疼痛，浮肿，腰以下为甚，畏寒肢冷，腹痛下利，或咳，或呕，舌淡胖，苔白滑，脉沉细之阳虚水泛证或汗出不解，其人仍发热，心下悸，头眩，身瞤痛，振振欲擗地之太阳病发汗太过，阳虚水泛证。

【常用药物】白术、附子、干姜、生姜、桑白皮、陈皮、大腹皮、茯苓、草果、木香、大枣等。

三、总结

调和脏腑治法包括培土生金法、泻南补北法、金水相生法、疏木平金法、培土抑木法、佐金平木法、泻肝宁心法以及培土制水法。调和脏腑治法虽多，但万变不离其宗。应用五行生克制化理论，体现了中医学的整体观念及辨证论治。只有从整体出发、辨证论治、调和脏腑气机，才能把疾病化繁为简，收到良好的治疗效果。

第八节 祛痰治法

一、概述

祛痰治法是指凡具有祛除、化解或荡涤痰饮，化除脏腑、经络、皮膜及肢节间痰阻、痰结或痰核为主要作用，用于治疗各种有形或无形之痰的一种治疗方法，是针对广义上痰邪致病的一类治疗方法。

痰是人体津液不循常道而产生的病理产物。在痰邪产生以后，又可以作为致病因素，导致多种病症。津液不循常道可由多种因素导致或者综合作用下产生，其因除取决于脏腑功能失调外，亦与饮食因素、七情因素、邪热煎灼及外感因素有关。

五脏六腑均可生痰，但以脾、肺、肾为关键。前人在临床应用中得出“脾为生痰之源、肺为贮痰之器、肾为生痰之本”之说，概括了痰病所涉及的主要脏器。王旭高《环溪草堂医案》中说："痰之标在肺胃，痰之本在脾肾，肾虚则水泛、脾虚则湿聚，二者均酿痰之本也。"说明痰之生成亦与脾、肺、肾等脏腑的功能失调有关。老年随着代表正气的脏腑功能的逐渐减退，痰邪等内生邪气逐渐增多，终致邪盛正衰弱，发为衰弱。

治痰之法，当针对其致病之因来决策。由于脏腑功能失调是生痰之本，所以调理脏腑功能、固本制源、阻断生痰之源是其治疗关键。因此，在治疗老年衰弱过程中针对生痰之因和病情的变化灵活遣药组方，而不是见痰治痰，是将治痰的方法或固本之法巧妙地配伍于各种化痰方剂的配伍之中，起到标本兼顾之作用与目的。

二、具体治法

（一） 燥湿化痰

【含义】通过燥化湿邪以健脾，以消除痰湿邪气产生之源的治痰方法。

【病机】脾失健运，湿无以化，湿聚成痰，郁积而成。

【适应证】老年久病，咳嗽多痰，色白易咯，恶心呕吐，胸膈痞闷，肢体瘦削困重，或头晕心悸，舌苔白腻或白滑，脉缓或滑。

【代表方】二陈汤。

方中半夏辛温性燥，善能燥湿化痰，且又和胃降逆，为君药。橘红为臣，既可理气行滞，又能燥湿化痰。君臣相配，寓意有二：一为等量合用，不仅相辅相成，增强燥湿化痰之力，而且体现治痰先理气，气顺则痰消之意；二为半夏、橘红皆以陈久者良，而无过燥之弊，故方名"二陈"。此为本方燥湿化痰的基本结构。佐以茯苓健脾渗湿，渗湿以助化痰之力，健脾以杜生痰之源。鉴于橘红、茯苓是针对痰因气滞和生痰之源而设，故二药为祛痰剂中理气化痰、健脾渗湿的常用组合；煎加生姜，既能制半夏之毒，又能协助半夏降逆、和胃止呕；复用少许乌梅，收敛肺气，与半夏、橘红相伍，散中兼收，防其燥散伤正之虞。以甘草为佐使，健脾和中，调和诸药。综合本方，结构严谨，散收相合，标本兼顾，燥湿理气祛已生之痰，健脾渗湿杜生痰之源，共奏燥湿化痰、理气和中之功。

【其他常用处方】

温胆汤：由半夏、竹茹、枳实、陈皮、甘草、茯苓组成，功能为理气化痰，和胃利胆。适用于胆怯易惊、头眩心悸、心烦不眠、夜多异梦；或呕恶呃逆，眩晕，癫痫等症。

茯苓丸：由茯苓、枳壳、半夏、朴硝组成，功能为燥湿行气，软坚化痰。适用于两臂酸痛或抽掣，不得上举，或左右时复转移，或两手麻木，或四肢浮肿等症。

【常用中药】半夏、橘红、竹茹、茯苓、白术、陈皮、枳实等。

（二） 清热化痰

【含义】通过清除邪热改善由痰热所致的胸闷、眩晕、惊痫等的方法。

【病机】痰阻气滞，气郁化火，痰热互结。

【适应证】咳嗽气喘，咳痰黄稠，胸膈痞闷，甚则气急呕恶，烦躁不宁，舌质红，苔黄腻，脉滑数。

【代表方】清气化痰丸。

方中胆南星苦凉，瓜蒌仁甘寒，均长于清热化痰，瓜蒌仁尚能导痰热从大便而下，二者共为君药。制半夏虽属辛温之品，但与苦寒之黄芩相配，一化痰散结，一清热降火，既相辅相成，又相制相成，共为臣药。治痰者当须降其火，治火者必须顺其气，故佐以杏仁降利肺气以宣上，陈皮理气化痰以畅中，枳实破气化痰以宽胸。茯苓健脾渗湿，以杜生痰之源，亦为佐药。使以姜汁为丸，用为化痰之先导，诸药合用，化痰与清热、理气并进，俾气顺则火降，火清则痰消，痰消则火无所附，诸症悉除。

【其他常用处方】

小陷胸汤：由半夏、黄连、瓜蒌实组成。治以清热化痰、宽胸散结。适用于胸脘痞闷，按之则痛，或心胸闷痛，或咳痰黄稠等症。

滚痰丸：由大黄、礞石、沉香组成，功能泻火逐痰。适用于癫狂昏迷，或惊悸怔忡，或不寐怪梦，或咳喘痰稠，或胸脘痞闷，或眩晕耳鸣，大便秘结等症。

【常用中药】陈皮、杏仁、积实、黄芩、瓜蒌仁、茯苓、半夏等。

（三）　润燥化痰

【含义】通过滋补肺阴、生津润燥以达到润肺止咳作用的治疗方法。

【病机】燥痰不化，清肃无权，燥邪伤肺，炼津成痰。

【适应证】咳嗽呛促无力，咯痰不爽，涩而难出，咽喉干燥哽痛，苔白而干。

【代表方】贝母瓜蒌散。

方中贝母苦甘微寒，润肺清热，化痰止咳；瓜蒌甘寒微苦，清肺润燥，开结涤痰，与贝母相须为用，是为润肺清热化痰的常用组合，共为君药。臣以天花粉，既清降肺热，又生津润燥，可助君药之力。痰因湿聚，湿自脾来，痰又易阻滞气机，无论湿痰抑或燥痰，皆须配伍橘红理气化痰、茯苓健脾渗湿，此乃祛痰剂配伍通则，但橘红温燥、茯苓渗利，故用量颇轻，少佐于贝母、瓜蒌、花粉等寒性药中，则可去性存用，并能加强脾运，输津以润肺燥。桔梗宣肺化痰，且引诸药入肺经，为佐使药。全方清润宣化并用，肺脾同调，而以润肺化痰为主，且润肺而不留痰，化痰又不伤津，如此则肺得清润而燥痰自化，宣降有权而咳逆自平。

【其他常用处方】

清燥救肺汤：由桑叶、石膏、麦门冬、人参等组成。治以清宣燥热。适用于新感温燥，耗气伤阴，温燥伤肺之身热头痛、干咳少痰、口渴等症。

麦门冬汤：由大量麦门冬配伍半夏、人参而成，功能滋阴润肺，降逆下气。适用于肺胃阴虚，气火上逆，虚热肺痿，咳唾涎沫等症。

【常用中药】贝母、瓜蒌、天花粉、茯苓、橘红、桔梗、花粉、茯苓、胆南星等。

（四） 温化寒痰

【含义】通过温补脾肺以改善由寒痰引起的畏寒肢冷、咳吐寒冷白痰等的方法。

【病机】脾阳不足，寒从中生，聚湿成饮，寒饮犯肺所致。

【适应证】咳吐白痰，胸闷脘痞，气喘哮鸣，畏寒肢冷，舌苔白腻，脉弦滑或弦紧等。

【代表方】苓甘五味姜辛汤。

方以干姜为君，既温肺散寒以化饮，又温运脾阳以化湿。臣以细辛，取其辛散之性，温肺散寒，助干姜温肺散寒化饮之力；复以茯苓健脾渗湿、化饮利水，一以导水饮之邪从小便而去，一以杜绝生饮之源，合干姜温化渗利，健脾助运。为防干姜、细辛耗伤肺气，又佐以五味子敛肺止咳，与干姜、细辛相伍，一温一散一敛，使散不伤正，敛不留邪，且能调节肺司开合之职，为仲景用以温肺化饮的常用组合。使以甘草和中调药。综观全方，具有温散并行、开合相济、肺脾同治、标本兼顾的配伍特点，堪称温化寒饮之良剂。

【其他常用处方】

三子养亲汤：由紫苏子、白芥子、莱菔子组成。功能温肺化痰，降气消食。适用于咳嗽喘逆、痰多胸痞、食少难消等痰壅气逆食滞证。

【常用中药】干姜、细辛、白芥子、半夏、麻黄、桂枝、茯苓等。

（五） 化痰息风

【含义】通过健脾祛湿、化痰息风来治疗由有形或无形之痰邪引起的眩晕头痛等的方法。

【病机】脾湿生痰，湿痰壅遏，引动肝风，风痰上扰清窍所致。

【适应证】久病衰弱者，眩晕头痛，或发癫痫，甚则昏厥、不省人事，舌苔白腻，脉弦滑等。

【代表方】半夏白术天麻汤。

方中半夏燥湿化痰，降逆止呕；天麻平肝息风而止头眩，两者合用，为治风痰眩晕头痛之要药。李东垣在《脾胃论》中说："足太阴痰厥头痛，非半夏不能疗。眼黑头眩，风虚内作，非天麻不能除。"故以两味为君药。以白术、茯苓为臣，健脾祛湿，能治生痰之源。佐以橘红理气化痰，俾气顺则痰消。使以甘草和中调药；煎加姜、枣以调和脾胃，生姜兼制半夏之毒。综观全方，风痰并治，标本兼顾，但以化痰息风治标为主，健脾祛湿治本为辅。

【其他常用处方】

定痫丸：由天麻、川贝母、半夏、茯苓、茯神、胆南星组成，功能涤痰息风，开窍安神。适用于忽然发作，眩仆倒地，目睛上视，口吐白沫，喉中痰鸣，叫喊作声，甚或手足抽搐等风痰蕴热之痫病。

【常用中药】半夏、天麻、茯苓、橘红、白术、胆南星、僵蚕、竹沥、茯苓、白术等。

（六） 祛痰通络法

【含义】通过化散、祛除络道来治疗由痰浊闭阻所致病症的治疗方法。

【病机】痰热瘀阻、上扰清窍、热闭神昏。

【适应证】久病肢体麻木不仁，肌肉消脱，或偏枯偏瘫，关节肿大活动不利，甚则昏厥、不省人事，舌苔白腻，脉弦数。

【代表方】羚角钩藤汤。

方中羚羊角咸寒，入肝经，善于凉肝息风；钩藤甘寒，入肝经，以清热平肝，息风解痉。二药合用，相得益彰，清热凉肝，息风止痉之功著，共为君药。配伍桑叶、菊花清热平肝，以加强凉肝息风之效，用为臣药。风火相煽，最易耗阴劫液，故用鲜地黄凉血滋阴；白芍养阴泄热，柔肝舒筋，二药与甘草相伍，酸甘化阴，养阴增液，舒筋缓急，以加强息风解痉之力；邪热每多炼液为痰，故又以川贝母、鲜竹茹以清热化痰；热扰心神，以茯神平肝宁心安神，以上俱为佐药。甘草兼调和诸药，为使。

三、总结

人到老年阳气渐弱，阴精渐亏；五脏藏精气而不足，六腑传化物而无力。先天已弱，后天亦虚，精、气、血、津皆不足。加之工作、学习、家庭、社会，人事纷纭，则脏腑功能易于失调，气机不畅，精微无以运化，水精不四布，郁滞生湿，积湿生痰。沈金鳌《杂病源流犀烛》：“痰之为物，流动不测，故其为害，上至颠顶，下至涌泉，随气升降，周身内外皆到，五脏六腑俱有。”临床上老年性脑病常见的眩晕、头痛、健忘、肢体麻木、痴呆失聪、耳鸣耳聋、惊悸怔忡、语言謇涩、半身不遂等症候，都是痰在人体为害的表现。因此，祛痰法应成为治疗老年衰弱的重要方法。

治疗老年衰弱之痰病，不仅要消除已生之痰，而且要着眼于杜绝生痰之本。《景岳全书》云：“五脏之病，虽俱能生痰，然无不由乎脾肾。盖脾主湿，湿动则为痰，肾主水，水泛亦为痰，故痰之化无不在脾，而痰之本无不在肾。”因此，治痰剂中每多配伍健脾祛湿药，有时酌配益肾之品，以图标本同治，张介宾曾说：“善治痰者，惟能使之不生，方是补天之手。”祛痰剂中又常配伍理气药，因痰随气而升降，气滞则痰聚，气顺则痰消，诚如庞安常所说：“善治痰者，不治痰而治气，气顺则一身之津液亦随气而顺矣。”至于痰流经络、肌膜而为瘰疬、痰核者，又常结合软坚散结之法，随其虚实寒热而调之。应用祛痰剂时，首先应辨别痰病的性质，分清寒热燥湿的不同。同时应注意病情，辨清标本缓急。诸多以祛痰、化痰为主要作用的方剂临床配伍除应用补虚扶正诸法外，亦大量应用祛邪、消食、调理脏腑功能等法以达固本制源之目的，如二陈汤、温胆汤等方剂常配伍宣肺药物以达宣肺化痰之功，清气化痰丸、贝母瓜蒌散等配伍健脾渗湿之茯苓、人参、白术、甘草以健脾化痰，清气化痰丸、小陷胸汤等配伍清热药物以清热化痰。正如朱丹溪治痰善于理气健脾，其云“治痰法，实脾土，燥脾湿，是治其本也”。故老年衰弱祛痰法在临床具体立法时，常以调理脏腑功能为基础，并针对病因、病机、病性之不同而予以变化，以绝生痰之因。

第九节　活血化瘀治法

一、概述

活血化瘀治法是用具有促进血液运行、消散血液瘀滞，或能攻逐体内瘀血的药物治疗血瘀病证的方法。由于瘀血内阻，可导致肢体肌肉失于气血的滋养及脏腑功能减退，促进老年病人发生衰弱。因此，活血化瘀法也是治疗老年衰弱的常用治法之一。

血瘀包括血液运行不畅或血液固缩成块以及离经之血等多种情况。血液运行不畅而障碍为病，是血滞致病；血液停滞固缩成块所形成的病理产物而致病，是瘀血致病；血溢脉外致病为离经之血致病。导致血瘀的因素很多，但以气虚、气滞引起的血瘀最多见。诚如《慎斋遗书》中所云“气病必伤血，血病必伤气”。人体随着年龄的增长，本身脏腑功能渐渐衰弱，《医门补要》中云“人至年老，未有气血不亏者”，加之与自然和疾病的不断斗争，正气必然受到消耗，以致影响血液的运行。《素问·调经论》谓：“五脏之道，皆出于经隧，以行血气，血气不和，百病乃变化而生，是故守经隧焉。”

脏腑经络的变化会影响气血的运行，气血运行不畅会导致很多疾病。王肯堂在《证治准绳·杂病》中云：“百病由污血者多。”瘀血停滞，脏腑得不到正常濡养，日久脏腑机能减弱又加重了瘀血的停滞，出现了恶性循环，导致老年机体血瘀证的增加，血瘀证是老年期潜在的病理状态，而老年人血瘀的存在，可加重脏腑功能的损伤，对老年衰弱的发生发展起推波助澜的作用，所以祛瘀法在老年衰弱病中的应用至关重要。

二、具体治法

（一）逐瘀清热

【含义】通过泻热毒、逐瘀滞以达到瘀热无所附着、热随瘀解的方法。

【病机】瘀血内停，加以内热，瘀热互结。

【适应证】少腹急结，小便自利，甚则烦躁谵语，神志如狂，至夜发热，脉沉实而涩者。

【代表方】桃核承气汤。

本方由调胃承气汤减芒硝之量，再加桃仁、桂枝而成。《伤寒论》原治邪在太阳不解，化热随经传腑，与血相搏结于下焦之蓄血证。瘀热互结于下焦少腹部位，故少腹急结；病在血分，与气分无涉，膀胱气化未受影响，故小便自利；夜属阴，热在血分，故至夜发热；心主血脉而藏神，瘀热上扰，心神不宁，故烦躁谵语、如狂。证属瘀热互结下焦，治当因势利导，逐瘀泻热，以祛除下焦之蓄血。方中桃仁苦甘平，活血破瘀；大黄苦寒，下瘀泻热。二者合用，瘀热并治，共为君药。芒硝咸苦寒，泻热软坚，助大黄下瘀泻热；桂枝辛甘温，通行血脉，既助桃仁活血祛瘀，又防硝、黄寒凉凝血之弊，共为臣药。桂枝与硝、黄同用，相反相成，桂枝得硝、黄则温通而不助热；硝、黄得桂枝则寒下又不凉遏。炙甘草护胃安中，并缓诸药之峻烈，为佐使药。诸药合用，共奏破血下瘀逐热之功。服后“微利”，使蓄血除，瘀热清，而邪有出路，诸症自平。

【其他常用处方】

调胃承气汤：方中药仅三味，然配伍精当。大黄苦寒以泄热通便，荡涤肠胃；芒硝咸寒以泻下除热，软坚润燥；以炙甘草调和大黄、芒硝攻下泄热之方，使之和缓。治以调和肠胃，承顺胃气，驱除肠胃积热，使胃气得和，气机相接。适用于大便不通，口渴心烦，蒸蒸发热，或腹中胀满，或为谵语，或胃肠热盛而致发斑吐衄，口齿咽喉肿痛等症。

天麻钩藤饮：由天麻、钩藤、石决明、黄芩、栀子、川牛膝、益母草、杜仲、桑寄生、首乌藤、朱茯神组成，功能为平肝息风、清热活血、补益肝肾。适用于半身不遂，偏身麻木，舌强言謇或不语，或口舌歪斜，眩晕头痛，面红目赤，口苦咽干，心烦易怒，尿赤便干等症。

【常用中药】桃仁、红花、当归、生地、川芎、赤芍、牛膝、桔梗、柴胡、枳壳等。

（二） 化瘀止痛

【含义】通过活血化瘀、行气止痛来改善由瘀血内停所致的胸胁刺痛、头晕头痛等的方法。

【病机】瘀血内阻胸胁，气机郁滞所致。

【适应证】胸痛，头痛，日久不愈，痛如针刺而有定处，或呃逆日久不止，或饮水即呛，干呕，或心悸怔忡，失眠多梦，急躁易怒，入暮潮热，唇暗或两目暗黑，舌质暗红，或舌有瘀斑或瘀点，脉涩或弦紧。

【代表方】血府逐瘀汤。

方中桃仁破血行滞而润燥，红花活血祛瘀以止痛，共为君药。赤芍、川芎助君药活血祛瘀；牛膝活血通经，祛瘀止痛，引血下行，共为臣药。生地、当归养血益阴，清热活血；桔梗、枳壳，一升一降，宽胸行气；柴胡疏肝解郁，升达清阳，桔梗、枳壳同用，尤善理气行滞，使气行则血行，以上均为佐药。桔梗并能载药上行，兼有使药之用；甘草调和诸药，亦为使药。合而用之，使血活瘀化气行，则诸症可愈，为治胸中血瘀证之良方。

【其他常用处方】

通窍活血汤：由赤药、川芎、桃仁、红花、老葱、鲜姜、红枣煎成，功能为活血通窍。适用于头痛昏晕，或耳聋，脱发，面色青紫等。

身痛逐瘀汤：由秦艽、川芎、桃仁、红花、甘草、羌活、没药、当归、五灵脂、香附、牛膝、地龙组成，功能为活血行气、祛瘀通络、通痹止痛。适用于肩痛、腰痛、腿痛，或周身疼痛，经久不愈等瘀血痹阻经络证。

【常用中药】桃仁、丹皮、赤药、乌药、延胡索、香附、红花、枳壳、当归、川芎等。

（三） 益气活血

【含义】气能行血。益气活血法是通过益气来促进血液运行的治疗方法。

【病机】血行不畅或瘀血阻滞，或伴有气虚。

【适应证】唇舌或身体局部肤色瘀暗，或局部刺痛，或有中风各种后遗症，或脉缓无力等。

【代表方】补阳还五汤。

本方重用生黄芪，补益元气，意在气旺则血行，瘀去络通，为君药。当归尾活血通络而不伤血，用为臣药。赤芍、川芎、桃仁、红花协同当归尾以活血祛瘀；地龙通经活络，力专善走，周行全身，共为佐药。合而用之，则气旺、瘀消、络通，诸症向愈。

【其他常用处方】

黄芪桂枝五物汤：由黄芪、桂枝、芍药、生姜、大枣组成，功能益气温通，活血通脉。适用于肌肤麻木不仁，脉微涩而紧或中风后遗症等见有肢体麻木疼痛，属气虚血滞，微感风邪者。

【常用中药】黄芪、当归尾、赤芍、地龙、川芎、红花、桃仁等。

（四） 祛瘀通络

【含义】通过活血祛瘀、疏通脉络以缓解经血郁滞、瘀血不通所致的诸病症的治疗方法。

【病机】跌打损伤，瘀血滞留胁下，气机阻滞所致。

【适应证】跌打损伤，恶血留于胁下，痛不可忍，或小腹作痛，或痞闷肿痛，舌暗红，苔薄白，脉弦涩。

【代表方】复元活血汤。

方中重用酒制大黄，荡涤凝瘀败血，导瘀下行，推陈致新；柴胡疏肝行气，并可引诸药入肝经。两药合用，一升一降，以攻散胁下之瘀滞，共为君药。桃仁、红花活血祛瘀，消肿止痛；穿山甲破瘀通络，消肿散结，共为臣药。当归补血活血，瓜蒌根既能入血分助诸药消瘀散结，又可清热润燥，共为佐药。甘草缓急止痛，调和诸药，是为使药。

【其他常用处方】

七厘散：由朱砂、麝香、冰片、乳香、红花、没药、血竭、儿茶组成，功能散瘀消肿，定痛止血。适用于跌打损伤、筋断骨折之瘀血肿痛，或刀伤出血。可外用，伤轻者不必服，只用敷。

【常用中药】柴胡、瓜蒌根、当归、红花、穿山甲*、大黄、桃仁等。

三、总结

祛瘀法早在《黄帝内经》中就有论述，如《素问》中指出“血实宜决之”“疏其血气，令其调达，而致和平。”故血液瘀滞，血脉不通者宜疏通经脉，活血通络，故祛瘀法就作为了治疗血瘀证的治疗大法。老年衰弱的发生主要是阴阳气血的失调，祛瘀法发挥作用之处就在于它能直接作用于气血。《素问·调经论》谓：“人之所有者，血与气耳。”王清任亦谓：“气通血活，何患不除。”所以祛瘀法能够调畅气血，平衡阴阳，可以发挥扶正祛邪，消除疾患的作用，贯穿老年衰弱治疗的全过程。

常用活血祛瘀药有川芎、桃仁、红花、赤芍、丹参等。因气为血帅，气行则血行，故常适当配伍理气药，以加强活血祛瘀的作用。此外，还应根据病性的寒、热、虚、实而酌配相应的药物。如血瘀偏寒者，配以温经散寒之品，以血得温则行；瘀血化热，病位在下者，配伍荡涤瘀热之药，使瘀血下行，邪有出路；正虚有瘀者，又当与益气养血药同用，则祛邪而不伤正。重用补气药与少量活血药相伍，使气旺血行以治本，祛瘀通络以治标，标本兼顾；且补气而不壅滞，活血又不伤正。

---

* 穿山甲现已不用，可用猪蹄甲代。

第十节　八法在老年衰弱中的应用

一、概述

《黄帝内经》中有关治法的记载丰富。《素问·阴阳应象大论》云："形不足者，温之以气；精不足者，补之以味。其高者，因而越之；其下者，引而竭之；中满者，泻之于内。其有邪者，渍形以为汗。"《素问·至真要大论》云"寒者热之，热者寒之，微者逆之，甚者从之，坚者削之，客者除之，劳者温之，结者散之，留者攻之，燥者濡之，急者缓之，散者收之，损者温之，逸者行之，惊者平之，上之下之，摩之浴之，薄之劫之，开之发之"等，为中医学奠定了治法理论的基础。汉代张仲景在《伤寒杂病论》中总结出若干具体治法，如"可发汗，宜麻黄汤""当和胃气，与调胃承气汤""急下之，宜大承气汤""当温之，宜四逆辈"等。其后，历代医家在长期的医疗实践中又创制出诸多治法，以适应复杂多变的各种病症。其中具有代表性、概括性的当推清代医家程钟龄《医学心悟》之"八法"。所谓"论病之原，以内伤、外感四字括之。论病之情，则以寒、热、虚、实、表、里、阴、阳八字统之。而论治病之方，则又以汗、和、下、消、吐、清、温、补，八法尽之"。"八法"归纳、概括了历代医家关于治法的论述。

老年衰弱是以虚证为多见，但也有实证实候或虚中夹实的证候。注意区别虚实证候和病人身体的衰弱。实证是属实的证型，实候即属实的症状。一般实证由实候形成，但虚证里面也可以夹实候。"至虚有盛候"，如脾肾两虚者，可以出现大便干结多日不排，这时在补脾益肾时，也要适当通导大便，标本兼治。

老年衰弱的治疗常用温、补之法，但汗、吐、下、消等攻邪之法，在确存邪气的情况下，也不可偏废，是其症/证则当用之。如风温束表；如肿瘤毒结为患，邪不去正不复；如辨证为瘀阻痰结而致脏腑失养，则需活血化痰以通导经脉，使气血能达脏腑。

二、汗法

【含义】为解表法，《素问·阴阳应象大论》"其在皮者，汗而发之"之意，它是通过药物发汗以祛除表邪，用于治疗表证。

【病机】外邪侵袭，正邪相争，脏腑功能失常。

【适应证】凡外感表证、疮疡初起以及水肿、泄泻、咳嗽、疟疾而见恶寒发热、头痛身痛等表证。

【代表方】九味羌活汤。

方中羌活辛苦性温，散表寒，祛风湿，利关节，止痹痛，为治太阳风寒湿邪在表之要药，故为君药。防风辛甘性温，为风药中之润剂，祛风除湿，散寒止痛；苍术辛苦而温，发汗祛湿，为祛太阴寒湿的主要药物。两药相合，协助羌活祛风散寒，除湿止痛，是为臣药。细辛、白芷、川芎祛风散寒、宣痹止痛，其中细辛善止少阴头痛，白芷擅解阳明头痛，川芎长于止少阳、厥阴头痛，此三味与羌活、苍术合用，为本方“分经论治”的基本结构；生地、黄芩清泄里热，并防诸药辛温燥烈之品伤津。甘草调和诸药为使。九味配伍，既能统治风寒湿邪，又能兼顾协调表里，共成发汗祛湿、兼清里热之剂。

【其他常用处方】

银翘散：用于发热头痛、口干咳嗽、咽喉疼痛、小便短赤。方中银花、连翘气味芳香，既能疏散风热、清热解毒，又可辟秽化浊，在透散卫分表邪的同时，兼顾了温热病邪易蕴结成毒及多夹秽浊之气的特点，故重用为君药。薄荷、牛蒡子辛凉，疏散风热，清利头目，且可解毒利咽；荆芥穗、淡豆豉辛而微温，解表散邪，此二者虽属辛温，但辛而不烈，温而不燥，配入辛凉解表方中，增强辛散透表之力，是为去性取用之法，以上四药俱为臣药。芦根、竹叶清热生津；桔梗开宣肺气而止咳利咽，同为佐药。甘草既可调和药性，护胃安中，又合桔梗利咽止咳，是属佐使之用。诸药配伍，辛凉之中配伍少量辛温之品，既有利于透邪，又不悖辛凉之旨，疏散风邪与清热解毒相配，具有外散风热、内清热毒之功，构成疏清兼顾，以疏为主之剂。

麻黄附子细辛汤：用于助阳解表，方中麻黄发汗解表；附子温经助阳；细辛辛温散寒，通彻表里，助麻黄发散风寒于外，协附子温散阴寒于内。麻黄、附子、细辛配伍，补散兼施，扶阳而助解表，发汗而不伤阳气，是助阳解表之良方。

加减葳蕤汤：用于治疗外感兼见阴虚之证，方中以白薇清热和阴，玉竹滋阴助汗；葱白、薄荷、桔梗、豆豉疏表散风；甘草、大枣甘润和中。诸药配伍共奏滋阴解表之功。阴伤明显，口渴心烦者，可加沙参、麦门冬、黄连、天花粉清润生津除烦。

参苏饮：用于外感兼见气虚之证，方中以人参、茯苓、甘草益气以祛邪；苏叶、葛根疏风解表；半夏、陈皮、桔梗、前胡宣肺理气、化痰止咳；木香、枳壳理气调中；姜、枣调和营卫。诸药配伍，共奏益气解表，调和营卫。表虚自汗者，加黄芪、白术、防风益气固表；气虚甚而表证轻者，可用补中益气汤益气解表。

香苏散：用于理气解表，方中香附与紫苏相配，既能发汗解表，又能行气和血；陈皮理气化湿；炙甘草补气和中，调和诸药。四药相合，有芳香辟秽，理气解表之功，全方药性平和，但略显温性，主治风寒感冒兼有气滞者。还能理气和胃、通调全身气机兼以理血等疗效。

【常用药物】麻黄、桂枝、紫苏、生姜、大枣、杏仁、前胡、防风、荆芥、百部、金银花、桑叶、菊花、牛蒡子等。

三、和法

【含义】是一种调和的方法，有解除寒热、协调脏腑功能等作用的治法。

【病机】邪在半表半里或脏腑不和。

【适应证】适用于邪犯少阳，肝脾不和，寒热错杂，气血营卫不和等证。

【代表方】小柴胡汤。

用于和解少阳，方中柴胡透解邪热，疏达经气；黄芩清泄邪热；法半夏和胃降逆；人参、炙甘草扶助正气，抵抗病邪；生姜、大枣和胃气，生津。使用以上方剂后，可使邪气得解，少阳得和，上焦得通，津液得下，胃气得和，有汗出热解之功效。

【其他常用处方】

四逆散：运用在调和肝脾，方中取柴胡入肝胆经，升发阳气，疏肝解郁，透邪外出，为君药。白芍敛阴养血柔肝为臣，与柴胡合用，以补养肝血，条达肝气，可使柴胡升散而无耗伤阴血之弊。佐以枳实理气解郁，泄热破结，与柴胡为伍，一升一降，加强舒畅气机之功，并奏升清降浊之效；与白芍相配，又能理气和血，使气血调和。使以甘草，调和诸药，益脾和中。综合四药，共奏透邪解郁，疏肝理脾之效，使邪去郁解，气血调畅，清阳得伸，四逆自愈。

半夏泻心汤：主治调和脾胃，方中以辛温之半夏为君，散结除痞，又善降逆止呕。臣以干姜之辛热以温中散寒，黄芩、黄连之苦寒以泄热开脾。以上四药相伍，具有寒热平调，辛开苦降之用。然寒热互结，又缘于中虚失运，升降失常，故方中又以人参、大枣甘温益气，以补脾虚，与半夏配合，有升有降，以复脾胃升降之常。使以甘草补脾和中而调诸药。全方寒热互用以和其阴阳，苦辛并进以调其升降，补泻兼施以顾其虚实，使寒热得解，升降复常，则痞满呕利自愈。

【常用药物】柴胡、半夏、白芍、枳实、黄芩、黄连等药物。

四、下法

【含义】是指通下大便、以排除肠内积滞，荡涤实邪或攻逐体内积水的方法，主治里实证。

【病机】肠内积滞，或水饮内停。

【适应证】凡燥屎内结，冷积不化、瘀血内停、宿食不消、结痰停饮及虫积等证。

【代表方】大承气汤。

用于泻热通便，方中大黄苦寒泄热，攻下燥屎；芒硝咸寒润燥，软坚散结；厚朴、枳实破气导滞，消痞除满，四味相合，有峻下热结之功。本方适宜热结肠中，或热偏盛者。若燥结不甚，大便溏滞不爽，苔黄腻，湿象较显者，可去芒硝，加栀子、黄芩、黄柏苦寒清热燥湿；若少阳阳明合病，两胁胀痛，大便秘结者，可用大柴胡汤；若兼食积者，可加莱菔子、山楂以消食导滞；病程迁延者，可加桃仁、赤芍以活血化瘀。

【其他常用处方】

大黄牡丹皮汤：用于泻下瘀结法，方中大黄泻肠中瘀结之毒；芒硝软坚散结，助大黄促其速下；桃仁、丹皮凉血，散血，破血祛瘀；冬瓜仁清肠中湿热，消痈排脓。共达清热凉血，祛瘀散结之效。

大黄附子汤：本方意在温下，故重用辛热之附子，温里散寒，止腹胁疼痛；以苦寒泻下之大黄，泻下通便，荡涤积滞，共为君药；细辛辛温宣通，散寒止痛，助附子温里散寒，是为臣药。大黄性味虽属苦寒，但配伍附子、细辛之辛散大热之品，则寒性被制而泻下之功犹存，为去性取用之法。三味协力，而成温散寒凝、苦辛通降之剂，合成温下之功。

十枣汤：攻逐水饮，方中甘遂善行经逐水湿，大戟善泄脏腑水湿，芫花善消胸胁伏饮，三药合用，逐水之力甚强。然三药皆有毒性，故又用大枣益气护胃，缓和诸药之毒，减少药后反应。

麻子仁丸：用于胃强脾弱，脾的功能被胃约束，津液输布失调。方中麻子仁润肠通便为君；杏仁降气润肠，芍药养阴和营为臣；枳实、厚朴消痞除满，大黄泻下通便，共为佐使。诸药同用，共奏润肠通便之功。现代临床用于体虚之人及老人便秘、习惯性便秘、痔疮便秘等属胃肠燥热、津液不足者。

增液承气汤：主治热结阴亏证。燥屎不行，下之不通，脘腹胀满，口干唇燥，舌红苔黄，脉细数。用于攻补兼施，方中用玄参清热凉血，养阴壮水制火，并能解热结；大黄有泻热通便、攻下逐瘀之功效；玄参、生地、麦门冬三药为增液汤，有滋阴增液、润肠通便，以治“津液不足，无水舟停者”，尤其对中老年骨质疏松并胸腰椎骨折后便秘者，疗效更佳。

常用药物：大黄、芒硝、枳实、火麻仁、柏子仁、番泻叶、杏仁、当归、肉苁蓉等药物。

五、消法

【含义】是指用消导、消散、软坚、化结等方药，进行消导食滞、化痰祛瘀、祛湿行气等的治法。

【病机】气滞、水饮、痰结、瘀血聚于脏腑、经络。

【适应证】饮食积滞、气滞血瘀、癥瘕积聚、水湿内停、痰饮不化、疳积虫积等证。

【代表方】越鞠丸。

用于腹闷腹胀，食滞反酸，方中香附、川芎疏肝理气，活血解郁；苍术、神曲燥湿健脾，消食除痞；栀子泻火解郁。本方为通治气、血、痰、火、湿、食诸郁痞满之剂。若气郁较甚，胀满明显者，可加柴胡、郁金、枳壳，或合四逆散以助疏肝理气；若气郁化火，口苦咽干者，可加龙胆、川楝子，或合左金丸，以清肝泻火；若气虚明显，神疲乏力者，可加党参、黄芪等以健脾益气。

【其他常用处方】

保和丸：用于消食导滞，本方用山楂、神曲、莱菔子消食导滞，健胃下气；半夏、陈皮、茯苓健脾和胃，化湿理气；连翘散结清热，共奏消食导滞和胃之功。本方为治疗饮食停滞的通用方，均可加入谷芽、麦芽、隔山消、鸡内金等味。若脘腹胀甚者，可加枳实、厚朴、槟榔行气消滞；若食积化热者，可加黄芩、黄连清热泻火；若大便秘结，可合用小承气汤；若胃痛急剧而拒按，大便秘结，苔黄燥者，为食积化热成燥，可合用大承气汤通腑泄热，荡积导滞。

二陈汤：燥湿化痰，方中以半夏、茯苓燥湿化痰；陈皮、甘草理气和中；临床应用时，尚可加桔梗、杏仁、枳壳以宣降肺气；胸闷脘痞者，可加苍术、厚朴健脾燥湿化痰；若寒痰较重，痰黏白如泡沫，怯寒背冷，加干姜、细辛以温肺化痰；脾虚证候明显者，加党参、白术以健脾益气；兼有表寒者，加紫苏、荆芥、防风解表散寒。

六、吐法

【含义】是通过方药或其他方法使病人发生呕吐，达到祛使病邪从上涌吐而出的一种方法。

【病机】痰涎宿食，壅滞胸脘，痰涎壅盛，胸膈满闷，温温欲吐。

【适应证】适用于中风痰壅，或宿食壅阻胃脘，或毒物尚在胃中，痰涎壅盛的癫狂，喉闭以及霍乱吐泻不得等，属于急迫而又急需吐出之证。

【代表方】瓜蒂散。

主治痰涎宿食，壅滞胸脘证。方中瓜蒂味苦性升而善吐；赤小豆味苦酸，与瓜蒂配合，有酸苦涌吐之功；香豉轻清宣泄，煎汁送服，以增强涌吐的作用。本方药性较峻，宜从小剂量开始，不吐，逐渐加量，中病即止，不可过剂。

【其他常用处方】

参芦饮：用于涌吐痰涎，方中参芦味苦辛温，其性缓和，能吐虚证痰涎，对体弱之人须吐者，用此最为适宜。《医方集解》说："虚羸，故以参芦代藜芦、瓜蒂，宣犹带补，不致耗伤元气也。"服后不吐者，可用鹅翎探喉间以助之。

【常用药物】瓜蒂、参芦、皂荚、常山等药物。

七、清法

【含义】是清除热邪，治疗热证的方法，适用于对各类热证的治疗

【病机】邪郁而化热入里，正气虚弱，津液亏耗，耗血动血。

【适应证】适用于里热证、火证、热毒证及虚热证等。

【代表方】白虎汤。

治疗伤寒阳明热盛，或温病热在气分证。方以生石膏配知母，清胃泻火；粳米、甘草和胃生津。可加金银花、连翘、黄连、芦根清热解毒。若大便秘结者，加大黄、芒硝通腑泄热。若发斑疹者，加犀角（现用水牛角代）、玄参、丹皮清热凉血。

【其他常用处方】

犀角地黄汤：方中苦咸寒之犀角，凉血清心解毒，为君药。甘苦寒之生地，凉血滋阴生津，一助犀角清热凉血止血，一恢复已失之阴血。赤芍、丹皮清热凉血、活血散瘀，故为佐药。诸药配伍凉血与活血散瘀并用，热清血宁而无耗血动血，凉血止血而不留瘀。

导赤散：主治心经火热证，方中生地清热凉血，兼能养阴；木通、竹叶清心降火，利水通淋；生甘草和胃清热，通淋止痛。诸药相合，既能清热凉血，而又利水通淋。由于利水与益阴并重，所以利水而不伤阴。

龙胆泻肝汤：用于清肝泻火，方用龙胆、黄芩、栀子清肝泻火；木通、车前子利小便而清热；柴胡疏肝解郁；当归、生地养血滋阴柔肝；甘草和中。治疗失眠时可加朱茯神、生龙骨、生牡蛎镇心安神。若胸闷胁胀，善太息者，加香附、郁金以疏肝解郁。治疗血症时可酌加白茅根、蒲黄、大蓟、小蓟、藕节等凉血止血。若阴液亏耗，口鼻干燥，舌红少津，脉细数者，可去车前子、泽泻、当归，酌加玄参、麦门冬、女贞子、旱莲草养阴清热。

青蒿鳖甲汤：方中鳖甲直入阴分，咸寒滋阴，以退虚热；青蒿芳香清热透毒，引邪外出。二合用，透热而不伤阴，养阴而不恋邪，共为主。生地甘凉滋阴，知母苦寒滋润，助鳖甲以退虚热。丹皮凉血透热，助青蒿以透泄阴分之伏热。

常用药物：犀角、生地、石膏、知母、龙胆、黄连、黄柏、黄芩、栀子、竹叶等药物。

八、温法

【含义】是用温热药物以驱除寒邪，振奋阳气，治疗里寒证的治法。

【病机】阳气不足或为外寒所伤，不能发挥其温煦形体的作用。

【适应证】适用于脏腑的陈寒痼冷、寒饮内停、寒湿不化以及阳气衰微等。

【代表方】黄芪建中汤。

方中黄芪补中益气，小建中汤温脾散寒，和中缓急止痛。泛吐清水较重者，可加干姜、吴茱萸、半夏、茯苓等温胃化饮；如寒盛者可用附子理中汤，或大建中汤温中散寒；若脾虚湿盛者，可合二陈汤；若兼见腰膝酸软、头晕目眩、形寒肢冷等肾阳虚证者，可加附子、肉桂、巴戟天、仙茅，或合用肾气丸、右归丸之类助肾阳以温脾和胃。

【其他常用处方】

四逆汤：用于心肾阳衰寒厥证。方中生附子大辛大热，温壮元阳，破散阴寒，回阳救逆，为君药。干姜，入心、脾、肺经，温中散寒，助阳通脉，为臣药。炙甘草之用有三：一则益气补中，以治虚寒之本；二则缓和干姜、附子峻烈之性；三则调和药性，使药力持久。故甘草为佐使药。诸药合用，温里回阳之力大增，是回阳救逆的常用组合。

真武汤：用于阳虚水泛证。本方以附子为君药，本品辛甘性热，用之温肾助阳，以化气行水，兼暖脾土，以温运水湿。臣以茯苓利水渗湿，使水邪从小便去；白术健脾燥湿。佐以生姜之温散，既助附子温阳散寒，又合苓、术宣散水湿。白芍亦为佐药，其义有四：一者利小便以行水气，《神农本草经》《本经》言其能“利小便”，《名医别录》亦谓之“去水气，利膀胱”；二者柔肝缓急以止腹痛；三者敛阴舒筋以解筋肉瞤动；四者可防止附子燥热伤阴，以利于久服缓治。诸药配伍，温脾肾以助阳气，利小便以祛水邪。

当归四逆汤：用于血虚寒厥证，方中当归甘温，养血和血；桂枝辛温，温经散寒，温通血脉，为君药。细辛温经散寒，助桂枝温通血脉；白芍养血和营，助当归补益营血，共为臣药。通草通经脉，以畅血行；大枣、甘草益气健脾养血，共为佐药。重用大枣，既合归、芍以补营血，又防桂枝、细辛燥烈大过，伤及阴血。甘草兼调药性而为使药。全方共奏温经散寒、养血通脉之效。

九、补法

【含义】是一种增强体质、改善机体虚弱状态的方法，适用于治疗各类虚证。

【病机】禀赋不足，后天失养，病久体虚，积劳内伤，误治失治，久虚不复等。

【适应证】适用于气虚、血虚、阳虚、阴虚及脏腑虚损等证。

【代表方】补中益气汤。

本方既能益气升陷，又是甘温除热的代表方剂。方中以黄芪、党参、白术、甘草益气健脾；当归养血活血；陈皮理气和胃；升麻、柴胡既能升举清阳，又能透泄热邪。自汗较多者，加牡蛎、浮小麦、糯稻根固表敛汗；时冷时热，汗出恶风者，加桂枝、芍药调和营卫；脾虚挟湿，而见胸闷脘痞，舌苔白腻者，加苍术、茯苓、厚朴健脾燥湿。

【其他常用处方】

归脾汤：用于心脾两虚，本方由四君子汤和当归补血汤加味而成。方中以四君子汤补气健脾；当归、黄芪益气生血；酸枣仁、远志、龙眼肉补心益脾，安神定志；木香理气醒脾，使之补而不滞。全方具有补养气血、健脾养心及益气摄血的作用。

八珍汤：用于气血亏虚之证，方中人参与熟地黄相配，益气养血，共为君药。白术、茯苓健脾渗湿，助人参益气补脾，当归、白芍养血和营，助熟地黄滋养心肝，均为臣药。川芎为佐，活血行气，使熟地、当归、白芍补而不滞。炙甘草为使，益气和中，调和诸药。诸药合用，共奏补气养血之功效。

沙参麦门冬汤：用于滋阴润肺，方中用沙参、麦门冬、玉竹、天花粉滋阴润肺以止咳；桑叶轻清宣透，以散燥热；甘草、扁豆补土生金。若久热久咳，可用桑白皮易桑叶，加地骨皮以泻肺清热；咳剧者加川贝母、杏仁、百部润肺止咳；若肺气不敛，咳而气促，加五味子、诃子以敛肺气；若痰中带血，加山栀、丹皮、白茅根、白及、藕节清热凉血止血；低热，潮热骨蒸，酌加银柴胡、青蒿、白薇等以清虚热；盗汗，加糯稻根须、浮小麦等以敛汗。

金匮肾气丸：本方为温补肾阴的常用方剂，虽为温阳方剂，但方中却配伍了养阴的方药，其意义在于阴阳相济。正如《景岳全书·新方八略》说“善补阳者，必于阴中求阳，则阳得阴助，而生化无穷”。方中以附子、肉桂温补阳气，山茱萸、地黄补养肝肾，山药、茯苓补肾健脾，丹皮、泽泻清泄肝肾以为佐。短气甚者，加人参补益元气，便溏腹泻者，加白术、炮干姜温运中焦。

【常用药物】党参、黄芪、当归、白芍、人参、山药、黄精、白扁豆、肉桂、鹿角胶、龟板、菟丝子、牡丹皮、熟地黄等药物。

十、结语

八法是中医治疗疾病的基本方法，包括有汗、吐、下、和、温、清、补、消八法。以上八法，根据临床病症的具体情况，可单用，亦可两法或多法互相配合使用，总之以病情需要为原则。因此，临床时会出现消补并用、攻补兼施、汗补并用、和下兼施等多种复合治法，当随症施药。因表里寒热虚实等病情复杂多端，常需数法合用，即《医学心悟》所谓“一法之中，八法备焉，八法之中，百法备焉”。

第十章　治疗老年衰弱常用中药

第一节　益气药

生晒参

【性味归经】甘、微苦，微温。归脾、肺、心、肾经。

【功效特色】大补元气，补脾益肺，生津止渴，安神增智。

【常用适应证】

1. 气虚欲脱　凡老年人突发失血、大吐泻，或久病致元气虚极均可出现体虚欲脱，脉微欲绝之证。常见于老年急危重症，各种慢性疾病终末期，多器官功能障碍等。若有汗出肢冷等亡阳现象者，加附子增强回阳作用。

2. 脾气不足　脾胃为后天之本，气血生化之源。老年人脏腑功能衰退，脾气不足，生化无力，则可出现倦怠无力、食欲不振、上腹痞满、形体消瘦等症。常见于老年肌少症、内脏下垂、营养不良、慢性腹泻等。人参能大补元气，益脾气，适用于老年脾气不足之证，常配伍白术、茯苓、炙甘草等。

3. 肺气亏虚　老年人脏腑功能衰退，常有肺气亏虚，可出现呼吸短促、行动乏力、动辄气喘、脉虚自汗等症。常见于慢性阻塞性肺疾病、老年人肺气肿、呼吸衰竭等。人参大补元气，益肺气，可作为治疗肺气虚证之主药。

4. 气阴两虚　老年衰弱，真阴内乏，不能滋养营血，气血生化乏源，气阴两虚，常见于老年糖尿病、老年冠心病、老年焦虑症等，临床多见乏力、消渴、舌红少苔等症。用治消渴，常配伍生地、玄参、麦门冬等养阴生津药，可起到益气生津的功效。若热伤气阴，口渴多汗、气虚脉弱者，又可配伍麦门冬、五味子，可以益气养阴，止渴，止汗。

5. 神不守舍　老年元气不足，气血亏虚，可出现心神不宁、失眠多梦、惊悸健忘等神不守舍的症状，见于老年期睡眠障碍、老年谵妄、阿尔兹海默病、老年认知衰弱等。

人参能大补元气，而有安神增智的功效，多配伍当归、龙眼肉、酸枣仁等养血药、安神药。

【药理作用】

1. 中枢神经功能　人参对中枢神经功能的影响主要表现为对中枢神经兴奋与抑制的调节作用、益智作用和抗惊厥作用。人参对中枢神经既有兴奋作用，又有抑制作用，尤以兴奋作用更为明显。促进大脑对能量物质的利用，可以提高学习记忆能力。

2. 增强免疫　人参多糖和人参皂苷可使其白细胞数回升，使受抑制的巨噬细胞及体液免疫和细胞免疫功能恢复正常。人参皂苷和人参多糖是人参提高免疫功能的有效成分。

3. 增强造血　人参对骨髓造血功能有刺激作用，对骨髓细胞的 DNA、RNA 及蛋白质合成有促进作用，可使红细胞数、白细胞数和血红蛋白含量增加。当骨髓受到抑制时，人参增加外周血细胞数的作用更为明显。

4. 内分泌系统　适量的人参对下丘脑—垂体—肾上腺皮质轴表现出兴奋作用，使其功能增强。能提高胰岛素水平和促进胰腺释放胰岛素。

5. 对物质代谢

（1）促进核酸和蛋白质合成。人参中的蛋白质合成促进因子及人参皂苷均能促进生发活动旺盛的组织（如睾丸、骨髓等）的 DNA、RNA 及蛋白质的生物合成。

（2）降血脂作用。人参具有较强的降血脂和抗动脉粥样硬化作用。

（3）降血糖作用。人参对注射肾上腺素和高渗葡萄糖引起的高血糖有降糖作用。人参对糖代谢有双向调节作用，对注射胰岛素而降低的血糖又有回升作用。

6. 抗应激　人参能维持机体内环境的稳定性，增强机体对物理、化学和生物学等多种有害刺激的非特异性抵抗能力，即具有“适应原样作用”。

7. 心血管系统

（1）强心：人参治疗剂量可加强多种动物心脏的收缩力、减慢心率、增加心排出量和冠脉流量，表现出明显的增强心脏功能的作用。

（2）扩张血管、调节血压：人参对整体动物的冠状动脉、脑血管、椎动脉、肺动脉均有扩张作用，可增加和改善这些器官的血液循环。

（3）抗休克：人参对多种原因所致的休克有防治作用。

（4）抗心肌缺血：人参注射液对垂体后叶素引起的心肌缺血有改善作用。

8. 延缓衰老　人参为强壮、延缓衰老的药物，对体质羸弱、虚损早衰之证效果颇佳。人参皂苷具有延长动物寿命、促进培养细胞的增殖和延长培养细胞存活时间、延缓脑神经细胞衰老等作用。

9. 抗肿瘤　人参对多种实验动物肿瘤有抑制作用。

【衰弱临床应用】

1.《本草经集注》　（人参）味甘，微寒、微温，无毒。主补五脏，安精神，定魂魄……开心益智……调中，止消渴，通血脉，破坚积，令人不忘。久服轻身延年。如人形者有神。

2.《太平惠民和剂局方》四君子汤　治营卫气虚，脏腑怯弱，心腹胀满，全不思食，肠鸣泄泻，呕哕吐逆。人参（去芦）、白术、茯苓（去皮）、甘草（炙）各等分。上为细末，每服二钱，水一盏，煎至七分，通口服，不拘时候；入盐少许，白汤点亦得。常服温和脾胃，进益饮食，辟寒邪瘴雾气。

3.《济生方》　治阳虚气喘，自汗盗汗，气短头晕：人参五钱，熟附子一两。分为四帖，每帖以生姜十片，流水二盏，煎一盏，食远温服。

4.《局方》定志丸　治心气不定，五脏不足，恍惚振悸，差错谬忘，梦寐惊魇，恐怖不宁，喜怒无时，朝差暮剧，暮差朝剧，或发狂眩：远志（去苗及心）、菖蒲各二两，人参、白茯苓（去皮）各三两。上为细末，炼蜜丸如梧桐子大，朱砂为衣。每服七丸，加至二十丸，温米饮下，食后临卧，日三服。

5.《仁斋直指方》玉壶丸　治消渴，引饮无度：人参、瓜蒌根各等分。生为末，炼蜜为丸，梧桐子大，每服三十丸，麦门冬汤送下。

【参考文献】

[1] 刘郁，刘连新. 人参功效再认识 [J]. 时珍国医国药，2006（02）：289.

[2] 黎阳，张铁军，刘素香，等. 人参化学成分和药理研究进展 [J]. 中草药，2009，40（01）：164—166.

红参

【性味归经】甘、微苦，温。归脾、肺、心、肾经。

【功效特色】大补元气，复脉固脱，益气摄血。

【常用适应证】

1. 阳虚气弱　老年久病，气阳俱虚，元气不足。常见于慢性心功能不全、心源性休克、糖尿病后期、中风后期等。可与白术、茯苓同用健脾补后天，使气化有源；可与肉桂同用温补肾阳，或与桂枝同用，使阳气达于四末。

2. 肺气亏虚　老年脏腑功能衰弱，或肺病日久，肺气亏虚，常见于老年慢性支气管炎、慢性阻塞性肺疾病、肺癌晚期。证见气短咳喘、言语无力、声音低弱等。配伍黄芪、五味子等药同用，以增强疗效。

3. 气血虚弱　年老气衰，气血生化不足，气血虚弱，常见于老年贫血、老年营养不良等，本品有补气养血的功效。配伍熟地黄、当归等药。

【药理作用】

1. 抗糖尿病 红参对于糖尿病患者的胰岛素敏感性和分泌具有明显的促进作用。而红参中的各成分对于糖尿病的治疗同样具有明显效果。

2. 防治糖尿病视网膜病变 红参可以抑制糖尿病大鼠细胞外基质成分和血管内皮生长因子的过度表达，缓解毛细血管基底膜的病理改变，保护视网膜神经节细胞。

3. 抗肿瘤 人参皂苷 Rg3、Rh2 具有显著的抗肿瘤作用，人参皂苷 Rg3、Rh2 具有抗肿瘤新生血管形成以及抑制肿瘤细胞增殖、浸润和黏附的作用。

4. 抗衰老 人参皂苷具有抗衰老的作用。人参皂苷通过抗氧化、调节免疫、调节神经系统、影响细胞周期调控因子、衰老基因的表达等作用来实现抗衰老的作用。

5. 抗疲劳 人参可通过清除自由基，增加 SOD 活性而起到抗疲劳的作用。

6. 抗氧化 红参多糖具有一定的体外抗氧化能力，且在一定范围内，随着浓度的增加，抗氧化能力增强。

【衰弱临床应用】

1.《中国中医药报》 中国中医科学院广安门医院仝小林根据《医宗金鉴·删补名医方论》中“补后天之气，无如人参；补先天之气，无如附子，此参附汤之所由立也……二药相须，用之得当，则能瞬息化气于乌有之乡，顷刻生阳于命门之内”的论述，用参附汤（红参 60～90 g，附子 30～120 g）治疗糖尿病后期心肾阳衰欲脱者。

2.《临床验方集》 用于身体虚弱、阳病、耳鸣、目花等症：枸杞 80 g，熟地黄 60 g，红参 15 g，首乌 50 g，茯苓 20 g，白酒 1000 ml。将前 5 味共研为粗末，入布袋，置容器中，加入白酒，密封，隔日振摇 1 次，浸泡 14 天后，即可取用。酒尽添酒，味薄即止。口服。每次服 20 ml，日服 2 次。

【参考文献】

刘丹，濮社班，钱士辉，等. 中国红参化学成分的研究［J］. 中国中药杂志，2011，36（4）：462－464.

西洋参

【性味归经】微苦、微甘，凉。归心、肺、肾经。

【功效特色】补气养阴，清火生津。

【常用适应证】

1. 阴虚火旺 老年患者，久病伤阴，阴虚火旺，肺失清肃，则可出现喘咳痰血之症。常见于老年支气管扩张、肺结核、肺癌等。本品能补气养阴，清肺火。多与麦门冬、阿胶、知母、贝母等养阴清肺化痰药同用。

2. 气阴两伤　病久气阴两伤，烦倦口渴。常见于老年糖尿病、老年甲状腺功能亢进症、老年慢性泌尿系感染、肺炎恢复期等，可配伍鲜生地、鲜石斛、麦门冬等养阴清热生津药。

【药理作用】

1. 神经系统　西洋参以人参二醇型皂苷为主，表现为对神经中枢的抑制作用和镇静作用。西洋参能增强学习记忆能力，更有抗惊厥和神经保护作用。

2. 心血管系统　西洋参有助于保护心肌细胞。西洋参还有一定的降压作用，尤其对舒张压的降低最为明显。

3. 血液系统　西洋参可活血，能显著抑制血小板聚集及血栓形成。

4. 物质代谢　有降血脂、降低血糖、调节脂代谢和抗脂质过氧化作用。

5. 抗肿瘤　西洋参多糖通过提高免疫力、抑制癌细胞 DNA 合成、诱导细胞因子合成等途径达到抗肿瘤作用。

6. 免疫调节　西洋参多糖能够通过刺激淋巴细胞增殖和转化等途径达到免疫调节作用。

7. 其他　西洋参还有抗炎、抗氧化、抗应激等作用。西洋参多糖肽可以降低血清中丙二醛（MDA）含量，提高 SOD 和谷胱甘肽过氧化物酶（GSH－Px）活性，从而起到抗氧化的作用。

【衰弱临床应用】

1.《本草从新》　补肺降火，生津液，除烦倦。虚而有火者相宜。

2.《本草再新》　治肺火旺，咳嗽痰多，气虚咳喘，失血，劳伤，固精安神，生产诸虚。

3.《医学衷中参西录》　能补助气分，并能补益血分。

4.《江苏省中医药》　江苏省名老中医胡铁城的养心安神汤，组成：太子参（或西洋参）10 g，麦门冬 10 g，山药 12 g，丹参 18 g，酸枣仁 15 g，茯苓 10 g，陈皮 6 g，红枣 10 g，甘草 3 g。益气养心，活血安神。治疗老年人夜寐不实，神倦乏力，记忆力下降。每日 1 剂，水煎，分 2 次服。

5.《中国百年百名中医临床家丛书：高辉远》　西洋参、三七各 30 g，灵芝 60～90 g，丹参 45 g，共研为细末，贮于瓶中待用，每日 2 次，每次服 3 g，温开水送下，具有益气养阴、通络止痛的功效，用于治疗心气阴虚兼瘀血所致的心悸、胸痛、气短口干等症，亦治冠心病具有气阴虚有瘀之证。

【参考文献】

尚金燕，李桂荣，邵明辉，等. 西洋参的药理作用研究进展［J］. 人参研究，2016，28（06）：49－51.

党参

【性味归经】甘，平。归脾、肺经。

【功效特色】补中益气，生津养血。

【常用适应证】

1. 中气不足　年老体弱，中气不足，易出现食少便溏、四肢倦怠、内脏下垂等症，见于老年躯体衰弱、功能性消化不良、营养不良、便秘、子宫脱垂等，多与白术、茯苓、炙甘草同用。

2. 肺气亏虚　年老久病，肺气亏虚，出现气短咳喘、言语无力、声音低弱等症。见于老年慢性支气管炎、慢性阻塞性肺疾病、老年哮喘等。本品补益肺气，可配伍黄芪、五味子等药。

3. 气津两伤　老年各种慢性疾病后期，气津两伤，出现气短、口渴、乏力等症，见于老年肺炎恢复期、糖尿病等。本品可配伍麦门冬、五味子。

4. 气血亏虚　年老脏腑功能衰弱，气血生化乏源，气血虚衰，可出现血虚萎黄、头晕心慌等症，见于老年贫血、后循环脑缺血、老年性睡眠障碍等。本品补气养血，可与熟地黄、当归等药同用。

【药理作用】

1. 消化系统

（1）调整胃肠运动功能，能纠正病理状态的胃肠运动功能紊乱。

（2）抗溃疡作用。党参水煎醇沉液对应激型、幽门结扎型、消炎痛或阿司匹林所致实验性胃溃疡均有预防和治疗作用。党参抗溃疡作用机制：①抑制胃酸分泌，降低胃液酸度；②促进胃黏液的分泌，增强胃黏液—碳酸氢盐屏障；③增加对胃黏膜有保护作用的内源性前列腺素（PGE_2）含量。

2. 增强机体免疫功能　党参制剂均可使腹腔巨噬细胞数明显增加，细胞体积增大，伪足增多，胞体内核酸、糖类、ATP 酶、琥珀酸脱氢酶等多种酶活性增强，从而增强其吞噬作用。

3. 增强造血功能　可使红细胞数升高，白细胞数下降，口服较皮下注射效力显著，党参有影响脾脏促进红细胞生成的作用。

4. 抗应激　党参可提高机体对有害刺激的抵抗能力。党参的抗应激作用机制主要与兴奋垂体—肾上腺皮质轴的功能有关。

5. 对心血管系统　强心、抗休克。党参有增强心肌收缩力、增加心输出量、抗休克的作用。调节血压。党参对血压有双向调节作用。抗心肌缺血。

6. 降血脂　党参总皂苷对实验性高脂血症具有防治作用。能降低高脂血症大鼠血清总胆固醇（TC）、甘油三酯（TG）、低密度脂蛋白胆固醇（LDL－C）含量，提高 NO 和高密度脂蛋白胆固醇（HDL－C）含量和 HDL－C/TC 比值。可清除氧自由基，保护血管内皮细胞，稳定血管内环境。

7. 改善血液流变学　党参液可抑制 ADP 诱导血小板聚集。可明显降低全血黏度和血浆黏度，抑制体内外血栓形成。

8. 益智　党参能提高学习记忆能力，且可使正常受试者脑左右两侧半球的学习记忆能力同时提高。

9. 镇静、催眠、抗惊厥　党参皂苷也可明显延长环己巴比妥所致的小鼠睡眠时间。党参注射液腹腔注射能明显延长硝酸士的宁和戊四氮所致小鼠出现惊厥的潜伏期。

【衰弱临床应用】

1.《本草从新》　补中益气，和脾胃，除烦渴。

2.《中药材手册》　治虚劳内伤，肠胃中冷，滑泻久痢，气喘烦渴，发热自汗，妇女血崩、胎产诸病。

3.《本草正义》　党参力能补脾养胃，润肺生津，健运中气，本品与人参不甚相远。其尤可贵者，则健脾运而不燥，滋胃阴而不湿，润肺而不犯寒凉，养血而不偏滋腻，鼓舞清阳，振动中气而无刚燥之弊。且较诸辽参之力量厚重，而少偏于阴柔，高丽参之气味雄壮，而微嫌于刚烈者，尤为得中和之正，宜乎五脏交受其养，而无往不宜也。特力量较为薄弱，不能持久，凡病后元虚，每服二三钱，止足振动其一日之神气，则信乎和平中正之规模，亦有不耐悠久者。然补助中州而润泽四隅，故凡古今成方之所用人参，无不可以潞党参当之，即凡百证治之应用人参者，亦无不可以潞党参投之。

4.《喉科紫珍集》参耆安胃散　治服寒凉竣剂，以致损伤脾胃，口舌生疮：党参（焙）、黄芪（炙）各二钱，茯苓一钱，甘草（生）五分，白芍七分。白术煎，温服。

5.《得配本草》上党参膏　清肺金，补元气，开声音，助筋力：党参一斤（软甜者，切片），沙参半斤（切片），桂圆肉四两。水煎浓汁，滴水成珠，用瓷器盛贮。每用一酒杯，空心滚水冲服，冲入煎药亦可。

【参考文献】

朱天碧，张钊，罗飘，等．党参药理学作用的相关研究进展［J］．神经药理学报，2018，8（06）：46.

太子参

【性味归经】甘、微苦，平。归脾、肺经。

【功效特色】补气生津。

【常用适应证】

老年人久病气虚，气津两虚，出现脾虚食少，倦怠乏力，心悸自汗，肺虚咳嗽，津亏口渴等症。见于老年高血压、神经衰弱、慢性支气管炎等。脾虚食少者，配伍山药、扁豆、谷芽等；心悸不宁者，配伍五味子、酸枣仁；肺虚咳嗽者，配伍沙参、麦门冬；津亏口渴者，配伍石斛、天花粉。

【药理作用】

1. 心肌保护　改善血流变动力学指标，降低心肺指数，减小心肌梗死面积，改善由急性心肌梗死所致的慢性心衰达到心肌保护作用。

2. 免疫调节　太子参多糖可显著促进 NO 的释放，并使肿瘤坏死因子－α（TNF－α）含量上调，且不受多黏菌素的影响，说明太子参多糖能够激活巨噬细胞，具有潜在的免疫调节活性。

3. 抗氧化　太子参水提物能使心、肝、肾组织中 MDA 含量不同程度降低、SOD 及 GSH－P_x 活力不同程度提高、脑组织中脂褐质不同程度下降，而发挥抗氧化活性。

4. 降血糖　研究显示，40％醇浓度提取的太子参多糖降糖效果显著，改善型糖尿病大鼠的糖耐量和胰岛素耐量，降低血清胰岛素，改善胰岛素抵抗。

5. 降血脂　太子参多糖有效降低机体血清中的 TC、TG 及 LDL－C，增高血清中的 HDL－C，达到降血脂的作用。

6. 抗应激　太子参水萃取物和醇萃取物具有显著抑制脂氧合酶活性，均具有清除 NO 活性，具有明显的 DNA 保护作用，表明其在炎症损伤的修复方面具有一定的辅助作用，可以对应激损伤诱导的炎症反应，起到减轻损伤和促进损伤修复的双重作用。

【衰弱临床应用】

1.《本草再新》　治气虚肺燥，补脾土，消水肿，化痰止渴。

2.《饮片新参》　补脾肺元气，止汗生津，定虚悸。

3.《江苏植药志》　治胃弱消化不良，神经衰弱。

4.《中药志》　治肺虚咳嗽，脾虚泄泻。

5.《良药佳馐》童参汤　太子参、乌梅各 25 g，冰糖少许，或加甘草 10 g。上药共煎，代茶饮。功能为益气生津。主治气阴两伤之口渴多汗、脉虚无力等。

【参考文献】

宋叶，林东，梅全喜，等. 太子参化学成分及药理作用研究进展 [J]. 中国药师，2019，22（08）：1506－1510.

黄芪

【性味归经】甘，微温。归脾、肺经。

【功效特色】补气升阳，益卫固表，托毒生肌，利水退肿。

【常用适应证】

1. 气虚下陷　脾为生化之源，肺主一身之气，老年人脾肺气虚则出现食少便溏、气短乏力等症。若中气下陷，见于老年久泻脱肛、子宫脱垂；若气虚不能摄血，见于老年血精、便血、尿血。若气虚血瘀，见于老年慢性疼痛、老年冠心病、老年脑梗死恢复期。黄芪能补脾肺之气，且有升举阳气的作用，故可用于上述老年疾患，须随不同的气虚表现而作相应的配伍。如与人参同用，能增强补气功效，可治病后气虚体弱；配白术能补气健脾，可治脾虚气弱；配当归能补气生血，可治气虚血亏；配伍蒲黄炭、荆芥炭能补气摄血，可治气虚血溢；配川芎、丹参能补气活血，可治气虚血瘀；配附子能补气助阳，可治气虚阳衰，畏寒多汗。

2. 表虚自汗　年老体弱，卫阳不固，出现自汗，或者阴虚内热，出现盗汗。本品能固表止汗，配伍牡蛎、小麦、麻黄根，可治自汗；配伍生地、黄柏等滋阴降火药，也可治盗汗。

3. 气血亏虚　老年人五脏俱衰，气血俱亏，可出现痈疽不溃，或溃而不敛，常见于老年下肢静脉曲张晚期局部坏疽、老年糖尿病足等。本品补气而有良好的托毒生肌功效，与当归、穿山甲、皂角刺配伍，可治痈疽不溃；与当归、人参、肉桂等配伍，可以生肌敛疮。

4. 气虚水停　年老气虚失运、水湿停聚，易出现肢体面目浮肿、小便不利等症，常见于老年肾病综合征、前列腺增生、慢性心力衰竭、下肢深静脉功能不全等。本品有补气利尿退肿功效，配伍防己、白术等。

此外，老年人气虚血滞导致的肢体麻木、关节痹痛或半身不遂，如老年皮肤瘙痒症、颈椎病、骨性关节炎、中风恢复期等，本品配伍桂枝、白芍、生姜、大枣，可治肢体麻木、皮肤瘙痒；配伍羌活，防风、当归、片姜黄等，可治颈肩臂痹痛；配伍当归、川芎、桃仁、红花等活血化瘀药，可治中风后遗症半身不遂以及老年人气虚津亏导致的消渴、便秘等症；本品配伍生地、麦门冬、玄参、火麻仁等药，可起到益气生津、润肠通便的功效。

【药理作用】

1. 增强机体免疫功能　黄芪对免疫功能有显著的促进作用，增强非特异性免疫功能，增强特异性免疫功能。

2. 增强造血功能　黄芪多糖能升高正常大鼠红细胞的比容，增加红细胞数。对血虚证模型大鼠或小鼠，黄芪和黄芪多糖均能升高红细胞比容或血红蛋白含量。

3. 对物质代谢的影响　黄芪可增加脾脏蛋白质合成，并使脾脏细胞增生。黄芪对糖代谢呈双向调节作用，能显著降低小鼠葡萄糖负荷后的血糖水平，对抗肾上腺素所致的血糖升高，又能对抗苯乙双胍所致的血糖降低。

4. 抗应激　黄芪可使游泳应激大鼠肾上腺重量增加，肾上腺皮质增厚，束状带细胞体积增大、胞浆丰富，从而增强大鼠抗应激能力。

5. 延缓衰老　黄芪能延长家蚕和果蝇的平均寿命，减缓人胎肺二倍体细胞体外培养的自然衰老过程，使细胞寿命延长达98代，对照组仅为61～66代，使寿命延长1/3。对小鼠肾细胞培养也有保护作用。

6. 对心血管系统的影响　黄芪具有强心作用，使心脏收缩振幅增大，输出量增加，对中毒或疲劳衰竭心脏的作用更为明显。还能调节血压，治疗抗病毒性心肌炎。

7. 对消化系统的影响　黄芪具有保肝、抗溃疡、抗骨质疏松等作用。

【衰弱临床应用】

1.《太平圣惠方》黄芪散　黄芪、茯苓、熟地黄、炒韭子、车前子、鹿茸（酥炙）各一两，菟丝子（酒浸三日，曝干）二两，龙骨三分，麦门冬一两半。为细末，每服二钱，食前温粥调下。治虚劳肾气乏弱，或时失精，心中虚烦。

2.《太平惠民和剂局方》黄芪汤　黄芪、陈皮各半两。为末，每服三钱，用大麻仁一合研烂，以水投取浆水一盏，滤去滓，于银器内煎，候有乳起，即入白蜜一大匙，再煎令沸，调药末，空腹、食前服。治老人虚秘。

3.《医学衷中参西录》黄芪膏　生黄芪、鲜茅根、生石膏各四钱，蜂蜜一两，甘草末二钱，山药末三钱。先将生黄芪、生石膏、鲜茅根煎十余沸，去滓取汁，调入甘草、山药末同煎成膏，再入蜂蜜，令微似沸，分三次服，一日服完。治肺有劳病，薄受风寒即喘咳，冬时愈甚者。

4.《大补小吃》黄芪酒　黄芪60 g，米酒500 g。将黄芪洗净，干燥，研碎，放入细口瓶内，并加入米酒，密封瓶口。每日振摇1次，浸泡7天以上。每次20 ml，一日2次。功能为益气健脾、补肺固表。主治脾胃虚弱之饮食减少、心悸乏力、脱肛，肺卫不固之气短、多汗、容易感冒等。

5.《中国饮食营养学》黄芪大枣汤　黄芪15 g，大枣5枚，煮汤食。用于体虚易患感冒及一切气血虚弱之证。

【参考文献】

[1] 吴发宝，陈希元. 黄芪药理作用研究综述 [J]. 中药材，2004，27（3）：232—234.

[2] 姚红旗，侯雅竹，王贤良，等. 黄芪心血管药理作用研究进展 [J]. 河南中医，2019，39（02）：302—306.

白术

【性味归经】苦、甘，温。归脾、胃经。

【功效特色】补气健脾，燥湿利水，固表止汗。

【常用适应证】

1. 脾气虚弱　老年脾脏功能衰退，或饮食失调，脾虚运化失常，出现食少便溏、脘腹胀满、倦怠无力等症，多见于老年功能性消化不良、老年慢性胃炎、老年肠易激综合征等。如脾气虚弱，食少便溏，配伍人参、茯苓、炙甘草，即四君子汤。如脾胃虚寒，脘腹冷痛，与人参、干姜、炙甘草同用，即理中汤。如脾虚食积，脘腹痞满，可攻补兼施，配合枳实消除痞满，即枳术丸。

2. 痰饮水肿　老年脏腑功能衰弱，脾不升清，水湿停留，出现气喘痰多、肢体浮肿等症。常见于老年慢性支气管炎、慢性阻塞性肺疾病、慢性心功能不全、慢性肾功能不全等。配伍桂枝、茯苓、炙甘草即苓桂术甘汤，可以温化痰饮；配伍陈皮、大腹皮、茯苓皮等，可以利水消肿。

3. 表虚自汗　老年体弱，或久病气虚，卫气不固，出现动则汗出，虚汗气短等症。多见于老年各种慢性疾病后期、外感病恢复期等，本品有益气固表止汗作用，可配伍黄芪、浮小麦、煅牡蛎。

【药理作用】

1. 消化系统　调整胃肠运动功能，抗溃疡，降低胃液酸度，减少胃酸及胃蛋白酶的排出量，还有保肝作用，能减轻肝糖原减少以及肝细胞变性坏死，促进肝细胞增长，使升高的谷丙转氨酶（ALT）下降。

2. 增强机体免疫功能　白术能显著增强白细胞吞噬金黄色葡萄球菌的能力，白术多糖在一定的浓度范围内能单独激活或协同ConA、PHA促进正常小鼠淋巴细胞转化，并明显提高IL—2分泌的水平。

3. 抗应激　白术具有抗疲劳和增强肾上腺皮质功能的作用。

4. 增强造血功能　白术有促进小鼠红细胞造血作用。

5. 利尿　白术的利尿作用机制可能与抑制电解质重吸收，增加Na^{+}、K^{+}、Cl^{-}的排泄有关。

6. 抗氧化、延缓衰老　白术有抗氧化作用，能有效抑制脂质过氧化作用，降低组织LPD的含量，避免有害物质对组织细胞结构和功能的破坏。白术有延缓老年小鼠肾脏衰老的作用，可使老龄小鼠的肾脏结构明显改善。

7. 降血糖　家兔灌服白术水煎液可加速体内葡萄糖的氧化利用而有降血糖作用。

8. 抗凝血　大鼠灌胃白术水煎液后其凝血酶原时间显著延长。健康人服用白术水煎液或乙醇浸出液后，其凝血酶原时间及凝血时间均显著延长。

9. 抗肿瘤　白术对瘤细胞有细胞毒作用，能降低瘤细胞的增殖率，减低瘤组织的侵袭性，提高机体抗肿瘤反应的能力。

【衰弱临床应用】

1.《本草会编》　脾恶湿，湿胜则气不得施化，津何由生？故曰：膀胱者，津液之府，气化则能出焉。用白术以除其湿，则气得周流而津液生矣。

2.《医学衷中参西录》　白术，性温而燥，气不香窜，味苦，微甘，微辛，善健脾胃，消痰水，止泄泻，治脾虚作胀，脾湿作渴，脾弱四肢运动无力，甚或作疼。与凉润药同用，又善补肺；与升散药同用，又善调肝；与镇安药同用，又善养心；与滋阴药同用，又善补肾。为其具土德之全，为后天资生之要药，故能于金、木、水、火四脏，皆能有所补益也。

3.《济生方》白术饮　白术、人参、草果仁、炮姜、姜厚朴、煨肉豆蔻、橘红、木香、炒麦芽各一两，炙甘草五钱。为粗末，每服四钱，加生姜五片、大枣一枚，水煎，食前服。治脾劳虚寒，呕吐不食，腹痛泄泻，胸满喜噫，多卧少起，情思不乐，肠鸣体倦。

4.《中国药膳学》白术饼　生白术 250 g，大枣 250 g，面粉 500 g。白术研细末焙熟，大枣煮熟去核，此二味与面粉混合作饼，当点心食用。功能健脾益胃，燥湿止泻。主治脾虚之食少、久泻不止等。注意气滞胀满者不宜用。

5.《太平圣惠方》白术散　白术、人参、熟地黄、五味子、黄明胶（捣碎，炒微黄）、茯苓各三分，紫菀、炮姜、炙甘草各五钱，桂心一两。为末，每服二钱，大枣三枚，糯米五十粒，水煎，不拘时服。治肺气不足，胸中短气，咳嗽恶寒。

【参考文献】

[1] 张晓娟，左冬冬．白术化学成分及药理作用研究新进展［J］．中医药信息，2018，35（06）：101－106.

[2] 顾思浩，孔维崧，张彤，等．白术的化学成分与药理作用及复方临床应用进展［J］．中华中医药学刊，2020，38（01）：69－73.

山药

【性味归经】甘，平。归脾、肺、肾经。

【功效特色】益气养阴，补脾肺肾。

【常用适应证】

1. 脾虚证　老年人脾虚气弱，消化功能下降，出现食少腹胀、体倦神疲、大便稀溏等症。见于老年功能性消化不良、老年躯体衰弱、肌少症等。本品补脾气，益脾阴，且兼涩性，能止泻。常与人参、白术、茯苓等同用。

2. 肺虚证　老年人肺虚或肺脾两虚，或久病致虚，出现久咳或虚喘、消渴等症，见于慢性阻塞性肺疾病、肺炎、慢性支气管炎、肺癌晚期、老年糖尿病等。本品能补肺气，益肺阴，可配伍党参、麦门冬、五味子等药。

3. 肾虚证　老年人肾精虚损，肾气不固，或脾肾两虚，出现遗精、尿频等症，见于老年遗精、老年夜间多尿症、前列腺增生症、老年尿失禁等。本品能补肾，且兼有固涩作用；配伍熟地黄、山萸肉，如六味地黄丸，可治肾虚遗精；配伍益智仁、乌药，如缩泉丸，可治肾虚尿频。如脾虚有湿者，多配伍党参、白术、车前子等；如肾虚不固者，多配伍熟地黄、山萸肉、菟丝子等。

【药理作用】

1. 调节胃肠功能　山药有缓解肠管平滑肌痉挛及对抗神经介质的作用，还能增强小肠吸收功能，抑制血清淀粉酶的分泌。

2. 降血糖　山药中含有丰富的抗性淀粉，能阻碍普通淀粉的水解，延缓其在消化道中的水解速度，从而减缓餐后血糖效应。

3. 降血脂　山药提纯淀粉喂食有动脉粥样硬化的小鼠，能降低脂类浓度，同时降低主动脉和心脏的糖浓度。

4. 抗氧化、抗衰老　山药多糖具有明显的体外和体内抗氧化活性，能降低维生素 C—NADPH 及 Fe^{2+}—半胱氨酸诱发的微粒体过氧化脂质的含量，并对黄嘌呤—黄嘌呤氧化酶体系产生的超氧自由基及 Fenton 反应体系产生的羟自由基有清除作用。

5. 调节免疫功能　山药多糖能促进淋巴细胞的增殖能力和抗体的产生，对体液免疫、细胞免疫和非特异性免疫都有增强作用。

6. 抗突变、抗肿瘤　山药多糖的抗突变作用主要是通过山药多糖与致突变物作用使其失活（去突变）及阻断正常细胞变为突变细胞（生物抗突变）来实现的。

7. 保肝　研究表明无论是免疫性肝损伤还是化学性肝损伤都与氧化应激密切相关，而山药多糖对肝损伤具有良好的保护作用，其保肝作用可能通过减轻氧化应激反应而达到。

【衰弱临床应用】

1.《药品化义》　山药，温补而不骤，微香而不燥，循循有调肺之功，治肺虚久嗽，何其稳当。因其味甘气香，用之助脾，治脾虚腹泻，怠惰嗜卧，四肢困倦。又取其甘则补阳，以能补中益气，温养肌肉，为肺脾二脏要药。土旺生金，金盛生水，功用相仍，故六味丸中用之治肾虚腰痛，滑精梦遗，虚怯阳痿，但性缓力微，剂宜倍用。

2.《张氏医通》纳气丸　熟地黄八两，山茱萸肉、干山药各四两，牡丹皮、白茯苓、白泽泻各三两，沉香一两，砂仁二两。为细末，炼蜜为丸，梧桐子大，每服 50～70 丸，空腹淡盐汤送服及睡前温酒送下；如泄泻少食者，用干山药末调糊代蜜为丸。治脾肾两虚，骨蒸劳热，咳嗽，倦怠少食。

3.《寿亲养老新书》山药酒　生山药 300 g。刮去皮，切碎，研令细烂。于铃中煮酒，酒沸下薯，不得搅，待熟著盐、葱白，更添白酒。酌量饮。功能温中散寒。主治下焦虚冷之小便频数、瘦损无力等。

4.《银海精微》补肾丸　石菖蒲、枸杞、白茯苓、人参、山药、泽泻、菟丝子、肉苁蓉各一两。为细末，炼蜜为丸，每服五十丸，盐汤送下。治眼目有黑花，芒芒如蝇翅者。

5.《膳食保健方》红枣山药粥　红枣 15 枚，山药 250 g，粳米 100 g，白糖适量。红枣用沸水泡发后，去核切丁，山药去皮切丁，将双丁加醋浸半小时，煮大米至粥将成时，调入双丁再闷煮 20 分钟。补脾益气，滋肾固精。主治老年脾虚食少，泄泻，肢软乏力，肾虚遗精，夜尿频数，子宫脱垂等。

【参考文献】

[1] 邵礼梅，许世伟. 山药化学成分及现代药理研究进展 [J]. 中医药学报，2017，45 (02)：125—127.

[2] 陈梦雨，刘伟，俞桂新，等. 山药化学成分与药理活性研究进展 [J]. 中医药学报，2020，48 (02)：62—66.

白扁豆

【性味归经】甘，微温。归脾、胃经。

【功效特色】健脾化湿。

【常用适应证】

脾虚夹湿　年老体弱，脾胃运化功能失职，湿邪内盛，出现体倦乏力、食少便溏或泄泻等症，多见于老年急性肠炎、慢性肠炎、胃肠功能紊乱等。本品补脾不腻，除湿不燥，多配伍人参、茯苓、白术等。

【药理作用】

1. 对免疫功能的影响　白扁豆对机体防御机能的降低有促进其恢复的作用。

2. 抗肿瘤　通过体外试验证明，白扁豆所含的植物血细胞凝集素，具有使恶性肿瘤细胞发生凝集、肿瘤细胞表面结构发生变化的作用；另外，植物血细胞凝集素可促进淋巴细胞的转化，从而增强对肿瘤的免疫能力。

3. 抗氧化活性　白扁豆多糖对超氧阴离子自由基和羟基自由基有不同程度的清除作用。

4. 保护神经细胞缺氧性凋亡坏死　白扁豆多糖可阻断由缺氧诱导的神经细胞凋亡和保护神经细胞。白扁豆多糖具有促进胚鼠神经细胞生长，阻断由缺氧引起的神经细胞生长抑制以及显著地抵抗神经细胞缺氧性凋亡功效。

5. 其他　提高造血功能，升高白细胞数，降血糖，降低胆固醇等作用。

【衰弱临床应用】

1.《普济本事方》白扁豆散　白扁豆、生姜各半两，枇杷叶、半夏、人参、白术各一分，白茅根三分。为粗末，水煎去滓，调槟榔末一钱，分四次服。治久嗽咯血而致肺痿，吐白涎，胸膈满闷，食少。

2.《本草纲目》　硬壳白扁豆，其子充实，白而微黄，其气腥香，其性温平，得乎中和，脾之谷也。入太阴气分，通利三焦，能化清降浊，故专治中宫之病，消暑除湿而解毒也。其软壳及黑鹊色者，其性微凉，但可供食，亦调脾胃。

3.《中国医学大成·温病分册》香薷饮　治伏暑引饮，口燥咽干，或吐或泻，并皆治之。一方加黄连四两，用姜汁同炒令老黄色，名黄连香薷饮。如有搐搦，加羌活煎服。香薷去土，一斤白扁豆微炒，半斤厚朴去皮，姜汁炙熟，半斤上㕮；咀，每服三钱，水一盅，入酒少许，煎七分，沉冷不拘时服，热则作泻，香薷须陈者佳。

4.《延年秘旨》扁豆粥　白扁豆 20 g（鲜者 30 g），粳米 50 g，红糖适量。白扁豆应选个大、色白、颗粒饱满者为佳。加水如常法煮粥。每日 2～3 次温服。健脾止泻，清暑化湿。主治脾虚湿困所致的慢性腹泻、妇女赤白带下及暑湿吐泻等。外感寒邪或疟疾患者忌用。

5.《太平惠民和剂局方》参苓白术散：莲子肉、薏苡仁、缩砂仁、炒桔梗各一斤，白扁豆（姜汁浸，微炒）一斤半，白茯苓、人参、炒甘草、白术、山药各二斤。为细末，每服二钱，枣汤调下。补气健脾，渗湿和胃。治脾胃气虚而夹湿之证，症见饮食不消，或吐或泻，形体虚弱，四肢无力，胸脘满闷，脉缓弱等。

【参考文献】

李海洋，李若存，陈丹，等. 白扁豆研究进展［J］. 中医药导报，2018，24（10）：117－120.

甘草

【性味归经】甘，平。归心、肺、脾、胃经。

【功效特色】补脾益气，润肺止咳，缓急止痛，缓和药性。

【常用适应证】

1. 脾胃虚弱　年老脏腑功能衰退，脾胃虚弱，中气不足，出现气短乏力，食少便溏等症，见于老年功能性消化不良、慢性胃炎、胃肠功能失调等。本品有补脾益气的功效。多配伍人参、白术、茯苓等，如四君子汤。本品炙用，补益作用更强，甘温健脾益气，配伍其他补益药，如炙甘草汤，治疗老年心律失常、慢性心功能不全等。

2. 肺病咳嗽　年老肺气亏虚，或邪犯肺卫，出现咳嗽、气喘、痰少色黄或干咳无痰等症，常见于老年肺炎、老年支气管炎等。本品能润肺，有一定的止咳平喘作用。如配伍麻黄、杏仁即三拗汤，治风寒犯肺之喘咳；上方再加生石膏，即麻杏石甘汤，治痰热郁肺之喘咳。

此外，老年人五脏俱衰，对药物的耐受性减弱，因此用药需尽量平和。本品能缓和药性，调和诸药，在治疗老年性疾病复方用药中常作为佐、使药，如与附子、干姜同用，能缓和附子、干姜之热，以防伤阴；与石膏、知母同用，能缓和石膏、知母之寒，以防伤胃；与大黄、芒硝同用，能缓和大黄、芒硝的泻下作用，使泻而不速；与党参、白术、熟地黄、当归等补药同用，能缓和补力，使作用缓慢而持久；与半夏、干姜、黄连、黄芩等热药寒药同用，又能起协调作用。

【药理作用】

1. 肾上腺皮质激素样作用　甘草皮质激素样作用的机制：①促进皮质激素的合成；②甘草次酸在结构上与皮质激素相似，能竞争性地抑制皮质激素在肝内的代谢失活，从而间接提高皮质激素的血药浓度；③两者的化学结构相似，有直接皮质激素样作用。

2. 调节机体免疫功能　甘草具有增强和抑制机体免疫功能的不同成分，甘草葡聚糖能增强机体免疫功能，甘草酸类主要表现为增强巨噬细胞吞噬功能和增强细胞免疫功能的作用，但对体液免疫有抑制作用。甘草酸单铵和 LX 也有免疫抑制作用。

3. 镇咳、祛痰　甘草次酸、甘草黄酮、甘草流浸膏灌胃给药，对氨水和二氧化硫引起的小鼠咳嗽均有镇咳作用，并均有祛痰作用。

4. 抗菌、抗病毒、抗炎、抗变态反应。

5. 抗溃疡、解痉、保肝　甘草粉、甘草浸膏、甘草次酸、甘草素、甘草苷、异甘草苷和 FM_{100} 对动物多种实验性溃疡模型均有抑制作用，能促进溃疡愈合。家兔灌胃甘草液后胃平滑肌运动逐渐减弱，30 分钟后胃运动几乎完全停止。甘草的解痉作用的有效成分主要是黄酮类化合物，其中以甘草素的作用最强。甘草制剂和甘草甜素对动物多种实验性肝损伤具有明显的保护作用。

6. 抗心律失常　炙甘草提取液腹腔注射对氯仿诱发的小鼠心室纤颤、肾上腺素诱发的家兔心律失常、乌头碱诱发的大鼠心律失常、氯化钡和毒毛花苷 K 诱发的豚鼠心律失常均有抑制作用，并能减慢心率、延长麻醉大鼠心电图的 PR 间期和 QT 间期。

7. 降血脂、抗动脉粥样硬化　甘草次酸对家兔或大鼠实验性动脉粥样硬化模型有显著的降低血清胆固醇、β—脂蛋白及 TG 的作用。

8. 抑制血小板聚集　甘草中的异甘草素具有抗血小板聚集作用，在体外的作用强度相当于阿司匹林。

9. 抗肿瘤　甘草酸对黄曲霉素和二乙基亚硝胺诱发的大鼠肝癌前病变的发生有明显的抑制作用。

10. 抗组织纤维化　甘草酸具有抑制胰腺、肝脏、肾脏纤维化病变的作用，甘草酸可改善胰腺纤维化的程度。

【衰弱临床应用】

1.《药性论》　主腹中冷痛，治惊痫，除腹胀满；补益五脏；制诸药毒；养肾气内伤，令人阴（不）痿；主妇人血沥腰痛；虚而多热；加而用之。

2.《药品化义》　甘草，生用凉而泻火，主散表邪，消痈肿，利咽痛，解百药毒，除胃积热，去尿管痛，此甘凉除热之力也。炙用温而补中，主脾虚滑泻，胃虚口渴，寒热咳嗽，气短困倦，劳役虚损，此甘温助脾之功也。但味厚而太甜，补药中不宜多用，恐恋膈不思食也。

3.《伤寒论》炙甘草汤　又名复脉汤。炙甘草四两，生姜、桂枝各三两，生地一斤，人参、阿胶（烊化）各二两，麦门冬、麻仁各半升，大枣三十枚。以清酒七升、水八升，先煮八味，取三升，内阿胶烊消尽，每服一升，日三次。益气补血，滋阴复脉。治气虚血少而致的脉结代，心动悸，气短胸闷，舌光少苔及虚劳肺痿。

4.《伤寒论》芍药甘草汤　芍药、炙甘草各四两。水煎去滓，分二次服。功能调和肝脾，缓急止痛。治伤寒伤阴，筋脉失濡，腿脚挛急，心烦，微恶寒，肝脾不和，脘腹疼痛。近代用于血虚津伤所致的腓肠肌痉挛，肋间神经痛，坐骨神经痛，十二指肠溃疡，萎缩性胃炎，胃肠神经，以及颈椎综合征等属阴血亏虚，肝脾失调者。

5.《金匮要略》甘草小麦大枣汤　又名甘麦大枣汤。甘草三两，小麦一升，大枣十枚。水煎，分三次服。养心安神，和中缓急。治妇人脏躁，喜悲伤，欲哭，数欠伸。近代常用于神经官能症、癔症、抑郁症等心阴不足、肝气失和者。

【参考文献】

[1] 李想，李冀. 甘草提取物活性成分药理作用研究进展 [J]. 江苏中医药，2019，51 (05)：81—86.

[2] 李冀，李想，曹明明，等. 甘草药理作用及药对配伍比例研究进展 [J]. 上海中医药杂志，2019，53 (07)：83—87.

大枣

【性味归经】甘，温。归脾、胃经。

【功效特色】补中益气，养血安神，缓和药性。

【常用适应证】

1. 脾胃虚弱　老年人脾胃功能减弱，中气不足，出现体倦乏力，食少便溏等症，见于老年功能性消化不良、慢性胃炎等。本品有补中益气功效，于补气方剂中，常作为辅助药物，配伍党参、白术、茯苓等药，以增加疗效。

2. 血虚脏躁　年老体虚，气血生化不足，或情志不遂、心气不足、心神不宁，出现面色萎黄、郁郁不欢、善悲欲哭、健忘失眠等症。见于老年抑郁症、老年睡眠障碍、老年谵妄、老年心脑血管疾病恢复期等。本品有养血安神功效，治疗血虚，多与熟地黄、当归等补血药同用；治疗心气不足、心神不宁，与甘草、小麦同用。

此外，峻烈药常配伍本品以缓和药性，如葶苈子配伍大枣，即葶苈大枣泻肺汤，能泻肺平喘利尿而不伤肺气。

【药理作用】

1. 增强免疫　大枣多糖能提升小鼠脾细胞增殖，具有增强免疫力之功效。大枣多糖对小鼠细胞免疫和体液免疫均有明显的增强，且对放射性损伤（包括放疗）有一定的保护作用，是一种免疫增强剂。

2. 抑制肿瘤　大枣多糖具有较强的抗肿瘤作用，其抗肿瘤机制有两种。一种是增强机体的免疫功能间接抑制或直接杀死肿瘤细胞；另一种机制是通过大枣多糖的细胞毒性，直接杀死肿瘤细胞。

3. 抗氧化　大枣多糖被认为是抗氧化的主要活性成分，其活性大小与大枣多糖的剂量呈线性关系。

4. 保肝　大枣中的果糖、葡萄糖、低聚糖和酸性多糖等有助于保肝护肝。

5. 中枢抑制　大枣具有增强睡眠作用。

6. 降脂　大枣多糖能抑制高脂膳食所致小鼠血脂的升高，因此具有降血脂作用。

7. 降糖　红枣多糖对α—淀粉酶和α—葡萄糖苷酶活性均有抑制作用，其抑制效果随着红枣多糖浓度的增加而增大，具有明显的量效关系，且经过纯化后的多糖抑制作用又有大幅度的提升。

8. 改善肠道功能　大枣含水溶性多糖，在适当剂量下，可以减少肠道黏膜接触有害物质的机会，使肠道环境得到有效的改善。研究发现，大枣多糖对于临床治疗便秘是安全有效的。

9. 其他　大枣还具有明显的抗疲劳、抗过敏、抗缺氧作用。

【衰弱临床应用】

1.《本草汇言》　此药甘润膏凝，善补阴阳、气血、津液、脉络、筋俞、骨髓，一切虚损，无不宜之。或中气不和，饮食无味，肢体懒重，肌肉羸瘦，必用大枣治之。

2.《备急千金要方》大枣汤　大枣十五枚，黄芪四两，附子一枚，生姜二两，麻黄五两，甘草一尺。为粗末，水煎，分三次服。温阳益气，疏风散寒。治历节疼痛。

3.《常见病的饮食疗法》大枣汤　大枣 15 枚。大枣洗净，浸泡 1 小时，用文火炖烂。每服 1 剂，日 3 次，7 日为一疗程。健脾益气止血。主治脾胃虚弱之食欲不振，脾虚不能摄血之发斑。

4.《太平圣惠方》大枣粥　大枣 10 枚，茯神 15 g，小米 100 g。先煮大枣及茯神，去渣，后下米煮粥。温食。益气养胃，安神定志。主治心脾两虚之神疲乏力、失眠心悸、精神恍惚。

5.《大补小吃》党参大枣汤　党参 15 g，大枣 60 g。将党参、大枣洗净，加入清水 800 ml，先浸泡 2 小时，再煎煮 30 分钟，滤取药汁。药渣再加水 500 ml，煎煮 30 分钟。将两次煎液合并。每日 1 剂，分 2 次食用，吃枣喝汤。补气生血，健脾和胃。主治贫血属气血两虚者，症见面色苍白、食欲不振、心悸气短、消瘦倦怠等。

【参考文献】

[1] 刘仁人. 甘麦大枣汤在老年病证中的应用 [J]. 上海中医药杂志，2004，38（12）：14—15.

[2] 裘森，熊中奎，吕梦宇. 大枣多糖的药理作用研究进展 [J]. 中国现代医生，2018，56（22）：161—164.

蜂蜜

【性味归经】甘，平。归脾、肺、大肠经。

【功效特色】补中缓急，润肺止咳，滑肠通便。

【常用适应证】

1. 脾虚证　年老脾胃虚弱，出现倦怠食少、脘腹作痛等症，常见于老年胃及十二指肠溃疡、老年慢性胆囊炎等，本品能补中，并可缓和药性，故凡滋补的丸药、膏剂，多采用蜂蜜为赋形剂，不仅取其矫味及黏性，还主要取其补养和缓和药性的作用。此外，某些补气药，如甘草、黄芪用蜜炙后服用，可增强补益功效。

2. 肺虚证　年老肺虚，气阴不足，出现久咳不愈、干咳无痰、口燥咽干。常见于老年肺结核、老年慢性咳嗽、老年慢性咽炎等。本品能润肺止咳，且有补益作用，配伍生地、茯苓、人参等，如琼玉膏，可治久咳、干咳等症。在使用化痰止咳药如款冬花、紫菀、百部、枇杷叶等药时，常用蜜炙，以加强疗效。

3. 肠燥证　年老体弱，肠燥津枯，出现大便干结难排，见于老年习惯性便秘。本品有润肠通便作用，且兼补益，故尤宜于体虚津枯之便秘。也有研究表明蜂蜜能够治疗老年高血压药物性便秘。

【药理作用】

1. 抗肿瘤　蜂蜜中含有的咖啡酸具有中度抗肿瘤和显著的抗肿瘤转移作用，可增强环磷酰胺和（5—氟尿嘧啶 5—FU）的疗效，减少其毒性。

2. 抗菌、抗氧化　蜂蜜对化脓性金黄色葡萄球菌、乙型溶血性链球菌、绿脓杆菌、部分大肠杆菌都有明显的抑制效果。蜂蜜抗氧化性主要与酚酸类多酚化合物有关。

3. 促进组织再生 蜂蜜中含有各种氧化酶和有机酸，可通过提供创面营养、控制创面感染、抗炎、清除坏死组织、调节创面愈合相关细胞因子等多条途径促进创面愈合。

4. 促进消化、润肠通便 蜂蜜对胃肠功能具有调节作用，可使胃酸分泌正常，使胃痛及胃烧灼感消失，增加红细胞及血红蛋白数量，能增强肠蠕动，可显著缩短排便时间，从而促进消化、润肠通便。

5. 保护心脏作用 蜂蜜可补偿心肌不间断工作的能量消耗，它还能使心血管扩张，改善冠状动脉的血液循环，促使冠状动脉血流正常。

6. 保护肝脏作用 蜂蜜中含有多种的营养成分，使蜂蜜具有良好的保肝作用；能增加实验动物的肝糖原，使肝糖原含量升高，对四氯化碳引起的肝损伤有明显的保护作用。

7. 润肺止咳 蜂蜜能增加唾液分泌，帮助化痰和润滑呼吸道，有润肺止咳的作用。

8. 其他 增强机体免疫功能、促进糖代谢。

【衰弱临床应用】

1.《本草纲目》蜂蜜入药之功有五，清热也，补中也，解毒也，润燥也，止痛也。生则性凉，故能解毒；熟则性温，故能润燥；缓可以去急，故能止心腹肌肉疮疡之痛；和可以致中，故能调和百药而与甘草同功。

2.《现代实用中药》治高血压，慢性便秘：蜂蜜 54 g，黑芝麻 45 g。先将芝麻蒸熟捣如泥，搅入蜂蜜，用热开水冲化，日两次分服。

3.《滋补保健药膳食谱》百合蜂蜜 百合 10 g，蜂蜜 25 g。百合洗净，放瓷碗内，加入蜂蜜，上屉蒸 1 小时。温服。润肺止咳。主治肺虚久咳、咳脓痰、低热烦闷等。

4.《食疗本草学》蜂蜜芍药汤 白芍、甘草各 9 g，蜂蜜 30 g。将前两味水煎取汁，加蜂蜜，溶化服。功能补益脾胃，缓急止痛，敛阴柔肝。主治脾虚肝旺之脘腹拘急疼痛、少食易饥、饥时病作等。

5.《中国药膳学》山药蜂蜜煎 山药 30 g，鸡内金 9 g，蜂蜜 15 g。前两味水煎取汁，调入蜂蜜，搅匀。日 1 剂，分二次温服。功能健脾消食。主治脾气虚弱、运化不健之食积不化、食欲不振等。湿浊中阻之脘腹胀满者不宜食之。

【参考文献】

[1] 黄宇和. 蜂蜜治疗老年高血压药物性便秘疗效观察［J］. 中国社区医师（医学专业），2010，12（20）：145.

[2] 吴国泰，武玉鹏，牛亭惠，等. 蜂蜜的化学、药理及应用研究概况［J］. 蜜蜂杂志，2017，37（01）：3—6.

灵芝

【性味归经】甘、微苦，微温。归心、肺、肝、脾、肾经。

【功效特色】补气养血，养心安神，延衰益智，止咳平喘。

【常用适应证】

1. 健忘失眠　年老髓海空虚，心血不足，神失所养，出现健忘呆滞、失眠多梦、心悸等症。见于老年认知衰弱、阿尔兹海默症、老年失眠等。本品能补心益血、养心安神、延衰益智，常与桑葚、桂圆肉、人参、当归等配伍。

2. 虚劳　年老五脏俱虚，肝肾不足，脾胃虚弱、气血虚少，出现腰膝酸软、倦怠乏力、食少便溏等虚劳症状，见于老年营养不良、老年衰弱综合征等。本品可单用或与人参、白术、当归、熟地黄等补气养血药及枸杞、山茱萸等补益肝肾药同用。

3. 咳嗽气喘　本品多用于痰湿较盛之咳嗽痰多及虚寒咳嗽、咳痰、喘促等症，可用于治疗慢性阻塞性肺疾病、慢性支气管炎、老年肺气肿、老年代谢综合征等。单用或与半夏、五味子、陈皮、党参等药同用。

4. 冠心病及心律失常　本品对心悸、胸闷、气短等症状有缓解作用，可用于治疗老年冠心病心绞痛、心律失常。常与丹参、粉葛、淫羊藿等配伍。

5. 癌症及良性肿瘤　本品对肺癌、食管癌、胃癌、鼻炎癌等恶性肿瘤致衰弱的老年患者有增强免疫作用，对白细胞减少症或放化疗以后的副作用有减轻的作用。常与猪苓、茯苓、瓜蒌仁、半夏、天门冬等配伍。

【药理作用】

1. 肿瘤治疗方面　灵芝抗肿瘤作用的机制是宿主中介性的，即通过增强机体免疫功能而实现，而其中的活性成分即为灵芝多糖，它能提高肿瘤患者对化学治疗和放射治疗的耐受性，减轻放化疗引起的白细胞减少、改善肿瘤患者的食欲减退等副作用，改善恶病质，增强体质，提高免疫功能，增强肿瘤患者的抗肿瘤免疫力。

2. 中枢神经系统　灵芝对中枢神经系统主要表现为具有镇静、镇痛、安定作用。

3. 心血管系统　灵芝对心血管系统产生的药理作用主要表现为保护心肌缺血、强心以及降压等作用。

4. 呼吸系统　灵芝对呼吸系统产生的药理作用主要有解痉平喘和止咳祛痰等。

5. 内分泌和代谢系统　对内分析系统和代谢系统，灵芝的主要药理作用表现为清除自由基、保肝解毒、降低血糖以及延缓衰老等。

6. 免疫调节作用　增强免疫的作用。

7. 其他　抑制胶原酶诱发的血小板聚集反应等药理作用。

【衰弱临床应用】

1.《神农本草经》　主耳聋，利关节，保神，益精气，坚筋骨，好颜色。

2.《中国方剂精华辞典》人参灵芝冲剂 灵芝 600 g，人参（去芦）120 g。以上二味，酌予碎断，按水醇法制成流浸膏，加入蔗糖粉，糊精，搅拌均匀，制粒，于 60℃以下烘干，约制颗粒 1 000 g，分装，即得。每袋 5 g。本品为棕黄色颗粒；味甜、微苦。本品水溶液滴于滤纸上烘干，喷茚三酮乙醇液，呈蓝紫色。功能滋补强壮，补气养血。用于体质衰弱，气短乏力，少寐多梦，头眩倦怠，食欲不振，自汗心悸等症。口服，每次 5 g，每日 2 次。(《黑龙江省药品标准》1986 年)

3.《中国药膳学》白芍灵芝饮 白芍、灵芝各 10 g，白糖适量。白芍、灵芝煎水取汁后，加白糖调味饮服。敛阴抑阳，安神健胃。主治神经衰弱，失眠健忘，食欲不振等心血虚、脾气虚之证。

4.《抗癌饮食》圆肉灵芝饮 桂圆肉 10 g，紫灵芝 15 g。桂圆肉、灵芝加水煎煮，每日服 1 剂，上、下午各服一次，连服 15 日以上。补益心脾，养血安神，抗癌。主治肿癌病人心血虚所致的失眠、健忘、惊悸、盗汗，脾胃虚弱所致的久泄不止、食欲欠佳等。

5.《中国百年百名中医临床家丛书：邵念方》灵芝保命酒 灵芝 7.5 g，熟地黄 7.5 g，何首乌 7.5 g，桑椹 3.5 g，人参 7.5 g，白芍 4 g，龙眼肉 4 g，鹿茸 3.5 g，枸杞 5 g，五味子 2.5 g，砂仁 8 g，甘草梢 3 g。泡白酒 1 000 ml，10 天后每次口服 10～20 ml，中午、晚上饭前服。亦可按此量水煎服，日 1 剂。补肾健脾，养阴益气，强壮腰膝，密精兴阳。肝肾不足，气血衰弱证。临床多表现为腰膝酸软，头昏眼花，身倦乏力，面色无华，性欲减退，阳痿早泄，精神萎靡，思维迟钝等。

【参考文献】

杨锦生. 灵芝主要化学成分及其药理作用研究述评 [J]. 中华中医药学刊，2012，30 (04)：906－907.

第二节 补血药

当归

【性味归经】甘、辛，温。归肝、心、脾经。

【功效特色】补血，活血，止痛，润肠。

【常用适应证】

1. 血虚失养 老年人脾胃虚弱，运化失常，气血生化不足，或大病久病，失于调摄，致血虚诸证，症见面色不华、倦怠乏力、头痛、头晕、腹痛、便秘、四肢不温、肢体麻木、疼痛等。见于老年贫血、营养不良、缺血性肠病、骨质疏松、骨性关节炎、下肢动脉硬化症、老年皮肤瘙痒症、便秘等。本品适用于血虚引起的各种证候。常配伍补气药，如当归补血汤，由当归、黄芪二药所组成。若血虚失养，虚寒腹痛，可用当归建中汤，配伍白芍、桂枝、生姜、大枣等；若血虚失养，瘀血作痛，可用活络效灵丹，配伍丹参、没药、乳香等；若关节痹痛或肌肤麻木，可用蠲痹汤，配伍羌活、桂枝、秦艽等。若血虚失养，皮肤瘙痒，可用当归饮子，配伍白蒺藜、荆芥、防风等。若血虚失养，肠燥便秘，本品还有补血润肠的功效，配伍肉苁蓉、生首乌、火麻仁等。

2. 痈疽疮疡　老年人气血虚弱，若病痈疽疮疡，常经久难愈，多见于老年糖尿病足、老年带状疱疹、老年压疮等。本品配伍银花、赤芍、炮山甲等，可以消肿止痛；配伍黄芪、人参、熟地黄、肉桂等，可以排脓生肌。

【药理作用】

1. 促进造血功能　当归能升高外周血红细胞、白细胞、血红蛋白等含量。当归多糖是当归促进造血功能的主要有效成分之一。

2. 抗血栓形成　当归水煎剂口服能延长大鼠血浆凝血酶时间及凝血活酶时间。急性脑血栓病人经当归治疗后，血液流变学特性明显改善，血液黏度降低，血浆纤维蛋白原含量降低，凝血酶原时间延长，红细胞及血小板电泳时间缩短。

3. 降血脂　当归注射液加入高脂饲料，给兔喂养10周，血中TG水平显著降低，同时主动脉斑块面积和血清MDA含量也显著减少，但TC、HDL－C和LDL－C无明显变化。

4. 心血管系统　当归水提物和阿魏酸能缓解垂体后叶素引起的心肌缺血，增加小鼠心肌对^{86}Rb的摄取能力。当归对冠状血管、脑血管、肺血管及外周血管均有扩张作用。

5. 增强免疫　当归能增强机体免疫力。

6. 保肝　当归对小鼠及大鼠D－氨基半乳糖肝损伤有保护作用，使炎症反应明显减轻，血清转氨酶有所下降，对CCl_4所致慢性肝损伤，有明显保护作用，可使肝细胞超微结构得到改善。

【衰弱临床应用】

1.《注解伤寒论》脉者血之府，诸血皆属心，凡通脉者必先补心益血，故张仲景治手足厥寒、脉细欲绝者，用当归之苦温以助心血。

2.《伤寒论》当归四逆汤　当归、桂枝、芍药、细辛各三两，炙甘草、通草各二两，大枣二十五枚。水煎，去渣，分三次服。温经散寒，养血通脉。治血虚受寒，手足厥冷，舌淡苔白，脉细欲绝者；以及寒入络脉，腰、股、腿、足疼痛等症。现用于雷诺病、冻疮初起、血栓闭塞性脉管炎、坐骨神经痛、风湿性关节炎等属血虚寒凝经脉者。

3.《内外伤辨惑论》当归补血汤　又名黄芪当归汤。黄芪一两，当归（酒制）二钱。

为粗末，水煎，空腹稍热服。补气生血。治劳倦内伤，气弱血虚，阳浮于外，肌肤燥热，目赤面红，烦渴引饮，脉洪大而虚，重按全无，或疮疡溃后久不愈合者。

4.《兰室秘藏》当归六黄汤　当归、生地、熟地黄、黄檗、黄芩、黄连各等分，黄芪加一倍。上为粗末，每服五钱，水二盏，煎至一盏，食前服。主治盗汗。

5.《景岳全书》·当归地黄饮　当归二至三钱，熟地黄三至五钱，杜仲、山药各二钱，牛膝一钱半，山茱萸一钱，炙甘草八分。水煎，食远服。滋补肝肾。治肾虚腰膝疼痛等症。如下部虚寒，加肉桂一至二钱，甚者加附子；如多带浊，去牛膝，加金樱子二钱，或补骨脂一钱；如气虚，加人参一至二钱，枸杞二至三钱。

【参考文献】

[1] 黄红泓，覃日宏，柳贤福. 中药当归的化学成分分析与药理作用探究 [J]. 世界最新医学信息文摘，2019，19 (58)：127＋153.

[2] 蒋亚丽，王辉. 当归药性与功用考证 [J]. 中医药导报，2019，25 (11)：72—74＋77.

熟地黄

【性味归经】甘，微温。归肝、肾经。

【功效特色】养血滋阴，补精益髓。

【常用适应证】

1. 血虚证　年老脏腑功能衰退，脾胃虚弱，气血生化乏源，或久病失养，易致血虚，症见面色萎黄、眩晕、心悸、失眠等，见于老年贫血、营养不良、老年期睡眠障碍等。本品与当归、川芎、白芍同用，如四物汤，为补血的基本方剂，可随症加减应用。

2. 肾虚证　年老肾阴亏虚，或精血不足，或久病及肾，症见潮热、盗汗、遗精、消渴、腰酸脚软、头晕眼花、耳鸣耳聋等，见于老年糖尿病、高血压病、良性位置性眩晕、后循环脑缺血、老年性耳聋等。本品可配伍山药、山萸肉、枸杞、菟丝子、当归等，如六味地黄丸、左归丸。

【药理作用】

1. 增强免疫功能　熟地黄有效成分是地黄多糖，在体内外实验中能明显提高正常小鼠 T 淋巴细胞的增殖反应能力，促进 IL—2 的分泌，显示了明显的免疫增强作用。

2. 抗甲状腺作用　给大鼠灌胃三碘甲状腺原氨酸（T_3），形成甲亢型阴虚动物模型，熟地黄水煎剂灌胃，可使血浆中 T_3 降低，饮水量及尿量明显减少，使体重减轻得到缓解。

3. 降血糖　地黄低聚糖腹腔注射，可明显降低四氧嘧啶性糖尿病大鼠血糖水平，增加肝糖原含量。

4. 促凝血与促造血功能　熟地黄能缩短凝血时间，有促进凝血的作用。

5. 抗脂质过氧化　熟地黄水煎液可明显增强小鼠血清中 GSH－Px 的活性，降低 LPO 含量，但对 SOD 活性无显著的影响。

6. 降压　地黄（酒、蒸）有显著的降压作用，能改善高血压引起的失眠、头痛、头晕、手足麻木等症状，并使心率减慢。

7. 改善学习和记忆能力　地黄对氯化铝性小鼠痴呆模型和谷氨酸单钠毁损下丘脑弓状核的大鼠痴呆模型，能延长跳台实验潜伏期、减少错误次数，缩短水迷宫实验寻台时间，表明熟地黄具有改善学习和记忆作用。

【衰弱临床应用】

1.《鸡峰普济方》万病丸　熟干地黄（切，焙）、当归（去苗，切，焙）各等分。为细末后，炼蜜和丸梧桐子大，每服二三十粒，食前白汤下。治诸虚不足，腹胁疼痛，失血少气，不欲饮食，嗡嗡发热。

2.《银海精微》熟地黄丸　熟地黄一两，五味子、炒枳壳、炙甘草各三钱。为细末，炼蜜和丸，每服一百丸，食远清茶送下，日三次。治血弱阴虚，不能养心，心火旺，阳火盛，偏头肿闷，瞳子散大，视物则花。

3.《审视瑶函》生熟地黄丸　川牛膝（酒制）、石斛、枳壳、防风各六两，生地、熟地黄各一斤半，杏仁、羌活各四两，菊花一斤。为细末，炼蜜为丸，梧桐子大，每服三十丸，以黑豆三升，炒令烟尽为度，淬好酒六升，每用半盏，食前送下，或蒺藜煎汤送下。治肝虚目暗，膜入水轮，眼见黑花如豆，或见如蝇虫飞，或视物不明，混睛冷泪，翳膜遮睛。

4.《医学入门》托里散　人参、黄芪各二钱，白术、陈皮、当归、熟地黄、茯苓、芍药各一钱半，甘草一钱。水煎服。功能补益气血，托毒生肌。治痈疽气血虚不能起发，腐溃收敛，或恶寒发热，肌肉不生。

5.《仁斋直指方》地黄丸　熟地黄、当归、川芎、肉桂、菟丝子（酒浸）、川椒、炒补骨脂、白蒺藜、炒葫芦巴、杜仲、白芷、石菖蒲各一分，磁石（醋淬七次）一分半。为末，炼蜜为丸，梧桐子大，每服五十丸，空腹葱汤或温酒送下。治劳损耳聋。

【参考文献】

[1] 于彩媛. 熟地黄功效与临床运用源流考证 [J]. 中国中医基础医学杂志，2015，21（08）：1009－1010.

[2] 周国威，夏天卫，文志，等. 熟地黄治疗痹证的中医认识及药理学研究进展 [J]. 中医药导报，2019，25（20）：125－128.

白芍

【性味归经】苦、酸，微寒。归肝、脾经。

【功效特色】养血敛阴，柔肝止痛，平抑肝阳。

【常用适应证】

1. 表虚汗证　老年气弱，卫表不固，感受风寒，或久病阴虚，虚阳浮越，症见自汗、多汗、盗汗，见于老年肺炎、慢性阻塞性肺疾病、老年肺结核等。本品能敛阴止汗，配伍桂枝、甘草、生姜、大枣，治表虚自汗而恶风；配伍牡蛎、龙骨、柏子仁等，治阴虚阳浮引起的盗汗。

2. 肝气不和　老年人肝胆气衰，肝血渐弱，对外界环境和精神刺激的耐受力下降，肝气不和，肝郁脾虚，症见精神抑郁、胁肋脘腹疼痛、或四肢拘挛作痛、或腹痛腹泻，见于老年抑郁症、老年慢性疼痛、胃肠功能紊乱等。本品能养血柔肝，缓急止痛。本品配伍当归、白术、柴胡等，治脾虚肝郁，胁肋疼痛；与甘草同用，治肝脾失和，脘腹挛急作痛，四肢拘挛疼痛；配伍防风、白术、陈皮，治腹痛泄泻；配伍木香、槟榔、黄连等治腹痛下痢。

3. 肝阳上亢　年老肝肾阴虚，水不涵木，肝阳上亢，症见头痛、眩晕、面红目赤之证，见于老年高血压、后循环脑缺血、老年期睡眠障碍等。本品能平抑肝阳，多配伍生地、牛膝、代赭石等。

【药理作用】

1. 保肝　白芍对化学性肝损伤有明显保护作用，能降低 ALT，使肝细胞变性坏死程度减轻。

2. 镇静、镇痛、抗惊厥　小鼠腹腔注射芍药注射液能抑制小鼠的自发活动，延长环己巴比妥钠的催眠作用。

3. 解痉　白芍水煎醇沉液静脉注射对胃肠生物电活动有抑制作用。

4. 抗炎　白芍提取物能抑制蛋清所致大鼠急性足肿胀和棉球肉芽肿，表明该药对急性渗出性炎症及增生性炎症均有效。

5. 抗血栓、抗心肌缺血和脑缺血　白芍提取物有抗血栓作用，减轻血小板血栓的湿重，对抗 ADP 及花生四烯酸诱导的血小板聚集。白芍总苷对大鼠局灶性缺血和全脑缺血灌注损伤都具有保护作用。

6. 调节免疫功能　白芍在体内和体外都能提高巨噬细胞的吞噬功能。白芍水煎液及白芍总苷给小鼠灌胃，均可明显提高腹腔巨噬细胞的吞噬功能。

7. 抗应激　白芍对大鼠应激性胃溃疡及幽门结扎引起的胃溃疡均有保护作用，且能提高机体对缺氧、高温应激的抵抗能力，使动物存活时间明显延长。

8. 抗菌、抗病毒　白芍煎剂体外对志贺痢疾杆菌有抑制作用，对葡萄球菌、铜绿假单胞菌等也有一定抑制作用。另外对致病性真菌也有抑制作用。

9. 通便　实验表明，白芍能使大肠黏液分泌增多，促进小肠大肠的推进运动，使小肠大肠含水量增多，对习惯性便秘有一定疗效。

【衰弱临床应用】

1.《中国药膳学》　白芍灵芝饮：见“灵芝”。

2.《镐京直指医方》首乌白芍汤　制首乌、北沙参各 9 g，银柴胡 4.5 g，白茯苓 9 g，黑驴胶（蛤粉炒），生白芍、炒扁豆各 6 g，扁石斛 9 g，生苡仁 18 g，生谷芽 15 g。上药 10 味，水煎服。滋阴柔肝，健脾止泻。治疗泄泻日久，肝脾阴伤者。

3.《伤寒论》芍药甘草汤　见“甘草”。

4.《东垣试效方》芍药补气汤　又名补气汤。白芍药一两五钱，黄芪、橘皮、炙甘草各一两，泽泻五钱。为粗末，每服五钱，水煎，去滓温服。治肺气不行，皮肤间麻木者。

5.《杂病源流犀烛·脏腑门》白芍汤　白芍、枣仁、乌梅。水煎服。养阴敛汗。治肝虚自汗。

【参考文献】

[1] 李乃谦. 探讨白芍的药理作用及现代研究进展 [J]. 中医临床研究，2017，9（20）：137—138.

[2] 叶先文，夏澜婷，任洪民，等. 白芍炮制的历史沿革及化学成分、药理作用研究进展 [J]. 中草药，2020，51（07）：1951—1969.

阿胶

【性味归经】甘，平。归肺、肝、肾经。

【功效特色】补血止血，滋阴润肺。

【常用适应证】

1. 血虚失养　年老体弱，生化不足，或久病耗损，血虚失养，症见眩晕、心悸、失眠等，见于老年贫血、老年营养不良、老年高血压、老年冠心病、老年睡眠障碍等。本品为良好的补血药，多与党参、黄芪、当归、熟地黄等药同用。

2. 血不循经　年老脏腑功能衰退，正气亏虚，气虚不摄，或者阴虚火旺，迫血妄行，症现咳血、吐血、衄血、便血等症，见于老年支气管扩张、老年肺结核、老年肝硬化、老年缺血性肠病、慢性缺血性结肠炎等。本品为止血要药，单用即有效，多配伍复方应用。

3. 阴虚失养　年老肾阴渐亏，或情志不遂，郁而化火，损耗心肾之阴，症见心烦、失眠、情绪不宁、五心烦热等，见于老年期睡眠障碍、老年期抑郁症等。本品不仅补血，且可滋阴，以本品配伍黄连、白芍、鸡子黄，治心烦失眠。

4. 肺阴亏虚　年老或久病，或长期吸烟者，肺阴亏耗，症见咳嗽、干咳无痰或者痰中带血，气喘、心烦口渴、鼻燥咽干等，见于老年肺结核、慢性阻塞性肺疾病、老年肺炎、肺癌等。本品有滋阴润肺的功效。本品与牛蒡子、杏仁等同用，治肺虚火盛，喘咳咽干痰多或痰中带血；与生石膏、杏仁、桑叶、麦门冬等同用，治燥热伤肺、干咳无痰、鼻燥气喘等。

【药理作用】

1. 血液系统　阿胶可抗贫血且补血作用强大。阿胶中的酸性氨基酸、中性氨基酸含量水平均相对较高，使病变血管通透性得到显著减少。其次，阿胶成分中的甘氨酸通过调节血清铁的作用，可以有效促进血液中血红蛋白的合成，从而对缺铁性贫血起到有效的控制作用。

2. 免疫系统　阿胶能够使腹腔吞噬细胞功能得到改善，进而促进脑神经细胞的发育，增强机体的免疫能力。

3. 抗疲劳、抗缺氧　将阿胶与多种药物制成口服液后，可明显提升小鼠无氧与有氧耐力，将机体抑制疼痛反应能力提升，快速消除运动性疲劳。

4. 心血管系统　①抗休克作用：阿胶能明显降低内毒素性休克所造成的升高的全血黏度及血浆相对黏度，阿胶还具有防血管渗漏作用。②血管的通透性：阿胶能扩张血管，缩短活化部分凝血酶原时间，提高血小板数，降低病变血管的通透性。③止血作用：通过提高血液中血小板含量来阻止因血小板减少引起的出血，阿胶含有胶原蛋白，具有黏滞性，当被人体吸收后附着在毛细血管表面，缩短了血液的凝固时间，起到止血作用。

5. 其他　阿胶还能够促进钙代谢优化，同时对机体的疲劳状况和记忆力进行改善。阿胶能够对碱性磷酸酶活力起到抑制作用，使机体的骨质状况得到显著改善。

【衰弱临床应用】

1.《本草从新》　平补而润，甘平，清肺养肝，滋肾补阴，止血去瘀，除风化痰，润燥定喘，利大小肠，治虚劳咳嗽。

2.《汤液本草》　虚劳羸瘦。阴气不足，脚痛，不能久立。养肝气，益肺气。肺虚极损。咳嗽，唾脓血，非阿胶不补。仲景猪苓汤，用阿胶，滑以利水道。

3.《太平圣惠方》补肺阿胶散　炒阿胶、山药、人参、五味子、白术、麦门冬各一两，炮姜、炒杏仁、桂心各三分。为粗末，每服一钱，米汤调下。益气滋阴，润肺止咳。治肺脏气虚，胸中短气，咳嗽声微，四肢少力。

4.《圣济总录》阿胶酒　阿胶 400 g，黄酒 1500 ml。用酒在慢火上煮阿胶，令化尽，再煮至 1 000 ml，取下候温。日三次，空心细细饮之，不拘时服，服尽不愈，再依法另制。功能养阴止血。主治阴血不足之心悸、眩晕、咳嗽少痰、吐血等。

5.《疾病的食疗与验方》阿胶羹　阿胶、冰糖各 250 g，黄酒 750 g，红枣 500 g，桂圆肉、黑芝麻、胡桃肉各 150 g。红枣去核，与桂圆肉、黑芝麻、胡桃仁共研为粉；阿胶浸于黄酒中泡10天，同入搪瓷容器内隔水蒸至阿胶全部溶化时，将红枣等药粉、冰糖加入搅拌均匀，蒸至冰糖溶化，冷却后冻成冻状。每晨两匙，开水冲化食用。滋润皮肤，美容健身。主治皮肤干枯不泽、肌肤甲错、雀斑等。老年妇女可加人参适量，于冬至前后服用。

【参考文献】

[1] 杜怡波，樊慧蓉，阎昭. 阿胶的化学成分及药理作用研究进展 [J]. 天津医科大学学报，2018，24（03）：267—270.

[2] 车飞纲，黎鼎盛. 中药阿胶的临床应用及其药理研究 [J]. 内蒙古中医药，2018，37（10）：96—98.

何首乌

【性味归经】苦、甘、涩，微温。归肝、肾经。

【功效特色】补益精血，润肠通便。

【常用适应证】

1. 精血亏虚　老年人肝肾不足，精血亏虚，症见头晕眼花、腰膝酸软、倦怠乏力、肌肤干燥作痒、失眠健忘等，见于老年躯体衰弱、老年皮肤瘙痒症、老年睡眠障碍等。制首乌能补肝肾，益精血，健筋骨，配伍当归、熟地黄、黄芪、荆芥等，可治精血亏虚之皮肤瘙痒。

2. 肠燥便秘　老年人下元亏虚，阴血不足，血虚则津枯不能滋润大肠，出现大便干结难排，多见于老年习惯性便秘。本品配伍当归、火麻仁、黑芝麻等药，可治精血不足，肠燥便秘。

【药理作用】

1. 促进造血功能　小鼠腹腔注射何首乌提取液可使骨髓造血干细胞明显增加，还可显著提高小鼠粒—单系祖细胞产生率，并使骨髓红系祖细胞值明显升高。

2. 增强免疫功能　何首乌对强的松龙和环磷酰胺引起的老年小鼠脾、胸腺抑制性改变有明显对抗作用，使脾巨噬细胞的吞噬率和吞噬指数明显提高。

3. 降血脂与抗动脉粥样硬化　对于高脂血症大鼠，何首乌能较显著地降低大鼠血清TC及血清TG的含量。

4. 保肝　何首乌所含的二苯烯化合物对过氧化玉米油所致大鼠脂肪肝和肝功能损害、肝脏过氧化脂质升高、血清ALT及谷草转氨酶（AST）升高等均有明显对抗作用，并使血清游离脂肪酸及肝脏过氧化脂质含量下降。

5. 延缓衰老　何首乌可延长果蝇二倍体细胞的生长周期，使细胞生长旺盛，延长果蝇的寿命。大鼠灌服何首乌醇溶部位和水溶部位都能促进细胞分裂增殖，延长大鼠皮肤二倍体成纤维细胞的传代数。

6. 神经保护作用　何首乌对兴奋性神经毒素海藻酸（KA）毁损脑胆碱能神经投射纤维有保护作用，使其投射到海马及大脑皮质的胆碱能纤维数目增多，纤维形态正常。

7. 润肠通便　何首乌生用，润肠通便作用强，其有效成分大黄酚可促进动物肠管运动。部分高脂血症病人服用后，出现大便次数增加和腹泻现象。

8. 其他　减慢心率、扩张冠脉、抗心肌缺血等。

【衰弱临床应用】

1.《抗衰老饮食法》何首乌芝麻糊　黑芝麻 1 杯，何首乌 15 g，蜂蜜、马蹄粉各适量。用烧热白镬将黑芝麻炒熟，擂碎，加水两杯混合，过碎，再擂其渣，又加热水两杯，与芝麻汁混合，加热，按甜味要求及稠度，调入蜂蜜及水溶马蹄粉，煮沸。随意食。功能滋补肝肾，乌须黑发。主治肝肾亏虚之腰痛腿软、头晕耳鸣、齿动目昏、须发脱白等。

2.《杂病源流犀烛》首乌汤　何首乌五钱，牛膝三钱，萆薢、泽泻、甘草各一钱。水煎服。治肝阴虚火旺，筋燥强急。

3.《积善堂经验方》七宝美髯丹　赤、白何首乌各一斤（米泔水浸三四日，瓷片刮去皮，用淘净黑豆二升，以砂锅木甑铺豆及首乌，重重铺盖，蒸至豆熟取出，去豆、暴干，换豆再蒸，如此九次，曝干为末），赤、白茯苓各一斤（去皮，研末，以水淘去筋膜及浮者，取沉者捻块，以人乳十碗浸匀，晒干，研末），牛膝八两（去苗，酒浸一日，同何首乌第七次蒸之，至第九次止，晒干），当归八两（酒浸，晒），枸杞八两（酒浸，晒），菟丝子八两（酒浸生芽，研烂，晒），补骨脂四两（以黑芝麻炒香，并忌铁器，石臼捣为末）。炼蜜和丸弹子大一百五十丸，每日三丸，清晨温酒下，午时姜汤下，卧时盐汤下。其余并丸梧子大，每日空心酒服一百丸，久服极验。乌须发，壮筋骨，固精气。

4.《景岳全书》何人饮　何首乌自三钱以至一两，随轻重用之，当归二、三钱，人参三、五钱或一两，随宜，陈皮二、三钱（大虚不必用），煨生姜三片（多寒者用三、五钱）。水二盅，煎八分，于发前二、三时温服之。若善饮者，以酒浸一宿，次早加水一盅煎服亦妙，再煎不必用酒。治气血俱虚，久疟不止。

5.《圣济总录》白花蛇散　白花蛇（酒炙）、威灵仙、荆芥穗、旋覆花各二两，何首乌（酒浸）、牛膝（酒浸）、蔓荆实各四两。为末，每服一钱匕，睡前温酒调下。治中风肢节疼痛，言语謇涩。

【参考文献】

［1］吴成胜，孙蓉. 何首乌临床研究进展与安全应用思考［J］. 中国中药杂志，2017，42（02）：259－263.

［2］王浩，杨健，周良云，等. 何首乌化学成分与药理作用研究进展［J］. 中国实验方剂学杂志，2019，25（13）：192－205.

龙眼肉

【性味归经】甘，温。归心、脾经。

【功效特色】补心脾，益气血。

【常用适应证】

1. 心脾两虚　老年人脏腑功能减退，或长期忧愁思虑，损伤心脾，心神失养，出现惊悸、怔忡、失眠、健忘等症，多见于老年期睡眠障碍、老年抑郁症等。本品能补益心脾，既不滋腻，又不碍气，单用即有效，也可与黄芪、人参、当归、酸枣仁等药同用。

2. 气血不足　老年人脾胃功能衰退，气血生化乏源，或者久病，气血损耗，出现面色无华，少气懒言、便结难排等症，见于老年习惯性便秘、老年贫血、老年衰弱综合征等。本品有补益气血功效，如代参膏，即以本品加白糖蒸至膏状，开水冲服，治气血不足之证。

【药理作用】

1. 抗应激　龙眼肉提取液对小鼠遭受低温、高温、缺氧刺激有明显的保护作用。证明具有抗应激作用。

2. 抗焦虑　龙眼肉甲醇提取物皮下给予小鼠，发现小鼠冲突缓解试验饮水次数明显增加。证明具有明显的抗焦虑活性。

3. 抗氧化　龙眼多糖及龙眼果皮乙醇提取物对自由基有很强的清除作用。

4. 抗菌　龙眼肉的水浸剂（1∶2）在试管内对奥杜盎小芽孢癣菌有抑制作用。煎剂用纸片法测试对痢疾杆菌有抑制作用。

5. 抗衰老　龙眼肉可以抑制体内的一种黄素蛋白酶——脑 B 型单胺氧化酶（MAO－B）的活性，这种酶和机体的衰老有密切的关系，即 MAO－B 的活性升高可加速机体的老化过程。

6. 抗肿瘤　龙眼肉水浸液对人的宫颈癌细胞 JTC——26 有 90%以上的抑制率，比对照组博来霉素（抗癌化疗药）要高 25%左右，几乎和常用的抗癌药物长春新碱相当。

7. 增强免疫　龙眼肉提取液，可增加小鼠碳粒的廓清速率，能增加小鼠脾重，能增强网状内皮系统活性。

【衰弱临床应用】

1.《滋补保健药膳食谱》龙眼莲子羹　龙眼肉 100 g，鲜莲子 200 g，冰糖 150 g，白糖 50 g，湿淀粉适量。龙眼肉冷水中洗净后控水，鲜莲子去皮、芯，于开水中氽透，捞出泡入冷水中；于锅内放 750 ml 清水，入白糖、冰糖，烧开撇去浮沫，放入龙眼肉、莲子，湿淀粉勾稀芡，沸后盛入碗中。补益心脾，养血安神。主治心血虚之心悸、健忘、失眠，脾虚之泄泻，及病后体虚，老年体弱，神经衰弱等。

2.《万氏家抄方》龙眼酒 龙眼肉不拘多少，上好烧酒适量。龙眼肉浸入酒内百日。适量饮数杯。安神益智。主治心脾两虚之食少纳差、心神不宁、精神不集中、睡眠不实等。

3.《补品补药与补益良方》蒸龙眼肉、西洋参 龙眼肉 30 g，西洋参 3 g，白糖适量。将龙眼肉洗净，西洋参切片，同放于小瓷缸内，缸口用湿棉纸罩上，放锅内蒸。饮汤食龙眼肉及西洋参。功能补气养阴。主治气阴不足之头晕眼花、神疲乏力、咽干口燥、心悸少寐等。

4.《校注妇人良方》归脾汤 人参、炒白术、炒黄芪、茯苓、龙眼肉、当归、远志、炒酸枣仁各一钱，木香、炙甘草各五分。加姜、枣，水煎服。健脾养心，益气补血。治脾经失血少寐，发热盗汗；或思虑伤脾，不能摄血，以致妄行；或健忘怔忡，惊悸不寐；或心脾伤痛，嗜卧少食；或忧思伤脾，血虚发热；或肢体作痛，大便不调，或瘰疬流注，不能消散溃敛。

5.《医学衷中参西录》扶中汤 山药、炒白术、龙眼肉各 30 g。水煎服。功能健脾止泻。治泄泻久不止，气血俱虚，身体羸弱，将成劳瘵者。

【参考文献】

［1］盛康美，王宏洁. 龙眼肉的化学成分与药理作用研究进展［J］. 中国实验方剂学杂志，2010，16（05）：236—238.

［2］祝之友. 现代中医对龙眼肉补益心脾，养血安神的认识［J］. 中国中医药现代远程教育，2018，16（18）：129.

鸡血藤

【性味归经】苦、微甘，温。归肝经。

【功效特色】行血补血，舒筋活络。

【常用适应证】

年老体弱，气血逐渐亏虚，正气不足，无力推动血行，致气虚血瘀，或情志不调，气机郁滞，致气滞血瘀，出现关节酸痛、手足麻木、肢体瘫痪、风湿痹痛等，多见于老年类风湿性关节炎、骨性关节炎、肩周炎、脊柱退化性疾病、脑梗死、脑出血恢复期等。本品对血瘀、血虚或虚而有瘀证者，皆能应用，可随证配伍补肝肾、强筋骨或祛风通络药。

【药理作用】

1. 血液循环系统 鸡血藤乙酸乙酯部位中分离得到儿茶素具有一定的促进造血细胞增殖的作用，且其刺激增殖活性相对最强，对各系造血祖细胞均有明显刺激作用，是鸡血藤补血活血的主要物质基础。鸡血藤提取物具有抗血小板聚集，改善血液流变性，促进血液循环的药理作用。

2. 抗肿瘤　鸡血藤体内、体外均具有抗肿瘤活性，总黄酮及缩合鞣质是其抗肿瘤主要活性成分。鸡血藤体内抗肿瘤主要表现在抑制肿瘤生长、提高免疫及增效减毒三个方面。

3. 抗氧化作用　鸡血藤醇提取物具有预防及改善高血脂大鼠的血脂水平能力，能显著提高肝脏 GSH－Px 活力，提示可能与其抗氧化能力的提高和脂质代谢相关酶活性增加有关。

4. 其他　镇痛、镇静和催眠的作用，保护及促进肝细胞作用，抗炎，抗病毒，调节免疫作用等。

【衰弱临床应用】

1.《中药制剂手册》鸡血藤膏　鸡血藤 160 两，冰糖 80 两。将鸡血藤水煎 3～4 次，取汁过滤，浓缩，再加冰糖制成稠膏，每服 5～8 钱，温开水冲服。养血和血。治血不养筋，筋骨酸痛，手足麻木。

2.《中医伤科学》当归鸡血藤汤　当归、鸡血藤、熟地黄各 5 钱，白芍、丹参各 3 钱，桂圆肉 2 钱。水煎服。治骨伤患者后期气血虚弱；肿瘤经化疗或放疗期间有白细胞及血小板减少者。

3.《大补小吃》淫羊藿鸡血藤酒　淫羊藿 50 g，鸡血藤 50 g，米酒 500 g。将淫羊藿、鸡血藤洗净，晾干，切碎。装入纱布袋中，扎紧袋口，放入瓷坛内。加入米酒，密封坛口。每日振摇 1 次，浸泡 10 天以上。每次 30 ml，1 日 2 次。温肾通络，养筋健骨。主治肾阳虚弱所致的腰膝冷痛，筋骨酸疼，绵绵不休，不耐劳累。

4.《中国药物大辞典》鸡血藤丸　鸡血藤 800 g，熟地黄、当归、黄芪各 400 g，白芍 300 g，川芎、茯苓、炒白术、党参各 200 g，甘草 100 g，上药 10 味，共为细末，炼蜜为丸。每次服 10 g，1 日 2～3 次，温开水送下。补益气血。治疗气血亏虚，眩晕无力，心慌心悸。

5.《中国百年百名中医临床家丛书：郭士魁》冠通汤　丹参 15～20 g，党参、红花、当归、鸡血藤各 12～15 g，瓜蒌 15～30 g，薤白、党参、红花、当归、鸡血藤、延胡索各 12～12 g。益气活血。治疗胸痹心痛，气虚血瘀。

【参考文献】

［1］谭静，林红强，王涵，等. 鸡血藤的药理作用及临床应用研究进展［J］. 中药与临床，2018，9（05）：61－65.

［2］官杰，冯兴中，刘剑刚. 鸡血藤防治动脉硬化相关药理作用的研究进展［J］. 中药新药与临床药理，2019，30（03）：385－389.

第三节　补阴药

北沙参

【性味归经】甘，微寒。归肺、胃经。

【功效特色】清肺养阴，益胃生津。

【常用适应证】

1. 肺热阴虚　老年人脏腑功能虚衰，或久病耗伤正气，肺气不足，肺阴亏虚，阴津不足，燥热内生，且易为风邪所侵袭，入里化火，蒸炼津液，加重肺阴亏虚之象，肺气宣降失常，出现咳嗽频频、干咳少痰，迁延难愈，甚或伴有气喘、咯血等症，常见于老年肺炎、咳嗽变异性哮喘、老年肺癌、支气管扩张等。本品能清肺热，补肺阴。本品与麦门冬、玉竹、冬桑叶等同用，治燥热伤阴，干咳少痰，咽干口渴；与知母、贝母、麦门冬、鳖甲等同用，治阴虚劳热，咳嗽咯血。

2. 胃虚津伤　老年人胃阴不足，或外感热病，耗伤津液，出现口渴咽干、食欲不振、饥不欲食等症。见于老年糖尿病、感染性发热恢复期等。本品有益胃生津的功效，配伍麦门冬、生地、玉竹等，治上述病证；如热病伤津较重，口咽干燥，舌绛少津，常以鲜者与鲜生地、鲜石斛同用。

【药理作用】

1. 免疫调节　北沙参饮片多糖和北沙参粗多糖对正常小鼠均有增强巨噬细胞吞噬功能的作用。北沙参粗多糖可显著增强阴虚小鼠的细胞免疫和体液免疫功能，增加脾脏抗体形成细胞的数量，增强迟发型超敏反应。

2. 镇咳祛痰　北沙参对氨水致咳小鼠有明显的镇咳作用，并使小鼠咳嗽的潜伏期明显延长；小鼠呼吸道酚红法祛痰实验表明北沙参也有较好的祛痰作用。

3. 抑制血栓烷 A_2 生成、促进前列环素生成　血栓烷 A_2（TXA_2）是很强的促血小板聚集和收缩血管的物质，对动脉硬化性心脏疾病的产生、发展起重要作用。前列环素（PGI_2）作用与其相反。实验发现北沙参的水提醇沉制剂在各种剂量下均可抑制 TXA_2，又可促进 PGI_2 的合成。

4. 抗突变、抗肿瘤　北沙参中含有抗突变成分和具有抗突变作用。北沙参的正己烷、乙醚和乙酸乙酯提取物在体内具有抗癌活性。

5. 抗菌及抗真菌作用　北沙参中所含的聚炔类成分法卡林二醇具有很强的抗革兰阳

性菌的活性。

6. 抗氧化作用　北沙参的水提取物和有机溶剂提取物均有显著抑制过氧化物的生成。北沙参水提取物可显著抑制红细胞溶血，而正丁醇提取物则显著抑制脂质过氧化作用。显示北沙参具有较强的抗氧化作用。

【衰弱临床应用】

1.《柳州医话》一贯煎　北沙参、麦门冬、当归各三钱，生地六钱至一两五钱，枸杞三至六钱，川楝子一钱半。水煎，去滓，温服。滋养肝肾，疏肝理气。治肝肾阴虚，肝气不舒，胸脘胁痛，嗳气吞酸，咽干口燥，舌红少津，脉弦细弱。口苦干燥者，加黄连。

2.《中国百年百名中医临床家丛书：郭士魁》三参饮　党参 15～30 g，丹参 10～30 g，北沙参 10～30 g。益气育阴活血。治气阴两虚兼血瘀者。常用于冠状动脉硬化性心脏病、心肌炎、心肌病、风湿性心脏病等。

3.《医醇賸义》清金保肺汤　天门冬、麦门冬各一钱五分，南沙参、北沙参、玉竹、杏仁、瓜蒌皮、蛤粉各三钱，石斛、贝母、茜根、茯苓各二钱，梨三片，藕五片。水煎服。治肺受燥热，发热咳嗽，甚则喘而失血。

4.《卫生易简方》　北沙参、麦门冬、知母、川贝母、怀熟地黄、鳖甲、地骨皮各四两。或作丸，或作膏，每早服三钱，白汤下。治阴虚火炎，咳嗽无痰，骨蒸劳热，肌皮枯燥，口苦烦渴等证。

5.《林仲先医案》　北沙参五钱。水煎服。治一切阴虚火炎，似虚似实，逆气不降，消气不升，烦渴咳嗽，胀满不食。

【参考文献】

[1] 李国荣，章美琴，张亚凤. 北沙参临床功效拓展 [J]. 中医杂志，2011，52（02）：174—175.

[2] 孙艳菲，张学顺. 北沙参药理作用及临床应用研究进展 [J]. 辽宁中医药大学学报，2015，17（03）：191—193.

[3] 王晓琴，苏柯萌. 北沙参化学成分与药理活性研究进展 [J]. 中国现代中药，2020，22（03）：466—474.

百合

【性味归经】甘，微寒。归肺、心经。

【功效特色】润肺止咳，清心安神。

【常用适应证】

1. 肺热咳嗽、劳嗽咯血　常见于老年肺癌、肺结核、肺炎、支气管炎等。百合甘而微寒，能清肺润肺而止咳嗽。与款冬花同用，治肺热久咳，痰中带血；配伍生地、玄参、贝母等，治劳热咳嗽，咽痛咯血。

2. 虚烦惊悸、失眠多梦　常见于老年期睡眠障碍、老年抑郁症等。百合有清心安神的功效。以本品与知母或地黄配伍，治热病后余热未清所致上述证候。

【药理作用】

1. 抗肿瘤　百合中的秋水仙碱能抑制肿瘤细胞的增殖，其作用机理为抑制肿瘤细胞的有丝分裂，从而导致细胞周期阻滞；目前研究较多的百合多糖也具有较好的抗肿瘤作用，机制可能是调控癌基因与阻碍细胞增殖。

2. 抗抑郁　百合皂苷为抗抑郁的主要有效成分，其能显著降低小鼠悬尾不动时间和强迫游泳不动时间，还能够降低抑郁大鼠血清中皮质醇、促肾上腺皮质激素的含量，并对大脑海马区有一定的保护作用。

3. 抗氧化与清除自由基　百合鳞茎中的黄酮、黄烷醇、酚酸、酚酸甘油酯等多酚类物质具有较好的抗氧化作用。

4. 降血糖　百合多糖可剂量依赖性地降低四氧嘧啶导致的高血糖小鼠的血糖浓度。卷丹多糖能减缓由链脲佐菌素引起的小鼠体重的下降，持续显著降低血糖水平。

5. 免疫调节活性　百合多糖是调节免疫的主要活性物质。

6. 其他　抗炎、抗疲劳、抗缺氧。

【衰弱临床应用】

1.《上海常用中草药》　治肺热咳嗽，干咳久咳，热病后虚热，烦躁不安。

2.《古今医统》百合粥　生百合二两，蜂蜜一两。百合以水煮熟，投入将熟粥中，数沸即可。每碗粥中约有百合四钱，加蜜，空腹时热食。治肺虚咳嗽。

3.《太平圣惠方》百合散　百合、桑白皮、陈皮、麻黄、赤茯苓各三分，柴胡、紫苏茎叶各一两，杏仁一分，炙甘草半两。研为散，每服三钱，加生姜半分，水煎服。治骨蒸劳热，肺损咳嗽。

4.《山家清供》百合面　百合、面粉各适量。百合晒干，研细末，和面作饼，以植物油煎饼食。功能清心安神，益气养血。主治心神不安、烦躁等。

5.《理虚元鉴》清金加减百合固金汤　百合 30 g，桔梗 3 g，川贝母 6 g，桑白皮 6 g，杏仁 9 g，天花粉 5 g，麦门冬 9 g，茯苓 10 g，陈皮 5 g，生甘草 3 g。本方清润养肺，标本兼顾，性味平和，适用于老年人肺阴不足，虚火扰肺。

【参考文献】

[1] 刘鹏，林志健，张冰. 百合的化学成分及药理作用研究进展 [J]. 中国实验方剂

学杂志，2017，23（23）：201—211.

［2］罗林明，裴刚，覃丽，等. 中药百合化学成分及药理作用研究进展［J］. 中药新药与临床药理，2017，28（06）：824—837.

麦门冬

【性味归经】甘、微苦，微寒。归肺、心、胃经。

【功效特色】润肺养阴，益胃生津，清心除烦。

【常用适应证】

1. 肺阴不足　年老肺虚，或久病伤阴，肺阴亏虚，燥热内生，出现干咳无痰，或痰少痰黏，久咳不愈，潮热咯血等。常见于老年肺炎、肺癌、慢性支气管炎、肺结核等。麦门冬养肺阴、润肺燥，配伍桑叶、杏仁、阿胶、生石膏等药，治温燥伤肺证；麦门冬、天门冬等分，加蜂蜜收膏，治肺阴亏损证。

2. 胃阴不足　年老脾胃虚弱，或久病热病，胃阴亏虚，出现舌干、咽干、口渴等症。常见于干燥综合征、老年糖尿病等。麦门冬能益胃生津，配伍沙参、生地、玉竹等，以养阴生津止渴。

3. 心烦失眠　老年人素体阴虚，虚火扰心，或感受热邪，邪入营阴，出现心烦易躁、失眠多梦、心悸胸闷等症。常见于老年期睡眠障碍、冠心病、心律失常、老年谵妄等。麦门冬有清心除烦安神的功效。配伍酸枣仁、生地等，可治阴虚有热，心烦失眠；配伍生地、竹叶心、黄连等，可治温病邪热入营，身热夜甚、烦躁不安。

此外，本品与生地、玄参同用，治阴虚肠燥，大便秘结，如老年功能性便秘。

【药理作用】

1. 增强免疫功能　麦门冬及麦门冬多糖能增强免疫功能，显著增加小鼠的脾脏重量，提高巨噬细胞的吞噬能力，拮抗环磷酰胺及^{60}Co照射所引起的小鼠白细胞数量减少，而对胸腺重量无明显影响。

2. 抗过敏、平喘　麦门冬多糖能拮抗乙酰胆碱和组胺混合液刺激引起的正常豚鼠和卵白蛋白引起的致敏豚鼠的支气管平滑肌收缩，抑制致敏豚鼠哮喘的发生。

3. 心血管系统　①改善心功能：麦门冬能改善麻醉犬左室压力上升速率、主动脉根部流量、心输出量及左心室作功等指标，防止因结扎左冠状动脉前降支而造成的心脏泵血功能减退。②抗心肌缺血：麦门冬使梗死后心肌营养性血流量增加，缺血缺氧的心肌细胞较快获得修复和保护。③抗心律失常：麦门冬减慢大鼠乳头心肌细胞团的搏动频率，增大搏动强度，麦门冬阻断心肌细胞上的β_1受体，有效地对抗异丙肾上腺素对心肌细胞团搏动的正性频率作用和诱发心律失常作用。④抗血栓形成：麦门冬水煎剂具有降低D—半乳糖衰老大鼠血液黏度的作用。

4. 镇静　麦门冬煎液及其正丁醇粗提物、乙酸乙酯粗提物均有镇静作用。

5. 降血糖　麦门冬多糖对四氧嘧啶所致的血糖升高有明显的抑制作用，能拮抗肾上腺素的升血糖作用。麦门冬多糖有可能通过阻止葡萄糖在小鼠肠道的吸收而产生降血糖作用。

6. 抗氧化、延缓衰老。

【衰弱临床应用】

1.《长沙药解》　麦门冬。味甘平。主心腹，结气伤中伤饱，胃络脉绝，羸瘦短气。久服轻身，不老不饥。

2.《温病条辨》沙参麦门冬汤　又名沙参麦门冬饮：沙参、麦门冬各三钱，玉竹二钱，生甘草一钱，桑叶、生扁豆、花粉各一钱五分。水煎服，日 2 次。清养肺胃，生津润燥。治燥伤肺胃，津液亏损，咽干口渴，干咳少痰，舌红少苔。若久热久咳者，加地骨皮三钱。

3.《食疗本草学》三子麦门冬膏　海松子、枸杞、金樱子各 120 g，麦门冬 150 g，炼蜜适量。前 4 味加水煎煮，取汁浓缩，少加炼蜜收膏。每日早晚用开水调服 4～5 汤匙。养阴润燥，收涩固精。主治阴虚燥热之咳嗽咽干、虚羸少气、虚烦盗汗、遗精滑泄等。

4.《血证论》麦门冬养荣汤　人参、麦门冬、当归、白芍、生地、陈皮、黄芪各三钱，知母二钱，五味子、甘草各一钱。水煎服。健脾益气，滋阴养血。治脾之阳气不旺，无以统运阴血而致唾血，心颤脉弱，四肢清冷，饮食不健，自汗身热者。

5.《医宗必读·卷六》拯阴里理劳汤　牡丹皮、当归身（酒洗）、麦门冬（去心）、橘红各一钱，甘草（炙）四分，薏苡仁、莲子（不去皮）各三钱，白芍药（酒洗）七分，五味子三分，人参六分，生地（酒、姜汁炒透）二钱。加大枣一枚，水煎，分二次服。治阴虚火动，皮寒骨热，食少痰多，咳嗽短气，倦怠焦躁。

【参考文献】

[1] 彭婉，马骁，王建，等. 麦门冬化学成分及药理作用研究进展 [J]. 中草药，2018，49 (02)：477—488.

[2] 赵振彪，王辉，刘歌，等. 麦门冬药性与功用考证 [J]. 中医药导报，2019，25 (05)：82—85.

天门冬

【性味归经】甘、苦，大寒。归肺、肾经。

【功效特色】清肺降火，滋阴润燥。

【常用适应证】

1. 燥咳痰黏、劳嗽咯血　常见于老年慢性支气管炎、老年肺癌、老年肺炎等。本品能清肺火，滋肾阴，润燥止咳。多与麦门冬同用，如二冬膏。

2. 热病阴伤口渴、津亏消渴　常见于老年肺炎恢复期、干燥综合征、老年糖尿病等。本品能清热滋阴，而有主津止渴功效，如三才汤，即由天门冬、生地、人参组成，可治气阴两伤的上述病证。

此外，也可用于肠燥便秘。常见于老年功能性便秘。本品有润肠通便的功效，可与当归、苁蓉等润肠药同用。

【药理作用】

1. 抗衰老、抗氧化　现代药理学研究表明天门冬具有较强的清除自由基的功能，故可延缓衰老，是一种较好的天然抗氧化剂。

2. 镇咳、祛痰、平喘　多项研究显示了天门冬有较强的镇咳、祛痰、平喘作用。天门冬粗提物给药对因浓氨水引发的小鼠咳嗽或者由组胺引发的豚鼠咳嗽有明显的镇咳作用，对小鼠也有较为明显的祛痰作用，同样在由于组胺引导的豚鼠哮喘上可起到平喘作用。

3. 抗肿瘤　天门冬含的多糖成分一定程度上可抑制急性淋巴细胞型白血病、慢性粒细胞型白血病和急性单核细胞型白血病患者的白细胞的脱氢酶，并且能抑制急性淋巴细胞型的白血病患者的白细胞呼吸，其提取物对小鼠肉瘤的抑制率高达40%。

4. 抑菌、抗炎　天门冬煎剂对柠檬色葡萄球菌、肺炎双球菌、金黄色葡萄球菌、甲型溶血性链球菌、乙型溶血性链球菌、白色葡萄球菌、类白喉杆菌、白喉杆菌、炭疽杆菌及枯草芽孢杆菌，均有不同程度的抑菌效果。天门冬水提物可以通过抑制IL－1的分泌从而抑制TNF－α的分泌，并且天门冬水提物对中枢神经系统有一定的抗炎活性。

5. 降血糖　天门冬提取物具有明显的改善糖尿病症状、降低高血糖的作用。天门冬降糖胶囊能明显降低四氧嘧啶高血糖小鼠的血糖，并对四氧嘧啶引起的胰岛损伤具有保护作用。

6. 其他　增强非特异性免疫功能。

【衰弱临床应用】

1.《本草分经》　甘苦大寒，入肺经气分，益水之上源而下通肾，清金降火，润燥滋阴，消痰止血，杀虫，去肾家湿热，治喘嗽骨蒸一切阴虚有火诸症。

2.《太平圣惠方》天门冬米酒　天门冬（去心捣碎以水70 000毫升煮取汁7 000毫升）7 200 g，糯米（净捣）7 000 g，细曲（捣碎）5 600 g。炊米熟，三味相拌，入瓮，密封37日，候熟，压漉，冬温夏凉。每日饮3杯。可调补五脏六腑。

3.《奇效良方》天门冬汤　天门冬（去心）、远志（去心，甘草煮）、黄芪、白芍药、麦门冬（去心）、藕节、阿胶（蛤粉炒）、生地、当归、人参、没药、炙甘草各一钱。加生姜五片，水煎，不拘时服。治思虑伤心，吐血衄血。

4.《太平圣惠方》天门冬散　天门冬、羚羊角、人参、黄芪、枸杞、炒酸枣仁、川芎、车前子、当归、桂心、泽泻各一两，炙甘草半两。为末，每服四钱，水煎去渣，加竹沥半合、蜜一匙，同煎二至三沸，温服。治精极，五脏六腑俱伤，身体虚热，骨髓烦疼。

5.《丹溪心法》天门冬丸　天门冬一两，阿胶、甘草、炒杏仁、贝母、茯苓各半两。为细末。炼蜜为丸，弹子大，每服一丸，含化。治阴虚咳嗽，咯血吐血。

【参考文献】

[1] 李武，倪敏. 药用植物天门冬的药理活性研究进展［J］. 农技服务，2017，34（06）：3—4.

[2] 宫兆燕，张君利. 天门冬活性化合物的提取及其药理活性研究进展［J］. 医学综述，2018，24（24）：4938—4942.

石斛

【性味归经】甘，微寒。归胃、肾经。

【功效特色】养胃生津，滋阴除热，明目强腰。

【常用适应证】

1. 胃阴虚证　老年人胃阴不足，或热病伤津，燥热内生，出现口干舌燥、烦渴引饮等症。常见于老年糖尿病、老年干燥综合征、老年感染性疾病恢复期等。本品善养胃阴，生津液，与沙参、麦门冬、玉竹等同用，治上述病症。

2. 阴虚热证　老年人阴虚津亏，或久病阴伤，虚热内生，出现低热心烦、手足心热、骨蒸潮热、口舌生疮等。常见于老年糖尿病、骨折恢复期、老年期睡眠障碍、口腔溃疡等。本品能滋肾阴，清虚热，常配伍生地、白薇、麦门冬等药。

此外，本品还有明目及强腰膝的作用。石斛夜光丸，即以本品配伍菊花、菟丝、枸杞、熟地黄等药，治肝肾阴虚，视物昏花，常用于老年白内障早期、视神经萎缩、老年青光眼等。石斛丸，即本品配伍牛膝、山药、山茱萸等药，治虚劳体弱，腰膝软弱，常用于老年衰弱综合征、老年腰椎间盘突出症等。

【药理作用】

1. 免疫调节　石斛多糖 DHP－4A 通过激活 p38、Jun 激酶（JNK）、细胞外调节蛋白激酶（ERK）、核转录因子－κB（NF－κB）信号通路，促进巨噬细胞 RAW 264.7 分泌 NO、TNF－α、IL－6、IL－10，从而发挥免疫调节作用。

2. 降血糖　石斛合剂能够显著降低血糖、调节糖化血清蛋白和血脂，保护和修复 STZ 诱导的糖尿病大鼠的胰岛组织结构，并改善鼠胰腺组织功能，显著抑制胰岛细胞凋亡、坏死。

3. 调血脂　铁皮石斛水提取物能有效降低高脂血症小鼠血清中 TC、LDL—C，提高小鼠血清中 HDL—C。

4. 抗氧化、抗衰老、改善肝功能　霍山石斛多酚体外抗氧化活性试验中表明，其具有较强的抗氧化活性。

5. 抗肿瘤　石斛毛兰素对多种恶性肿瘤（肝癌、黑色素瘤、早幼粒细胞白血病、乳腺癌、骨肉瘤）增殖都具有抑制作用。

6. 其他　抗凝、抗血栓、降血压、缓解疲劳等。

【衰弱临床应用】

1.《圣济总录》大补益石斛散　石斛、肉苁蓉（酒洗，去皱皮，切，焙干）各二两，远志、菟丝子（酒浸一夜，捣）、续断各一两一分，炮天雄三分，熟地黄、枸杞各二两半，大枣肉二两。为末和匀，每服二钱匕，空腹温酒送下，食后再服。滋肾阴、温肾阳、清虚火。治虚劳脱营，失精多惊，荣卫耗夺，形体毁沮。

2.《外台秘要》延年生石斛酒　生石斛（槌碎）三斤，牛膝一斤，杜仲、丹参各八两，生地（切，暴令干）三升。上药切，绢袋盛，以上清酒二斗，入器中渍七日。每食前温服三合，日三次，夜一次。利关节，坚筋骨。主治风痹脚弱，腰胯疼冷等。

3.《备急千金要方》石斛地黄煎　石斛、紫菀、炙甘草各四两，麦门冬二升，茯苓一斤，桂心二两，桃仁半升，大黄八两，生地汁、醇酒各八升。诸药研末，酒煎去渣，入鹿角胶一斤、秏得一斗、次纳饴三斤、白蜜三升，和调熬稠，每服如弹子大一丸，温酒下。治妇人虚羸短气，胸闷逆满。

4.《圣济总录》石斛散　石斛、仙灵脾各一两，苍术五钱。研为散，每服三钱，米饮调服，日二次。治雀目，眼目昼视精明，暮夜昏暗，视物不见。

5.《普济本事方》石斛散　石斛四钱，牛膝、柏子仁、肉苁蓉、诃子肉、青橘皮、柴胡、人参、熟地黄各三钱，茯苓四钱，炙甘草二钱，炮姜一钱半，神曲、麦芽各六钱。研为散，每服二钱，米汤调下。日二三次。治虚劳羸瘦乏力，倦怠多惊畏。

【参考文献】

[1] 颜美秋，陈素红，吕圭源，等. 石斛“厚肠胃”相关功效药理学研究及应用进展 [J]. 中草药，2016，47 (21)：3918—3924.

[2] 张雪琴，赵庭梅，刘静，等. 石斛化学成分及药理作用研究进展 [J]. 中草药，2018，49 (13)：3174—3182.

玉竹

【性味归经】甘，平。归肺、胃经。

【功效特色】滋阴润肺，生津养胃。

【常用适应证】

肺胃阴伤　年老阴气渐衰，或热病伤阴，燥热内生，肺胃阴亏，出现燥热咳嗽、舌干口渴、食欲不振之症，见于老年糖尿病、老年干燥综合征、老年肺炎恢复期、老年恶性肿瘤放疗后等。玉竹甘平柔润，能养肺胃之阴而除燥热，配伍麦门冬、沙参、甘草，如玉竹麦门冬汤，治燥热咳嗽、舌干少津；配伍沙参、麦门冬、生地等，如益胃汤，治温病后期口舌干燥、食欲不振。

【药理作用】

1. 抗氧化、抗衰老、增强免疫　玉竹单体化合物阿魏酸酪酰胺和高异黄酮对 PC12 细胞氧自由基损伤具有明显保护作用，细胞存活率明显升高。玉竹多糖可提高衰老小鼠血清 SOD 活性，增强对自由基的清除能力，抑制脂质过氧化，降低 MDA 含量，改善免疫失衡状态，增强细胞和体液免疫功能，从而延缓衰老。

2. 降血糖　玉竹总皂苷对四氧嘧啶高糖小鼠具有降血糖的作用，其降血糖机制与抑制 α—葡萄糖苷酶的活性显著有关。

3. 抗肿瘤　玉竹提取物 B 具有显著的抗肿瘤作用，能够抑制人食管癌细胞 Eca—109 的增殖，显著抑制 CEM 的增殖，提高 CEM 的分化程度，又能明显抑制 S180 小鼠的移植瘤，延长荷瘤小鼠的存活期，提示其具有显著的抗肿瘤作用。

4. 保护心肌　改善心肌舒缩功能，减慢心率作用，减少缺氧缺糖对心肌细胞造成的损害。

5. 其他　抑菌、调节糖脂代谢的紊乱、降血脂、改善肝功能。

【衰弱临床应用】

1.《温病条辨》益胃汤　沙参三钱，麦门冬、生地各五钱，冰糖一钱，炒玉竹一钱五分。水煎，分二次服。功能益胃生津。治阳明温病，下后汗出，胃阴受损，身无热，口干咽燥，舌干苔少，脉不数者。

2.《医醇賸义》玉华煎　玉竹、沙参、党参各四钱，五味子、白术各一钱，麦门冬、山药各三钱，茯苓、续断、牛膝各二钱。加元米一撮，水煎服。功能补肺气，养肺阴。治肺气阴两虚之痿证，足膝无力，不能任地。

3.《中国百年百名中医临床家丛书：郭士魁》参竹浸膏　党参、玉竹各 20 g，制成浸膏 1 日量。益气育阴。治气阴两虚者。临床也常用于气阴两虚之肺部疾病、脾胃虚、心衰等证。可长期服用。

4.《中国家庭药膳》枸玉膏　枸杞、玉竹各 100 g，蜂蜜 200 g。将枸杞、玉竹切碎捣烂，加清水约 200 ml 用文火煎熬成膏糊状，然后加入蜂蜜调均匀即成，放入玻璃瓶中密封备用。每日 2 次，早晚服。每次 10～20 ml（两汤匙左右）。补阴滋肾，生津止渴。主治年老体衰、阴液不足所致的虚烦失眠，大便干结，口唇干燥，皮肤皱缩等。

5.《医醇賸义》玉液煎　石膏、生地各五钱，石斛三钱，麦门冬、葛根各二钱，玉竹四钱，桔梗、薄荷各一钱，白茅根八钱。水煎，加甘蔗汁半杯，冲服。滋阴清热，凉血止血，除烦止渴。治胃火炽盛，烦渴引饮，牙龈腐烂，或牙宣出血，面赤发热。

【参考文献】

［1］李妙然，秦灵灵，魏颖，等．玉竹化学成分与药理作用研究进展［J］．中华中医药学刊，2015，33（08）：1939－1943.

［2］肖岚，彭壮，易健，等．玉竹多糖抗肺癌肿瘤活性及其机制研究［J］．时珍国医国药，2018，29（10）：2368－2372.

黄精

【性味归经】甘，平。归脾、肺、肾经。

【功效特色】润肺滋阴，补脾益气。

【常用适应证】

1. 肺阴亏虚　年老体弱，或久病致肺阴不足，症见干咳无痰，或痰少而黏、痰中带血、口干喜饮等，见于老年肺炎、肺癌、肺结核、老年糖尿病等。本品有滋阴润肺作用。可以单用熬膏服，或与沙参、知母、贝母等药同用。

2. 肾虚精亏　人至老年，精血俱耗，肾精渐亏，症见腰酸足软、头晕眼花、健忘痴呆等，见于老年认知衰弱、高血压病、阿尔兹海默症、骨质疏松、中风恢复期等。本品有补肾益精的功效，以黄精、枸杞等分，晒干研末蜜丸服。

3. 脾胃虚弱　年老以后，脾胃逐渐虚弱，七十以后，脾胃更弱，症见神疲乏力、头晕目眩、食少纳呆、脘腹作胀、肌肉瘦削等，见于老年躯体衰弱、肌少症、慢性胃炎、功能性消化不良等。本品既补脾气，又益脾阴。如脾胃气虚而倦怠无力、食欲不振、脉象虚软者，配伍党参、茯苓、白术等药；如脾胃阴虚而致口干食少、饮食无味、大便干燥、舌红无苔者，配伍沙参、麦门冬、谷芽等药。

【药理作用】

1. 抗肿瘤　低剂量的黄精多糖可以显著抑制 H22 实体瘤。黄精多糖可以干预长春新碱对小鼠骨髓间充质干细胞增殖的抑制，从而间接对骨髓细胞的不正常增殖起到抑制作用。

2. 免疫调节、抗氧化、抗衰老　黄精在增强免疫功能方面优势显著，具体表现为增加免疫器官质量、提高机体免疫球蛋白含量与免疫防御系统活性等。黄精抗衰老的作用可能与其增强和调节机体免疫功能、激活内源性防御自由基损伤的物质、抑制衰老动物体内氧自由基等方面有关。

3. 改善记忆功能和防治老年痴呆　黄精具有的提高学习、记忆能力的作用主要依赖于改善神经突触的功能实现的。黄精多糖干预后的痴呆小鼠海马 CA1 区线粒体密度增加，线粒体变形程度减轻，提示其具有防治老年痴呆的作用。

4. 抗抑郁　黄精皂苷及黄精多糖可增加抑郁小鼠脑内单胺类神经递质的含量，特别是 5－HT 水平的提高，从而改善抑郁症模型小鼠的行为学。

5. 降血糖　黄精中所含的黄精多糖可明显降低经链脲佐菌素造模后糖尿病小鼠体内血清糖化蛋白浓度，可能与其抑制糖基化损伤有关，促进胰岛素及 C 肽分泌，从而达到降低血糖的作用。

6. 调血脂和抗动脉粥样硬化　黄精多糖可降低小鼠血中 TC、TG 量，对实验性高脂血症小鼠具有明显的预防和治疗作用。黄精多糖对仓鼠动脉粥样硬化形成有一定的保护作用。

7. 其他　抗菌、抗炎、抗病毒、改善贫血。

【衰弱临床应用】

1.《全国中药成药处方集》九转黄精丹　当归、黄精各 10 kg。用黄酒 10 kg 浸透蒸黑为度，为细末，炼蜜为小丸，每服 9 g，温开水送下。强壮补血，治身体衰弱，面黄肌瘦，饮食减少。

2.《闽东本草》冰糖黄精汤　冰糖 50 g，黄精 30 g。黄精洗净，冷水泡发，置铝锅内，放入冰糖，加水适量，武火煮沸，文火熬至黄精熟烂。日 2 次，吃黄精饮汤。补虚止咳，润肺平喘。主治脾肺阴虚之咳嗽少痰，或干咳无痰、咯血、食少等。

3.《中医杂志》黄精四草汤　黄精 20 g，夏枯草、益母草、车前草、豨莶草各 15 g。上药五味，先用水浸泡 30 分钟，再煎煮 30 分钟，每剂煎 2 次，药液混合，早晚分服，每日 1 剂。滋阴平肝泄热。治高血压病。

4.《普济方》五精酒　黄精 160 g，天门冬 1 720 g（去心），松叶 3 840 g，白术 2 560 g，枸杞 3 200 g（洗）。以上皆用生者，纳釜中，以水三石，煮之 1 日，去滓，取汁渍曲，如家酿法，酒熟取清。可随个人酒量饮之。常年补养，可治百病，使白发反黑，齿去更生。注意饮用时，忌鲤鱼、桃、李、雀肉等。

5.《元汇医镜》万金药酒　当归、白术、远志、云茯苓各 90 克，紫草、白芍 60 g，生黄芪 120 g，川芎、甘草各 45 g，龙眼肉、枸杞、潞党参、生地、胡桃仁、小红枣各 150 g，黄精、五加皮各 240 g，补骨脂 30 g，白酒 10 000 毫升，白糖、蜂蜜 1 500 g。先以少量水，煎药取浓汁，加入酒、糖、蜂蜜。适量饮用。补益气血，补肾壮阳。主治气血虚弱及肾阳不足诸证。症见气短乏力、面色无华、食欲不振、头晕心悸及腰膝酸软、阳痿尿频等。

【参考文献】

［1］徐惠龙，林青青. 黄精的本草整理研究［J］. 山东中医杂志，2016，35（11）：

992—995.

[2] 赵文莉，赵晔. 黄精药理作用研究进展 [J]. 中草药，2018，49 (18)：4439—4445.

枸杞

【性味归经】甘，平。归肝、肾、肺经。

【功效特色】滋补肝肾，明目，润肺。

【常用适应证】

1. 肝肾阴虚　年老脏腑功能逐渐衰弱，肝肾阴精逐渐亏损，出现头晕目眩、视力减退、腰膝酸软、不寐多梦等症，常见于高血压病、后循环脑缺血、老年期睡眠障碍、老年远视等。本品与菊花、地黄等同用，如杞菊地黄丸，为治肝肾阴虚之头晕目眩、视力减退的常用方剂；《古今录验方》以本品配伍干地黄、天门冬，治肝肾阴虚之腰膝酸软。

2. 阴虚劳嗽　年老肺阴不足，或肺病日久，阴津耗伤，出现干咳少痰、动则气促等症，常见于老年肺结核、肺炎恢复期、肺癌晚期等。本品有滋阴润肺的功效，配伍麦门冬、知母、贝母等药。

【药理作用】

1. 增强免疫功能　枸杞水提取物及醇提取物能提高巨噬细胞的吞噬功能。枸杞多糖对环磷酰胺及^{60}Co照射引起的白细胞数量减少有对抗作用，使外周血白细胞数量增加。

2. 延缓衰老　枸杞乙醇提取物对D—半乳糖所致衰老小鼠学习记忆能力的下降有明显提高作用，并可减少心、肝、脑组织脂褐质含量，提高SOD活性，表明枸杞延缓衰老作用与促进体内自由基的消除有关。

3. 保肝　枸杞水浸液对CCl_4损伤小鼠肝脏有保护作用，能抑制脂肪在肝细胞内沉积，促进肝细胞新生。枸杞多糖亦有保肝作用，可使小鼠CCl_4损伤的肝组织形态学明显改善。

4. 降血糖　枸杞提取物可降低大鼠血糖、提高糖耐量。枸杞多糖对四氧嘧啶引起的动物糖尿病有明显的预防作用，能减少糖尿病小鼠饮水量，缓解症状。

5. 抗疲劳　枸杞多糖能显著地增加小鼠肌糖原、肝糖原储备量；提高运动前及游泳后90分钟、150分钟乳酸脱氢酶（LDH）总活力；降低小鼠剧烈运动后血尿素氮的增量，加快运动后血尿素氮的清除速率。

6. 降血脂　枸杞多糖对高脂血症兔的血脂有明显影响，能显著降低TC及TG含量。

【衰弱临床应用】

1.《柳州医话》一贯煎　见“北沙参。”

2.《医学衷中参西录》干颓汤　生黄芪150 g，当归、枸杞、山茱萸肉各30 g，生乳香、生没药各 9 g，鹿角胶 18 g。先煎黄芪去渣，再入当归、枸杞、山茱萸肉、乳香、没药，煎十余沸去渣，入鹿角胶烊化，分二次服。益气养血，补益肝肾。治气血虚弱，肝肾方损而见肢体痿废，或偏枯，脉象极微细无力者。

3.《中国家庭药膳》杞玉膏　见“玉竹”。

4.《药补和食补》参杞酒　党参、枸杞各 15 g，米酒 500 g。党参、枸杞浸于米酒中。7 天后，每服 15 ml，早晚各 1 次。益气养血。主治气血两亏之心悸失眠，健忘多梦，倦怠乏力等。

5.《景岳全书·新方八阵》左归丸　熟地黄八两，炒山药、山茱萸肉、枸杞、制菟丝子、鹿胶（炒珠）、龟胶（炒珠）各四两，川牛膝（酒蒸）三两。为细末，先将熟地黄蒸烂杵膏，加炼蜜为丸，梧桐子大，每服百余丸，食前开水或淡盐汤送下。滋阴补肾，益精养血。治真阴肾水不足，不能滋养营卫，渐至衰弱，或寒热往来，自汗盗汗，或神不守舍，血不归原，或虚损伤阴，或遗淋不禁，或气虚昏晕，或眼花耳聋，或口燥舌干，或腰酸腿软。

【参考文献】

[1] 赵明宇. 枸杞的药理作用及临床应用研究［J］. 北方药学，2018，15（04）：156.

[2] 郭曼萍，赵俊男，施伟丽，等. 枸杞延缓衰老的研究进展［J］. 中医药导报，2019，25（12）：124—128.

墨旱莲

【性味归经】甘、酸，寒。归肝、肾经。

【功效特色】滋阴益肾，凉血止血。

【常用适应证】

1. 肝肾阴虚　年老体弱，肝肾阴精不足，症见头晕眼花、腰背酸痛、下肢痿软等症，见于老年骨质疏松、老年躯体衰弱、老年糖尿病、老年高血压等。本品能滋养肝肾之阴。多与女贞子同用，如二至丸。

2. 阴虚血热　年老阴津亏虚，或久病热病，阴津耗伤，阴虚火旺，迫血妄行，出现咯血、吐血、衄血、尿血、便血等症。常见于老年肺结核、老年消化性溃疡、老年肝硬化、老年泌尿系统结石、老年溃疡性结肠炎、老年恶性肿瘤晚期等。本品既可滋阴，又能凉血止血。单用即有效，也常与生地、阿胶、蒲黄、白茅根等药同用，以增强疗效。以本品鲜者捣烂或晒干研末外敷，还可止外伤出血。

【药理作用】

1. 止血 不同剂量的墨旱莲水煎剂均能明显地缩短凝血酶原时间、部分凝血活酶时间，升高血小板数量和纤维蛋白原含量，减少胃黏膜出血点数，对小鼠热盛胃出血均有显著的止血作用。

2. 免疫调节 墨旱莲乙酸乙酯总提取物可显著降低正常小鼠的脾指数、血清溶血素水平，并可显著抑制机体迟发性变态反应，而对于免疫功能低下的小鼠，则可显著提高以上指标，其对T淋巴细胞介导的细胞免疫也具有一定的调节作用。

3. 保肝 墨旱莲50%乙醇提取液和乙酸乙酯提取物可以明显抑制小鼠血清ALT和血清AST的升高，减轻急性肝损伤。墨旱莲可以对抗肝细胞凋亡，其含有的蟛蜞菊内酯是发挥保肝作用的物质基础。

4. 抗衰老 墨旱莲可明显提高衰老小鼠脑组织SOD和GSH－Px的活性，提高脑细胞Na^+－K^+－ATP酶与Ca^{2+}－APT酶活性，降低MDA含量，改善细胞形态，提高小鼠的记忆学习能力，具有明显的抗衰老作用。

5. 抗氧化 墨旱莲多糖和黄酮类化合物对羟自由基和超氧阴离子自由基都具有良好的清除能力。

6. 耐缺氧、抗疲劳 墨旱莲水提取物能降低异丙肾上腺素所致心肌低氧小鼠的耗氧量，延长低氧存活时间。旱莲草提取物能使小鼠血清SOD和LDH的活性和血红蛋白和肝、肌糖原含量升高，血清亮氨酸氨基肽酶（LAP）含量降低，具有抗疲劳作用而提高机体的运动能力。

7. 抗肿瘤作用 墨旱莲水提取物对荷瘤小鼠的肿瘤生长有抑制作用，并对小鼠的免疫系统有增强作用。

【衰弱临床应用】

1.《黄元御医学全书》 旱莲草汁黑如墨，得少阴水色，入肝滋血，黑发乌须，止一切失血，敷各种疮毒。汁涂眉发，其生速繁。

2.《滇南本草》 旱莲草，焙，为末，搽齿龈上，治肾虚齿疼。

3.《中华人民共和国药典》（一部）安神补心丸 丹参300 g，五味子（蒸）150 g，石菖蒲100 g，安神膏（合欢皮、菟丝子、墨旱莲各3份，女贞子4份，首乌藤5份，地黄2份，珍珠母20份）560 g。浓缩丸，每15粒重2 g，每服15粒，日3次。功能养心安神。治心悸失眠、头晕耳鸣及健忘等症。

4.《常见病食疗食补大全》人参旱莲草粥 人参、旱莲草各9 g，粳米60 g，白糖适量。将旱莲草煎汤，去渣后入粳米、白糖煮作粥；人参另炖，加入粥中服食。日1剂，连服数日。补气摄血。主治气不摄血之过敏性紫癜。

5.《中国百年百名中医临床家丛书：祝谌予》退肿汤 生黄芪、车前草各30 g，防己、桂枝各10 g，茯苓20～30 g，旱莲草、萆薢、石韦、白术各15 g。每日1剂，水煎服。温补脾肾，利水消肿。主治慢性肾炎、慢性肝病等，症见面部或下肢、足踝水肿，按之凹陷，小便不利，乏力神疲，腰酸膝软，四肢不温，面白舌淡，脉象细弱者。

【参考文献】

［1］施嫣嫣，张丽，丁安伟. 墨旱莲化学成分及药理作用研究［J］. 吉林中医药，2011，31（01）：68—70.

［2］席庆菊. 墨旱莲的化学成分、药理作用、加工炮制及临床应用研究进展［J］. 中国处方药，2018，16（08）：15—17.

女贞子

【性味归经】甘，苦，凉。归肝、肾经。

【功效特色】补益肝肾，明目，清热。

【常用适应证】

1. 肝肾阴虚　年老肾精渐衰，肝肾同源，水不涵木，肝肾阴虚，症见头昏目眩、腰膝酸软、记忆下降，视物模糊、目暗不明等症，见于老年骨质疏松、高血压病、老年认知衰弱、老年黄斑变性、老年视神经萎缩等。如二至丸，即本品与旱莲草合用，可治肝肾阴虚之腰膝酸软、记忆下降；如明目滋肾片，本品与生地、草决明、枸杞等同用，治肝肾阴虚之视物昏花、目暗不明。

2. 阴虚发热　年老阴气不足，虚热内生，症见午后或夜间低热、五心烦热、潮热骨蒸、盗汗等症，见于老年恶性肿瘤、慢性淋巴细胞白血病、肺结核等。本品善清虚热，多配伍地骨皮、牡丹皮、生地等同用。

【药理作用】

1. 抗肿瘤　女贞子有广谱抗肿瘤作用，其抗肿瘤的物质基础目前认为主要是齐墩果酸、熊果酸、红景天苷、酪醇和女贞子多糖，也有学者认为其黄酮类化合物也是有效的物质基础，如木犀草素和芹菜素。

2. 保肝　女贞子的提取物齐墩果酸能明显抑制单核吞噬细胞系统和巨噬细胞的吞噬功能，同时减缓肝细胞变性、坏死的速度，减轻肝组织的炎性反应，促进肝细胞再生，加快坏死肝组织的修复。

3. 延缓衰老　女贞子提取物中的三萜类化合物齐墩果酸能够增强人体对氧自由基的抵抗力，达到延缓衰老的效果。

4. 调节免疫　女贞子能明显降低 T 淋巴细胞的功能，可能与女贞子的提取物具有消除、减弱、抑制 T 细胞功能的作用有关。用女贞子煎剂灌喂模型大鼠，发现模型大鼠的胸腺、脾脏等免疫器官的重量有所增加，血清中溶血素抗体的活性及血清中免疫球蛋白

G（IgG）的含量均有所提高，可见女贞子能增强体液免疫的功能。

5. 降糖、降脂　女贞子中含有齐墩果酸和女贞子素，加水煎服在降血糖方面有良好效果。将 30 g/kg 女贞子对小鼠进行灌胃，10 天后观察发现，小鼠因葡萄糖及肾上腺素所引起的血糖升高症状得到良好控制，四氧嘧啶糖尿病明显缓解，血糖水平和血清 TG 下降。

6. 其他　抗骨质疏松、升高白细胞、抗菌、抗炎、促进头皮毛囊生长、促黑素细胞迁移等。

【衰弱临床应用】

1.《本草纲目》女贞子酒　女贞子 250 g，醇酒 750 g。女贞子研碎后，放入酒中，密封，五天后使用。每次空腹饮 1～2 小杯，日 2 次。功能滋阴清热。主治阴虚内热之腰膝酸软、头晕耳鸣、五心烦热、须发早白等。

2.《中国药膳学》女贞子桑椹酒　女贞子、制首乌各 12 g，桑椹 15 g，旱莲草 10 g。四味水煎取汁。日 1 剂，分 2～3 次服。滋补肝肾。主治肝肾不足之眩晕、须发早白等。阳虚有寒者不宜用。

3.《普济方》二至丸　女贞子、旱莲草各等分。女贞子冬至时采，阴干，蜜酒拌蒸，过一夜，粗袋擦去皮，晒干为末；旱莲草夏至时采，捣汁熬膏和前药为丸（一方加桑椹为丸，或桑椹熬膏为丸）。每服三钱，临卧酒送下。治肝肾不足，头目昏花，须发早白，腰背酸痛，下肢痿软等症。

4.《医醇賸义》女贞汤　女贞子四钱，生地、龟甲各六钱，当归、茯苓、石斛、天花粉、萆薢、牛膝、车前子各二钱，大淡菜三枚。水煎服。治肾受燥热，淋浊溺痛，腰脚无力，久为下消。

【参考文献】

［1］毕莹，赵源，李知晓，等. 中药女贞子的研究进展［J］. 吉林中医药，2019，39（08）：1117－1120.

［2］王涛，刘佳维，赵雪莹. 女贞子中化学成分、药理作用的研究进展［J］. 黑龙江中医药，2019，48（06）：352－354.

龟甲

【性味归经】甘、咸，寒。归肝、肾、心经。

【功效特色】滋阴潜阳，益肾健骨，养血补心。

【常用适应证】

1. 虚风内动　年老肝肾阴精不足，或热病伤阴，阴虚阳亢，上盛下虚，出现头晕头痛、目眩耳鸣、少寐多梦、腰膝酸软等症；若调摄不当，阳亢化风，虚风内动，则见头晕作恶、肢体麻木、半身不遂等症，常见于老年高血压、脑出血、脑梗死、帕金森病、老年特发性震颤等。本品滋阴潜阳，配伍生地、石决明、菊花等药，治肝阳上亢；配伍阿胶、生地、牡蛎、鳖甲等药，治虚风内动，头昏作恶，甚则惊厥。

2. 阴虚发热　年老阴血虚衰，水不济火，虚火内炽，出现午后潮热，或夜间发热，手足心热，骨蒸盗汗，烦躁口干等症，常见于老年肺结核、白血病、甲状腺功能亢进症等。本品能滋阴清热，与熟地黄、知母、黄柏同用，治阴虚火旺之骨蒸劳热、咳嗽咯血。

3. 肾虚失养　年老肝肾阴精亏虚，筋骨失养，出现腰脚痿弱、筋骨不健、骨痛隐隐或腰背疼痛等症，常见于老年骨质疏松症、腰椎间盘突出症、骨性关节炎等。本品滋阴益肾健骨，配伍熟地黄、黄柏、虎骨等药，治肾虚筋骨痿弱无力。

4. 心虚惊悸　年老体弱，阴血不足，心神失养，出现心悸、失眠、健忘等症，常见于心律失常、心房纤颤、老年期睡眠障碍、老年认知衰弱等。本品养血补心，与龙骨、菖蒲、远志同用，可治上述证候。

【药理作用】

1. 对甲状腺、肾上腺功能的影响　100%龟甲煎液（按 10 ml/kg 计）连续灌服 6 天，可降低甲亢型大鼠血清中 T_3 和 T_4 含量，并使大鼠的胸腺、甲状腺、肾上腺以及脾的组织结构及重量均基本恢复到正常或接近正常的水平，研究显示，龟甲能够有效降低甲亢型大鼠的甲状腺功能，并能对肾上腺功能产生影响。

2. 增强免疫　在给阴虚型的大鼠服用龟甲的水煎液后，使低下的细胞免疫以及体液免疫功能均得到了较好恢复。龟甲胶有生成血小板及白细胞的作用，这些均表明龟甲有增强机体免疫的作用。

3. 延缓衰老　龟板的 95%乙醇部位提取物，有较强的体外抗氧化活性，它实际上是一种 SOD 在起作用，SOD 是一种源自生命体的活性物质，具有抗衰老的特殊功效。此外，龟板有延年益寿的滋补功效。

【衰弱临床应用】

1.《本草经解》　龟甲味甘益脾，性平去湿，湿行，四肢健也，肾主骨，小儿肾虚，则囟骨不合，其主之者，补肾阴也，久服益肾，肾者胃之关，关门利，能去脾湿，所以身轻不饥也。

2.《妇科玉尺》龟板丸　龟板（醋炙）、黄芩、白芍药、椿根白皮各 1 两，黄柏（蜜炙）三钱。为末，炼蜜为丸，淡醋汤送下。治素日瘦弱，阴虚火旺发热，月经过多不止。

3.《食疗本草学》海参白及散　海参 250 g，白及 150 g，龟板 60 g。将海参、白及焙干；龟板炙酥，共研细末即成。每服 15 g，日 3 服。滋阴补血，收敛止血。主治阴虚咳血、吐血、崩漏下血等。

4.《杂病源流犀烛》补阴丸　黄柏、知母、龟板、枸杞、杜仲、侧柏叶、砂仁、五味子、甘草，研为末，猪脊髓、地黄熬膏为丸。治肾虚有火，小便黄赤。

5.《金匮翼方》补阴丸　黄柏、知母、龟板各三两，枸杞、锁阳、白芍药、天门冬各二两，熟地黄五两，五味子一两，干姜三钱。为末，入炼蜜及猪脊三条，和匀杵丸，梧桐子大，每服八十至九十丸，空腹淡盐汤送下，寒月可用温酒送下。治虚劳，心神烦躁，面赤唇焦，身热短气，口舌生疮。

【参考文献】

［1］杜沛霖，周雨晴，朱华．龟甲的研究进展［J］．安徽农业科学，2014，42（32）：11319－11320＋11338．

［2］李晶峰，闫伟，金平，等．龟甲的强骨活性研究进展［J］．吉林中医药，2017，37（12）：1242－1244．

鳖甲

【性味归经】咸，寒。归肝经。

【功效特色】滋阴潜阳，软坚散结。

【常用适应证】

1. 阴虚风动　年老体弱或热病后期，肝肾阴虚，阴不制阳，阳亢化风，虚风内动，症见手足颤动、持物不稳、头摇肢颤、头晕耳鸣等，见于老年高血压、帕金森病、老年特发性震颤、后循环脑缺血等。本品滋阴潜阳，配伍牡蛎、生地、阿胶等，治虚风内动之手指蠕动，甚则痉厥。

2. 阴虚发热　年老阴亏或者热病伤阴，出现午后或夜间低热、夜热早凉、盗汗骨蒸、手足心热、口干乏力等症，见于老年糖尿病、老年肺结核、老年肺炎、老年骨折恢复期等。本品能滋阴清热，其滋阴作用虽不及龟甲，但清热作用较龟甲强。本品配伍青蒿、生地、丹皮、知母等治热病伤阴之夜热早凉；配伍银柴胡、地骨皮、青蒿、知母等，治骨蒸劳热。

3. 癥瘕积聚　年老脏腑亏虚，气机郁滞，气滞血瘀，津液积聚，痰饮内阻，多瘀多痰，致癥瘕积聚，常见于老年肝硬化、老年肝纤维化、老年胃癌、老年肝癌等。本品能软坚散结，配伍阿胶、柴胡、大黄等，治胁下痞硬有块。

【药理作用】

1. 抗肝纤维化　鳖甲煎口服液对实验性肝纤维化有一定的治疗作用，对大鼠实验性肝纤维化具有明显的保护作用，早期应用可以预防或延缓肝纤维化的形成和发展。鳖甲提取物小分子肽类对肝星状细胞的增殖有抑制作用，从而起到抗肝纤维化的作用。

2. 对肺纤维化的影响　复方鳖甲软肝方可降低肺纤维化大鼠Ⅰ、Ⅲ胶原，层粘连蛋白及透明质酸的含量，减轻肺组织纤维性增生，这可能是通过降低肺纤维化大鼠细胞外基质含量而发挥治疗肺纤维化作用。

3. 抗肿瘤　鳖甲提取液对小鼠S180腹水肉瘤细胞、小鼠H_{22}肝癌细胞和小鼠Lewis肺癌细胞体外生长有抑制作用。

4. 增强免疫　从鳖甲中提取出来的生物活性物质，具有抗肿瘤、抗辐射及提高免疫功能等作用，鳖甲多糖能提高免疫抑制小鼠的非特异性免疫功能，且有浓度—剂量效应。

5. 降血脂　复方鳖甲软肝片高、中、低三种剂量均能够降低高脂饲料大鼠血中TC水平，升高高密度脂蛋白水平，减少脂肪的吸收，促进脂肪的代谢。

6. 抗疲劳　鳖甲提取物能显著增加小鼠LDH活力，有效清除剧烈运动时机体的代谢产物，能延缓疲劳的发生，也能加速疲劳的消除。

7. 其他　延缓肾小球硬化进展、抗辐射防护、抗突变活性、补血、增加骨密度等。

【衰弱临床应用】

1.《药性论》　鳖甲主宿食、癥块、痃癖气、冷瘕、劳瘦，下气，除骨热，骨节间劳热，结实壅塞。治妇人漏下五色羸瘦者。

2.《普济本事方》鳖甲丸　鳖甲（醋炙）、炒酸枣仁、羌活、牛膝（浸酒，水洗）、黄芪（蜜炙）、人参、五味子各等分。为细末，炼蜜杵丸，梧桐子大，每服三十至四十丸，温酒送下。治胆虚不眠，四肢无力。

3.《杂病源流犀烛》鳖甲散　柴胡、鳖甲、知母、秦艽、当归、青蒿、乌梅、地骨皮。为粗末，水煎服，早、晚各1次。治骨蒸劳热，肌肉消瘦，颊赤舌红。

4.《温病条辨》青蒿鳖甲汤　青蒿、知母各二钱，丹皮三钱，鳖甲五钱，生地四钱，水煎服。养阴透热。治温病后期，热邪深伏阴分，夜热早凉，热退无汗，能食消瘦。

5.《太平圣惠方》鳖甲丸　鳖甲、五味子、贝母、紫菀、木香、炒杏仁、炒紫苏子各一两，皂角、诃子皮各二两。为细末，炼蜜为丸，梧桐子大，每服二十丸，人参煎汤送下。治肺痨，痰嗽气急，五脏不安。

【参考文献】

唐尹萍，刘焱文. 鳖甲研究概况[J]. 中国药师，2010，13（03）：423—425.

桑椹

【性味归经】甘、寒。归心、肝、肾经。

【功效特色】滋阴补血，润肠，生津。

【常用适应证】

1. 阴亏血虚　老年人真元虚损，尤以阴气难成易亏，肝肾阴精亏虚，心脾阴血不足，症见头晕、目暗、耳鸣、失眠、健忘、心烦、便结等，见于老年期睡眠障碍、老年高血压病、功能性便秘、老年皮肤瘙痒症等。本品滋阴补血，可与何首乌、女贞子、旱莲草等药同用，如首乌延寿丹。本品兼润肠功效，可配伍生首乌、黑芝麻、火麻仁等药同用。

2. 阴津不足　老年人阴津常不足，或感受热病，肺胃阴津耗伤，出现口渴、咽干、乏力等症，见于老年糖尿病、干燥综合征、甲状腺功能亢进症等。本品能滋阴生津，多与麦门冬、生地、天花粉等同用。

【药理作用】

1. 调节免疫　桑椹提取汁具有中度促进淋巴细胞转化作用，促进T淋巴细胞成熟，使人类因衰老而减少的白细胞得以恢复，延迟衰退，防止因白细胞减少而引起的疾病，能有效增强身体的免疫力。

2. 抗氧化　桑椹具有良好的抗氧化、抗衰老及清除自由基的作用，其发挥作用的主要物质是多酚类、黄酮类以及多糖类物质。桑椹中的花色苷和总酚是其抗氧化作用重要的物质基础，桑椹的总抗氧化能力与花色苷和总酚含量之间均存在着相关性。

3. 降血脂　桑椹多糖能使2型糖尿病模型大鼠的TG、TC及低密度脂蛋白（LDL）水平显著降低，并显著提升高密度脂蛋白（HDL）的水平，达到调节血脂的作用。

4. 降血糖　桑椹乙酸乙酯萃取物（EEM）能显著降低链脲佐菌素（STZ）诱导的糖尿病大鼠血糖和糖化血清蛋白的浓度，并刺激胰岛素分泌，有效控制血糖水平。桑椹多糖能降低高血糖小鼠的血糖，但是对正常小鼠的血糖无明显影响。

5. 保护肝脏　活性氧自由基引发的氧化应激反应是多种肝病发病的共同病理生理基础。桑椹中所含的花青素能清除体内过剩的自由基，抑制氧化应激反应的发生，保护肝脏。

6. 抗肿瘤　桑椹提取物可抑制小鼠基质金属蛋白酶－13（MMP－13）的活性，并且随着提取液浓度的增大，抑制作用增强。

7. 其他　抗诱变、抑菌、保护神经细胞等。

【衰弱临床应用】

1.《滇南本草》　益肾脏而固精，久服黑发明目。

2.《闽南民间草药》　鲜桑椹30～60 g，水适量煎服。治心肾衰弱不寐，或习惯性便秘。

3.《大补小吃》桑椹膏　鲜桑椹子5 000 g，白糖1 000 g。将桑椹子洗净，榨取果汁。其渣加水煮透，滤取液汁。将原汁与液汁合并，用文火浓缩成膏状，加入白糖收膏。每次10 g，日两次，白开水冲服。滋肾补肝，聪耳明目。主治肝肾阴虚之头晕耳鸣、目眩昏花、视力减退、腰膝酸软等。

4.《宝元带》五五酒　粳米、黍米、胡麻、大麦米、小黑豆各1 500 g，龙眼肉、红枣肉、白果肉、胡桃肉、莲肉、松子仁、柏子仁、杏核仁、芡实仁、薏苡仁、枸杞、冬青子、菟丝子、覆盆子、蒺藜子、巴戟天、甘菊、首乌各 360 g，五加皮 240 g，桑椹 360 g，白浆酒 38 200 ml，好烧酒 22 920 ml。五谷蒸熟，晾冷；其余诸药封入缸内，以汤煮 3 炷香，打开与五谷合在一起，烧酒浸 21 分钟，入白浆酒再浸 49 分钟。日 3 次，随意饮用。安脏补虚，润泽，驻颜，延年益寿。

5.《新编中成药手册》抗老防衰丹　黄芪、枸杞、葡萄干、紫河车、茯苓、丹参、何首乌、桑椹。丸剂，每服 6 g（60 粒），日两次。补固精气，通调脉络，抗老防衰。治精神疲惫，记忆减退，心悸气短，食欲不振，腰腿酸软，耳聋眼花等。

【参考文献】

[1] 吴瑕. 中药桑椹子的作用与功效 [J]. 时珍国医国药，2014，25（03）：707—708.

[2] 赵秀玲，范道春. 桑椹的生理活性成分、提取检测及药理作用研究进展 [J]. 药物分析杂志，2017，37（03）：378—385.

鸡子黄

【性味归经】甘、平。归心、肺、肾经。

【功效特色】生用滋阴润燥，养心安神；熟用健脾生肌、涩肠止泻。

【常用适应证】

1. 心肾不交之失眠多梦　常见于老年期睡眠障碍、老年抑郁症等。本品生用有滋阴安神的功效，配伍阿胶、黄连、黄芩、白芍等，如黄连阿胶汤，治疗心肾阴虚，水火不能相济，心火偏亢所致的心烦不得卧。

2. 胃阴虚之干呕；心阴虚之小便不通，肺阴虚之咳喘　常见于老年慢性胃炎、老年泌尿系感染、老年肺炎等。本品生用有滋阴润燥功效，滋养胃阴、心阴、肺阴。单用本品生吞数枚，治疗胃阴不足之虚热干呕，心阴虚之小便淋涩不通。本品与生怀山药、甘蔗汁、酸石榴汁配伍，如宁嗽定喘饮，治疗热病后期津伤之肺燥干咳不止，缠绵不愈，渐至喘嗽并发、口干舌燥等症。

3. 脾虚肉腐之疮痈脓肿　常见于老年肛周脓肿、老年压疮等。本品熟用有健脾生肌功效。配伍枳实、芍药、桔梗等，如排脓散，治疗化脓性肿物伴有疼痛，排脓困难，或者排脓后形成溃疡，周围坚硬者。

4. 中气亏虚之虚烦不安　常见于老年心脏神经官能症、老年心律失常等。本品熟用健脾而养气血，配伍百合，如百合鸡子汤，治疗百合病吐后，中气亏虚，虚烦不安。

5. 脾虚之久泄久痢，肠滑不固　常见于老年慢性结肠炎、肠易激综合征、吸收不良综合征等。本品熟用有涩肠止泻功效，如薯蓣鸡子黄粥，薯蓣切片煮粥，熟鸡子黄捏碎加入粥中，治疗脾虚泄泻日久不止。

【药理作用】

1. 促进睡眠　鸡子黄中富含胆碱（在磷脂尤其是卵磷脂中），可提高脑中的胆碱摄入量而加速脑内乙酰胆碱的合成，兴奋毒蕈碱型胆碱受体，这可使胆碱感受性快速眼球活动（REM）睡眠发生器神经元兴奋性增加，而诱发 REM 睡眠。

2. 抗焦虑　鸡子黄主要含有蛋白质、脂类等成分。其中脂类中的卵磷脂构成细胞膜等生物膜的基本成分，具有延缓衰老、改善大脑活动、促进神经传导等作用。

【衰弱临床应用】

1.《本草再新》　补中益气，养肾益阴，润肺止咳，治虚劳吐血。

2.《长沙药解》　鸡子黄，补脾精而益胃液，止泄利而断呕吐。

3.《伤寒论》黄连阿胶汤　黄连四两，黄芩、芍药各二两，鸡子黄二枚，阿胶三两。水五升，先煮三物，取二升，去滓，入阿胶烊尽，小冷，入鸡子黄，搅令相得，日三服。育阴清热。治少阴病得之二日以上，心中烦，不得卧。

4.《重订通俗伤寒论》阿胶鸡子黄汤　阿胶、钩藤各二钱，白芍药、络石藤各三钱，石决明五钱，生地、生牡蛎、茯神木各四钱，鸡子黄（先煎代水）二枚，炙甘草六分。水煎服。养血滋阴，柔肝息风。治热邪伤阴，唇焦舌燥，脉濡而细数，心烦不寐，筋脉拘急，手足蠕动等症。

5.《金匮要略》百合鸡子汤　百合七枚，鸡子黄一枚。百合水渍一夜，换水煎至减半，去渣，纳鸡子黄，搅匀略煎，温服。治百合病吐之后，虚烦不安者。

【参考文献】

[1] 朱霁虹，李炜弘，史年刚，等. 鸡子黄功效及临床应用探讨 [J]. 云南中医学院学报，2015，38（06）：48—50.

[2] 汪坤. 鸡子黄提取物抗焦虑作用研究 [J]. 亚太传统医药，2018，14（04）：10—12.

楮实子

【性味归经】甘，寒。归肝、肾经。

【功效特色】滋阴补肾、清肝明目、利尿强筋。

【常用适应证】

1. 肝肾不足　年老体弱，肝肾阴精亏虚，症见腰膝酸软、虚劳骨蒸、头晕目昏、耳聋耳鸣等，见于老年骨质疏松症、高血压病、退行性骨关节病等。本品滋阴补肾，配伍肉苁蓉、巴戟天、五味子等，如杜仲丸，治虚劳下焦伤惫，目昏耳聋，腰膝冷痛。配伍黑豆、枸杞，治阴虚骨蒸夜汗，口苦烦渴，大便虚燥，眼目昏花等。

2. 治疗目疾　多用于老年结膜炎、老年性白内障、年龄相关性黄斑变性等。本品有清肝明目功效。如蔓荆子丸，配伍五味子、枸杞、决明子等，治视物昏暗，不能远视。如拨云散，配伍荆芥穗、甘草等，治积年赤眼，眼内外翳膜遮障，磣涩疼痛。

3. 治疗水肿、痹症　多用于老年糖尿病肾病、慢性肾功能不全、慢性心功能不全、退行性骨关节病等。本品利尿强筋，配伍白丁香、茯苓等，如楮实子丸，治水气鼓胀。配伍海桐、牛膝、枳壳等，如楮实煎，治湿痹行步不得。

【药理作用】

1. 改善学习记忆，防治老年痴呆　楮实子能显著提高痴呆模型小鼠的学习记忆能力，改善脑部血液循环与氧代谢，提高小鼠机体对少氧耐受能力等。楮实子提取液能提高复合老年性痴呆大鼠的学习记忆能力、抗老年痴呆、减缓痴呆发展病理进程的功效。

2. 增强免疫　楮实子能够提高免疫低下模型小鼠的碳粒廓清率，促进血清溶血素抗体形成。楮实子油可能是通过提高血虚模型小鼠的红细胞、白细胞、血红蛋白、血小板的数量，升高外周血细胞的数量，进而发挥其滋阴养血提高免疫力的作用。

3. 抗氧化　楮实子红色素（FBH）有较强的体外抗氧化作用。楮实子能防治对乙酰氨基酚所致肝损伤，其作用机制可能是通过降低 ROS1 的表达、调节转录因子 PPAR－α 和 PPAR－γ 的基因表达，从而缓解氧化应激损伤来实现的。

4. 抗肿瘤　楮实子总生物碱有显著的肿瘤细胞抑制作用。

【衰弱临床应用】

1.《玉楸药解》　楮实子温暖肝肾，补益虚劳，壮筋骨，强腰膝，治阳事痿弱，水气胀满，明目去翳，充肤悦颜，疗喉痹金疮，俱效。

2.《银海精微》加减驻景丸　炒车前子二两，当归、熟地黄各五钱，枸杞、川椒、楮实子、五味子各一两，菟丝子（酒煮）半斤。为细末，蜜水煮糊为丸，梧桐子大，每服三十丸，空腹酒或盐汤送下。治肝肾两虚，视物模糊。

3.《济生方》养肝丸　当归（酒浸）、车前子（酒蒸）、防风、白芍药、蕤仁、熟地黄（酒蒸）、川芎、楮实子各等分。为细末，炼蜜为丸，梧桐子大，每服 70 丸，不拘时服。治肝血不足，眼目昏花，或生眵泪，久视无力。

4.《张璐医学全书》还少丹　盐杜仲、川牛膝、巴戟天、山茱萸肉、肉苁蓉、白茯苓各、远志、五味子、楮实子各二两，干山药、枸杞、熟地黄各四两，石菖蒲、盐茴香各一两，炼白蜜同红枣肉为丸，梧子大，每服 50～70 丸，清晨盐汤，卧时温酒送下。治老人心脾肾三经，精血不足，精髓不固。

5.《医醇賸义》舒筋通络汤　生地四钱，枸杞三钱，当归、牛膝、楮实子、川断、金毛脊各二钱，白芍药一钱五分，独活、木瓜、川芁各一钱，大枣十枚，桑枝一尺，生姜三片。水煎服。治半身不遂，筋节拘挛、手指屈而不伸，不能步履。

【参考文献】

[1] 张静，王文林，彭海燕. 中药楮实子的研究现状与展望 [J]. 中华中医药学刊，2014，32（01）：75—78.

[2] 张兴，陆钰婷，杨玉兰，等. 楮实子功用的古文献研究 [J]. 亚太传统医药，2019，15（08）：171—173.

第四节　补阳药

鹿茸

【性味归经】甘、咸，温。归肝、肾经。

【功效特色】补肾阳，益精血，强筋骨。

【常用适应证】

1. 肾阳不足　年老肾精亏虚，精不化气，肾气渐弱，肾阳不足，症见畏寒肢冷、小便频数、腰膝酸痛、头晕耳聋、精神疲乏等，见于前列腺增生症、甲状腺功能减退症、老年尿失禁及膀胱过度活动症等。本品能温补肾阳，故可用于上述诸症。可以单用研末服，也可配伍人参、熟地黄、枸杞等药，以增强疗效。

2. 精血不足　年老肝肾阴精亏虚，精血不足，症见筋骨无力、骨痛隐隐、腰膝酸软等，见于老年骨质疏松症、骨性关节炎、脊柱退化性疾病等。本品能补益肝肾精血，所以有强筋骨的功效。多配伍熟地黄、山药、山萸肉等药。

此外，还可用于疮疡久溃不敛、阴疽内陷不起等症，多见于老年压疮等，因本品有温补内托的功效。

【药理作用】

1. 促进核酸和蛋白质合成　鹿茸能增加肝糖原含量。鹿茸有促进蛋白质合成、增加能量代谢及改善神经功能的作用。

2. 促进骨生长作用　鹿茸多肽能通过促进骨细胞和软骨细胞增殖，促进骨痂内骨胶原的积累和钙盐沉积而加速骨折愈合。

3. 改善心血管系统功能　大剂量鹿茸精能使血压降低，心振幅变小，心率减慢，并使外周血管扩张。对伴有低血压的慢性循环障碍鹿茸精口服时，可使其脉搏充盈，血压上升，心音变得更有力。

4. 增强机体免疫功能 鹿茸精为良好的全身强壮剂，它能提高机体的工作能力，改善睡眠和食欲，并能降低肌肉的疲劳。

5. 抗应激 鹿茸精可引起小鼠和大鼠肾上腺重量增加、维生素C含量降低，增强肾上腺皮质功能，从而有一定抗应激作用。

6. 延缓衰老 口服鹿茸乙醇提取物可明显降低老化小鼠脑和肝组织的MDA含量，而正常小鼠组织的MDA含量无明显影响。

7. 对学习和记忆功能的影响 鹿茸磷脂类化合物对小鼠的学习和记忆能力有良好的影响。对乙醇和樟柳碱引起的小鼠学习和记忆功能障碍，鹿茸磷脂也有明显的恢复作用。

【衰弱临床运用】

1.《本草纲目》 鹿茸生精补髓，养血益阳，强健筋骨。治一切虚损、耳聋、目暗、眩晕、虚痢。

2.《太平圣惠方》补肾磁石丸 磁石、鹿茸、菟丝子、楮实子各二两，附子、牡蛎粉、肉苁蓉、山药各一两半，巴戟、五味子各一两。研末，炼蜜为丸，梧桐子大，每服三十丸，温酒送下。治耳聋肾虚，或耳中常闻钟磬风雨之声。

3.《证治要诀》 鹿茸每服半两，用无灰酒三盏，煎至一盏，去滓，入麝香少许服。治眩晕之甚，抬头则屋转，眼常黑花，观见常如有物飞动，或见物为二。

4.《世医得效方》茸附汤 鹿茸（酒蒸）、炮附子各一两。上细切，分作四付，水二盏，生姜十片，煎至八分，去渣，食前温服。治精血俱虚，营卫耗损，潮热自汗，怔忡惊悸，肢体倦乏，一切虚弱之症。

5.《杂病源流犀烛·脏腑门》鹿茸补涩丸 人参、黄芪、菟丝子、桑螵蛸、莲子肉、茯苓、肉桂、山药、附子、鹿茸、桑白皮、龙骨、补骨脂、五味子。温补脾肾，固涩下元。治白浊，茎中不痛，脉来无力，下元虚冷者。

【参考文献】

［1］王楠，高晓霞，代子彦，等. 鹿茸药效物质基础、药理作用、临床应用及质量控制的研究进展［J］. 中草药，2017，48（22）：4784—4790.

［2］刘松鑫，宫瑞泽，陆雨顺，等. 不同品种、规格鹿茸的化学成分和药理作用研究进展［J］. 中草药，2020，51（03）：806—811.

紫河车

【性味归经】甘、咸，温。归肺、肝、肾经。

【功效特色】补精，养血，益气。

【常用适应证】

1. 精血衰少、肾气不足　年老精血渐衰，精不化气，肾气不足，气血渐虚，髓海失充，心神失养，症见形体消瘦、头晕耳鸣、动作笨拙、反应迟钝、发白稀疏、皮肤干燥、老年斑多、齿脱耳聋、性格改变、智能低下等，见于老年衰弱综合征、阿尔兹海默症、老年性耳聋、老年期睡眠障碍等。本品补肝肾，益精血，兼有补阳作用，但药力缓和，可配伍党参、黄芪、熟地黄、当归等。

2. 肺肾两虚　年老肾虚，水不生金，肺肾两虚，气失摄纳，症见咳嗽痰白、咳吐不利、胸闷气短、气喘、倚息不能平卧等，见于慢性阻塞性肺疾病、慢性支气管炎、老年支气管哮喘、老年间质性肺病等。本品能补肺气，益肾精，故可用于肺肾两虚之气喘。如兼阴虚内热者，当配伍熟地黄、龟板、黄柏等药。

【药理作用】

1. 抗感染　胎盘 γ—球蛋白含有麻疹、流感等抗体以及白喉抗毒素等，可用于预防或减轻麻疹等传染病。

2. 增强机体抵抗力　给小鼠口服胎盘粉，能减轻其结核病变，而在试管中反能促进结核分枝杆菌的生长，故认为其作用主要在于增加机体抵抗力。

3. 激素样作用　胎盘在生理上能产生绒毛膜促性腺激素，对卵巢作用很小，但对睾丸则有兴奋作用；此外，也能产生雌激素及孕激素。胎盘中可能含有这些激素，因而具有这些激素的药理作用。

4. 对血凝的影响　胎盘中含有所谓尿激酶抑制物，能抑制尿激酶对纤维蛋白溶酶原的活化作用，此可解释妊娠时纤溶活性之降低。

【衰弱临床应用】

1.《本草拾遗》　主血气羸瘦，妇人劳损，面皯干；皮黑，腹内诸病渐瘦悴者。

2.《诸症辨疑录》　治虚损劳极，癫痫，失志恍惚，安心养血，益气补精。

3.《不居集・上集卷十》味补汤　燕窝、海参、淡火肉、鳗鱼。水煮，或入鲜紫河车一具，同煮极烂，取汁饮用。治虚劳日久，脾胃薄弱者。

4.《杂病源流犀烛》大造丸：紫河车一具，生地四两，龟板、杜仲、天门冬、黄柏各一两半，牛膝、麦门冬、当归身各一两二分，人参一两，五味子五钱。紫河车捣泥，余药为末，米糊为丸，每服三钱，盐汤或温酒送下，日二次。治阴虚遗精。

5.《医醇賸义・卷二》宅中汤：天门冬、紫河车、人参、茯神、黄芪、当归、丹参、柏子仁各二钱，白芍一钱，远志五分，莲子（去心）二十粒。水煎服。治心劳，营血日亏，心烦神倦，口燥咽干。

【参考文献】

［1］桂志芳，曾卫华，谢小芹，等．紫河车对骨质疏松症的治疗效果［J］．中国当代

医药，2013，20（32）：122—123.

［2］郭广英，刘家安. 紫河车功效及药理作用探析［J］. 中国民间疗法，2014，22（11）：77—78.

淫羊藿

【性味归经】辛、甘，温。归肝、肾经。

【功效特色】补肾壮阳，祛风除湿。

【常用适应证】

1. 肾阳虚衰　老年人肾精不足，精不化气，渐至肾阳虚衰，气化不及，出现怕寒神疲，四肢不温、尿频尿急或小便点滴不爽而排出无力、腰膝冷痛酸软，甚至面浮肢肿等。常见于前列腺增生症、老年慢性尿路感染、慢性肾功能不全等。本品补肾壮阳，可以单用浸酒服，也可配伍熟地黄、枸杞、仙茅等药。

2. 风寒湿痹　老年人体虚，阳气不足，卫外不固，腠理空虚，易为风、寒、湿之邪乘虚侵袭，痹阻筋脉、肌肉、骨节，出现肢体麻木、冷痛、酸楚，或肢体活动不利等。常见于老年骨质疏松症、腰椎间盘突出症、老年性骨关节炎等。本品温肾助阳，又能祛风除湿，配伍威灵仙、苍耳子、桂心等药，治上述病证。

【药理作用】

1. 增强机体免疫功能　淫羊藿能增强机体非特异性免疫功能和细胞免疫功能，调节体液免疫功能.

2. 促进骨生长　淫羊藿有“补骨”作用，对骨质疏松症有良好的防治作用。

3. 对心脑血管系统的影响　增强心肌收缩力、降压作用，可使室性早搏及室性心动过速明显减少。改善脑血流量和降低脑血管阻力，保护脑缺血性损伤。

4. 其他　增强造血功能，抗血栓形成，抑菌、抗病毒、抗炎，降血脂、降血糖，抗肿瘤。

【衰弱临床应用】

1.《医学入门》　补肾虚，助阳。治偏风手足不遂，四肢皮肤不仁。

2.《中医方剂临床手册》二仙汤　又名仙茅汤。仙茅、淫羊藿各 9～15 g，当归、巴戟天各 9 g，黄柏、知母各 4.5～9 g。水煎，分两次服。温肾阳，补肾精，泻肾火，调理冲任。治下元虚衰，虚火上炎之高血压、肾炎、肾盂肾炎、尿路感染等，以及其他慢性疾病见有肾阴、肾阳不足而虚火上炎者。

3.《中国百年百名中医临床家丛书：邵念方》痴呆方　制何首乌 24 g，人参、茯神各 10 g，郁金、石菖蒲各 15 g，川芎、淫羊藿各 12 g，制水蛭、知母各 6 g，炙甘草 3 g。水煎服，日 1 剂。或用 5 倍量，共为细末，水丸，每服 12 g，日 3 次。补肾填髓，健脾益智，通络醒神。主治：痴呆病肾虚髓亏，痰瘀阻络证。症见神志恍惚，自言自语，健忘，不认亲疏，不知饥饱，不识家门。舌质淡红苔白腻，脉细弱，两尺尤甚。

4.《寿世保元》壮肾散　淫羊藿（酒浸）、杜仲（酒炒）、补骨脂（酒炒）、炒小茴香、大茴香各五两，远志（去心）四两，巴戟天（去心）、肉苁蓉（酒浸）各六两，青盐八两。为末，每服二钱，用猪腰切开，掺药末在内，纸裹，火烧熟，细嚼酒送下。治肾经虚损，腰腿遍身疼痛。

5.《同寿录》期颐酒　当归、陈皮、石斛、牛膝、枸杞各 120 g，黑豆、仙茅各 250 g，大枣 500 g，肉苁蓉、菟丝子、淫羊藿各 180 g。先将诸药研成粗末，用绢袋或细纱布袋装好，放入酒坛，共加酒 50 L（好黄酒 15 L，好烧酒 35 L），密封，隔水加热 90 分钟，然后取出，埋入土中 7 天后即可饮用。助阳益精，祛风除湿，强壮筋骨。主治肾阳不足、精血亏损之腰膝酸软无力、小便频数、耳鸣、视物昏花等。

【参考文献】

[1] 方东菲，张建永. 淫羊藿及其活性成分对心血管疾病的改善作用机制研究进展[J]. 中国药房，2020，31（09）：1139—1143.

[2] 李聪聪，赵鹏，秦燕勤，等. 淫羊藿苷的药理活性研究进展[J]. 中医学报，2020，35（04）：781—786.

[3] 何丽君，江金井，陈豪，等. 淫羊藿药理作用和临床应用的研究进展[J]. 中医临床研究，2020，12（02）：17—20.

巴戟天

【性味归经】辛、甘，微温。归肾经。

【功效特色】补肾助阳，祛风除湿。

【常用适应证】

老年人肾阳虚衰，卫外不固，易受风湿邪气侵扰，出现腰膝冷痛或软弱无力、腰背酸楚沉重等症，常见于骨质疏松症、老年性骨关节炎、脊柱退化性疾病等。本品既可补肾阳，又可祛风湿，故可用于肾阳不足兼有风湿之证，如金刚丸，即以本品与萆薢、杜仲等组成。

【药理作用】

1. 增加体重及抗疲劳　巴戟天能显著增加小鼠体重，延长持续游泳时间。

2. 对免疫功能的影响　巴戟天具有抑制小鼠胸腺萎缩及增加其血中白细胞数的功能。

3. 皮质酮分泌促进作用　巴戟天提取物具有增加血中皮质酮含量的作用，其活性可能是由于下垂体—肾上腺皮质系统受到刺激作用所致。

4. 其他　降压、抗炎。

【衰弱临床应用】

1.《神农本草经》　主大风邪气，阴痿不起，强筋骨，安五脏，补中增志益气。

2.《医学发明》巴戟丸　五味子、巴戟天（去心）、肉苁蓉、人参、菟丝子、熟地黄、覆盆子、白术、炒益智仁、骨碎补、白龙骨、茴香、牡蛎各等分。为细末，炼蜜为丸，梧桐子大，每服 30 丸，空腹食前米饮送下。治肝肾俱虚，遗精盗汗，面色白而不泽者。

3.《圣济总录》巴戟酒　生巴戟天（去心）、生牛膝（去苗）、生石斛（去根）各二两，蜀椒、生姜、羌活（去芦头）、当归各三两。上㕮咀，如麻豆大，以生绢袋盛，用酒五升浸，日三度暖服，随性多少旋添，候药味薄。祛风除湿。主治风痹脚弱急痛，行履不能等。

4.《证治准绳·类方》秘精丸　炮附子、煅龙骨、肉苁蓉（酒浸）、牛膝（酒浸）、巴戟天各一两。为细末，炼蜜为丸，梧桐子大。每服三十丸，空腹盐汤送下。治元气不固，梦泄遗精。

5.《温病条辨》双补汤　人参、山药、茯苓、莲子、芡实、补骨脂、肉苁蓉、山茱萸肉、五味子、巴戟天、菟丝子、覆盆子。水煎服。温补脾肾，涩肠止泻。治老年久痢，脾肾阳虚，大便溏泄。

【参考文献】

[1] 龙碧波，徐海衡，张新定. 巴戟天抗疲劳药理活性的实验研究 [J]. 时珍国医国药，2013，24（02）：298—300.

[2] 赖满香，阮志燕，许意平. 补肾中药巴戟天药理作用研究进展 [J]. 亚太传统医药，2017，13（01）：63—64.

仙茅

【性味归经】辛，热；有毒。归肾经。

【功效特色】温肾壮阳，祛寒除湿。

【常用适应证】

老年肾气日衰，或大病久病，或劳损过度，肾气亏耗，命门火衰，出现小便清长、夜尿频多、尿后余沥，甚至不禁，或小便不利、滴沥不爽、会阴冷痛等症，见于老年尿失禁、老年前列腺炎、老年前列腺增生症等。元阳不足，心失温养，胸阳不振，出现心腹冷痛、胸闷气短等症，见于老年冠心病。肾阳不足，督脉空虚，筋骨失养，寒湿等外邪乘虚而入，出现腰膝冷痹、全身骨痛隐隐等症，见于老年骨质疏松症、老年性骨关节炎等。本品辛热性猛，能壮肾阳，祛寒湿。可单用浸酒服，也可与淫羊藿、巴戟天、当归、知母等药同用。

【药理作用】

1. 免疫功能　(1) 对巨噬细胞吞噬功能的影响：仙茅可使小鼠腹腔巨噬细胞吞噬百分数与吞噬指数，均比对照组明显增加。

(2) 仙茅不能提高正常小鼠T淋巴细胞百分率，但对环磷酰胺所致免疫功能受抑制小鼠的T淋巴细胞的降低有明显的作用。

(3) 仙茅水提物有促进抗体生成并延长其功效，仙茅苷促进巨噬细胞增生并提高其吞噬功能，可认为有增强免疫功能。

2. 中枢神经系统　(1) 仙茅有明显延长睡眠时间作用。

(2) 仙茅对印防己毒素所致小鼠惊厥，能明显推迟其出现惊厥的潜伏期。

(3) 仙茅有显著的镇静作用，并有显著的镇痛和解热作用。

3. 下丘脑—垂体—性腺轴功能　仙茅能使大白鼠垂体前叶重量、卵巢重量、子宫重量比对照组明显增重，但血浆中黄体生成素水平未见改变，卵巢绒毛膜促性腺激素/黄体生成素受体特异结合力服药组比对照组也明显提高。

4. 抗肿瘤作用　仙茅的丙酮提取物对艾氏腹水癌实体型瘤有抑制作用。仙茅对癌细胞的糖代谢有一定干扰功效。

5. 其他　抗炎、抗菌、扩张冠脉、降尿酸等。

【衰弱临床应用】

1.《开宝本草》　主心腹冷气不能食，腰脚风冷挛痹不能行，丈夫虚劳，老人失溺。

2.《生草药性备要》　补肾，止痛，治白浊，理痰火，煲肉食。十蒸九晒，用砂糖藏好，早晨茶送，能壮精神，乌须发。

3.《贵州草药》　仙茅30 g，泡酒服。治老年遗尿。

4.《本草纲目》仙茅酒　仙茅适量，九蒸九晒后浸酒。补益阳气。主治阳虚、精气虚寒之阳痿膝弱等。

5.《良药佳馐》仙茅米酒：仙茅、益智仁、山药各50 g，米酒（或白酒）1 000 g。上三味置酒内浸泡20日后饮用。每服30～60 ml，日两次。温补下元。主治肾虚之遗尿、腹冷痛、泄泻、遗精、白浊、血崩等。

【参考文献】

[1] 张欣，齐凡星，李静，等．仙茅苷对阿尔茨海默病大鼠的治疗作用机制[J]．神经损伤与功能重建，2019，14 (09)：461—463.

[2] 周芳，姚萌，吴倩，等．仙茅的化学成分和药理活性研究进展[J]．中草药，2020，51 (08)：2238—2247.

杜仲

【性味归经】甘，温。归肝、肾经。

【功效特色】补肝肾，强筋骨。

【常用适应证】

1. 肝肾不足　肝主筋，肾主骨，筋骨既赖肝肾精血充养，又赖肝肾阳气温煦，年老体弱或病后失调，肝肾虚衰，症见腰膝酸痛、痿软无力、关节疼痛、肿大变形，甚至僵硬不得屈伸等，见于老年骨质疏松症、骨质增生、老年性骨关节炎、类风湿关节炎等。本品补益肝肾，能强筋骨，为治上述病证之要药。多配伍补骨脂、胡桃肉等同用。

2. 肝肾虚寒　老年人肝肾阳气不足，症见尿频、尿急、尿分叉、尿后余沥、尿失禁等，见于前列腺增生症、慢性前列腺炎、老年尿失禁等。本品温补肝肾，可配伍山萸肉、菟丝子、补骨脂等药。

3. 肝阳上亢　老年人肝肾阴虚，水不涵木，阴不制阳，肝阳上亢，症见头晕、头痛、目昏、耳鸣、口干等，见于老年高血压病、老年颈椎病、老年糖尿病等。可配伍白芍、石决明、夏枯草、黄芩等药。

【药理作用】

1. 降压作用　树皮的提取物及煎剂对动物有持久的降压作用。杜仲的炮制与剂型对降压作用有一定影响，煎剂作用强于酊剂，炒杜仲的降压作用较生杜仲为大。

2. 利尿作用　杜仲的各种制剂对麻醉犬均有利尿作用，且无“快速耐受”现象。对正常大鼠、小鼠亦有利尿作用。杜仲中含钾 0.4%，故推论利尿可能与钾有关。

3. 其他作用　临床使用杜仲浸剂，能使高血压患者血压降低，并改善头晕、失眠等症状。

【衰弱临床应用】

1.《神农本草经》　主腰脊痛，补中益精气，坚筋骨，强志，除阴下痒湿，小便余沥。

2.《太平圣惠方》杜仲丸　杜仲、牛膝各一两半，菟丝子二两，熟地黄、桂心、茯苓、枳壳、羌活各一两，远志三分。研末，炼蜜为丸，如梧桐子大。每服三十丸，温酒下。治虚劳损伤，腰脚疼痛，少力。

3.《备急千金要方》杜仲酒　杜仲八两，石楠二两，羌活四两，大附子五枚。清酒一斗浸饮。补肝肾，祛风湿。治腰脚疼痛不遂，风虚。

4.《备急千金要方》杜仲散　杜仲，蛇床子、五味子、干地黄各六分，木防己五分，菟丝子十分，苁蓉、远志各八分，巴戟七分。研为散，每服方寸匕，食前，温酒调下。1日三次。治羸瘦短气，五脏损，腰脊痛，不能房室。

5.《景岳全书·新方八阵》右归饮　熟地黄二钱至二两，山茱萸一钱，炒山药、枸杞、杜仲（姜制）各二钱，炙甘草、肉桂各一至二钱，制附子一至三钱。水煎，食远服。温补肾阳。治肾阳不足，气怯神疲，腹痛腰酸，肢冷，舌淡，脉沉细等症。

【参考文献】

［1］刘聪，郭非非，肖军平，等. 杜仲不同部位化学成分及药理作用研究进展［J］. 中国中药杂志，2020，45（03）：497—512.

［1］邢蕴蕴，王健英，潘颖宜，等. 杜仲骨保护的作用机制研究进展［J］. 中华中医药学刊，2020，38（03）：92—95.

续断

【性味归经】苦、甘、辛，微温。归肝、肾经。

【功效特色】补肝肾，行血脉，续筋骨。

【常用适应证】

1. 腰痛脚弱，下肢麻木　多见于腰椎间盘突出症、膝关节炎、骨性关节炎、老年骨质疏松症、下肢动脉硬化闭塞症等。本品补肝肾，行血脉，有补而不滞的优点，配伍杜仲、牛膝、萆薢治腰痛脚弱。

2. 跌扑损伤、金疮、痈疽溃疡　多见于老年骨折、老年压疮等。本品行血脉，续筋骨，而有消肿、止痛、生肌等作用，配伍骨碎补、自然铜、地鳖虫、血竭等可治跌扑损伤、骨折、金疮等症。

【药理作用】

1. 抗维生素E缺乏症　经小白鼠和鸡试验，证明续断有抗维生素E缺乏症的作用。

2. 止血、镇痛作用　对痈疡有排脓、止血、镇痛、促进组织再生的作用。

【衰弱临床应用】

1.《神农本草经》　主伤寒，补不足，金疮，痈疡，折跌，续筋骨，妇人乳难，久服益气力。

2.《扶寿精方》续断丸　续断二两，补骨脂、牛膝、木瓜、萆薢、杜仲各一两。上为细末，炼蜜为丸，梧桐子大。空心无灰酒下五六十丸，治腰痛并脚酸腿软。

3.《魏氏家藏方》续断散　续断、牛膝（去芦，酒浸）。上为细末，温酒调下二钱，食前服。治老人风冷，转筋骨痛。

4.《仁斋直指方》还少丹　炮山药、酒牛膝、茯苓、山茱萸、炒茴香各一两半，续断、酒菟丝子、杜仲（姜汁炙）、巴戟天、酒肉苁蓉、五味子、楮实、远志（姜汁制）、熟地黄各一两。为末，炼蜜为丸，梧桐子大。每服三十丸，盐汤送下。功能填精补血。

治心肾不足，精血虚损，身体虚羸，目暗耳鸣等症。

5.《证治准绳·类方》续断丸 续断（酒浸）、川芎、当归（酒浸）、姜半夏、炮姜各一两，桂心、炙甘草各半两。为细末，炼蜜为丸，梧桐子大，每服一百丸，白汤下。治肝劳虚寒腹痛，眼昏，挛缩瘛疭。

【参考文献】

[1] 罗鹏. 川续断化学成分及药理作用研究进展 [J]. 化工管理，2015（19）：199.

[2] 郭秀芝，于彩娜. 续断药味的本草考证 [J]. 亚太传统医药，2018，14（11）：95—96.

肉苁蓉

【性味归经】甘、咸，温。归肾、大肠经。

【功效特色】补肾助阳，润肠通便。

【常用适应证】

1. 肾阳不足之腰膝冷痛 常见于退行性骨关节病、腰椎间盘突出症、老年骨质疏松症等。本品补肾阳、益精血，配伍巴戟天、萆薢、杜仲等治腰膝冷痛、筋骨无力。

2. 肠燥津枯之大便秘结 常见于老年功能性便秘。本品能润肠通便，配伍火麻仁、沉香同用，也可大剂量煎汤服。

【药理作用】

1. 增强免疫 肉苁蓉水溶液成分对小鼠的体液及细胞免疫均有增强作用。肉苁蓉组在攻击后 24 小时的足垫反应相对强度高于对照组，肉苁蓉在体内有促进细胞免疫功能的作用。

2. 消化系统

（1）促进排便 肉苁蓉各组均能显著缩短小鼠的通便时间，具有促进排便作用。

（2）增强肠蠕动 肉苁蓉各组能显著提高小鼠小肠推进度，证明该药能增强肠蠕动，有改善肠肌运动功能的作用。

（3）对抗阿托品抑制排便作用：0.025％阿托品对小鼠有明显的抑制排便作用，肉苁蓉能有效地对抗阿托品的这种抑制排便作用，其对抗强度与胃复安相比无显著差异。

（4）抑制大肠水分吸收：肉苁蓉组小鼠大肠含水率与对照组相比差异非常显著，说明肉蓉对大肠的水分吸收具有抑制作用。

【衰弱临床应用】

1.《黄元御医学全书》 肉苁蓉滋木清风，养血润燥，善滑大肠，而下结粪。其性从容不迫，未至滋湿败脾，非诸润药可比。

2.《太平圣惠方》肉苁蓉丸　肉苁蓉、茯神、远志、柏子仁各二两，菟丝子、山药、牛膝、巴戟、杜仲、续断、枸杞、五味子、白茯苓、蛇床子、山茱萸各一两。研末，炼蜜为丸，如梧桐子大。每服三十丸，温酒下。治虚劳羸瘦，阳痿，健忘，腰膝酸疼。

3.《太平圣惠方》肉苁蓉散　肉苁蓉、枸杞、天雄、熟地黄各一两，石斛、续断、蚕蛾各七十五分，菟丝子二两，远志半两。研为散，每服二钱，温酒调下。治虚劳羸损，阳痿，精气乏弱。

4.《医学广笔记》　大肉苁蓉 90 克，白酒浸，洗去鳞甲，切片，白汤 3 碗，煎 1 碗，顿服。治高年血液枯槁，大便燥结，胸中作闷。

5.《丹溪心法》肉苁蓉丸　苁蓉 60 g（酒浸），山茱萸、楮实、枸杞、地肤子、狗脊（去毛）、五味子、覆盆子、菟丝子、山药、补骨脂（炒）、远志（去心）、石菖蒲、萆薢、杜仲（去皮，炒）、熟地黄、石斛（去根）、白茯苓、牛膝（酒浸）、泽泻、柏子仁（炒）各 30 g。上药二十一味，为末，酒糊丸，如梧桐子大。每服 60～70 丸，空腹时用温酒送下。壮元气，养精神。治虚损。

【参考文献】

[1] 薛海燕，焦婵媛，姚军. 肉苁蓉总苷药理作用的研究现状 [J]. 中国临床药理学杂志，2018，34（04）：486—488.

[2] 毕苹苹，刘银路，魏芬芬，等. 肉苁蓉的主要化学成分及生物活性研究进展 [J]. 药物评价研究，2019，42（09）：1896—1900.

补骨脂（又名：破故纸）

【性味归经】苦、辛、温。归肾、脾经。

【功效特色】补肾壮阳，固精缩尿，温脾止泻。

【常用适应证】

1. 肾阳不足　老年人肾阳不足，命门火衰，筋骨失温煦，下元不固，症见腰膝冷痛、酸软无力，遗尿、尿频等，见于老年骨质疏松症、膝关节炎、骨性关节炎、腰椎间盘突出症、前列腺增生症、慢性前列腺炎、老年无痛性尿路感染等。本品补肾壮阳，配伍杜仲、胡桃等治腰膝冷痛或酸软无力。本品又能固精缩尿，如补骨脂丸，即以补骨脂、茴香等分为丸，治肾气虚冷，小便频多。

2. 脾肾阳虚　老年人肾阳虚衰，不能温养脾阳，运化无力，症见腹胀便溏、完谷不化、久泄久利、四肢不温、畏寒体倦等，见于老年慢性结肠炎、肠易激综合征、吸收不良综合征等。本品壮肾阳、温脾阳、止泻。如四神丸，即由补骨脂、肉豆蔻、五味子、吴茱萸等所组成，治脾肾阳虚五更泄泻。

【药理作用】

1、心血管系统　补骨脂果实中的一种查耳酮（补骨脂乙素），可扩张豚鼠、兔、猫、大鼠离体心脏的冠状血管，能对抗垂体后叶素对冠脉的收缩作用。补骨脂素的衍化物能增加犬冠状动脉及末梢血管的血流量。对心肌氧消耗量增加不明显。

2、抗菌　补骨脂种子提取液在试管内对葡萄球菌以及抗青霉素等抗生素的葡萄球菌均有抑菌作用；补骨脂在沙保罗氏培养基上对霉菌有一定的作用，酊剂较煎剂作用强。

【衰弱临床应用】

1.《本草纲目》　治肾泄，通命门，暖丹田，敛精神。

2.《李中梓医学全书》　补骨脂味辛，温，无毒。入肾经。恶甘草，忌羊肉诸肉。胡桃拌炒。兴阳事，止肾泄，固精气，止腰疼。一名破故纸。暖则水藏，壮火益土之要药也。

3.《御药院方》　补骨脂 60 克，青盐 15 克。炒，研，擦之，治牙痛日久，肾虚也。

4.《普济本事方》补骨脂丸　补骨脂 10 两，胡桃肉 20 两（研如泥）。共研末，炼蜜和匀如饧，每服 1 匙，早晨温酒化服。治老人阳气衰，众疾俱作。

5.《医醇賸义》补骨脂汤　补骨脂（核桃肉炒）、当归、人参、茯苓、丹参、牛膝各一钱，益智仁一钱五分，肉苁蓉四钱，熟地黄五钱，远志（甘草水炒）五分，白芍药一钱，大枣二枚，生姜三片。水煎服。治因惊恐而致的气馁，骨节无力，神情不安。

【参考文献】

鲁亚奇，张晓，王金金，等. 补骨脂化学成分及药理作用研究进展 [J]. 中国实验方剂学杂志，2019，25（03）：180—189.

益智仁

【性味归经】辛，温。归脾、肾经。

【功效特色】温脾开胃摄唾，暖肾固精缩尿。

【常用适应证】

1. 脾胃受寒　老年人脾胃虚弱，若不慎感受寒邪，阳气受损，症见腹痛、呕吐、泄泻、畏寒等，见于老年急性胃炎、老年急性肠炎等。本品能温脾散寒，配伍党参、白术、干姜等，以增强疗效。

2. 中气虚寒　老年人脾肾阳虚，虚寒内生，健运失司，症见纳呆、多唾、时呕清水，便溏、胃脘喜温喜按等，见于老年消化性溃疡、慢性胃炎、功能性消化不良等。本品既能温脾散寒，又能开胃摄唾，常配伍党参、白术、陈皮等药。

3. 肾气虚寒　老年人肾气不足，肾阳虚衰，膀胱开阖失司，固摄无权，症见遗精、遗尿、尿有余沥、夜尿增多等，见于老年尿失禁、老年慢性前列腺炎、老年膀胱过度活动症等。本品有暖肾助阳、固精缩尿的功效。常与山药、乌药同用，可治上述病证。

【药理作用】

1. 拮抗钙活性的作用。

2. 强心作用。

3. 抗癌、控制回肠收缩等作用。

4. 对大白鼠的胃溃疡有明显的抑制作用。

5. 升高小白鼠外周血液白细胞。

【衰弱临床应用】

1.《本草拾遗》　治遗精虚漏，小便余沥，益气安神，补不足，利三焦，调诸气，夜多小便者，取 24 枚碎，入盐同煎服。

2.《本草纲目》　治冷气腹痛，心气不足，梦泄，赤浊，热伤心系，吐血，血崩。

3.《世医得效方》　益智子仁 60 g。浓煎饮之。治腹胀忽泻，日夜不止，诸药不效，此气脱也。

4.《景岳全书·新方八阵》巩堤丸　熟地黄、菟丝子（酒煮）、炒白术各二两，五味子、益智仁（酒炒）、补骨脂（酒炒）、制附子、茯苓、炒韭子各一两。为细末，山药打糊为丸，如梧桐子大。每服百余丸，空腹时用开水或温米酒送服，每日二三次。功能温补固摄。治命门火衰，膀胱不固，小便不禁，或溺后遗沥不尽。

5.《校注妇人良方》缩泉丸　乌药、益智仁各等分。为末，酒煎山药粉糊为丸，梧桐子大，每服 70 丸，盐、酒或米汤送下。温肾祛寒，涩小便。治下元虚寒，小便频数。

【参考文献】

[1] 张俊清，王勇，陈峰，等. 益智的化学成分与药理作用研究进展 [J]. 天然产物研究与开发，2013，25（02）：280—287.

[2] 陈萍，王培培，焦泽沼，等. 益智仁的化学成分及药理活性研究进展 [J]. 现代药物与临床，2013，28（04）：617—623.

菟丝子

【性味归经】辛、甘、平。归肝、肾经。

【功效特色】补阳益阴，固精缩尿，明目止泻。

【常用适应证】

1. 腰膝酸痛、滑精、小便频数　常见于老年腰椎间盘突出症、老年慢性前列腺炎、老年尿失禁等。本品既补肾阳，又补肾阴，且有固精缩尿等功效。本品配伍枸杞、覆盆子、五味子等，治阳痿遗精；配伍鹿茸、桑螵蛸、五味子等，治小便不禁；配伍白茯苓、石莲子，治遗精或尿有余沥。

2. 目暗不明　常见于老年性白内障、老年性黄斑变性、老年糖尿病视网膜病变等。本品有补肝明目的功效。如驻景丸，即由菟丝子、熟地黄、车前子所组成，治肝肾不足，目暗不明。

3. 脾虚便溏或泄泻　常见于老年吸收不良综合征、老年功能性消化不良、老年肠易激综合征等。本品有补脾止泻的功效。配伍黄芪、党参、白术等，治脾气不足，饮食减少，大便不实。

此外，还可用于肝肾不足、阴亏消渴等症。常见于老年糖尿病、老年干燥综合征等。单用本品研末蜜丸或作散服，治消渴。

【药理作用】

1. 保肝　菟丝子20%的水煎剂给CCl_4损伤小鼠灌胃，生药50 g/kg体重，能使血液中增加的乳酸、丙酮酸及ALT下降，而使下降的肝糖原和肾上腺抗坏血酸上升，有显著的保护肝损伤活性。

2. 助阳和增强性活力　20%菟丝子水煎剂0.5ml/d灌胃，对阳虚小鼠的症状有一定的恢复作用。用含菟丝子水煎剂的培养基培养，在0.5、1.0和2%三个浓度下均能提高果蝇的性活力。

3. 增加非特异性抵抗力　菟丝子水煎剂，能延长小鼠负重游泳时间，增强小鼠在常压下的耐缺氧能力，提高其非特异性抵抗力。

4. 其他　抗肿瘤、抗病毒、抗炎、抗不育、致泻、抑制中枢神经系统等。

【衰弱临床应用】

1.《本草汇言》　菟丝子，补肾养肝，温脾助胃之药也，但补而不峻，温而不燥，故入肾经。虚可以补，实可以利，寒可以温，热可以凉，湿可以燥，燥可以润。

2.《日华子本草》　补五劳七伤，治泄精，尿血，润心肺。

3.《扁鹊心书》菟丝子丸　菟丝子一斤（淘净，酒煮，捣成饼，焙干），附子（制）四两。共为末，酒糊丸，梧子大，酒下五十丸。补肾气，壮阳道，助精神，轻腰脚。

4.《方脉正宗》　菟丝子120 g，黄芪、白术（土拌炒）、人参、木香各30 g，补骨脂、小茴香各24 g。饧糖作丸。早晚各服9 g，汤酒使下。治脾元不足，饮食减少，大便不实。

5.《太平圣惠方》苁蓉丸　苁蓉二两，菟丝子、巴戟、远志、五味子、桂心、附子、蛇床子、牛膝、熟地黄、山茱萸、鹿角胶各一两。研末，炼蜜为丸，如梧桐子大。每服三十丸，渐加至四十丸，温酒下，治肾脏虚惫，膀胱久冷，腰膝疼重，筋力衰弱。

【参考文献】

[1] 张伟，陈素红，吕圭源. 菟丝子功效性味归经与现代药理学的相关性研究 [J]. 时珍国医国药，2010，21（04）：808－811.

[2] 王焕江，赵金娟，刘金贤，等. 菟丝子的药理作用及其开发前景 [J]. 中医药学报，2012，40（06）：123－125.

沙苑子

【性味归经】甘，温。归肝、肾经。

【功效特色】补肾固精，养肝明目。

【常用适应证】

1. 肾虚腰痛、遗精、遗尿　常见于老年骨质疏松症、腰椎间盘突出症、慢性前列腺炎、老年尿失禁等。本品甘温补肾，能固精缩尿。单用本品治肾虚腰痛；配伍煅龙骨、莲须，芡实研末，莲子粉糊丸服，治遗精、小便不禁等。

2. 目暗不明、头昏目花　常见于老年性白内障、老年性黄斑变性、老年远视等。本品养肝明目，适用于肝肾不足引起的上述病证。配伍熟地黄、枸杞、菊花、菟丝子可治头昏目花。

【药理作用】

1. 降血脂　沙苑子总黄酮对于喂饲料所致高脂血症大鼠有显著的降血脂作用，能使升高的胆固醇、TG 和 LDL－C 显著降低，并可使 HDL－C 升高。

2. 降血压　沙苑子总黄酮对小白鼠灌服降低了自发性高血压大鼠收缩压、舒张压。其中舒张压的下降较为明显。

3. 降血糖　沙苑子提取物对链脲佐菌素致高血糖小鼠的空腹血糖有降低作用，对糖尿病模型动物有一定治疗作用。

4. 改善血液流变学　沙苑子总黄酮改变了用药组大鼠的血液流变学指标。全血比黏度和全血还原度呈显著下降，红细胞压积有所升高，血沉减慢，红细胞的电泳时间加快。

5. 抗肝损伤　沙苑子黄酮具有明显的保肝抗肝纤维化作用。

6. 其他　提高免疫功能、抗炎、抗自由基、抗氧化、抗衰老、耐疲劳等。

【衰弱临床应用】

1.《本草纲目》　补肾，治腰痛泄精，虚损劳乏。

2.《吉林中草药》　沙苑子一两。水煎，日服二次。治肾虚腰疼。

3.《本草汇言》　沙苑蒺藜二两（酒拌炒），苍术八两（米泔水浸一日，晒干，炒）。共研为末。每服三钱，米汤调服。治脾胃虚，饮食不消，湿热成鼓胀者。

4.《中国百年百名中医临床家丛书：徐宜厚》首乌润肤汤　制首乌、干地黄、山药各12 g，黄檗、五味子各6 g，菟丝子、沙苑子、生龙骨、生牡蛎各15 g，茯神9 g。养阴润燥，滋肤止痒。主治老年性皮肤瘙痒病。

5.《黄寿人医镜》三子养阴汤　枸杞、女贞子、沙苑子、朱枣仁、朱柏子仁各四钱，生地八钱，黄连二钱，菊花三钱。水煎服，每日一剂，日两次温服。养肝益肾，清热安神。治肝肾阴虚，心烦不寐，怔忡，心悸，头晕眼花，健忘遗精，腰酸神疲，口干，舌红少苔，脉细数。

【参考文献】

[1] 史俊卿，李红侠，薛萍. 沙苑子的本草学及药理作用研究进展［J］. 人参研究，2017，29（03）：55—57.

[2] 罗小莉，莫小春，张强，等. 沙苑子的化学成分及药理作用研究进展［J］. 广西中医药大学学报，2020，23（01）：72—75.

蛤蚧

【性味归经】咸，平。归肺、肾经。

【功效特色】补肺气，助肾阳，定喘嗽，益精血。

【常用适应证】

虚性喘咳。老年人阳气不足，肺肾两虚，肺不主气，肾不纳气。症见反复咳嗽，咳声低怯，喘促，胸闷气短，动则加重，神疲乏力等，见于慢性支气管炎、支气管哮喘、慢性阻塞性肺疾病、肺源性心脏病等。本品能补肺肾，定喘嗽，对肾不纳气之喘，尤为有效。多配伍人参、杏仁、贝母等。

【药理作用】

1. 平喘　蛤蚧醇提取物对乙酰胆碱所致的豚鼠哮喘有明显的平喘作用，对豚鼠离体气管也具有直接松弛作用，而蛤蚧水煎剂无明显作用，但也有报道蛤蚧醇提取物对组胺或乙酰胆碱致疼的豚鼠离体气管平滑肌无松弛作用。

2. 免疫增强　蛤蚧身和尾的醇提取物均可加强豚鼠白细胞的运动力、肺和支气管吞噬细胞对细菌的吞噬功能和腹腔吞噬细胞的吞噬功能。蛤蚧提取物能显著增加小鼠脾重，并能对抗强的松龙的免疫抑制作用。

3. 延缓衰老　蛤蚧的乙醇提取物可延长雄雌果蝇平均寿命及半数致死时间，提高果蝇飞翔活力和耐寒力，延长小鼠缺氧存活时间，初步证实蛤蚧具有一定的抗衰老作用。

4. 其他　抗炎。

【衰弱临床应用】

1.《本草经疏》　蛤蚧，其主久肺痨咳嗽、淋沥者，皆肺肾为病，劳极则肺肾虚而生热，故外邪易侵，内证兼发也。蛤蚧属阴，能补水之上源，则肺肾皆得所养，而劳热咳嗽自除；肺朝百脉，通调水道，下输膀胱，肺气清，故淋沥水道自通也。

2.《黄元御医学全书》　蛤蚧收降肺气，疏通水腑，治喘嗽吐血，消渴癃淋，通经行血，起痿壮阳及虚劳羸弱之病。

3.《三因极一病证方论》蛤蚧丸　蛤蚧一对（酥炙），煨诃子肉、炒阿胶、熟地黄、麦门冬、细辛、炙甘草各五钱。为末，炼蜜为丸，皂子大，每服一丸，不拘时含化。润肺止咳。治积劳，久咳，失音。

4.《世医得效方》蛤蚧散　蛤蚧（蜜炙）一对，人参、百部、款冬花、紫菀茸各半两，贝母、阿胶（蛤粉炒）、鳖甲（醋炙）、柴胡、炒肉桂、黄芪（蜜炙）、甘草、杏仁、姜半夏各一两。为末，每服三钱，加生姜三片，水煎，不拘时服。治虚劳咳嗽咯血，潮热盗汗，不思饮食。

5.《食疗本草学》蛤蚧补骨脂粉　蛤蚧一对，补骨脂 25 g。蛤蚧酒炒后烘干，与补骨脂共研细末。每服 1～2 次，温酒送下。补肾壮阳，敛肺定喘。主治肾虚引起的阳痿、腰痛、遗精、尿频、泄泻，肺肾两虚引起的喘咳日久不愈等。

【参考文献】

[1] 臧皓，张海丰，徐倩，等. 蛤蚧的化学成分及药理作用 [J]. 吉林中医药，2016，36（09）：919－921.

[2] 陈晶晶，刘玲，董梅，等. 蛤蚧治疗肺病研究进展 [J]. 中医学报，2019，34（08）：1634－1637.

冬虫夏草

【性味归经】甘，温。归肾、肺经。

【功效特色】益肾补肺，止血化痰。

【常用适应证】

1. 遗精遗尿、腰膝酸痛　老年人肾阳虚衰，下元不固，症见遗精、遗尿、腰膝冷痛、酸软无力等，见于慢性前列腺炎、前列腺增生症、老年尿失禁、腰椎间盘突出症、老年性骨关节炎等。本品益肾补阳，可以单用浸酒服，也可与杜仲、淫羊藿、巴戟天等药配成复方应用。

2. 久咳虚喘、劳嗽痰血　老年人五脏虚弱，肾阳不足，肾不纳气，阳损及阴，肺阴亏耗，症见咳嗽迁延难愈、痰白如沫、咳吐不利，或者痰中带血、动则气喘、呼吸浅短、神疲乏力等，见于慢性支气管炎、肺气肿、慢性阻塞性肺疾病、肺癌等。本品补肾阳，益肺阴，又能止血化痰。如肺阴不足，劳嗽痰血，当与沙参、阿胶、川贝等药同用。

【药理作用】

1. 调节机体免疫功能　增强非特异性免疫功能、调节体液免疫功能、调节细胞免疫功能。

2. 平喘　虫草和虫草菌水提液有明显扩张支气管作用。低浓度虫草及虫草菌水提液有收缩离体豚鼠气管作用，也有祛痰平喘作用。

3. 保护肾脏功能、保护肝脏功能。

4. 增强造血功能　促进造血功能、血小板生成，虫草制剂促使小鼠血小板生成是与促进脾巨核细胞增殖分化成熟密切相关，所生成的血小板不仅数量增加而且其超微结构与正常相同。

5. 延缓衰老　人工虫草对慢性肾衰患者血浆非必需氨基酸有所降低，必需氨基酸与非必需氨基酸的比值上升，可能与补充必需氨基酸，使氮利用率提高有关。对延缓衰老和老年保健具有一定的意义。

【衰弱临床应用】

1.《本草纲目拾遗》　能治诸虚百损。

2.《药性考》　冬虫夏草味甘性温，补精益气，专补命门。

3.《赵炳南临床经验集》加味养血生发汤　生地、熟地黄、鸡血藤、首乌藤、白芍、桑椹各五钱，生黄芪一两，川芎、旱莲草各三钱，天麻，冬虫夏草、木瓜各二钱。水煎服。滋补肝肾、养血生发，治斑秃属于肝肾不足，脉缓无力，舌苔薄白而滑，舌质淡红者。

4.《现代实用中药》　冬虫夏草适用于肺结核、老人衰弱之慢性咳嗽气喘、吐血、盗汗、自汗；又用于贫血虚弱、阳痿遗精、老人畏寒、涕多泪出等证。

5.《中国百年百名中医临床家丛书：郭士魁》冬龙汤　冬虫夏草 10 克，蝉蜕、防风各 10～12 克，连翘、广地龙、金银花各 12～15 g。宣肺补肾。治肾虚哮喘（过敏性哮喘）。

【参考文献】

[1] 丁连明，周海明，邢彬. 冬虫夏草提取物的现代药理学研究进展 [J]. 河北中医，2014，36 (09)：1427－1428＋1437.

[2] 李如意，宋厚盼，魏艳霞，等. 冬虫夏草药理作用的研究进展 [J]. 环球中医药，2016，9 (10)：1284－1288.

锁阳

【性味归经】甘，温。归肝、肾、大肠经。

【功效特色】补肾助阳，润肠通便。

【常用适应证】

1. 肾阳不足之腰膝痿弱　常见于腰椎间盘突出症、重症肌无力、脑卒中恢复期及后遗症期等。本品补肾助阳，治腰膝痿弱、筋骨无力，多与熟地黄、龟板、虎骨等药同用。

2. 肠燥津枯之大便秘结　常见于老年功能性便秘。本品益精血，利大便，也可与火麻仁、当归等药同用。

【药理作用】

1. 免疫及性功能　锁阳对于机体非特异性免疫功能及细胞免疫功能均有调节作用，其作用在免疫受抑制状态下尤为明显。对体液免疫功能也有增强作用，并有促进动物性成熟作用。

2. 肠功能　家兔离体回肠运动实验及小鼠小肠推进功能实验表明，锁阳溶液在一定浓度下能兴奋肠管，增加肠蠕动，具有润肠通便的作用，不会导致便秘。对老龄小鼠的实验表明，锁阳对这类小鼠能显著增强肠蠕动，缩短排便时间。控制药物浓度，还可避免稀水便的发生。

【衰弱临床应用】

1.《本草衍义补遗》　补阴气。治虚而大便燥结用。

2.《内蒙古中草药》　治阳痿遗精、腰腿酸软、神经衰弱、老年便秘。

3.《宁夏中草药手册》　锁阳、桑椹子各五钱。水煎取浓汁加白蜂蜜一两，分两次服。治老年气弱阴虚、大便燥结。

4.《中国沙漠地区药用植物》　锁阳 15 g，木通、车前子、甘草、五味子各 9 g，大枣 3 枚。水煎服治二度子宫下垂。

5.《良药佳馐》锁苁蜜膏　锁阳、肉苁蓉各 500 g，蜂蜜 250 g。锁阳、肉苁蓉切薄片，水煎 2 次。合并滤液，于砂锅内熬成膏，加蜜调匀，入陶器贮藏。每餐前服 6～7 汤匙，或用温酒调服。补益肝肾，固精壮阳，润肠通便。主治肾虚之筋骨酸软、遗精早泄、大便秘结等。

【参考文献】

［1］程丹，郑俊超，马素亚，等. 锁阳化学成分及其药理毒理作用研究进展［J］. 中医药导报，2018，24（05）：108－110＋113.

［2］薛海燕，焦婵媛，姚军. 锁阳药理作用的研究进展［J］. 现代药物与临床，2018，33（03）：709－712.

第五节 运脾药

藿香

【性味归经】辛，微温。归脾、胃、肺经。

【功效特色】化湿，止呕。

【常用适应证】

1. 湿阻中焦 年老脾胃虚弱，或饮食失调，损伤脾胃，纳运无力，湿浊内生，抑或感受湿邪，中焦气机不利，症见脘腹胀满、食欲不振、嗳气泛酸、恶心呕吐、大便溏薄、舌苔白腻等，见于老年慢性胃炎、慢性肠炎、反流性食管炎、功能性消化不良等。藿香芳香行散，能化湿浊，常与苍术、厚朴、半夏等同用。

2. 呕吐 常见于老年急性胃炎、老年急性胆囊炎等，藿香能化湿浊，又能和中止呕，以脾胃湿浊引起的呕吐最为适宜。单用有效，若配伍半夏止呕效果更好。对其他呕吐，亦可随证配伍。如湿热者，配黄连、竹茹；脾胃虚弱者，配党参、甘草。

【药理作用】

1. 促进胃液分泌 藿香含挥发油可刺激胃黏膜，促进胃液分泌，增强消化能力。

2. 抗病原微生物 藿香具有较强的抗菌作用。广藿香酮对金黄色葡萄球菌、肺炎双球菌、溶血性链球菌、大肠杆菌、痢疾杆菌、铜绿假单胞菌等多种致病性真菌有抑制作用。

3. 其他 细胞毒活性。

【衰弱临床应用】

1.《药品化义》 藿香，其气芳香，善行胃气，以此调中，治呕吐霍乱，以此快气，除秽恶痞闷。且香能和合五脏，若脾胃不和，用之助胃而进饮食，有醒脾开胃之功。辛能通利九窍，若岚瘴时疫用之，不使外邪内侵，有主持正气之力。凡诸气药，独此体轻性温，大能卫气，专养肺胃，但叶属阳，为发生之物，其性锐而香散，不宜多服。

2.《三因极一病证方论》藿香汤 藿香、桂心、人参、桔梗、木香、白术、茯苓各半两，枇杷叶（去毛）十片，半夏（汤洗，姜汁制）一两。为末，每服五钱，加姜丝一分，水煎，食前服。治心下虚满，饮食不入，时时呕吐，短气；或大病将理不复，胃气无以养，日渐羸弱。

3.《百病饮食自疗》藿香煎 藿香 6 g，山楂 15 g，谷、麦芽各 10 g。后三味水煎，沸后入藿香，取汁。日1剂，代茶饮。消食化滞，和胃降逆。主治饮食停滞之嗳腐酸臭、腹胀脘闷、不欲饮食等。

4.《圣济总录》藿香丸　藿香、木香各一两半，半夏（汤洗去滑）二两，丁香、槟榔（锉）各七钱，白术一两，荜澄茄、红豆蔻（去皮）各五钱。捣罗为末，酒煮面糊和丸，梧桐子大。每服二十丸，橘皮汤下，不拘时候。治反胃吐逆，虚气上攻，心腹疼痛，多吐酸水。

【参考文献】

[1] 徐雯，吴艳清，丁浩然，等. 广藿香的药理作用及机制研究进展［J］. 上海中医药杂志，2017，51（10）：103－106.

[2] 马川，彭成，李馨蕊，等. 广藿香化学成分及其药理活性研究进展［J］. 成都中医药大学学报，2020，43（01）：72－80.

佩兰

【性味归经】辛，平。归脾、胃经。

【功效特色】化湿。

【常用适应证】

湿阻中焦　老年人脾胃功能下降，脾虚生湿，而脾失健运，又容易感受外湿侵袭，湿浊阻滞中焦，气机不利，症见脘腹痞闷、恶心呕吐、纳谷不香、多食则胀、肢体困重等，见于老年慢性胃炎、功能性消化不良、胃食管反流病、消化性溃疡等。佩兰气味芳香，其化湿和中功效与藿香相似，常相须为用，并配伍苍术、厚朴、白豆蔻等。以其能化湿，且性平而不温燥，脾经湿热，口中甜腻、多涎、口气腐臭者，亦所适用。

【药理作用】

1. 抗炎　经过小鼠Ig给药试验，佩兰挥发油能够对由巴豆油引起的小鼠耳郭肿胀有明显抑制作用，并且抗炎作用随着剂量增加而增强。

2. 祛痰　通过小鼠酚红试验证明，佩兰总挥发油及其有效成分具有明显的祛痰作用，同氯化铵祛痰作用相比也较高。

3. 抗肿瘤　体外试验表明，佩兰属植物中所含的黄酮类及倍半萜内酯成分均有一定的抗肿瘤活性作用。

4. 增强免疫力　佩兰增强免疫力的作用机制可能是诱使转移因子选择性激发和增强机体细胞免疫反应，特异性地将供体的某一特定细胞免疫功能转移给受者，并非特异的增强机体免疫力的特点，以调整患者机体的免疫状态。

5. 抑菌　佩兰超临界 CO_2 挥发性萃取物对细菌、霉菌、酵母菌均有一定的抑菌作用，在碱性和酸性环境中尤为明显，作用机制可能由于佩兰挥发油成分的分子结构与生物膜分子结构相似，容易进入菌体内而抑制微生物的生长，从而发挥抑菌作用。

6. 兴奋胃平滑肌　佩兰增高胃底、胃体肌条张力，其中增高胃底的作用分别被阿托品和六烃季胺阻断，而增高胃体肌条张力作用仅被六烃季胺阻断。

【衰弱临床应用】

1.《翟公炮炙论》　生血，调气与荣。

2.《本草经疏》　肺主气，肺气郁结，则上窍闭而下窍不通，胃主纳水谷，胃气郁滞，则水谷不以时化而为痰癖，兰草辛平能散结滞，芬芳能除秽恶，则上来诸证自疗，大都开胃除恶，清肺消痰，散郁结之圣药也。

3.《时病论》芳香化浊法　藿香叶、佩兰叶、大腹皮（酒洗）各一钱，陈皮、制半夏各一钱半，厚朴（姜汁炒）八分，鲜荷叶（为引）三钱。水煎服。芳香化浊，健脾利湿。治五月霉湿，并治秽浊之气。

4.《中药成方配本》鲜佩兰露　鲜佩兰 500 g，上药一味，为粗末，用蒸馏法制成药露 1 000 ml。每服 20 ml，日 2～3 次，隔水温服。芳香辟秽。适用于夏季流行性感冒，头痛鼻塞，食欲不振，甚或恶心呕吐。亦用于神经性头痛。

5.《杂病源流犀烛·内伤外感门》夺郁汤　苍术、藿香、香附、陈皮、砂仁、苏梗、生姜、草蔻仁、佩兰。上九味，水煎服。治湿滞土郁，心腹胀满，呕吐泄泻，胕肿身重。

【参考文献】

[1] 吕文纲，王鹏程. 佩兰化学成分、药理作用及临床应用研究进展 [J]. 中国中医药科技，2015，22（03）：349—350.

[2] 吴文理，王秋玲. 佩兰的应用及研究进展 [J]. 海峡药学，2019，31（06）：28—30.

苍术

【性味归经】辛、苦，温。归脾、胃经。

【功效特色】燥湿健脾，祛风湿。

【常用适应证】

1. 湿阻中焦　年老脾虚，运化水湿功能下降，湿阻中焦，运化失司，症见脘腹胀满、食欲不振、恶心呕吐、倦怠乏力、舌苔浊腻等，见于老年慢性胃炎、功能性消化不良、胃食管反流病等。苍术芳香燥烈，有较强的燥湿健脾作用，常与厚朴、陈皮等行气燥湿的药物配伍。对于痰饮、水肿等脾虚湿盛之证，亦可应用本品。

2. 风寒湿痹　年老正气不足，易受风寒湿邪气侵袭，症见脚膝肿痛、痿软无力等，见于老年痛风、骨性关节炎、老年糖尿病足等。本品辛散温燥，能祛风湿，治痹证寒湿偏胜者；因其兼能发汗，故亦适用于外感表证，风寒湿邪偏盛，肢体酸痛较甚者，可与羌活、防风、细辛等配伍。若湿热下注、足膝肿痛、痿软无力者，应与黄伯配伍，寒温同用。

【药理作用】

1. 调整胃肠运动功能　苍术醇提取物在一定剂量范围内能明显缓解乙酰胆碱所致家兔离体小肠痉挛，而对肾上腺素所致小肠运动抑制有一定的对抗作用。

2. 抗溃疡　苍术抗溃疡作用机理主要有两个方面。

（1）抑制胃酸分泌：北苍术挥发油中的苍术醇能抑制甾体激素的释放，减轻甾体激素对胃酸分泌的刺激；茅苍术所含β—桉叶醇有抗 H_2受体作用，能抑制胃酸分泌，并对抗皮质激素对胃酸分泌的刺激作用。

（2）增强胃黏膜保护作用：北苍术可使胃黏膜组织血流量增加，从苍术中提取的氨基己糖具有促进胃黏膜修复作用；关苍术还能明显增加氨基己糖在胃液和黏膜中的含量，从而增强胃黏膜保护作用。

3. 保肝　苍术及β—桉叶醇、茅术醇、苍术酮对 CCl_4 及 D—氨基半乳糖诱发的培养鼠肝细胞损害均有显著的预防作用。此外，苍术煎剂对小鼠肝脏蛋白质合成有明显促进作用。

4. 对血糖的影响　苍术煎剂灌胃给药或醇浸剂皮下给药，可使正常家兔血糖水平升高，但对四氧嘧啶性糖尿病家兔则有降血糖作用。

5. 抗缺氧　苍术丙酮提取物 750 mg/kg 灌胃，能明显延长氰化钾所致缺氧小鼠的存活时间，并降低小鼠相对死亡率。苍术抗缺氧的主要活性成分为β—桉叶醇。

6. 心血管系统　苍术对蟾蜍心脏有轻度抑制作用，对蟾蜍后肢血管有轻度扩张作用。苍术浸膏小剂量静脉注射，可使家兔血压轻度上升，大剂量静脉注射则使血压下降。

7. 其他　抑菌、排钠、抗肿瘤、促骨骼钙化等。

【衰弱临床应用】

1.《珍珠囊》　苍术能健胃安脾，诸湿肿满，非此不能除。

2.《太平惠民和剂局方》平胃散　苍术（去粗皮，米泔浸二日）五斤，厚朴（去粗皮，姜汁制，炒香）、陈皮（去白）各三斤二两，甘草（炒）三十两。上为细末。每服二钱，以水一盏，入生姜二片，干枣二枚，同煎至七分，去姜、枣，带热服，空心食前；入盐一捻，沸汤点服亦得。治脾胃不和，不思饮食，心腹胁肋胀满刺痛，口苦无味，呕吐恶心，常多自利。

3.《素问病机气宜保命集》苍术芍药汤　苍术二两，芍药一两，黄芩半两。上锉，每服一两，加淡味桂半钱，水一盏半，煎至一盏，温服。治太阴脾经受湿，水泄注下，体微重微满，困弱无力，不欲饮食，暴泄无数，水谷不化，腹痛甚者。

4.《活人心统》苍术膏　鲜白苍术二十斤，浸去粗皮，洗净晒干，锉碎，用米泔浸一宿，洗净，用溪水一担，大锅入药，以慢火煎半干去渣，再入石楠叶三斤，刷去红衣，用楮实子一斤，川归半斤，甘草四两，切，研，同煎黄色，用麻布滤去渣，再煎如稀粥，方入好白蜜三斤，同煎成膏。每用好酒，空心食远，调三至五钱服，不饮酒用米汤。有肿气用白汤，呕吐用姜汤。治脾经湿气，少食，湿肿，四肢无力，伤食，酒色过度，劳逸有伤，骨热。

5.《普济方》　苍术（泔浸）四两，熟地黄（焙）二两。为末，酒糊丸梧子大。每温酒下三十至五十丸，日三服。补虚明目，健骨和血。

【参考文献】

［1］邓爱平，李颖，吴志涛，等. 苍术化学成分和药理的研究进展［J］. 中国中药杂志，2016，41（21）：3904—3913.

［2］杨靖，彭晶晶，芦夏阳，等. 苍术的研究进展［J］. 陕西农业科学，2018，64（04）：77—80.

厚朴

【性味归经】苦、辛，温。归脾、胃、肺、大肠经。

【功效特色】行气，燥湿，消积，平喘。

【常用适应证】

1. 湿阻、食积、气滞而致脾胃不和、脘腹胀满　常见于老年慢性胃炎、功能性消化不良、功能性便秘等。厚朴苦燥辛散，长于行气、燥湿、消积，为消除胀满之要药，凡湿阻、食积、气滞所致的脘腹胀满均适用。《斗门方》治心腹胀满，单用姜汁制厚朴为末，陈米饮送服。复方应用，可随证配伍有关药物。若湿阻中焦，可配苍术、陈皮；若积滞便秘，可配大黄、枳实；若虚寒胀满，应在人参、甘草、生姜等方药中，佐以厚朴，寓攻于补。

2. 咳嗽痰多气喘　常见于老年肺炎、慢性支气管炎、慢性阻塞性肺疾病等。厚朴能下肺气、消痰涎而平咳喘。如桂枝汤中加厚朴、杏仁。

【药理作用】

1. 调整胃肠运动功能　厚朴煎剂对兔离体肠肌有兴奋作用。能在一定剂量范围内对小鼠离体肠管产生兴奋作用。

2. 促进消化液分泌　厚朴所含挥发油，通过刺激嗅觉、味觉感受器，或温和地刺激局部黏膜，能反射性地增加消化腺分泌。

3. 抗溃疡　生品厚朴煎剂、姜炙厚朴煎剂、厚朴酚及和厚朴酚对大鼠幽门结扎型溃疡及应激型溃疡均有明显抑制作用。厚朴抗溃疡作用与其抑制胃酸分泌过多有关。

4. 保肝　厚朴对小鼠实验性病毒性肝炎有一定保护作用，可减轻细胞变性坏死等实质性病理损害。

5. 抗菌、抗病毒　厚朴所含成分厚朴酚对革兰阳性菌、耐酸性菌、类酵母菌和丝状真菌均有显著的抗菌活性。厚朴对小鼠实验性病毒性肝炎有一定程度的抑制作用。

6. 其他　抗炎、镇痛、抑制血小板聚集、降压、松弛血管平滑肌等。

【衰弱临床应用】

1.《别录》　温中益气，消痰下气。疗霍乱及腹痛胀满，胃中冷逆及胸中呕不止，泻痢淋露，除惊，去留热心烦满，厚肠胃。

2.《金匮要略》厚朴三物汤　厚朴八两，大黄四两，枳实五枚。上三味，以水一斗二升，先煮二味，取五升，内大黄煮取三升。温服一升，以利为度。治腹满痛大便闭。

3.《博济方》平胃散　厚朴（去粗皮，姜汁涂，炙令香净）、陈皮（去白）各二两半，甘草（炙）一两半，苍术（米泔水浸 2 日，刮去皮）四两。上四味，为末。每服一钱，水一盏，入生姜、枣子同煎七分，去滓温服，空腹服之。或杵细末，蜜为丸，如梧桐子大。每服十丸，盐汤嚼下，空腹服。治脾胃气不和，不思饮食。

4.《卫生宝鉴》厚朴汤　厚朴（姜制）、陈皮（去白）、甘草（炙）各三两，白术五两，半夏曲、枳实（麸炒）各二两。为粗末，每服三钱，加生姜三片，大枣二枚，水煎，食前服。治胃虚便秘，不能食，小便清利者。

5.《内外伤辨惑论》厚朴温中汤　厚朴（姜制）、橘皮（去白）各一两，干姜七分，茯苓（去皮）、草豆蔻仁、木香、甘草（炙）各五钱。为粗末，每服五钱匕，加生姜三片，水煎去滓，食前服。温中理气，燥湿除满。治脾胃寒湿，脘腹胀满，或客寒犯胃，时作疼痛。

【参考文献】

[1] 张淑洁，钟凌云. 厚朴化学成分及其现代药理研究进展［J］. 中药材，2013，36（05）：838—843.

[2] 盛永成，王晶，张世洋，等. 厚朴药理研究进展［J］. 成都中医药大学学报，2018，41（02）：109—114.

砂仁

【性味归经】辛，温。归脾、胃经。

【功效特色】化湿，行气，温中。

【常用适应证】

湿阻中焦及脾胃气滞　老年人脾胃虚弱，运化功能下降，若饮食失节，或情志不遂，易致湿浊中阻，气机郁滞，食积难化，症见脘腹胀痛、不思饮食、呕吐泄泻等，见于老年慢性胃炎、功能性消化不良、消化性溃疡、胃食管反流病等。砂仁辛散温通，善于化湿行气，为醒脾和胃之良药。湿浊中阻者，可配厚朴、苍术、白豆蔻；气滞食积者，可配木香、枳实、白术；脾虚气滞者，配党参、白术、茯苓。本品有温中作用，故对脾寒泄泻颇为适宜。可单用为末吞服，或配干姜、附子等温里药。

【药理作用】

1. 胃肠保护

（1）抗溃疡：海南砂仁对大鼠胃黏膜损伤具有保护作用，其机制可能与提高 TFF1 和 TFF1m RNA 蛋白表达有关。阳春砂挥发油成分对乙酸性胃溃疡有一定的治疗作用，其机理可能与清除自由基有关。

（2）砂仁对于胃肠动力的影响主要表现在促进胃排空和促进胃蠕动两个方面。

（3）砂仁可影响胃肠细胞生物电活动，砂仁提取液显著升高人体表胃电和麻醉大鼠浆膜胃电慢波幅度，不影响胃电频率。

2. 抑菌、调节菌群　砂仁挥发油对部分真菌及细菌有一定的抑制作用。研究表明，砂仁水提取液对抗生素所致的肠道菌群失调有明显的恢复作用。

3. 降血糖　砂仁提取物能降低链脲佐菌素致糖尿病大鼠的血糖，对糖尿病大鼠的胰岛 β 细胞具有较好的保护作用，而且其对胰岛 β 细胞超微结构有一定改善作用。

4. 抗氧化　海南砂仁挥发油具有较好的抗氧化及抗一氧化氮作用，这种作用能够抑制一氧化氮合酶表达，从而减少一氧化氮过量生成，这可能是海南砂仁挥发油发挥抗实验性溃疡性结肠炎的作用机制之一。

5. 其他　镇痛、抗炎、止泻、降脂、调节免疫等。

【衰弱临床应用】

1.《药性论》　砂仁主冷气腹痛，止休息气痢，劳损，消化水谷，温暖脾胃。

2.《中国百年百名中医临床家丛书：孟澍江》增液复津汤：生地、玄参各 10 g，麦门冬 8 g，砂仁 3 g（后下）。水煎服，每日一剂。养阴增液。治温病或杂病中因胃阴大伤而见舌光少津、口干燥而渴者。胃阴耗伤较甚而舌光红无苔、口渴欲饮者，酌加沙参、玉竹、石斛等；若胃阴不足而不思进食者，可加炒扁豆、怀山药各 10 g。

3.《本草纲目》缩砂酒　砂仁炒研，袋盛浸酒，煮饮。消食和中，下气止心腹痛。

4.《景岳全书·古方八阵》缩砂散　砂仁、黄连、木贼各等分。为细末，每服二钱，空腹米汤调服。治大肠伏热，症见脱肛红肿。

5.《脾胃论》温胃汤　人参、甘草、益智仁、砂仁、厚朴各二分，白豆蔻、干姜、泽泻、姜黄各三分，黄芪、陈皮各七分。为粗末，每服三钱，水煎，食前服。温中止痛。治因服寒药过多，致脾胃虚弱而胃脘疼痛。

【参考文献】

[1] 柯斌，师林. 砂仁临床功效探究 [J]. 中华中医药杂志，2012，27（01）：131—132.

[2] 陆山红，赵荣华，幺晨，等. 砂仁的化学及药理研究进展 [J]. 中药药理与临床，2016，32（01）：227—230.

白豆蔻

【性味归经】辛，温。归肺、脾、胃经。

【功效特色】化湿，行气，温中，止呕。

【常用适应证】

1. 湿阻中焦及脾胃气滞　老年人脾胃虚弱，湿浊内生，抑或受湿邪侵袭，湿阻气滞，脾胃不和，症见脘腹胀满、不思饮食等症，常见于老年慢性胃炎、功能性消化不良、胃下垂等。白豆蔻辛温芳香，能化湿行气，常与厚朴、苍术、陈皮等配伍。湿温初起，胸闷不饥，舌苔浊腻者，可配薏苡仁、杏仁等；热胜者，可配黄芩、黄连、滑石等。

2. 呕吐　常见于老年胃炎。本品行气、温中而止呕。以胃寒呕吐为适宜。可单用为末服，或配藿香、半夏等。

【药理作用】

1. 调节胃功能　白豆蔻挥发油具有促进胃液分泌，增加胃黏膜血流量和血清胃泌素含量，提高胃黏膜组织 SOD 活性和降低黏膜组织过氧化脂质代谢产物 MDA 含量等作用。

2. 保护肾脏　白豆蔻对阿霉素所致肾病大鼠血清 Cys－C 和尿液 β_2－MG 含量具有显著降低作用，减少肾小球的损伤，减轻肾脏组织的病理改变，表明其对肾脏有保护作用。

3. 抗失眠　白豆蔻—白苣胜挥发油可减少小鼠走动时间及小鼠前肢上抬次数，缩短戊巴比妥所致小鼠入睡的潜伏时间，延长睡眠持续时间，具有镇静催眠作用。

4. 止吐　白豆蔻汤和丁香汤均可延迟顺铂所致的水貂呕吐，白豆蔻汤具有良好的止吐效果。

5. 其他　抗氧化等。

【衰弱临床应用】

1.《开宝本草》　白豆蔻主积冷气，止吐逆，反胃，消谷下气。

2.《赤水玄珠》白豆蔻散　白豆蔻仁三钱。为末，酒送下。治胃口寒作吐及作痛者。

3.《随身备急方》　白豆蔻子三枚，捣，筛，更研细，好酒 1 盏，微温调之，并饮二三盏。治胃气冷，吃饭即欲得吐。

4.《博济方》白豆蔻散　白豆蔻（用仁，一半生一半熟）、肉桂（去皮）、橘皮（去瓤，炒，切细）、诃子（去核，半生半熟）、当归（洗）各二两、枳壳半斤（去瓤，以浆水煮软，麸炒令香止）。上六味，杵为末，每服一钱，水一盏。姜、枣同煎至七分，稍温服。治脾胃气不和，止脾泄泻痢。

5.《魏氏家藏方》太仓丸　白豆蔻仁、缩砂各二两，陈米一升（淘洗，略燕过，铫内炒），丁香半两（不见火）。上为细末，枣肉为丸，如小赤豆大。每服五十至一百丸，米饮下。治气膈脾胃，全不进食。

【参考文献】

[1] 陈红梅，苏都那布其，长春，等. 白豆蔻挥发油对糖尿病肾病大鼠肾脏保护作用 [J]. 中华中医药杂志，2017，32（09）：4227—4230.

[2] 李莉莉. 三味白豆蔻散联合调任通督针法治疗失眠症临床研究 [J]. 亚太传统医药，2018，14（11）：156—157.

草果

【性味归经】辛，温。归脾、胃经。

【功效特色】燥湿，温中。

【常用适应证】

寒湿犯胃　老年人阳气不足，饮食不慎，寒湿阻滞脾胃，升降失司，症见脘腹胀满、疼痛、吐泻等，见于老年急性胃炎、急性肠炎、消化不良等。草果辛香浓烈，燥湿散寒作用较强，可与厚朴、苍术、半夏等配伍。

【药理作用】

1. 调节胃肠功能　生、炒、姜草果水煎液均可拮抗由乙酰胆碱引起的小鼠腹痛，而在离体肠管活动中，有拮抗肾上腺素引起的回肠运动抑制和乙酰胆碱引起的回肠痉挛的作用，三种炮制品中均以姜草果的作用最强。

2. 抗炎　草果乙酸乙酯部位显著降低醋酸致小鼠毛细血管通透性、抑制大鼠羧甲基纤维素囊白细胞游走和棉球肉芽组织增生，减轻大鼠角叉菜胶足肿胀，对早期、中期和晚期炎症表现出良好的抑制作用。

3. 抑菌防霉　草果对白色念珠菌、金黄色葡萄球菌、耐甲氧西林金黄色葡萄球菌、表皮葡萄球菌、大肠杆菌表现出抑菌活性。草果挥发油对桔青霉、黑曲霉、产黄青霉、黑根霉、黄绿青霉、黄曲霉 6 种霉菌有明显抑菌作用。

4. 降脂、降糖、抗氧化　草果极性部位含有大量的儿茶素和表儿茶素，通过抑制脂肪吸收和促进脂肪氧化达到减肥降脂的目的。草果甲醇提取物能明显减少小鼠血浆和肝脏的 TG 和血糖，且具有抗氧化活性。

5. 抗肿瘤　草果挥发油对人癌细胞系的细胞毒性有选择性，其中以对 HepG2 最敏感，除癌细胞系 PC—3 和 A549 外，挥发油较其单体成分 1，8—桉油素和香叶醇对其余癌细胞系（Hela，BEL—7402，SGC—7901）有更强的细胞毒性，并呈浓度依赖，草果油的抗肿瘤作用机制是诱导细胞凋亡。

【衰弱临床应用】

1.《饮膳正要》　草果治心腹痛，止呕，补胃，下气。

2.《本经逢原》　除寒，燥湿，开郁，化食，利膈上痰，解面食、鱼、肉诸毒。

3.《传信适用方》草果饮　草果仁、甘草、炒地榆、枳壳（麸炒，去瓤）各等分。为粗末，每服二钱，加煨姜一块，水煎去滓，不拘时服。治肠胃冷热不和，下痢赤白，伏热泄泻，脏毒便血。

4.《滇南本草》　草果药（新瓦焙）60 g，木香 9 g。共为细末。每服 3 g，热烧酒服。治九种胃气疼痛，面寒疼，痞块疼痛。

5.《仁斋直指方》　草果仁两个，酒煎服之。治脾胃胀满。

【参考文献】

代敏，彭成. 草果的化学成分及其药理作用研究进展［J］. 中药与临床，2011，2(04)：55—59.

陈皮

【性味归经】辛、苦，温。归脾、肺经。

【功效特色】理气，调中，燥湿，化痰。

【常用适应证】

1. 脾胃气滞证　老年人脾胃功能虚弱，若情志失调或饮食失节，脾胃气机阻滞，症见脘腹胀满、嗳气、恶心呕吐等，见于老年胃炎、功能性消化不良、胃下垂、胃食管反流病等。陈皮气香性温，能行能降，具有理气运脾、调中快膈之功。脘腹胀满或疼痛，常与枳壳、木香等配伍；胃失和降，恶心呕吐，可配生姜同用；如呕吐而见痰热之象者，可配竹茹、黄连等品；如肝气乘脾所致的腹痛泄泻，可配白术、白芍、防风同用；若脾胃气虚而消化不良者，常与党参、白术、炙甘草等药配伍。

2. 湿浊中阻证及痰湿蕴肺证　老年人脾虚气弱，运化水湿能力下降，易致湿浊中阻，症见胸闷腹胀、纳呆倦怠、大便溏薄、舌苔厚腻等，见于老年慢性胃炎、肠易激综合征、吸收不良综合征等。若痰湿壅滞，肺失宣降，出现咳嗽、痰多、气逆等症，见于老年肺炎、慢性支气管炎、慢性阻塞性肺疾病等。陈皮为脾、肺二经之气分药，既能理气，又能燥湿。对于前者，常配苍术、厚朴以燥湿健脾；对于后者，常配半夏、茯苓以燥湿化痰。

【药理作用】

1. 抑制胃肠平滑肌 陈皮提取物能抑制胃肠平滑肌运动。陈皮还可对抗毛果芸香碱、氯化钡引起的肠痉挛。陈皮还能缩短绵羊小肠的移行性综合肌电的周期，改善小肠的运动功能。

2. 助消化 陈皮挥发油对胃肠道有温和的刺激作用，能促进消化液分泌。体外试验证明，陈皮水煎液能提高人体唾液淀粉酶活性。

3. 抗胃溃疡 甲基橙皮甘皮下注射能明显抑制实验性胃溃疡，而且能抑制病理性胃液分泌增多。

4. 利胆、利肝 皮下注射甲基橙皮苷，可使麻醉大鼠胆汁及胆汁内固体物输出量增加，呈现利胆作用。橘油（陈皮挥发油）具有极强的溶解胆固醇结石的作用。

5. 祛痰、平喘 陈皮水提取物对电刺激引起的离体豚鼠气管平滑肌收缩有明显抑制作用，其醇提取物可完全对抗组胺所致的豚鼠离体支气管痉挛性收缩，川陈皮素可抑制蛋清所致的离体豚鼠支气管收缩。

6. 其他 增加心肌耗氧量、抗氧化、抗炎。

【衰弱临床应用】

1.《珍珠囊补遗药性赋》 陈皮，味辛、苦，性温，无毒。可升可降，阳中之阴也。其作用有二：留白补胃和中；去白消痰泄气。

2.《丹溪心法》保和丸 山楂六两，神曲二两，半夏、茯苓各三两，陈皮、连翘、莱菔子各一两。为末，煮糊为丸，梧桐子大，每服七八十丸，食远服。消食和胃。治食积停滞，胸脘痞满，腹胀时痛，嗳腐厌食，大便不调，舌苔厚腻而黄，脉滑。

3.《医方集解》健脾丸 人参、白术（土炒）、陈皮、麦芽（炒）各二两，山楂（去核）一两半，枳实三两。上药研为细末，神曲糊丸。每次三钱，米饮送下，日二至三次。功能健脾消食。治脾虚气弱，饮食不消。

4.《兰室秘藏·饮食劳倦门》和中丸 人参、干生姜、陈皮各一钱，木瓜二钱，炙甘草三钱。为细末，汤浸蒸饼为丸，如梧桐子大，每服五十丸，食前白开水送下。治胃虚食少。

5.《症因脉治》理中汤 人参、白术、炮姜、炙甘草、陈皮。水煎服。治气虚喘逆有寒者。

【参考文献】

[1] 吴惠君，欧金龙，池晓玲，等. 陈皮药理作用研究概述 [J]. 实用中医内科杂志，2013，27 (17)：91—92.

[2] 李皓翔，梅全喜，赵志敏，等. 陈皮广陈皮及新会陈皮的化学成分药理作用和综合利用研究概况 [J]. 时珍国医国药，2019，30 (06)：1460－1463.

青皮

【性味归经】苦、辛，温。归肝、胆、胃经。

【功效特色】疏肝破气，散结消滞。

【常用适应证】

1. 肝气郁滞证　老年人长期情志失调，肝失条达，肝气郁结，症见胁肋胀痛、疝气疼痛，或咽中如有物阻，吞之不下，吐之不出等，见于老年期抑郁症、腹股沟疝、慢性咽炎等。青皮辛散温通，苦泄下行，能疏肝胆，破气滞，性较峻烈。治胁痛，可配柴胡、郁金等；治寒疝腹痛，可配合乌药、小茴香、木香等。

2. 食积不化证　老年人脾胃消化功能下降，若饮食不节，食积不化，症见胃脘痞闷胀痛、嗳腐吞酸等，见于老年功能性消化不良、慢性胃炎等。青皮消积散滞之力较强。治食积气滞，常与山楂、麦芽、神曲等药配伍。

【药理作用】

1. 松弛胃肠平滑肌　青皮注射液静脉给药可缓解毒扁豆碱、乙酰胆碱所致的胃肠肌痉挛。

2. 利胆　青皮注射液对豚鼠胆囊的自发性收缩有明显的抑制作用，对氨甲酰胆碱引起的胆囊紧张性收缩有明显的松弛作用。青皮注射液可显著增加大鼠胆汁流量。青皮口服给药，对 CCl_4 肝损伤大鼠的胆汁分泌也具有促进作用，并能保护大鼠肝细胞功能。

3. 祛痰、平喘　青皮挥发油中的有效成分柠檬烯具有祛痰作用，青皮醇提取物对羟福林溶液，对组胺引起的支气管收缩具有对抗作用，对豚鼠离体气管也有较强的松弛作用。

4. 其他　升压、抗休克、兴奋心脏等。

【衰弱临床应用】

1.《本草备要》　青皮除痰消痞，治肝气郁结，胁痛多怒，久疟结癖，疝痛，乳肿。

2.《方脉正宗》青橘皮八两（酒炒），白芥子、苏子各四两，龙胆、当归尾各三两。共为末，每早晚各服三钱，韭菜煎汤调下。治肝气不和，胁肋刺痛如击如裂者。

3.《方脉正宗》青皮五钱，玄胡索三钱（俱醋拌炒），甘草一钱，大枣三枚。水煎服。治心胃久痛不愈，得饮食米汤即痛极者。

4.《症因脉治》青皮散　青皮、大腹皮。水煎服。治气结腹胀，症见胸腹作胀，或胸前饱闷，或小腹胀急者。

5.《症因脉治》枳壳青皮饮　青皮、枳壳、大腹皮各等分。水煎服。行气消胀。治三焦胀，气满腹中，空空然响。若上焦胀加桔梗，中焦胀加苏梗，下焦胀加木通。

【参考文献】

姜静岩，苗桂玲. 青皮的药理及临床应用 [J]. 时珍国医国药，2003 (06)：374—375.

枳实

【性味归经】苦、辛，微寒。归脾、胃、大肠经。

【功效特色】破气消积，化痰除痞。

【常用适应证】

1. 食积停滞，腹痛便秘，以及泻痢不畅，里急后重之证　常见于老年功能性消化不良、老年性便秘、老年炎症性肠病等。枳实苦泄辛散，行气之力较猛，能破气除胀，消积导滞。如食积不化，脘腹胀满，嗳腐气臭者，可配山楂、麦芽、神曲等；如热结便秘，腹痛胀满，可配厚朴、大黄；如脾胃虚弱，运化无力，食后脘腹痞满作胀者，可配党参、白术等；如湿热积滞，泻痢后重者，可配大黄、黄连、黄芩等药。

2. 痰浊阻塞气机，胸脘痞满之证　常见于冠心病、老年退行性心脏瓣膜病、老年慢性胃炎等。本品行气消痰，以通痞塞，如胸阳不振，寒痰内阻，见胸痹而兼心下痞满、气从胁下上逆者，可与薤白、桂枝、瓜蒌等同用；若心下痞满，食欲不振，神疲体倦者，可配厚朴、半夏曲、白术等；如病后劳复，身热，心下痞闷者，可配栀子、淡豆豉。

【药理支持】

1. 消化系统　枳实能增强胃肠蠕动，可能通过促进大鼠胃泌素、血浆乙酰胆碱、胃动素的分泌和抑制血管活性肠肽的分泌来促进脾虚模型大鼠的胃肠运动。枳实的挥发油能够显著减少胃液分泌量及降低胃蛋白酶活性，具有预防大鼠幽门结扎性溃疡的形成。

2. 心血管系统

枳实的注射液可以增强心肌的收缩力和心输出量，同时能够改善心脏的泵血功能，并对左室内压最大上升速率和心脏指数均有显著增强作用，也能降低左室舒张末压，轻度加快心率。

3. 抗肿瘤　枳实中黄酮类化合物可通过上调 Bax 促凋亡蛋白和下调 Bcl—xL 抑凋亡蛋白诱导细胞凋亡，进而发挥抑制肿瘤细胞增殖作用。

4. 抗氧化　枳实黄酮类化合物具有较好的抗氧化活性，其黄酮 A 环中 5，7—二羟基结构为主要活性基团。枳实黄酮能够缓解氧化应激导致的肺部功能障碍，改善肺部组织的病理学状况。枳实多糖类化合物在体内和体外也均具有较好的抗氧化活性。

5. 降血糖作用　枳实的环己烷部位可通过调节电压门控钾离子通道，驱使膜去极化，影响钙离子电流，刺激 NCIH716 细胞产生胰高血糖素样肽－1，从而达到降血糖作用。

6. 抗血栓、降血脂和促进脂质代谢

枳实对健康大鼠及血瘀模型大鼠均具有明显的抗血小板聚集及抑制红细胞聚集的作用，其作用优于阿司匹林，并呈明显的量效关系，所含的橙皮苷、柚皮苷等黄酮类成分具有广泛的药理作用，可降低血脂并抑制骨流失，可能具有预防与生活方式有关的疾病发生的作用。

7. 其他　抗菌、抗炎、抗抑郁、抗焦虑等。

【衰弱临床应用】

1.《本草别录》　枳实除胸胁痰癖，逐停水，破结实，消胀满，心下急痞痛，逆气，胁风痛，安胃气，止溏泄，明目。

2.《普济本事方·卷七》枳实散　枳实（麸炒，去瓤）一两，炒白芍药、川芎、人参各半两。为细末，每服二钱，食前姜枣煎汤或酒调下，日三次。治两胁疼痛。

3.《增补万病回春》瓜蒌枳实汤　瓜蒌仁、枳实（麸炒）、桔梗、茯苓、贝母、陈皮、黄芩、栀子各一钱，当归六分，砂仁、木香各五分，甘草三分。为粗末，加生姜，水煎去渣，入竹沥、姜汁少许和服。治痰结咯吐不出，胸膈作痛，不能转侧；或痰结胸膈满闷，寒热气急；或痰迷心窍，不能言语。

4.《御药院方》木香枳实丸　木香、枳实（麸炒）、干姜各一两，白术、泽泻、缩砂仁、槟榔、青皮（去白）、赤茯苓（去皮）、半夏（汤洗七次）各三两。为细末，水煮面糊为丸，梧桐子大，每服七八十丸，温生姜汤下。治湿饮停积，胸膈痞闷，宿食不化。

5.《证治准绳·类方》枳实散　枳实（麸炒）、赤茯苓（去皮）、前胡、陈皮（去白）各一两，木香半两。为粗末，每服五钱，加生姜三片，水煎去滓，食前服。治胸痹，心下坚痞，胸背拘急，心腹不利。

【参考文献】

[1] 张霄潇，李正勇，马玉玲，等. 中药枳实的研究进展 [J]. 中国中药杂志，2015，40（02）：185－190.

[2] 李陈雪，杨玉赫，冷德生，等. 枳壳化学成分及药理作用研究进展 [J]. 辽宁中医药大学学报，2019，21（02）：158－161.

乌药

【性味归经】辛，温。归肺、脾、肾、膀胱经。

【功效特色】行气止痛，温肾散寒。

【常用适应证】

1. 寒郁气滞证 老年人正气虚衰，阳气不足，易感受寒邪，寒凝气滞，症见胸闷、胁痛、脘腹胀痛、寒疝腹痛等，见于老年慢性胃炎、冠心病、附睾炎、睾丸炎、慢性前列腺炎等。乌药辛开温散，善于疏通气机，能顺气畅中，散寒止痛。治胸闷、胁痛，可配薤白、瓜蒌皮、郁金、延胡索等；治脘腹胀痛，可配木香、吴茱萸、枳壳等；治寒疝、小腹痛引睾丸，可配小茴香、木香、青皮等。

2. 肾阳不足证 老年人肾阳虚弱，膀胱虚寒，下元不固，不能制约水道，症见小便频数、尿失禁、遗尿，见于老年性尿失禁、前列腺增生症、慢性前列腺炎等。常配益智仁、山药同用。

【药理作用】

1. 抗炎镇痛 乌药具有明显的镇痛作用，乌药中起抗炎镇痛的主要成分为生物碱。乌药总生物碱有缓解P－二甲苯致小鼠耳郭肿胀及角叉菜胶致后足跖肿胀效果，能减少小鼠在热板上舔后足的次数和减少乙酸致小鼠扭体的次数，镇痛效果显著。

2. 抗肿瘤 乌药根挥发油能够有效抑制肝癌 Hep G_2 细胞的增殖，且具有一定的癌细胞选择性，同时能诱导 Hep G_2 细胞发生凋亡。挥发油成分吉马酮对所试7种人癌细胞系增殖均表现出明显的细胞毒性，特别是对人食管癌 Eca－109 细胞和人胃癌 SGC－7901 细胞增殖的抑制作用尤为明显。

3. 消化系统 乌药对胃肠平滑肌有双重作用，既能促进肠蠕动，又能缓解胃肠平滑肌痉挛。乌药能增加消化液的分泌。

4. 心血管系统 乌药通过治疗自发性高血压大鼠的交感神经活性降低血压。乌药处理的自发性高血压大鼠（SHR）组与 SHR 组相比，血浆去甲肾上腺素水平明显降低。表明乌药具有抗高血压作用，改善了 SHR 的心脏功能。作用可能与乌药降低血浆中去甲肾上腺素水平有关。

5. 中枢神经系统 乌药中的一些成分可通过竞争性或非竞争性抑制脯酰胺内酞酶（PEP），下调对含有脯酰胺的脑肽如升压素、P 物质和促甲状腺素释放激素的水解，从而改善学习和记忆过程。

6. 其他 防治糖尿病肾病、保肝、抑菌、抗病毒等。

【衰弱临床应用】

1.《本草通玄》 乌药理七情郁结，气血凝停，霍乱吐泻，痰食稽留。

2.《校注妇人良方》乌药散 乌药、莪术（醋浸炒）、桂心、当归、桃仁、青皮、木香各等分。为末，每服二钱，热酒调下。活血行气，温经止痛。治血气壅滞，心腹刺痛。

3.《杂病源流犀烛·身形门》乌药顺气散 白术、白芷、青皮、茯苓、乌药、陈皮、人参、甘草。为末服。治气滞腰痛。

4.《济生方》四磨汤 人参、槟榔、沉香、乌药各等分。分别磨汁，和作七分盏，煎三至五沸，放温服。功能行气降逆，宽胸散结。治七情伤感而致的上气喘息，胸膈不舒，烦闷不食。

5.《景岳全书·新方八阵》暖肝煎　当归二三钱，枸杞三钱，沉香一钱，肉桂一二钱，乌药、小茴香、茯苓各二钱。加生姜三五片，水煎，食远服。温补肝肾，行气逐寒。治肝肾阴寒，小腹疼痛，疝气等证。

【参考文献】

邢梦雨，田崇梅，夏道宗. 乌药化学成分及药理作用研究进展［J］. 天然产物研究与开发，2017，29（12）：2147－2151.

荔枝核

【性味归经】甘、涩，温。归肝、胃经。

【功效特色】理气止痛，祛寒散滞。

【常用适应证】

1. 厥阴肝经寒凝气滞所致的疝痛，睾丸肿痛等　常见于老年附睾炎、睾丸炎，慢性前列腺炎等。本品能祛除寒邪，行散滞气，有止痛之功。常与小茴香、吴茱萸、橘核等配伍。若证属肝经实火，湿热下注，见有睾丸肿痛、阴囊红肿者，可与龙胆、山栀、大黄、川楝子等药同用。

2. 肝气郁滞，胃脘久痛等　常见于老年慢性胃炎。本品疏肝理气、温散行滞，可配伍木香。

【药理作用】

1. 抗肝损伤及纤维化　荔枝核总黄酮在缓解肝纤维化和肝硬化、减轻肝细胞凋亡和损伤方面的作用显著。

2. 抗菌、抗病毒　荔枝核提取物对体外培养的金黄色葡萄球菌、化脓性链球菌、枯草芽孢杆菌、大肠杆菌和铜绿假单胞菌的抑制作用发现，其对五种细菌均有不同程度的抑制作用，且对化脓性链球菌作用最强。

3. 抗炎　荔枝核总黄酮可通过上调乙酰胆碱、下调 NF－kB 来抑制炎症因子的释放，从而减轻炎症反应，发挥较好的抗炎活性。

4. 抗肿瘤　荔枝核提取物对肾上腺嗜铬细胞瘤、前列腺癌、肺癌、乳腺癌和大肠癌等均有一定的抑制作用，且它们的抗肿瘤作用机制不尽相同。

5. 抗糖尿病及其并发症　荔枝核能显著降低 2 型糖尿病血糖，且对糖尿病引起的肾小球纤维化、硬化等并发症有一定的预防和治疗作用。

6. 其他　抗氧化、改善学习记忆功能障碍。

【衰弱临床应用】

1.《本草纲目》　荔枝核行散滞气。治颓疝气痛。

2.《本草备要》　荔枝核辟寒邪，治胃脘痛。

3.《景岳全书·新方八阵》荔香散　荔枝核一钱，木香八分。为末。每服一钱，清汤调服。治心腹胃脘久痛，屡触屡发者。

4.《本草衍义》　荔枝核一枚。煅存性，酒调服。治心痛及小肠气。

5.《万病回春》川楝汤　川楝子、小茴香（酒炒）、补骨脂（酒炒）、青盐、三棱（煨）、山茱萸（酒蒸）、莪术（煨）、通草、橘核、荔枝核各等分，甘草减半。水煎，空腹时服，行气止痛。治疝气。

【参考文献】

于培良，赵立春，廖夏云，等．荔枝核化学成分和药理活性研究进展［J］．中国民族民间医药，2018，27（15）：41—46.

香附

【性味归经】辛、微苦、微甘，平。归肝、三焦经。

【功效特色】疏肝理气。

【常用适应证】

肝气郁滞证　老年人心力渐退，肝胆气衰，易伤七情，肝失疏泄，肝郁气滞，出现胁肋作痛、脘腹胀痛及疝痛等症。常见于老年慢性胃炎、胆囊炎、肋间神经痛、功能性消化不良、肠痉挛等。本品味辛能散，微苦能降，微甘能和，性平而不寒不热，善于疏肝解郁，调理气机，具有行气止痛之功。用治胁痛，可与柴胡、白芍、枳壳等配伍；治肝气犯胃、中焦气行不畅，可与木香、佛手等同用；若寒凝气滞、胃脘疼痛，常与高良姜配伍；若寒疝腹痛，可与小茴香、乌药等同用。

【药理作用】

1. 对平滑肌作用　香附挥发油可松弛兔肠平滑肌，丙酮提取物可对抗乙酰胆碱、K^+所致肠肌收缩。对组胺喷雾所致的豚鼠支气管平滑肌痉挛有对抗作用。

2. 利胆　香附水煎液对麻醉大鼠十二指肠给药，可明显增加胆汁流量及胆汁中固体物含量。对 CCl4 所致肝损伤大鼠的胆汁分泌也有明显的促进作用。

3. 镇痛、抗炎　香附醇提物皮下注射能明显提高小鼠的痛阈。香附醇提物大鼠腹腔注射，对角叉菜胶和甲醛引起的足肿胀有明显的抑制作用。

4. 其他　解热、抑制中枢、降压、强心等。

【衰弱临床应用】

1.《滇南本草》 香附调血中之气，开郁，宽中，消食，止呕吐。

2.《杂病源流犀烛·六淫门》香附散 香附、栀子、黄连、橘红、半夏。为末，水煎服。治嗳气。

3.《世医得效方》缩砂香附汤 炒香附十两，乌药五两，炒甘草、砂仁各二两。为末，每服一钱，加紫苏叶三片，盐少许，沸汤调服。治脘腹刺痛。

4.《丹溪心法》 香附（童便浸）、苍术（米泔浸）、川芎。水煎服。治气郁，胸胁痛，脉沉涩。

5.《良方集腋》良附丸 高良姜（酒洗七次）、香附（醋洗七次）。分别焙干，研细备用。如因寒而致者用高良姜二钱，香附末一钱；因怒而致者，用高良姜一钱，香附末二钱；因寒怒兼有者，用高良姜、香附末各一钱半，米汤加生姜汁一匙，盐一撮，为丸，服用。温中祛寒，行气止痛。治肝郁气滞，胃部寒凝，胃脘痛。

【参考文献】

［1］胡栋宝，陆卓东，伍贤学．中药香附子化学成分及药理活性研究进展［J］．时珍国医国药，2017，28（02）：430—432.

［2］潘少斌，孔娜，李静，等．香附化学成分及药理作用研究进展［J］．中国现代中药，2019，21（10）：1429—1434.

佛手

【性味归经】辛、苦，温。归肝、脾、胃、肺经。

【功效特色】舒肝，理气，和中，化痰。

【常用适应证】

1. 肝郁气滞所致的胁痛、胸闷及脾胃气滞所致的脘腹胀满、胃痛纳呆，嗳气呕恶等症 多见于老年慢性胃炎、胃食管反流病、消化性溃疡等。佛手气清香而不烈，性温和而不峻，既能疏理脾胃气滞，又可舒肝解郁、行气止痛。用以疏肝解郁，可配香附、郁金；用以和中化滞，可配木香、枳壳。

2. 咳嗽痰多之证 多见于老年慢性支气管炎、慢性阻塞性肺疾病等。本品燥湿化痰之力较为缓和，不似陈皮之偏于苦燥，但有舒肝行气之功。故在临床上一般不用于外感咳嗽初起，常用于咳嗽日久而痰多者，可与丝瓜络、郁金、枇杷叶等药同用。

【药理作用】

1. 止咳、平喘、祛痰 佛手的乙酸乙酯提取液具有良好的止咳祛痰作用，能抑制哮喘模型小鼠嗜酸性粒细胞性炎症反应。佛手挥发油对哮喘有一定的治疗作用，佛手挥发

油中含有一种香芹酚，可竞争性阻断过氧化物酶增值物激活受体，抑制环氧酶-2 的表达从而发挥抗炎作用，

2. 调节糖脂代谢、抗动脉粥样硬化 佛手中的类黄酮可以降低血清中的脂质水平。佛手中黄酮类物质可以通过抗氧化作用及降低炎症因子、促进细胞及蛋白因子的表达，降低血脂、保护血管，发挥抗动脉粥样硬化的作用。

3. 抗衰老、抗氧化 佛手柑内酯有一定的抗衰老能力，可以通过激活 pAmpk－mTOR 信号通路激活自噬从而延缓衰老，该作用有助于扩展佛手在治疗老年性疾病中的应用。

4. 其他 抗肿瘤、抑菌、抗炎、抗抑郁等。

【衰弱临床应用】

1.《滇南本草》 佛手补肝暖胃，止呕吐，消胃寒痰，治胃气疼痛。止面寒疼，和中行气。

2.《闽南民间草药》 陈佛手二至三钱。水煎饮。治痰气咳嗽。

3.《中国百年百名中医临床家丛书：高辉远》宁心缓肝汤 淮小麦酸枣仁、丝瓜络各 15 g，炙甘草 8 g，大枣 5 枚，茯神、麦门冬、菖蒲、远志、丹参、佛手各 10 g。宁心缓肝。主治早期冠心病，属心肝失调者，表现为心前区闷疼，伴有心烦易怒，容易激动，心慌气短，时易汗出，舌质红，苔薄黄或薄白，脉细弦或见促象。亦可用于心脏神经官能症、更年期综合征、自主神经功能紊乱等属于脏躁之患者。

4.《马培之外科医案》清肺和肝饮 杏仁、茯苓、瓜蒌皮各二钱，橘络、枳壳各八分，当归、丹参、秦艽、川楝子、佛手、蒺藜各一钱半。水煎服。治龟背，肝俞脊驼，胁肋痛，兼咳嗽者。

5.《医醇賸义》加味左金汤方 黄连、木香、佛手各二分，吴茱黄二分，煅瓦楞子三钱，荜澄茄、青皮、柴胡（醋炒）、延胡索、陈皮、砂仁各一钱，蒺藜三分，郁金二钱。水煎服。治肝郁气火俱升，上犯胃经，痛连胁肋。

【参考文献】

[1] 严玮. 佛手化学成分和药理作用研究进展 [J]. 实用中医药杂志，2015，31 (08)：788—790.

[2] 赵永艳，胡瀚文，彭腾，等. 佛手的化学成分药理作用及开发应用研究进展 [J]. 时珍国医国药，2018，29 (11)：2734—2736.

薤白

【性味归经】辛、苦，温。归肺、胃、大肠经。

【功效特色】通阳散结，行气导滞。

【常用适应证】

1. 胸痹证　老年人阳气多有不足，脾虚失运，痰浊内生，如遇冬春寒冷季节，寒邪乘虚内侵，寒痰湿浊凝滞于胸中，阳气不得宣通，出现胸闷作痛或兼见喘息、咳唾等症，见于老年退行性心脏瓣膜病、冠心病、慢性支气管炎、肺气肿、慢性阻塞性肺疾病等。本品辛开行滞，苦泄痰浊，能散阴寒之凝结而温通胸阳，每与瓜蒌配伍。若胸痹证兼见血瘀阴滞者，可视证情在前方基础上选加丹参、红花、赤芍等药。

2. 脾胃气滞证　老年人脾胃虚薄，若饮食失调，易生积滞，气机郁滞不畅，出现脘腹胀痛、泻痢后重等症，见于老年急性胃炎、急性肠炎、炎症性肠病等。本品有行气导滞之功。可与柴胡、白芍、枳实等同用；如有湿热之证，可与黄柏、秦皮等同用。

【药理作用】

1. 解痉平喘　薤白可能是通过抑制炎性反应，缓解支气管平滑肌的痉挛，从而进一步来平喘。

2. 调血脂、抗动脉粥样硬化　薤白提取物能显著降低高脂血症家兔血清 TC、LDL 和 TG 含量，明显升高 HDL 含量，同时能显著降低 LPO。薤白制剂能减弱动脉粥样硬化，使动脉壁厚度减小。

3. 对心肌损伤和血管内皮的保护　薤白提取物能延长异丙肾上腺素作用的小鼠常压缺氧存活时间，对抗垂体后叶素所致的大鼠急性心肌缺血作用，并能明显保护缺血再灌注引起的大鼠心肌的损伤。薤白提取物可有效保护束缚应激所致抑郁状态导致的血管内皮结构和分泌功能损伤。

4. 抑制血小板活化聚集及抗血栓　从薤白、薤及大蒜中分离得到的薤白苷 E 和 F 均能不同程度地抑制 ADP 诱导的血小板的聚集。薤白皂苷单体化合物能抑制 ADP 诱导的血小板与中性粒细胞之间的黏附，薤白皂苷化合物可能具有抗血小板相关炎症的作用。

5. 增强免疫力　薤白能提高小鼠免疫力，可能是薤白增强了巨噬细胞分泌 1L－1、1L－2、TNF 等细胞因子的活性和 NK 细胞的细胞毒作用，即增强机体非特异性免疫功能，同时增强机体的特异性免疫功能。

6. 其他　抗肿瘤、抗菌、抗氧化。

【衰弱临床应用】

1.《本草拾遗》　薤白调中，主久利不瘥，大腹内常恶者，但多煮食之。

2.《本草备要》　薤白利窍。治肺气喘急。

3.《金匮要略》瓜蒌薤白白酒汤　瓜蒌实一枚，薤白半斤，白酒七升。水煎，分两次服。通阳散结，行气祛痰。治胸痹喘息咳嗽，胸背痛，短气，寸口脉沉而迟，关上小紧数者。近代常用治冠心病心绞痛、肋间神经痛、慢性支气管炎等痰阻气滞者。

4.《金匮要略》瓜蒌薤白半夏汤　瓜蒌实一枚（捣），薤白二两，半夏半斤，白酒一斗。水煎，日三次。通阳散结，祛痰宽胸。治胸痹，痰浊较甚，心痛彻背，不能安卧者。

5.《奇效良方》薤白散　鳖甲（炙）、阿胶（炒）各 60 g、鹿角胶 23 g。上药三味，共为散。每服 9 g，用水 300 ml，入薤白一茎，煎至 240 ml，去滓。食后服。先嚼薤，次服药，日三服。滋阴润肺，补肾养血。治久患咳嗽，肺虚成劳瘵及吐血、咯血。

【参考文献】

［1］盛华刚. 薤白的化学成分和药理作用研究进展［J］. 药学研究，2013，32（01）：42—44.

［2］乔凤仙，蔡皓，裴科，等. 中药薤白的研究进展［J］. 世界中医药，2016，11（06）：1137—1140.

檀香

【性味归经】辛，温。归脾、胃、肺经。

【功效特色】理气调中，散寒止痛。

【常用适应证】

寒凝气滞　老年人脾胃功能衰弱，中焦虚寒或不慎感寒，寒性凝滞，气机运行受阻，症见胸痛、腹痛、胃寒作痛、呕吐清水等，见于老年慢性胃炎、胃癌、冠心病等。本品性温祛寒，辛能行散，善于利膈宽胸，行气止痛，其气芳香醒脾，兼有调中和胃之功。常与砂仁、白豆蔻、乌药等配伍。

【药理作用】

1. 消化系统　低剂量檀香给药只对肠管收缩幅度抑制作用明显，而对收缩频率影响不大，在高浓度给药时对幅度和频率都有明显的抑制作用。檀香水煎液对胃实寒大鼠肠道具有抑制运动的作用，而檀香乙醚萃取的低极性物质对胃实寒大鼠胃肠道运动有促进作用，从而说明檀香可以双向调节胃实寒大鼠胃肠运动。

2. 心血管系统　檀香细粉可以有效地防止异丙肾上腺素对大鼠心肌造成的损伤，该作用呈现一定的剂量依赖性。檀香茶叶水提醇沉物在不同浓度时可以增强离体蛙的心正性肌力，并对家兔主动脉平滑肌产生明显的收缩作用，这些结果对于老年人心血管疾病的防治是有积极意义的。檀香的水提物机理可能与抗氧化和扩张冠状动脉血管有关。

3. 抗肿瘤　α—檀香醇是檀香挥发油中的主要活性成分之一，其对于癌症的化学防护作用已经在细胞水平和动物水平上得到了验证。

4. 神经系统　檀香对神经系统的影响主要体现在镇静安神和提高学习记忆能力两方面。

5. 其他　抑菌、抗氧化、抗炎、降糖、降脂。

【衰弱临床应用】

1.《本草备要》 檀香调脾胃，利胸膈，为理气要药。

2.《时方歌括》丹参饮 丹参一两，檀香、砂仁各一钱。水煎服。行气化瘀，治脘腹疼痛；近代也用于治疗心绞痛。

3.《重订通俗伤寒论》香砂二陈汤 檀香、炙甘草各五分，姜半夏、茯苓各三钱，砂仁八分，炒陈皮二钱。水煎服。燥湿化痰，和胃止呕。治胃有停饮，或伤冷食，胸痞脘痛，呕吐黄水。

4.《重订通俗伤寒论》仁香汤 白蔻仁、木香各六分，藿香、香附、陈皮各一钱半，砂仁八分，檀香五分，母丁香四分，生甘草三分，淡竹茹三钱。水煎服。治感受暑湿秽浊，呕恶少食，胸膈烦闷，腹痛泄泻等症。

5.《不居集》资成汤 莲肉一钱半，人参、白芍、扁豆、山药、茯神各一钱，丹参八分，橘红六分，甘草五分，檀香三分。用雄健无病猪肚一具，酒洗磨净，煮取清汤煎药。或为丸亦可。功能养心健脾。治虚劳心脾两虚，遗精盗汗，食少泄泻，血不归经。

【参考文献】

何天竺，辛宇，宋岩，等. 药用植物檀香的药理活性研究进展［J］. 科学技术与工程，2019，19（08）：1—7.

山楂

【性味归经】酸、甘，微温。归脾、胃、肝经。

【功效特色】消食化积，活血散瘀。

【常用适应证】

1. 食积证 老年人脾胃之气衰减，运化能力下降，若饮食不节，进补过度，食滞不化，肉积不消，出现脘腹胀满，嗳腐吞酸、厌食呕恶、腹痛泄泻等，见于老年功能性消化不良、老年慢性胃炎、老年肠易激综合征等。本品味酸而甘，微温不热，擅助脾健胃，促进运化，为消油腻肉食积滞之要药。治食滞不化，常与神曲、麦芽等配伍；兼见脘腹胀痛者，加木香、枳壳等。

2. 疝气 老年人气血虚弱，若强力举重，或用力排便、咳嗽，致气虚下陷，筋脉弛缓，不能摄纳，出现脐腹疝气，阴囊坠胀不适，睾丸偏坠等，见于老年腹外疝、老年鞘膜积液等。山楂能入血分而活血散瘀消肿，可与小茴香、橘核等同用。

【药理作用】

1. 助消化 山楂含柠檬酸、山楂酸、熊果酸等多种有机酸，口服后能增加胃液酸度，提高胃蛋白酶活性，促进蛋白质的消化。山楂味酸，还能促进胃液的分泌。山楂中含脂肪酶，能促进脂肪的消化。

2. 心血管系统　山楂黄酮能对抗乌头碱引起的家兔心律失常，山楂提取物对离体和在体蟾蜍心脏有强心作用。山楂总提取物对小鼠、兔、猫亦有较为明显的中枢性降压作用。山楂降压作用也与其扩张外周血管作用有关。

3. 调节脂质代谢　山楂及山楂黄酮能显著抑制喂高脂高胆固醇饲料大鼠血清 TC、LDL 和 ApoB 浓度，显著升高 HDL 和 ApoA 浓度，但对 TG 影响不大。

4. 其他　促进免疫功能、抗癌、抗氧化、抗菌等。

【衰弱临床应用】

1.《本草再新》　山楂治脾虚湿热，消食磨积，利大小便。

2.《丹溪心法》　山楂四两，白术四两，神曲二两。上为末，蒸饼丸，梧子大，服七十丸，白汤下。治一切食积。

3.《中药制剂手册》大山楂丸：山楂 10 kg，炒麦芽、神曲（麸炒）各 1.5 kg，白糖 8.75 kg。为末，炼蜜为丸，每丸 9 g 重，每服 1 丸，温开水送下，日 2 次。消食化滞，调和脾胃。治脾胃不和，饮食停滞，脘腹胀满，消化不良。

4.《医方集解》健脾丸：人参、白术（土炒）、陈皮、麦芽（炒）各二两，山楂（去核）一两半，枳实三两。上药研为细末，神曲糊丸。每次三钱，米饮送下，日二至三次。健脾消食。治脾虚气弱，饮食不消。

5.《丹溪心法》大安丸：山楂、白术各二两，炒神曲、半夏、茯苓各一两，陈皮、莱菔子、连翘各半两。为末，粥糊为丸服。健脾消食。治脾虚食滞，腹胀少食，大便稀溏等症。

【参考文献】

于蓓蓓，闫雪生，孙丹丹. 山楂药理作用及其机制研究进展 [J]. 中南药学，2015，13（07）：745—748.

神曲

【性味归经】甘、辛，温。归脾、胃经。

【功效特色】消食和胃。

【常用适应证】

食积证　年老体虚，脾胃虚弱，受纳水谷能力下降，导致食积不化，出现脘腹胀满、不思饮食、肠鸣泄泻等，见于老年慢性胃炎、功能性消化不良、消化性溃疡、肠易激综合征等。本品能消食健胃和中，常与山楂、麦芽等品配伍。

【药理作用】

1. 对肠道微生物的调节与保护作用　神曲在发酵过程中可以产生大量的酵母菌、霉菌等多种微生物，这些微生物对动物的消化系统具有重要的调节与保护作用。

2. 对肠道运动功能的影响　神曲的药理作用主要表现在促进食物水解和提高肠胃动力从而增强消化作用。六神曲药液处理的小鼠与参考组相比较，其排便时间有明显缩短，说明六神曲对于小鼠肠道内容物推进功能有较好的促进作用。

3. 免疫调节　神曲在细胞水平促进了巨噬细胞的增殖、吞噬及分泌 TNF 的功能，进而促进了机体整体的免疫功能。

【衰弱临床应用】

1.《药性论》　神曲化水谷宿食，癥结积滞，健脾暖胃。

2.《普济本事方》曲术丸　神曲十两，白术、炮姜、肉桂各三两，川椒、吴茱萸各二两。研末，煮糊为丸，如梧桐子大。每服三十至五十丸，姜汤下。治脾虚饮食不进，停饮胁痛。

3.《太平惠民和剂局方》消食圆　乌梅（去核焙干）、炮姜各四两，炒小麦蘖三两，炒神曲六两二钱。研末，炼蜜为丸，如梧桐子大。每服十五圆，加至二十圆，米汤下。日二次。治脾胃俱虚，不能消化水谷，胸腹时胀，食减嗜卧，口苦无味，虚羸少气；病后新虚，不胜谷气；或因病气衰，食不复常。

4.《备急千金要方》神曲丸　神曲四两，磁石二两，朱砂一两。为末，炼蜜为丸，梧桐子大，每服三丸，日三次。摄纳浮阳，镇心明目。治两目昏花，视物模糊，心悸失眠，耳鸣耳聋；亦治癫痫；近代也用于治疗白内障。

5.《方脉正宗》　神曲 120 g，白术 90 g，人参 30 g，枳实 15 g，砂仁 12 g。共为末，饴糖为丸，梧桐子大。每早晚各服 9 g，白汤下。治脾虚不能磨食。

【参考文献】

[1] 刘晓瑜，高慧，刘腾飞，等. 不同产地神曲甲醇提取物对巨噬细胞及小肠上皮细胞活性的影响 [J]. 医学研究杂志，2017，46（02）：51—55.

[2] 朱柏雨，杨程，姜媛媛，等. 中药六神曲消化酶和生物活性研究进展 [J]. 分子植物育种，2018，16（11）：3763—3767.

麦芽

【性味归经】甘，平。归脾、胃、肝经。

【功效特色】消食和中。

【常用适应证】

食积证　老年人脾胃虚弱，运化无力，饮食不慎，易生积滞，出现食滞不化，消化不良、不思饮食、嗳腐吞酸、脘闷腹胀等，见于老年慢性胃炎、功能性消化不良、消化性溃疡、胃食管反流病等。本品能助淀粉性食物的消化，尤适用于米、面、薯、芋等食物积滞不化者。常与山楂、神曲、鸡内金等配伍。若脾胃虚弱而运化不良者，亦可在运用补脾益气药时，酌配本品，可使补而不滞。

【药理作用】

1. 助消化　麦芽内主要含有α-淀粉酶与β-淀粉酶，β-淀粉酶能将糖淀粉完全水解成麦芽糖，α-淀粉酶则使之分解成短直链缩合葡萄糖即糊精，后者可再被β-淀粉酶水解成麦芽糖。

2. 调节肠道菌群　麦芽中的麦芽纤维可增加溃疡性结肠炎小鼠肠道内的杆菌、肠球菌及产气荚膜梭菌数量，减少双歧杆菌和乳酸杆菌数量，对溃疡性结肠炎小鼠肠道菌群具有良好的调控作用。麦芽中的异麦芽低聚糖在体内和体外均能起到调节双歧杆菌生长的作用。

3. 肝脏保护　富硒麦芽可拮抗黄曲霉毒素 B_1（AFB_1）产生的肝脏损伤和增殖作用，并在高危人群的肿瘤预防方面有应用前景。麦芽还通过防止高脂血症及抗氧化从而起到保护肝脏的作用。

4. 调节催乳素（PRL）分泌　麦芽中含有的麦角类化合物有拟多巴胺激动剂样的作用。多巴胺可通过作用于下丘脑，并与其受体结合，使催乳素释放抑制因子（PIF）释放增多，而PIF可明显抑制PRL的分泌。

5. 抗结肠炎　麦芽中含有富含谷胺酰胺的蛋白质和富含半纤维素的纤维，这些物质对溃疡性结肠炎有治疗作用。

6. 其他　抗凝血、抗真菌、抗氧化及去极化肌肉松弛作用等。

【衰弱临床应用】

1.《医学启源》　麦芽补脾胃虚，宽肠胃，捣细炒黄色，取面用之。

2.《补缺肘后方》　大麦芽一升，椒一两（并熬），干姜三两。捣末，每服方寸匕，日三四服。治饱食便卧，得谷劳病，令人四肢繁重，嘿嘿欲卧，食毕辄甚。

3.《兰室秘藏》枳实消痞丸　干姜一钱，炙甘草、麦芽、茯苓、白术各二钱，半夏曲、人参各三钱，厚朴（炙）四钱，枳实、黄连各五钱。为细末，汤浸蒸饼为丸，梧桐子大，每服五十至七十丸，食远服。消痞除满，健脾和胃。治脾胃虚弱，寒热互结，心下痞满，不欲饮食，体弱倦怠，或胸腹痞胀，食少不化，大便不畅。

4.《万病回春》太和丸　人参（去芦）、白茯苓（去皮）、木香各15 g，白术（去芦、土炒）120 g，陈皮、枳实（麸炒）、黄连（姜汁炒）、当归（酒洗）、山楂（蒸，去子）、香附（童便炒）30 g，半夏（红炒）66 g，白芍（酒炒）、神曲（炒）、麦芽（炒）各45 g，白豆蔻（去壳）、龙眼肉40 g，大粉草（炙）20 g。为末，荷叶一个煎汤，打仓米糊为丸，如梧桐子大，每服百丸，不拘时用米汤送下。治元气不足，脾胃虚损，不思饮食，肌体羸瘦，四肢无力，面色萎黄。

5.《景岳全书·古方八阵》加味枳术丸　炒白术二两，炒枳实、炒神曲、炒麦芽、陈皮、山楂、炒香附各一两，炒砂仁五钱。为细末，荷叶烧饭为丸，梧桐子大，每服三十至五十丸，饭前服。进食宽中，和畅肠胃。治脾胃虚弱，食积气滞，胸腹胀满。

【参考文献】

辛卫云，白明，苗明三. 麦芽的现代研究［J］. 中医学报，2017，32（04）：613—615.

稻芽

【性味归经】甘，平。归脾、胃经。

【功效特色】消食和中，健脾开胃。

【常用适应证】

食积证　年老脾弱，运化无权，饮食停滞，出现脘腹痞闷，进食益甚，嗳腐吞酸，不思饮食等，见于老年慢性胃炎、功能性消化不良、消化性溃疡、胃食管反流病等。本品功同麦芽，但消食之力较麦芽缓和，每与麦芽相须为用，亦常配伍神曲、山楂等。用于脾虚食少证，可配伍党参、白术、陈皮等药。

【药理作用】

1. 助消化　稻芽中含有淀粉酶，可以帮助消化淀粉类食物。

2. 预防和缓解高血压　稻芽中含有一定量的γ—氨基丁酸（GABA），作为一种抑制性神经传递物质，其对高血压的预防和缓解具有一定的作用。

3. 抑菌和口腔防龋　稻芽对口腔致龋菌的生长有较明显抑制功效。

4. 清除自由基　稻芽的水提取物对自由基有一定的清除作用。

【衰弱临床应用】

1.《本草纲目》　快脾开胃，下气和中，消食化积。

2.《中药材手册》　治脾虚，心胃痛，胀满，热毒下痢，烦渴，消瘦。

3.《澹寮方》谷神丸　谷芽四两，为末，入姜汁、盐少许，和作饼，焙干；入炙甘草、砂仁、白术（麸炒）各一两。为末，白汤点服之，或丸服。开胃醒脾，治纳谷不香，不思饮食。

4.《医醇賸义》姜术二仁汤　炮姜、木香各五分，白术、当归各二钱，茯苓三钱，半夏、砂仁、厚朴、陈皮各一钱，炒薏苡仁八钱，生、熟谷芽各四钱。先煎谷芽，再取汤煎余药服。健脾行气，降逆和胃。治脾胀善哕，肢体疲重，夜卧不安。

5.《中国医学大辞典》谷芽露　谷芽，蒸露，用以代茶。消食，健脾，开胃，和中，生津液，益元气。治病后脾土不健者。

【参考文献】

[1] 茹丽，刘小虹，刘婵，等. 稻芽辐照前后对小鼠及大鼠胃肠功能的比较研究[J]. 中南药学，2017，15（07）：894—897.

[2] 钟希琼，麦伊宁. 麦芽、稻芽水提物对自由基的清除作用[J]. 佛山科学技术学院学报（自然科学版），2019，37（03）：37—40.

莱菔子

【性味归经】辛、甘，平。归脾、胃、肺经。

【功效特色】消食化积，降气化痰。

【常用适应证】

1. 食积气滞 年老脾胃虚弱，若饮食不节，食后动少，致食积不化，中焦气机郁滞，出现脘腹胀满，嗳腐吞酸，或腹痛泄泻，泻而不畅等，见于老年慢性胃炎、功能性消化不良、胃食管反流病、肠易激综合征等。本品擅消食化积，能除胀行滞。常与山楂、神曲、陈皮等药品配伍；若食积停滞而兼有脾虚证候者，可加白术以消补并施。

2. 痰浊阻肺 老年衰弱，外邪侵袭，肺卫受邪，或正气不足，痰饮内生，阻滞肺气，出现咳嗽痰多、喘息气粗等，见于老年肺炎、慢性阻塞性肺疾病急性发作期等。本品有降气消痰之功。常与白芥子、苏子配合同用。

【药理作用】

1. 促进胃肠运动 莱菔子有收缩离体胃、十二指肠平滑肌作用，加入M受体阻滞剂阿托品后，莱菔子对十二指肠平滑肌的收缩作用消失，但加入α、β受体阻滞剂对莱菔子的作用无影响。提示莱菔子促进家兔十二指肠平滑肌收缩作用可能与兴奋M受体有关。

2. 镇咳、祛痰、平喘 炒莱菔子水提醇沉液对小鼠吸入浓氨水引起的咳嗽有明显镇咳作用，对豚鼠离体气管有松弛作用。莱菔子的提取物β—谷甾醇有一定的镇咳、祛痰作用。

3. 抗菌 莱菔子水浸剂能不同程度地抑制同心性毛癣菌等多种皮肤真菌。莱菔子素对葡萄球菌和大肠杆菌等具有显著抑制作用。

4. 其他 降压。

【衰弱临床应用】

1.《本草纲目》 莱菔子之功，长于利气。生能升，熟能降，升则吐风痰，散风寒，发疮疹；降则定痰喘咳嗽，调下痢后重，止内痛，皆是利气之效。

2.《黄元御医学全书》 味辛，气平，入手太阴肺经。下气止喘，化痰破郁。莱菔子辛烈疏利，善化痰饮，最止喘嗽，破郁止痛，利气消谷。生研，吐老痰。

3.《食医心镜》 莱菔子一合，研，煎汤，食上服之。治积年上气咳嗽，多痰喘促，唾脓血。

4.《韩氏医通》三子养亲汤　苏子、白芥子、莱菔子。各洗净，微炒，每剂不过三钱，绢裹，水微煎，代茶饮。降气消食，温化痰饮。治咳嗽喘逆，痰多胸痞，食少难消，舌苔白腻，脉滑者。近代常用于慢性支气管炎、支气管哮喘、肺气肿等属寒湿者。

5.《类证治裁》宽中汤　陈皮、茯苓、半夏、枳实、山楂、神曲、白术、厚朴、莱菔子、生姜。水煎服。治气虚中满。

鸡内金

【性味归经】甘，平。归脾、胃、小肠、膀胱经。

【功效特色】运脾消食，固精止遗。

【常用适应证】

1. 用于消化不良，食积不化　常见于老年慢性胃炎、功能性消化不良、胃食管反流病等。本品消食力量较强，且有运脾之功。对消化不良轻症者，可单用本品炒燥后研末服用；用治食积不化，脘腹胀满，常与山楂、麦芽等配伍。

2. 用于遗精、遗尿　常见于老年前列腺炎、泌尿系统感染、老年尿失禁等。鸡内金有固精止遗作用。治遗精，常与桑螵蛸、覆盆子等配伍；治遗尿，可与莲肉、菟丝子等同用。

此外，本品尚有化坚消石之功，可用于泌尿系结石及胆结石，常与金钱草配用。

【药理作用】

1. 调节胃肠蠕动　鸡内金及其各炮制品对小鼠的胃排空率无明显影响，而对小鼠的肠胃推动率有小幅度的增加趋势。

2. 提高消化酶活性　鸡内金对胃蛋白酶活性和胰脂酶活性均有增强作用。

3. 肠道保健作用　鸡内金能缩短小鼠首次排便时间，增加排便粒数和排便的质量，高剂量组能加速小肠的推进运动，从而表明鸡内金可改善便秘，对肠道起到保健作用。

4. 对血脂及血液流变学的影响　鸡内金具有抗凝及改善血液流变学的作用，能够缓解动脉粥样硬化程度，且有一定程度的预防作用。鸡内金多糖能使高脂血症模型大鼠的血脂、血液流变学指标趋于正常及氧化应激反应降低，可以有效改善其脂代谢紊乱，从而使代谢趋于正常水平。

5. 其他　抗氧化、保护心脏、修复口腔黏膜等。

【衰弱临床应用】

1.《名医别录》　鸡内金主小便利，遗溺，除热止烦。

2.《医学衷中参西录》敦复汤　野台参、补骨脂（炒，捣）、萸肉（去核）各四钱，乌附子、核桃仁各三钱，生山药五钱，茯苓、生鸡内金（捣细）各一钱半。水煎服。温补肾阳。主治下焦元气虚惫，相火衰微，致肾虚不能作强，脾弱不能健运，或腰或膝酸疼，或黎明泄泻者。

3.《医学衷中参西录》玉液汤　生山药一两，生黄芪五钱，知母六钱，生鸡内金（捣细）二钱，葛根一钱半，五味子、天花粉各三钱。水煎服。益气养阴，生津止渴。治消渴。

4.《医学衷中参西录》鸡胵汤　生鸡内金、白芍药各四钱，生姜、白术各三钱，柴胡、陈皮各二钱。水煎服。治气郁鼓胀，兼治脾胃虚弱之郁滞，饮食不能运化。

5.《医学衷中参西录》升降汤　党参、生黄芪、白术、陈皮、厚朴、鸡内金、生姜各二钱，白芍药、知母各三钱，桂枝、川芎各一钱。水煎服。治肝郁、脾虚胸胁胀满，不能饮食。

【参考文献】

［1］郑雁，苗明三．鸡内金的现代研究特点分析［J］．中医学报，2015，30（12）：1796－1797.

［2］王会，金平，梁新合，等．鸡内金化学成分和药理作用研究［J］．吉林中医药，2018，38（09）：1071－1073.

茯苓

【性味归经】甘、淡，平。归心、脾、肾经。

【功效特色】利水渗湿，健脾，安神。

【常用适应证】

1. 水湿证　老年人五脏渐虚，肺失通调，脾失转输，肾失开阖，三焦气化不利，出现小便不利、水肿、头晕、心悸、咳嗽等症，见于老年慢性肾功能不全、下肢深静脉瓣膜功能不全、充血性心力衰竭、甲状腺功能减退症等。茯苓利水而不伤气，药性平和，为利水渗湿要药，常与猪苓、泽泻同用，湿热者配车前子、木通，寒湿者配附子、干姜，茯苓既能利水渗湿，又能健脾，故脾弱运迟、水湿停蓄者用之，有标本兼顾之效。

2. 脾虚证　老年人脾气虚弱，健运失司，出现神疲体倦、食少便溏等症，见于老年慢性胃炎、功能性消化不良、慢性结肠炎等。茯苓能健脾，每与党参、白术、甘草等药同用。

3. 心神不宁证　老年人心气渐弱，气血不足，心失所养，易受环境或情志影响，心神不宁，出现心悸、失眠、坐立不安等症，见于老年期焦虑症、老年期睡眠障碍、心律失常等。本品能宁心安神。常与朱砂、枣仁、远志等药同用。

【药理作用】

1. 利尿　茯苓素是茯苓利尿作用的有效成分，具有和醛固酮及其拮抗剂相似的结构，可与大鼠肾小管细胞浆膜的醛固酮受体结合，拮抗醛固酮活性，提高尿中 Na^{+}/K^{+} 比值，产生利尿作用。

2. 免疫调节　茯苓多糖具有显著增强机体免疫功能的作用。茯苓素对免疫功能具有调节作用。茯苓素能增强小鼠腹腔巨噬细胞的吞噬作用，从而提高机体的非特异性免疫功能。

3. 抗肝硬化　茯苓醇具有促进实验性肝硬化动物肝脏胶原蛋白降解，促进肝内纤维组织重吸收作用。

4. 对胃肠功能的影响　茯苓对家兔离体肠管有直接松弛作用，对大鼠幽门结扎所形成的溃疡有预防作用，并能降低胃酸含量。

5. 其他　抗肿瘤、抗衰老。

【衰弱临床应用】

1.《日华子本草》　补五劳七伤，安胎，暖腰膝，开心益智，止健忘。

2.《德生堂经验方》　白茯苓、黄连各一斤。为末，熬天花粉作糊，丸如梧桐子大。每温汤下五十丸。治下虚消渴，上盛下虚，心火炎烁，肾水枯涸，不能交济而成渴证。

3.《杨氏家藏方》茯苓汤　茯苓、泽泻、香附、橘红、大腹皮、干姜、桑白皮各等分。为粗末，每服五钱，水煎，不拘时服。治脾气不实，手足浮肿，小便秘涩，气急喘满。

4.《不居集》茯苓饮子　陈皮、半夏、茯苓、麦门冬、茯神各一钱半，沉香、甘草各五分。加生姜五片，水煎服。治痰迷心窍，怔忡不止者。

5.《医学正传》茯苓半夏汤　茯苓、半夏、白术、神曲（炒）各一钱，橘红、天麻各七分，麦芽（炒）一钱一分。为粗末，加生姜五片，水煎热服。治脾胃虚弱，身重有痰，恶心欲吐。

【参考文献】

崔鹤蓉，王睿林，郭文博，等. 茯苓的化学成分、药理作用及临床应用研究进展[J]. 西北药学杂志，2019，34（05）：694—700.

薏苡仁

【性味归经】甘、淡，微寒。归脾、胃、肺经。

【功效特色】利水渗湿，健脾，除痹。

【常用适应证】

1. 水湿证　老年人五脏虚弱，肺、脾、肾代谢水液功能下降，水湿内停，出现小便不利、水肿、脚气及大便溏泄等症，见于老年特发性水肿、泌尿系感染、慢性肾功能不全等。薏苡仁淡渗利湿，兼能健脾，功似茯苓。凡水湿滞留，尤以脾虚湿胜者为适用。又本品性偏微寒，能清利湿热，适用于湿热淋证，亦适用于湿温病邪在气分，湿邪偏胜者。常与杏仁、蔻仁、半夏、厚朴等药同用。

2. 风湿痹证　老年人体弱，或居处潮湿，或冲风冒雨，风湿袭人，痹阻经络，出现筋脉挛急、收引拘挛作痛、蜷缩难伸等症，见于老年痛风性关节炎、类风湿性关节炎等。本品既能渗湿，又能舒筋脉，缓和挛急，以本品佐麻黄、杏仁、甘草，治风湿病一身尽疼、发热日晡所剧者。

【药理作用】

1. 抗肿瘤　薏苡仁抗肿瘤作用机制主要有：抑制肿瘤细胞分裂增殖、抑制肿瘤细胞转移、诱导肿瘤细胞凋亡和抑制肿瘤血管形成等。

2. 抗炎、镇痛　薏苡仁油能明显抑制二甲苯和蛋清所致的小鼠的炎症反应，而且可以降低醋酸所致的小鼠腹腔毛细血管通透性。薏苡仁蛋白具有抗炎症活性。

3. 抗菌　薏苡仁中提取出的α－单亚麻酯，对EB病毒早期抗原激活作用有强烈的抑制作用。能够抑制细菌、霉菌和酵母菌的生长，具有广谱的抑菌活性。

4. 提高机体免疫　薏苡仁水提取液能显著增加模型动物免疫器官重量指数和腹腔巨噬细胞的吞噬百分率及吞噬指数，并能明显升高模型动物的白细胞数量，增加血清溶血素含量和T淋巴细胞酯酶阳性百分率，推测薏苡仁水提取液的免疫增强作用可能是其抗肿瘤、抗炎、抗风湿等的作用机制之一。

5. 降血糖　薏苡仁多糖和薏苡仁蛋白均有降血糖活性。薏苡仁多糖腹腔给药能抑制肾上腺素引起的小鼠血糖升高。

6. 降血脂　薏苡仁能降低血浆TC、TG、LDL和极低密度脂蛋白（VLDL）浓度以及饲料摄取量。薏苡仁提取物，可以提高脂蛋白酯酶和肝酯酶活性，抑制脂肪酸合成酶活性，从而有效地降低高脂血症大鼠血清中胆固醇和（LDL）浓度。

【衰弱临床应用】

1.《本草纲目》　薏苡仁健脾益胃，补肺清热，祛风胜湿。炊饭食，治冷气；煎饮，利小便热淋。

2.《本草新编》　薏苡仁最善利水，不至损耗真阴之气，凡湿盛在下身者，最宜用之，视病之轻重，准用药之多少，则阴阳不伤，而湿病易去。

3.《本草纲目》薏苡仁粥　薏苡仁为末，同粳米煮粥，日日食之。补正气，利肠胃，消水肿，除胸中邪气，治筋脉拘挛，久风湿痹。

4.《梅师集验方》　薏苡仁300 g，杵碎，以水3 L，煎1 L，入酒少许服之。治肺痿唾脓血。

5.《普济本事方》薏苡仁丸　薏苡仁、茵芋、白芍药、牛膝、丹参、川芎、独活、防风各半两，侧子一枚，熟地黄、桂心、陈皮各一两。研末，炼蜜为丸，如梧桐子大。每服三四十丸，温酒下。日三服。木瓜汤下亦可。治腰脚走注疼痛。

【参考文献】

[1] 罗云云，杜伟锋，康显杰，等. 薏苡仁历史应用概况及现代研究 [J]. 中华中医药杂志，2018，33 (12)：5666—5673.

[2] 毕天琛，杨国宁，马海春. 中药薏苡仁化学成分及药理活性研究进展 [J]. 海峡药学，2019，31 (11)：52—56.

猪苓

【性味归经】 甘淡，平。归肾、膀胱经。

【功效特色】 利水渗湿。

【常用适应证】

用于小便不利、水肿、泄泻、淋浊等　常见于下肢深静脉瓣膜功能不全、慢性肾功能不全、充血性心力衰竭、老年糖尿病肾病、慢性前列腺炎等。猪苓甘淡渗泄，利水作用较茯苓为强，凡水湿滞留者可以应用。临床应用以复方为多，如治小便不利、水肿，每与茯苓、泽泻等利湿药同用；阴虚者则配阿胶、滑石等。

【药理作用】

1. 利尿　猪苓水煎剂或流浸膏给雄性家兔灌胃，可产生利尿作用。目前认为其利尿作用机制主要是与抑制了肾小管对水及电解质，特别是钠、钾、氯的重吸收有关。

2. 增强免疫功能　猪苓水提取物或醇提水溶部分，均能明显增强小鼠网状内皮系统吞噬功能。猪苓多糖能明显提高小鼠的肝脏重量指数、脾脏重量指数、胸腺重量指数，提高免疫器官重量的作用。

3. 抗肿瘤　猪苓多糖为猪苓抗肿瘤作用有效成分。猪苓多糖抑制肿瘤的作用机制可能与抑制肿瘤细胞的 DNA 合成、激活瘤细胞 TNF－α 表达及增强机体免疫功能等作用有关。

4. 保肝　猪苓多糖能减轻 CCl4 对小鼠肝脏损伤。猪苓多糖对 D－半乳糖胺诱发小鼠肝损伤也具有预防和治疗作用。

【衰弱临床应用】

1.《药性论》　猪苓解伤寒瘟疫大热，发汗，主肿胀，满腹急痛。

2.《本草纲目》　猪苓开腠理，治淋、肿、脚气，白浊、带下，妊娠子淋，小便不利。

3.《金匮要略》猪苓散　猪苓、茯苓、白术各等分。为末，每服方寸匕，米饮调下，日三次。治呕吐后思水，胃中续有停饮。

4.《伤寒论》猪苓汤　猪苓（去皮）、茯苓、泽泻、滑石（碎）、阿胶各一两。以水四升，先煮前四味，取二升，去滓，纳阿胶烊消，温服七合，日三服。利水清热养阴。治阳明病脉浮发热，渴欲饮水，小便不利者；并治少阴病下利六七日，咳而呕渴，心烦不得眠者。

5.《丹溪心法》四苓散　茯苓、猪苓、泽泻、白术各等分。为细末，每服二钱，空腹调服。健脾利水渗湿。治小便赤少，大便溏泄。

【参考文献】

王天媛，张飞飞，任跃英，等．猪苓化学成分及药理作用研究进展［J］．上海中医药杂志，2017，51（04）：109—112.

泽泻

【性味归经】甘、淡，寒。归肾、膀胱经。

【功效特色】利水渗湿，泄热。

【常用适应证】

水湿证　老年人五脏虚弱，肺、脾、肾、三焦中某脏或多脏气化功能失调，导致水湿内停，出现小便不利、水肿、泄泻、淋浊、带下、痰饮等症，见于老年高血压或糖尿病并发肾损害、慢性肾功能不全、慢性心功能不全、结肠炎、前列腺炎、老年性阴道炎等。泽泻甘淡渗湿，利水作用与茯苓相似，为水湿证所常用，且性寒能泄肾及膀胱之热，下焦湿热者尤为适宜。常与茯苓、猪苓等药同用。治泄泻及痰饮所致的眩晕，可与白术配伍。

【药理作用】

1. 利尿　泽泻的利尿作用机理可能包括：①直接作用于肾小管的集合管，抑制 K^+ 的分泌，同时抑制 Na^+ 的重吸收；②增加血浆心钠素（ANF，从心房组织释放的一种低分子多肽，具有排钠利尿作用）的含量；③抑制肾脏 Na^+-K^+-ATP 酶的活性，减少 Na^+ 重吸收等。

2. 抗实验性肾结石　泽泻可增强人尿液对结晶生长的抑制作用，尤其对结晶体积较大者，抑制作用显著。

3. 抗炎　泽泻水煎剂能明显减轻二甲苯引起的小鼠耳郭肿胀，抑制大鼠棉球肉芽组织增生对急慢性炎症有抑制作用。

4. 抗脂肪肝　泽泻的水提取物可使低蛋白饲料所致动物实验性脂肪肝的肝内脂肪含量明显降低。泽泻粉可抑制大鼠肝脂肪的蓄积。

5. 心血管系统　泽泻及其提取物（甲醇、苯、丙酮提取物）有一定程度的降压作用。泽泻醇提物的水溶性部分能显著增加冠脉流量，对心肌收缩力呈轻度的抑制作用。

6. 其他　降血脂、抗动脉粥样硬化、抗血小板聚集、抗血栓等。

【衰弱临床应用】

1.《别录》　泽泻补虚损五劳，除五脏痞满，起阴气，止泄精、消渴、淋沥，逐膀胱、三焦停水。

2.《日华子本草》　泽泻治五劳七伤，主头晕、耳虚鸣，筋骨挛缩，通小肠，止遗沥、尿血。

3.《太平圣惠方·卷二十九》泽泻散　泽泻、赤茯苓、木通（锉）各一两，牡丹、桂心、甘草（炙微赤，锉）、榆白皮（锉）、白术各七钱。捣粗罗为散。每服三钱，水煎去滓，食前温服。治虚劳，膀胱气滞，腰中重，小便淋沥。

4.《证治准绳·类方》泽泻散　泽泻、牡丹皮、煅牡蛎、鹿茸（酥炙）、赤茯苓、桑螵蛸（微炒）、阿胶珠各一两。为细末，每服二钱，食前酒调下。治遗尿，小便涩。

5.《金匮要略》泽泻汤　泽泻五两，白术二两。水煎，分二次服。治水停心下、清阳不升、浊阴上犯之头目昏眩。现用于治疗耳源性眩晕。

【参考文献】

[1] 邢增智，陈旺，曾宇. 泽泻的化学成分与药理作用研究进展 [J]. 中医药导报，2017，23（15）：75—78.

[2] 刘珊珊，郭杰，李宗艾，等. 泽泻化学成分及药理作用研究进展 [J]. 中国中药杂志，2020，45（07）：1578—1595.

冬瓜皮

【性味归经】甘，微寒。归肺、小肠经。

【功效特色】利水消肿。

【常用适应证】

用于水肿　老年人脏腑功能减退，肺失宣降，不能通调水道；或脾失健运，不能转输，水湿内停；或肾精亏耗，肾气不足，气不化水，水液泛滥，形成水肿。常见于老年营养不良性水肿、肺源性心脏病、慢性心功能不全、慢性肾功能不全等。冬瓜皮能利水消肿，兼能清热，以热性水肿为宜，常加入利水复方中应用，可与赤小豆、白茅根、茯苓等药同用。

【药理作用】

1. 抗氧化　冬瓜皮中含有大量的蛋白质、矿物质元素、粗纤维、叶绿素、黄酮、多酚等营养与功能性物质，具有一定的抗氧化能力。冬瓜果皮新鲜提取物具有较强的抗氧化和抑制血管紧张素转换酶的能力，可能对心血管疾病和癌症有保护作用。

2. 保护肾脏　冬瓜皮炭体外具有吸附尿素氮、肌酐、尿酸等尿毒素的活性，可用于治疗尿毒症。冬瓜皮炭对慢性肾功能衰竭大鼠无论在降低氮质代谢产物、纠正酸中毒，还是肾脏病理方面，均有效果。

3. 降脂、降糖　冬瓜皮提取物具有降低血清和肝脏 TG 含量以及空腹血糖并改善糖耐量的作用。

4. 其他　降压、利尿。

【衰弱临床应用】

1.《本草再新》　冬瓜皮走皮肤，去湿追风，补脾泻火。

2.《现代实用中药》　冬瓜皮、西瓜皮、白茅根各 18 g，玉蜀黍蕊 12 g，赤豆 90 g。水煎，日三次分服。治肾炎，小便不利，全身浮肿。

3.《滇南本草》　冬瓜皮 15 g（要经霜者），蜂蜜少许。水煎服。治咳嗽。

4.《医醇賸义》通皮饮　陈皮、青皮、厚朴、枳壳、砂仁、鲜姜皮各一钱，冬瓜皮、当归、车前子各二钱，茯苓皮四钱，泽泻一钱五分。水煎服。治三焦咳，气满于皮肤之中，虽胀而轻轻然不坚。

5.《赵炳南临床经验集》多皮饮　地骨皮、五加皮、大腹皮、粉丹皮、川槿皮各三钱，桑白皮、白鲜皮、赤苓皮、冬瓜皮、扁豆各五钱，干姜皮二钱。水煎服。健脾除湿，疏风和血。治亚急性、慢性荨麻疹。遇冷则复发者，重用干姜皮；遇热而发者，重用生地（五钱至一两），去干姜皮。

【参考文献】

张帅中，梁雪. 冬瓜皮药用价值及综合利用研究进展［J］. 现代农业科技，2016(09)：286－288.

第六节　敛精药

山茱萸

【性味归经】酸，微温。归肝、肾经。

【功效特色】补益肝肾，收敛固涩。

【常用适应证】

1. 肝肾亏虚证　老年人肾精渐亏，肝肾同源，水不涵木，肝肾阴虚，出现头晕目眩、腰膝酸软、耳鸣耳聋、两目干涩、五心烦热等症，见于老年糖尿病、高血压病、老年期睡眠障碍等。本品补益肝肾，既能补精，又可助阳，配伍熟地黄、山药、泽泻等，治肝肾阴亏，腰膝酸软；配伍补骨脂、当归、麝香，治肾阳不足，阳痿滑精。

2. 体虚阴脱证　老年人正气虚弱，久病气衰，不能固摄津液、血液，出现遗精滑精、小便不禁、虚汗不止等，见于老年性尿失禁、前列腺炎、恶性肿瘤晚期等。本品有良好的收敛固涩作用。治小便不禁，配伍桑螵蛸、覆盆子、益智仁、沙苑子等。又以本品配伍人参、附子、龙骨、牡蛎等药治大汗不止、体虚欲脱之症，也有良好的功效。

【药理作用】

1. 神经保护　山茱萸环烯醚萜苷（CIG）对脑缺血沙土鼠学习记忆能力以及海马区BDNF蛋白表达均有促进作用。山茱萸有效成分还可通过抑制自由基损伤及炎症反应、降低钙超载、抑制细胞凋亡等途径减轻脑缺血再灌注引起的脑损伤。

2. 对糖尿病及并发症作用　含有山茱萸的降糖益肾方可明显降低高脂饮食MKR鼠肾小球中IRS－1和PI－3K蛋白的表达水平，减少糖尿病肾病系膜细胞增殖。山茱萸总萜可以改善血脂代谢紊乱，对高血糖具有持续的控制效果，对机体的糖、脂等代谢过程起到调节作用，在一定程度上具有治疗糖尿病作用。

3. 心肌保护　山茱萸总苷可以抑制心肌细胞凋亡。

4. 抗肿瘤　山茱萸多糖对S180肉瘤小鼠有明显的瘤抑制作用。山茱萸多糖可诱导人宫颈癌HeLa细胞凋亡，抑制肿瘤细胞增殖。

5. 调节骨代谢　山茱萸总苷对防治大鼠骨质疏松症有明确疗效，主要通过改变成骨细胞、破骨细胞的增殖分化行为，使机体骨重建中成骨功能高于破骨功能，最终达到提高骨密度，防治骨质疏松作用。

6. 其他　抗氧化、抗炎、抗疲劳、抗菌、肝肾保护、提高免疫力等。

【衰弱临床应用】

1.《李中梓医学全书》　山茱萸味酸，微温，无毒。入肝、肾二经。酒润去核，微火烘干。补肾助阳事，腰膝之疴不必虑也；闭经缩小便，遗泄之证宁足患乎？月事多而可以止，耳鸣响而还其聪。四时之令，春气暖而生，秋气凉而杀。万物之性，喜温而恶寒，人身精气，亦赖温暖而后充足。况肾肝居至阴之位，非得温暖之气，则孤阴无以生。山茱萸正入二经，气温而主补，味酸而主敛，故精气益而腰膝强也。按：强阳不痿，小便不利者，不宜用。

2.《方龙潭家秘》：山萸肉60 g，益智子30 g，人参、白术各24 g，分作10剂，水煎服。治老人小便不节，或自遗不禁。

3.《千金翼方》山茱萸散：山茱萸、炮附子、山药、王荪、肉桂、干地黄、炒干漆、秦艽、炮天雄、白术各半两，狗脊（原书无剂量）。为粗末，每服一方寸匕，食前酒送下，日三次。治风跛痹，偏估，半身不遂，疼痛呻吟。

4.《景岳全书·新方八阵》右归饮　见“杜仲”。

5.《医学衷中参西录》干颓汤　见“枸杞”。

【参考文献】

[1] 杨明明，袁晓旭，赵桂琴，等. 山茱萸化学成分和药理作用的研究进展 [J]. 承德医学院学报，2016，33（05）：398—400.

[2] 周迎春，张廉洁，张燕丽. 山茱萸化学成分及药理作用研究新进展 [J]. 中医药信息，2020，37（01）：114—120.

桑螵蛸

【性味归经】甘、咸，平。归肝、肾经。

【功效特色】补肾助阳，固精缩尿。

【常用适应证】

肾虚阳衰证　年老命门火衰，下元不固，出现遗精、滑精、遗尿、尿频、白带过多等症，见于老年慢性前列腺炎、膀胱过度活动症、前列腺术后尿失禁、老年女性尿失禁等。本品有补肾固涩的功效，遗尿尿频尤为常用，配伍远志、菖蒲、龙骨等，治肾虚遗尿、小便频数、遗精滑泄、心神恍惚之症。

本品也可用于阳痿，有补肾助阳功效，可与鹿茸、苁蓉、菟丝子等同用。

【药理作用】

1. 增强下丘脑—垂体—甲状腺轴、肾上腺轴、性腺轴的功能　桑螵蛸能提高肾阳虚大鼠的甲状腺指数、肾上腺指数及 TSH、T3、T4、肾上腺素、去甲肾上腺素、17—羟类固醇、皮质酮、T 含量。

2. 抗利尿　桑螵蛸经炮制后抗利尿作用增强，卵壳是桑螵蛸抗利尿作用的主要药用部位，增加血清中抗利尿激素（ADH）含量可能是其缩尿作用的主要机制之一。

3. 增强免疫功能　桑螵蛸能升高免疫低下小鼠血清中 IL—2、IL—4、IgM、IgG 含量和胸腺指数、脾脏指数。桑螵蛸生品和炮制品均能增强免疫功能，并对氧化损伤具有一定的保护作用。

4. 抗菌　桑螵蛸脂类提取物对铜绿假单胞菌生物被膜的抑制作用明显。桑螵蛸挥发油提取物对耐甲氧西林金黄色葡萄球菌（MRSA）具有一定的体外抑菌效应。

5. 其他　抗氧化、精神调节、增强皮肤保护功能等。

【衰弱临床应用】

1.《黄元御医学全书》　桑螵蛸味咸，气平，入足少阴肾、足太阳膀胱、足厥阴肝经。起痿壮阳，回精失溺。桑螵蛸温暖肝肾，疏通膀胱，治遗精失溺，经闭阳痿，带浊淋漓，耳痛喉痹，瘕疝骨鲠之类皆效。炮，研细用。

2.《太平圣惠方》桑螵蛸丸　桑螵蛸、菖蒲、山茱萸、续断、五味子各三分，肉苁蓉、附子、山药、萆薢、沉香、茴香子各一两，磁石二两。研末，炼蜜为丸，如梧桐子大。每服三十丸，早晚食前，温酒下。治肾脏风虚耳鸣，腰脊强直，小便数滑。

3.《本草衍义》桑螵蛸散　桑螵蛸、远志、菖蒲、龙骨、人参、茯神、当归、龟甲（醋炙）各一两。为末，每服二钱，临卧人参煎汤调下。调补心肾，固精止遗。治男女虚损，阴痿遗精，小便频数，心神恍惚。方中桑螵蛸补肾固精止遗，龙骨涩精安神，为君药；臣以党参、茯神、菖蒲、远志益气安神定志，交通心肾；佐以当归、龟甲养血滋阴，合君药以育阴填精，合臣药以调补气血。诸药合用，两调心肾，滋阴填精，则精固遗止而心神安。

4.《张氏医通》加减桑螵蛸散　桑螵蛸三十枚，酥炙鹿茸一对，麦门冬去心二两半，五味子半两，盐酒炒补骨脂、人参、盐酒炒厚杜仲、蜜酒炙黄芪各三两为散，每服三钱，空心羊肾煎汤调服，并用红酒细嚼羊肾；或羊肾汤泛为丸，空心酒下三钱。治阳气虚弱，小便频数，或遗溺。

5.《圣济总录》螵蛸丸　桑螵蛸（炒）、山茱萸（微炒）、磁石（煅、醋淬，研）、五味子、肉苁蓉（酒浸，去皱皮，炙）、山芋、当归（切、焙）、沉香各五钱，菖蒲、续断各七钱半，附子（炮裂，去皮、脐）三枚，茴香子（炒）二钱半。捣罗为末，炼蜜和丸，如梧桐子大。每服二十丸，温酒或荆芥盐汤送服。治肾虚耳聋，胀满，腰脊强直，小便黄赤。

【参考文献】

［1］贾坤静，艾雪，贾天柱，等. 桑螵蛸生制品对肾阳虚大鼠的补肾助阳作用比较［J］. 中药材，2016，39（07）：1516－1520.

［1］贾坤静，艾雪，贾天柱，等. 桑螵蛸生制品对小鼠免疫功能和抗氧化能力的影响［J］. 辽宁中医杂志，2016，43（12）：2610－2613.

金樱子

【性味归经】酸、涩，平。归肾、膀胱、大肠经。

【功效特色】固精，缩尿，涩肠止泻。

【常用适应证】

1. 下焦不固证 老年人肾元虚衰，下焦不固，出现遗精滑精、遗尿尿频、白带过多等，见于老年前列腺炎、前列腺增生症、老年性阴道炎等。本品酸涩收敛，功专固涩，故适用于体虚下焦不固引起的上述证候。单用本品熬膏服，可治遗精、滑精、尿频等证；与芡实为丸服，治遗精、尿频、白浊、白带过多等证。

2. 久泻久痢 老年人脾气虚弱，健运失司，出现大便时溏时泻，迁延反复，或下痢赤白黏冻等，见于老年慢性结肠炎、炎症性肠病等。本品有涩肠止泻功效，可单味煎服，也可配伍党参、白术、山药等。单味煎服治脾虚下利；配伍党参煎服，治久虚泄泻下痢。

此外，还可用于脱肛、子宫下垂、崩漏等症，皆取其收涩作用。

【药理作用】

1. 抗氧化 金樱子中具有抗氧化活性的主要成分是总黄酮、多糖、鞣质，其中金樱子总黄酮和多糖都具有良好的抗氧化能力，能清除超氧阴离子自由基，抑制羟自由基对细胞膜的破坏。

2. 抑菌、抗炎 金樱子的醇提取物具有抗炎作用；金樱子茎的水提取物和75%乙醇提取物对痢疾杆菌、金黄色葡萄球菌均有抑菌活性；金樱子总黄酮对革兰阳性菌，如对金黄色葡萄球菌、枯草芽孢杆菌等具有良好的抑菌作用。

3. 改善肾功能 金樱子通过降低糖尿病大鼠肾脏中NF—kB的表达，抑制氧化应激反应，增强抗氧化酶的活性，起到保护肾脏的作用；金樱子多糖可通过调节TRP V5蛋白表达，调节钙离子的重吸收，从而改善肾功能，说明金樱子能通过不同的途径改善肾功能。

4. 其他 提高机体免疫力、抗肿瘤、降血糖、降血脂、降血压等。

【衰弱临床应用】

1.《本草正义》 金樱子生津液，收虚汗，敛虚火，益精髓，壮筋骨，补五脏，养气血，平咳嗽，定喘急，疗怔忡惊悸，止脾泄血痢及下水不禁。

2.《滇南本草》 金樱子治日久下痢，血崩带下，涩精遗泄。

3.《普门医品》金樱子煎 又名金樱子膏。金樱子（去刺及子）不拘量。水煎浓缩，似稀汤，每服一匙，用温酒一盏调下。活血填精补髓。治肝肾两亏引起的精神衰弱，小便不禁，梦遗滑精，脾虚下利。

4.《泉州本草》 金樱子（去外刺和内瓤）30 g，党参 9 g。水煎服。治久虚泄泻下痢。

5.《景岳全书》秘元煎 炒远志八分，炒山药、炒芡实、炒酸枣仁、金樱子各二钱，炒白术、茯苓各一钱半，炙甘草一钱，人参一二钱，五味子十四粒（畏酸者不用）。水煎，食远服。养心健脾，补肾固精。治心脾两虚，肾失封藏，夜梦遗精，带下白浊。

【参考文献】

[1] 周苗苗，李峰. 金樱子多糖的分离纯化及药理作用 [J]. 安徽农业科学，2016，

44（03）：141—142.

［2］陈倩，李娜，张雨林，等. 金樱子的研究进展［J］. 中医药导报，2018，24（19）：106—110.

海螵蛸

【性味归经】咸、涩，微温。归肝、肾经。

【功效特色】收敛止血，固精止带，制酸止痛，收湿敛疮。

【常用适应证】

1. 崩漏下血、肺胃出血、外伤出血　常见于老年支气管扩张、肺结核、肺癌所致咯血；老年消化性溃疡、食管胃底静脉曲张所致吐血；老年子宫占位病变、子宫内膜癌出血所致血崩症以及外伤出血等。本品咸能入血，微温而涩，有收敛止血功效。治妇女崩漏下血，多配伍茜草、棕炭、五倍子等；治肺胃出血，常与白及等分为末服。单用研末外敷，可止创伤出血。

2. 遗精、带下　常见于老年前列腺炎、老年性阴道炎等。本品能收敛，故可固精止带。治遗精，配伍山萸肉、菟丝子、沙苑子等药；治妇女赤白带下，可配伍白芷、血余炭。

3. 胃痛吐酸　常见于老年慢性胃炎、胃食管反流病、消化性溃疡等。本品有制酸止痛功效。多与贝母同用。

4. 湿疮湿疹及溃疡多脓　常见于老年压疮、皮肤湿疹、天疱疮、大疱性类天疱疮等。本品外用能收湿敛疮。治湿疮湿疹，可与黄柏、青黛等研末外敷；治溃疡多脓，可单用研末外敷，也可配伍煅石膏、煅龙骨、枯矾、白芷、红升、冰片，共研细末，撒敷患处。

【药理作用】

1. 中和胃酸　通常认为碳酸钙中和盐酸能制止胃酸过多。研究发现海螵蛸多糖也有中和胃酸的作用。

2. 保护黏膜、抗溃疡　海螵蛸对乙醇诱导的大鼠急性胃黏膜损伤有保护作用，机制可能是海螵蛸中的钙与胃酸产生中和作用，减轻对胃黏膜的侵蚀作用。海螵蛸能促进胃液、胃组织、血清中 PGE_2 的合成，增强黏膜组织的抵抗能力，加速溃疡的愈合；提高 SOD 的活力，清除氧自由基和减轻脂质过氧化反应，减轻对胃黏膜细胞的损伤；同时，参与调节胃黏膜损伤的炎症反应，可能是保护胃黏膜的另一机制。

3. 成骨　海螵蛸在修复骨缺损中有很重要的作用。通过动物实验发现，海螵蛸植入动物体内，周围组织不会引起炎症、毒性及免疫反应，从节段缺损、空洞缺损的修复情况后，处理后的海螵蛸与兔骨方面无明显差异。

4. 其他 降磷、抗凝血。

【衰弱临床应用】

1.《李中梓医学全书》 海螵蛸止吐衄肠风，涩久虚泻痢。外科燥脓收水，眼科去翳清烦。味咸入血，性涩能收，故有软坚止滑之功。

2.《医学衷中参西录》清带汤 生山药 30 g，生龙骨、生牡蛎各 18 g，海螵蛸（去净甲，捣）12 g，茜草 9 g。水煎服。功能固涩、收敛、止带。治妇女赤白带下。单赤带，加白芍、苦参各 6 g；单白带，加鹿角霜、白术各 9 g。

3.《山东中草药手册》 海螵蛸 15 g，贝母、甘草各 6 g，瓦楞子 9 g。共研细末。每次服 6 g，每日 3 次。治胃痛，吐酸。

4.《太平惠民和剂局方·卷九》滋血汤 赤石脂（煅红）、海螵蛸（去壳）、侧柏叶（去枝）各五两。为细末。每服二钱，用热饭饮调下，日三次，不拘时。治妇人劳伤脏腑，冲任气虚，致患血崩，或下鲜血，或下瘀血，连日不止，淋沥不断，形羸气劣，倦怠困乏者。

5.《疡医大全》四海舒郁丸 青木香五钱，陈皮、海蛤粉各三钱，海带、海藻、昆布、海螵蛸各二两。为末和丸，每服三钱，酒或水调下，日三次。行气化痰，散结消瘿。治气瘿，结喉之间，气结如胞，随喜怒消长，甚则妨碍饮食。

【参考文献】

[1] 范蕙淇，赵嫣虹. 海螵蛸的研究进展 [J]. 中国民族民间医药，2016，25（04）：47—48.

[2] 蔡晓华. 海洋矿物药海螵蛸的研究进展与方向 [J]. 中华中医药杂志，2018，33（09）：4013—4015.

莲子

【性味归经】甘、涩，平。归脾、肾、心经。

【功效特色】补脾止泻，益肾固精，养心安神。

【常用适应证】

1. 脾虚久泻，食欲不振 常见于老年功能性消化不良、老年慢性结肠炎、老年肠易激综合征等。本品甘平补益，涩能收涩，故有补脾止泻的功效。多与人参、白术、茯苓、山药等同用。

2. 肾虚遗精、滑精 常见于老年前列腺炎、前列腺增生症、前列腺癌等。本品有补肾固精功效，配伍沙苑子、龙骨、牡蛎、莲须等。

3. 虚烦、惊悸、失眠 常见于老年期睡眠障碍、老年期抑郁障碍、老年谵妄等。本品能养心益肾、交通心肾，可配伍麦门冬、茯神、柏子仁等药。

此外，还可用于妇女崩漏、白带过多等证，有养心、益肾、固涩的功效。

【药理作用】

1. 抗氧化、抗衰老、增强免疫　莲子乙醇及水醇抽提物均表现强自由基清除活性。莲子的药理作用研究主要集中于抗衰老作用。莲子多糖具有较好的增强免疫的效果。

2. 抑制增殖活性　莲子乙醇提取物可抑制人类外周血单核细胞的细胞周期生长、细胞因子表达及细胞增殖。

3. 抗炎作用　莲子提取物抑制促炎细胞因子肿瘤坏死因子 TNF－α 的产生，增加抗炎细胞因子水平。

【衰弱临床应用】

1.《黄元御医学全书》　莲子甘平，甚益脾胃，而固涩之性，最宜滑泄之家，遗精便溏，极有良效。

2.《世医得效方》　老莲子 60 g（去心），为末。每服 3 g，陈米汤调下。治久痢不止。

3.《奇效良方》　莲肉、益智仁、龙骨（五色者）各等分。上为细末。每服 6 克，空心用清米饮调下。治小便白浊，梦遗泄精。

4.《医学发明》水芝丸　莲实（去皮）不以多少，用好酒浸 1 宿，入大猪肚内，用水煮熟，取出焙干。上为极细末，酒糊为丸，如鸡头大。每服 50～70 丸，食前温酒送下。补虚益损。

5.《同寿录》养神酒　熟地黄 90 g，枸杞、茯苓、莲子肉、山药、当归各 60 g，薏苡仁、酸枣仁、续断、麦门冬各 30 g，丁香 6 g，木香、大茴香各 15 g，桂圆肉 250 g。先将茯苓、山药、薏苡仁、莲子肉研成细末，然后和其他药物和匀装入细绢袋内，放进容器，加酒 10 L，密封隔水加热至药物浸透，取出静置浸泡 7 天以上备用。每日 2 次，每次饮服 10 ml。益精血，健脾气，安神志。主治心脾两虚所致的神志不安、心悸失眠等，平素气怯血弱者亦可服用。

【参考文献】

[1] 顾瑶华，朱悦，廖立. 莲类药材的药理作用研究进展 [J]. 中国药业，2010，19 (08)：85－86.

[2] 黄秀琼，卿志星，曾建国. 莲不同部位化学成分及药理作用研究进展 [J]. 中草药，2019，50 (24)：6162－6180.

芡实

【性味归经】甘、涩，平。归脾、肾经。

【功效特色】补脾去湿，益肾固精。

【常用适应证】

1. 脾虚久泻　年老体弱，久病体虚，脾胃运化功能失调，出现大便溏泻、日久不止、食少脘闷、面色萎黄、神疲倦怠等症，见于吸收不良综合征、功能性消化不良、老年糖尿病之大便失禁、老年炎症性肠病等。本品甘平补脾，兼可祛湿，涩能收敛。治脾虚久泻或久痢，多配伍党参、白术、山药、莲子等。

2. 下元不固　年老肺脾肾三脏气虚，水道失约，或久病及肾，肾气不固，出现遗精、小便不禁、白带过多等症，见于老年性尿失禁、前列腺炎、老年性阴道炎等。本品有益肾固精的功效，与沙苑子、龙骨、牡蛎、莲子、金樱子等同用。

【药理作用】

1. 抗氧化及清除自由基　芡实多糖对羟自由基和超氧阴离子有清除作用。芡实壳提取物可以清除体外自由基，具有抗脂质过氧化作用，对羟基自由基引发的DNA损伤具有抑制作用，并且具有很强的总还原力。

2. 抗心肌缺血　芡实水提取物对缺血心脏功能有改善作用，减少心脏缺血再灌注的损伤，可能与芡实的活性成分糖脂类化合物能诱导TRP－32和硫氧还蛋白－1的表达有关。

3. 延缓衰老、改善学习记忆　芡实乙醇、乙酸乙酯、正丁醇提取物均能起到延缓衰老、改善学习记忆能力的作用。

4. 抗疲劳　芡实多糖能显著提高小鼠负重游泳时间，能改善机体的能量代谢，加速肝糖原的分解供能，减少蛋白质和含氮化合物的分解，从而降低血尿素氮的含量，具有抗疲劳作用。

5. 降血糖　芡实壳提取物能抑制调节血糖相关的基因蛋白酪氨酸磷酸脂酶－1B基因的表达，改善胰岛素信号转导的畅通，也能促进胰岛素受体底物－1表达水平的提高，减弱胰岛素抵抗作用。

6. 其他　抗癌、抑菌。

【衰弱临床应用】

1.《本草新编》　芡实佐使者也，其功全在补肾祛湿。夫补肾之药，大多润泽者居多，润泽者则未免少去湿矣。芡实补中去湿，性又不燥，故能去邪水而补真水，与诸补阴药同用，尤能助之以添精，不虑多投以增湿也。

2.《本草经百种录》　鸡头实（芡实别名），甘淡，得土之正味，乃脾肾之药也。脾恶湿而肾恶燥，鸡头实淡渗甘香，则不伤于湿，质黏味涩，而又滑泽肥润，则不伤于燥，凡脾肾之药，往往相反，而此则相成，故尤足贵也。

3.《中国医学大成·内科杂病分册》芡实丸　芡实二两，莲须一两，茯神（去木）一两，山茱萸（取肉）二两，煅龙骨五钱（研），五味子黑者一两，韭子五钱，肉苁蓉一两，熟地黄二两，煅紫石英五钱（研），牛膝（酒洗，去芦）二两，枸杞一两，上末，酒煮山药糊丸，梧桐子大，每七十丸，淡盐汤下。治思虑伤心，疲劳伤肾，心肾不交，精元不固，面无颜色，惊悸健忘，夜梦不宁，小便赤涩，遗精白浊，足胫酸痛，耳聋目昏，口干脚弱。

4.《种福堂公选良方》龙莲芡实丸　龙骨、莲须、芡实、乌梅肉各等分。为末，山药煮糊为丸，如小豆大。每服 30 丸，米饮调下。治肾元亏损，精关不固，滑遗不禁。

5.《洪氏集验方》水陆二仙丹　芡实、金樱子。取芡实连壳捣碎晒干为末；金樱子去刺捣碎，甑中蒸令熟，用所蒸汤淋二三遍，取所淋金樱子汁入银铫内慢火熬成稀膏，与芡实和丸，如梧桐子大，每服五十丸，盐水送下。治肾虚，男子遗精白浊，女子带下。

【参考文献】

[1] 杨晓曦，张庆林. 中药芡实的研究进展 [J]. 国际药学研究杂志，2015，42 (02)：160—164.

[2] 刘琳，刘洋洋，占颖，等. 芡实的化学成分、药理作用及临床应用研究进展 [J]. 中华中医药杂志，2015，30 (02)：477—479.

椿皮

【性味归经】苦、涩，寒。归大肠、胃、肝经。

【功效特色】清热燥湿，涩肠，止血，止带，杀虫。

【常用适应证】

1. 久泻、久痢、便血　年老体虚或久病正虚，邪恋肠腑，传导不利，出现久泻、久痢、便血等症，见于老年溃疡性结肠炎、慢性结肠炎、痔疮出血等。本品既能清热燥湿，又可涩肠止血。配伍诃子、母丁香，治休息痢；配伍滑石，治湿气下痢、便血、白带。

2. 崩漏、带下　年老正气不足，感受湿热毒邪侵袭，流注下焦，冲任失调，出现崩漏、带下等症，见于老年阴道炎、宫颈癌等。本品有清热、燥湿、收涩的功效，配伍龟板、香附、白芍、黄芩等，治妇女崩漏不止。

此外，椿皮还有杀虫功效，可治蛔虫病；有燥湿杀虫止痒作用，可外洗疮癣。

【药理作用】

1. 抗肿瘤　椿皮提取物能明显抑制宫颈癌 Hela 细胞的增殖，通过调控 Bax、Bcl—2 凋亡基因表达，阻滞细胞 G_2/M 期，促进细胞发生凋亡，通过调控 LC3B 基因表达，促进宫颈癌细胞发生自噬。研究发现，椿皮抗肿瘤成分大都集中在苦木苦味素类化合物，其抗癌成分是确切的。

2. 抗菌、抗病毒　椿皮中铁屎米酮生物碱对白色念珠菌和金黄色葡萄球菌均具有较强的抑制作用。此外，研究表明，椿皮具有较强的体外抗菌活性和抗结核、抗 EB 病毒、抗阿米巴、抗疟等作用。

【衰弱临床应用】

1.《丹溪心法》椿皮丸　龟板二两（酥炙），升麻、香附各五钱，芍药一两半，侧柏叶一两，椿根白皮七钱五分。为末，粥和为丸。以四物汤加白术、黄连、甘草、陈皮作末，汤调送下。滋阴养血，清利湿热。治肠风便血，日久血虚。

2.《丹溪心法》固肠丸　椿根皮 120 g，滑石 60 g。上为末，粥丸桐子大，空心白汤下 100 丸。治湿气下痢，大便血，白带，去脾胃陈积之疾。

3.《福建民间草药》　椿根白皮 60 g，酌加水煎服。治淋浊，白带。

4.《中草药新医疗法处方集》　椿芽木皮烧存性，金银花藤 24 g。水煎服。治胃溃疡出血。

5.《百病奇效良方》椿根白皮饮　椿根白皮 30 g，红花、当归、灯芯、竹叶、粉甘草各 9 g，红糖 120 g，黄精 250 g。上药八味，加水适量，少许黄酒，共煎成 300 ml，每早、中、晚饭前分服，日一剂。重症可连服 4 剂。治肠风下血。

【参考文献】

[1] 钱娟，王瑞平，邹玺. 椿皮的化学成分及抗肿瘤作用研究进展 [J]. 江苏中医药，2012，44（04）：75—77.

[2] 胡苗芬，宋新波，张丽娟，等. 椿皮中铁屎米酮的分离及其体外抗菌活性研究 [J]. 辽宁中医药大学学报，2013，15（12）：75—77.

乌梅

【性味归经】酸，平。归肝、脾、肺、大肠经。

【功效特色】敛肺，涩肠，生津，安蛔。

【常用适应证】

1. 肺虚久咳　老年人脏腑功能失调，内邪干肺，或肺系疾病迁延不愈，阴伤气耗，肺主气功能失常，肃降无权，肺气上逆作咳，反复难愈，常见于老年慢性支气管炎、慢性阻塞性肺疾病、老年肺癌等。本品能敛肺止咳，适用于肺虚久咳，与粟壳、半夏、杏仁、阿胶等配伍。

2. 久泻久痢　老年人脾虚失运，或他脏及脾，如肝旺乘脾，或肾虚不暖脾，水谷不化，传导不利，出现泄泻，或下痢，迁延不愈，常见于老年吸收不良综合征、慢性结肠炎、炎症性肠病等。本品能涩肠止泻，配伍肉豆蔻、诃子、粟壳等，治久泻不止。

3. 虚热消渴　老年人阴津不足，燥热偏胜，肺不布津，口渴多饮，常见于老年糖尿病、甲状腺功能亢进症、感染性疾病恢复期等。本品味酸，酸能生津，故有生津止渴之效，配伍天花粉、麦门冬、葛根、人参等，治虚热烦渴。

4. 蛔厥腹痛　老年人脾胃虚弱，若饮食不洁，饥饱失时，因蛔虫窜入胆道或胃脘，出现烦躁不安，腹痛忽发忽止，或呕吐蛔虫，见于胆道蛔虫症、蛔虫性肠梗阻等。蛔得酸则伏，本品味酸，故又有和胃安蛔之效，配伍细辛、蜀椒、干姜、黄连等，治蛔虫引起的腹痛呕吐。

此外，用本品内服，还可止血，治崩漏下血；外敷能消疮毒，并治胬肉外突。

【药理作用】

1. 抑菌　乌梅及其制剂对多种细菌有体外抑制作用，对于革兰阳性菌的金黄色葡萄球菌和革兰阴性菌的大肠杆菌、绿脓杆菌、肺炎克雷伯菌以及白色念珠菌等有不同程度的抑制作用。

2. 镇咳　乌梅的核壳、种仁都有明显的镇咳作用。乌梅仁中的苦杏仁苷有镇咳平喘作用。

3. 保护肝功能　乌梅含大量苹果酸、柠檬酸和SOD，能降低肠道pH值，减少氨的吸收，同时可抑制肠道菌群活跃，改善宿主肠道菌群紊乱状态，促进肠蠕动，收缩肠壁、保护肠黏膜，使肠黏膜小血管扩张，促进药物成分溶解及吸收，减少有害物质产生、吸收，降低肠源性内毒素产生引起的肝细胞损害。

4. 抗肿瘤　乌梅煎剂对小鼠肉瘤S180艾氏腹水瘤有抑制作用，体外试验对人体子宫颈瘤JTC－26株的抑制率在90%以上。乌梅水提取液、醇提取液具有抑制人原始巨核白血病细胞和人早幼粒白血病细胞生长的作用，对这两种细胞的克隆形成都有不同程度的抑制作用，呈一定的量效关系。

5. 其他　抗生育、镇静催眠、抗惊厥、抗过敏、抗氧化、抗衰老等。

【衰弱临床应用】

1.《神农本草经》　乌梅主下气，除热烦满，安心，肢体痛，偏枯不仁，死肌，去青黑痣、恶肉。

2.《本草纲目》　乌梅肉（微炒）、罂粟壳（去筋膜，蜜炒）等分，为末。每服二钱，睡时蜜汤调下。治久咳不已。

3.《杂病源流犀烛·脏腑门》乌梅膏　乌梅不拘量。煎成膏，含化。治久咳，久治投药不效，余无他症，与劳嗽异者。

4.《温病条辨》人参乌梅汤　人参、莲子（炒）、炙甘草、乌梅、木瓜、山药。水煎服。治久痢伤阴，口渴舌干，微热微咳者。

5.《类证活人书》栀子乌梅汤　栀子、黄芩、甘草（炙微赤）各15 g，柴胡30 g，乌梅肉14枚（微炒用）。上药5味，为粗末。每服12 g，用水220 ml，加生姜3片、竹叶14片、豆豉50粒，煎至160 ml，去滓温服。清热除烦，生津养阴。治伤寒后，虚烦不得眠，心中懊恼。

【参考文献】

［1］张小琼，侯晓军，杨敏，等. 乌梅的药理作用研究进展［J］. 中国药房，2016，27（25）：3567—3570.

［2］张华月，李琦，付晓伶. 乌梅化学成分及药理作用研究进展［J］. 上海中医药杂志，2017，51（S1）：296—300.

五味子

【性味归经】酸，温。归肺、肾、心经。

【功效特色】敛肺滋肾，生津敛汗，涩精止泻，宁心安神。

【常用适应证】

1. 久咳虚喘　老年人肺系慢性疾病，致肺气阴不足，久病及肾，肾虚不纳气，出现咳嗽声低气怯、迁延难愈、气短乏力、呼吸浅短急促等，见于老年慢性支气管炎、慢性阻塞性肺疾病、肺源性心脏病等。本品酸能收敛，性温而润，上敛肺气，下滋肾阴，能止咳平喘，故适用于肺虚久咳及肺肾不足之喘咳。配伍罂粟壳，治肺虚久咳；配伍细辛、干姜等，治肺经受寒，咳嗽不已。

2. 津伤口渴，自汗盗汗　老年人气阴不足，虚热内生，出现津伤烦渴、潮热盗汗；或卫阳不足，腠理不固，汗液外泄，常见于老年糖尿病、甲状腺功能亢进症、自主神经功能紊乱等。本品酸涩生津，又能敛汗，故适用于口渴多汗之症，配伍柏子仁、人参、麻黄根、牡蛎等，用于治疗阴虚盗汗及阳虚自汗。与黄芪、生地、麦门冬、天花粉等药同用，治口渴多饮。

3. 遗精、滑精，久泻不止　老年人肾脏渐衰，肾失封藏，出现遗精、滑精，常见于老年前列腺炎；或肾虚不能温暖脾土，脾肾虚寒，久泻不止，常见于老年吸收不良综合征、慢性结肠炎等。本品有补肾涩精、收敛止泻功效，单用本品治梦遗虚脱；配伍桑螵蛸、龙骨等，治精滑不固；配伍补骨脂、吴茱萸、肉豆蔻等，治脾肾虚寒、五更泄泻。

4. 心悸、失眠、多梦　老年人脏腑功能减弱，生化乏源，气血不足，心失所养，出现心悸、失眠、多梦等，常见于老年期睡眠障碍、冠心病、贫血、老年期抑郁症等。本品有宁心安神作用，配伍生地、麦门冬、丹参、枣仁等，治心肾阴血亏损所致的虚烦心悸、失眠多梦。

【药理作用】

1. 中枢神经系统

（1）镇静：五味子乙醇提取液、北五味子水提取物均可使小鼠自主活动明显减少，并可增强中枢安定药氯丙嗪及利血平对自主活动的抑制作用，对抗中枢兴奋药苯丙胺对自主活动的兴奋作用。

（2）催眠：五味子水煎液、五味子果实挥发油、北五味子水提取物及其有效成分五味子甲素、丙素、醇乙等均可增加阈下睡眠剂量戊巴比妥钠致小鼠睡眠只数，延长阈上睡眠剂量戊巴比妥钠致小鼠睡眠时间。

（3）保护脑神经细胞：五味子醇甲对6－羟基多巴胺诱导的PC12细胞死亡有保护作用。

（4）促进脑内蛋白质的合成：五味子90％醇提物可提高小鼠脑内蛋白质的含量，3 g/kg剂量组可明显促进小鼠脑内DNA和RNA的生物合成。

（5）改善智力：五味子素能改善人的智力活动，提高工作效率，对需要紧张注意力、精细协调的动作具有改善作用。

2. 保肝　五味子的醇提物、五味子甲素、乙素、丙素、醇甲、醇乙、酯甲和酯乙对用CCl_4、硫代乙酰胺和乙炔雌二醇环戊醚等化学物质引起的小鼠肝损伤均有不同程度的降低血清转氨酶升高的作用。

3. 抗溃疡　五味子素、五味子甲素有抗应激性溃疡作用，可抑制胃液分泌，降低幽门结扎型大鼠溃疡指数和发生率。脱水五味子素对水浸法应激性胃溃疡有对抗作用。

4. 呼吸系统　五味子水煎液0.5 g/kg静脉注射对呼吸中枢有兴奋作用，能明显缓解戊巴比妥钠致家兔呼吸抑制，还能对抗吗啡所致的呼吸抑制。五味子乙醇提取物有镇咳、祛痰作用。

5. 心血管系统　五味子煎液、水浸出物及稀醇和醇浸出物静脉注射给药，对各种实验动物均有降压作用；北五味子水提醇沉注射液可使离体蛙心心肌收缩力减弱；五味子提取液对动物缺氧及急性心肌缺血损伤有较强的保护作用。

6. 其他　抗衰老、增强免疫功能、抗病原微生物、抗过敏、兴奋子宫、抗癌等。

【衰弱临床应用】

1.《神农本草经》五味子主益气，咳逆上气，劳伤羸瘦，补不足，强阴益男子精。

2.《张璐医学全书》　味酸而敛耗散之金，性温而滋不足之水，生津止渴，益气强阴，壮水镇阳。

3.《普济方》　五味子、白矾等分。为末。每服三钱，以生猪肺炙熟，蘸末细嚼，白汤下。治肺虚寒咳嗽并喘。

4.《三因极一病证方论》五味子汤　五味子、附子（炮，去皮脐）、巴戟天（去心）、鹿茸（燎去毛，酥炙）、山茱萸、熟地黄、炒杜仲各等分。为粗末，每服四钱，加生姜七片、盐少许，水煎，食前服。治肾虚坐卧湿地，腰膝重着疼痛，腹胀满，濡泄无度，行步艰难，足痿、清厥，甚则浮肿，面色不常。

5.《慈禧光绪医方选议》五味子膏　五味子250 g，蜂蜜适量。五味子以水洗净，浸半日后，煮烂，去滓、浓缩，加蜂蜜，制膏。每服 20 ml，日 2～3 次。滋阴敛汗，益肾涩精。主治心肾不交之虚烦不寐、遗精、盗汗及各类急慢性肝炎。

【参考文献】

［1］白文宇，王厚恩，王冰瑶，等．五味子化学成分及其药理作用研究进展［J］．中成药，2019，41（09）：2177－2183.

［2］罗运凤，高洁，柴艺汇，等．五味子药理作用及临床应用研究进展［J］．贵阳中医学院学报，2019，41（05）：93－96.

远志

【性味归经】辛、苦，微温。归肺、心经。

【功效特色】宁心安神，祛痰开窍，消痈肿。

【常用适应证】

1. 心神不安　老年人心气不足，脾弱不健，气血生化乏源，心失所养，出现惊悸、失眠、健忘等症，见于老年期睡眠障碍、老年期抑郁症、老年认知衰弱、自主神经功能紊乱等。用于惊悸，常与朱砂、龙齿等同用；用于失眠、健忘，可与人参、石菖蒲配伍。

2. 痰阻心窍　老年人脾胃虚弱，运化失常，聚湿成痰，或心脾气结，气郁痰阻，或肝失疏泄，气郁化火，炼液为痰，蒙蔽心窍，出现精神错乱、神志恍惚、惊痫等症，见于老年谵妄、癫痫、阿尔兹海默病等，常与菖蒲、郁金、白矾等同用。咳嗽痰多，难咯出者，用本品可使痰液稀释易于咯出，每与杏仁、桔梗、甘草等同用。

3. 痈疽肿毒　老年人正气不足，感受火热毒邪，或过食膏粱厚味，邪毒湿浊留滞肌肤，气血凝滞，经络壅遏，化火成毒而成痈肿，见于老年痛风、肛周脓肿、急性化脓性淋巴结炎等。远志能消散痈肿，用于痈疽肿痛，单用为米酒送服或外用调敷。

【药理作用】

1. 镇静、抗惊厥　远志煎剂可减少小鼠自主活动，出现嗜睡。远志甲醇提取物、远志皂苷可显著延长小鼠环已烯巴比妥钠和氯丙嗪的睡眠时间，对小鼠五甲烯四氮唑所致惊厥具有明显对抗作用。

2. 祛痰、镇咳　远志皂苷大多具有比较明显的祛痰和镇咳作用，其中远志皂苷 3D 可能是远志祛痰作用的主要活性成分。

3. 抗痴呆和脑保护　远志水浸膏可提高老化小鼠（SAM）的学习记忆能力，促进神经细胞营养因子的作用，显示有脑保护活性。

4. 其他　降压、兴奋子宫平滑肌。

【衰弱临床应用】

1.《神农本草经》　远志主咳逆伤中，补不足，除邪气，利九窍，益智慧，耳目聪明，不忘，强志倍力。

2.《陕西中草药》　远志（研粉），每服一钱，每日三次，米汤冲服。治神经衰弱，健忘心悸，多梦失眠。

3.《备急千金要方》远志汤　远志、茯苓、人参、黄花、当归、芍药、炙甘草、麦门冬、桂心各二两；独活四两，附子一两，生姜五两。水煎服。养心安神。治中风心气不足，惊悸，语言谬误；恍惚愦愦，烦闷耳鸣。

4.《太平惠民和剂局方》远志丸　远志、煅牡蛎各二两，人参、茯苓、炮姜、朱砂各一两，肉苁蓉四两。研末，炼蜜为丸，如梧桐子大。每服三十粒，灯心盐汤下。补肾养心，安神定志。治男女心气不足，肾经虚损，思虑太过，精神恍惚，健忘多惊，睡卧不宁，气血耗败，遗沥泄精，小便白浊，盗汗耳鸣。

5.《太平圣惠方》远志散　远志（去心）、白术、人参（去芦头）、天门冬（去心）、杜仲（去粗皮，微炙令黄）、川椒（去目及闭口者，微炒去汗）、牛膝（去苗）、茯苓、山药、山茱萸、柏子仁、干地黄、石斛（去根）、黄芪各一两，肉桂（去皴皮）、鳖甲（涂酥、炙令黄、去裙襕）各一两半，炙甘草半两。为细末，每服一钱，空心及晚饭前温酒调下。治心虚，劳损羸瘦，四肢无力，心神昏闷。

【参考文献】

[1] 张陶珍，荣巍巍，李清，等. 远志的研究进展 [J]. 中草药，2016，47 (13)：2381－2389.

[2] 韩晗，张智华，曹秋实，等. 远志的药用分析 [J]. 中医药导报，2018，24 (24)：127－129.

龙骨

【性味归经】甘、涩，微寒。归心、肝经。

【功效特色】平肝潜阳，镇静安神，收敛固涩。

【常用适应证】

1. 阴虚阳亢　老年人肝肾阴虚，阴不制阳，肝阳上亢，甚至内风上旋，症见烦躁易怒、头晕目眩，甚或口眼歪斜、肢麻震颤，或舌强、言语不清，甚至猝然昏倒、手足抽搐等，见于老年高血压病、帕金森病、脑出血、脑梗死等病。本品能平肝而潜敛浮阳，可与牡蛎、白芍、代赭石等同用。

2. 神志不安　老年人心气不足，心神失养，或阴虚火旺，心火炽盛，症见心神不安、心悸失眠以及惊痫、癫狂等，见于老年谵妄、老年期睡眠障碍、心脏神经官能症等。本品能镇静安神，可与朱砂、远志、酸枣仁等配用。

3. 气虚不固　老年人五脏渐衰，气血生化乏源，气虚不能固摄，症见遗精、带下、虚汗等，见于老年性阴道炎、前列腺炎、恶性肿瘤晚期等。本品有收敛固涩之功，治肾虚遗精，可与牡蛎、沙苑子、芡实等配伍；治带下过多，可与牡蛎、海螵蛸、山药等配用；治虚汗不止，常与牡蛎、五味子等配伍。

此外，煅龙骨研末外用，有吸湿敛疮作用，可用于湿疮痒疹及疮疡溃后久不愈合。

【药理作用】

1. 中枢抑制和骨骼肌松弛　龙骨中所含有的 Mg^{2+} 能够实际参与到神经冲动的传递等功能活动中来，能够起到比较明显的中枢抑制和骨骼肌松弛的作用。

2. 调节免疫功能　龙骨中含有的 Zn^{2+} 能够参与到蛋白质的代谢，进而起到维持细胞膜正常生理功能以及调节免疫功能的作用。龙骨不仅能够增加小鼠免疫器官胸腺和脾脏的相对重量，而且能够明显增强小鼠单核巨噬细胞对血清碳粒的吞噬能力，提高免疫力，加速损伤组织的修复过程。

3. 其他　镇静催眠、抗痉厥、促进血液凝固、降低血管通透性、减轻骨骼肌兴奋性等。

【衰弱临床应用】

1.《神农本草经》　龙骨主咳逆，泻痢脓血，女子漏下，癥瘕坚结，小儿热气惊痫。

2.《本草纲目》　龙骨涩可去脱，故成氏云龙骨能收敛浮越之正气，固大肠而镇惊，又主带脉为病。

3.《太平圣惠方》龙骨散　龙骨、煅牡蛎、白薇、白芍药各一两，附子三分，炙甘草半两，研为散。每服五钱，加姜、枣，水煎服。治伤寒后虚损，夜梦失精，头目眩疼，四肢羸瘦。

4.《方脉正宗》　龙骨 15 g（火煅），茯苓 30 g，人参 18 g，莲肉 90 g（俱微炒）。共研为末，麦门冬（去心）120 g，酒煮，捣烂成膏为丸，梧桐子大。每日早、晚各服 9 g，白汤下。治心虚盗汗。

5.《奇效良方》龙骨丸　龙骨、柏子仁、防风、干地黄、甘草各 1.5 g，禹余粮、白石英、白茯苓、桂心、黄芪各 2.1 g，五味子、羌活、附子、人参各 1.8 g，山茱萸、玄参、芎䓖各 1.2 g，磁石、杜仲、干姜各 2.4 g。上药二十味，为细末，炼蜜为丸，如梧桐子大。每服 30 丸，加至 40 丸，空腹时用温酒送下，日两次。治膀胱、肾冷，坐起欲倒，目恍恍，气不足，骨痿。

【参考文献】

[1] 张晗，张磊，刘洋. 龙骨、牡蛎化学成分、药理作用比较研究 [J]. 中国中药杂志，2011，36（13）：1839—1840.

[2] 吴淑芳. 龙骨药材的鉴别及药学研究进展 [J]. 世界最新医学信息文摘，2016，16（84）：30.

牡蛎

【性味归经】咸，微寒。归肝、肾经。

【功效特色】平肝潜阳，软坚散结，收敛固涩。

【常用适应证】

1. 阴虚阳亢　老年人肝肾阴虚，气血衰少，阴不制阳，阳亢化风，风阳内动，症见烦躁不安，心悸失眠，头晕目眩，耳鸣，甚至口眼歪斜，舌强语謇，半身不遂等，见于老年脑出血、脑梗死、短暂性脑缺血发作、帕金森病、高血压病、老年期睡眠障碍等。牡蛎有平肝潜阳作用，与龙骨、龟板、白芍等配伍。热病伤阴，肝风内动，四肢抽搐等症亦可应用，常以之配合龟板、鳖甲等药。

2. 痰火郁结　老年人阴虚火旺，炼液成痰，痰火郁结，出现瘰疬、痰核等症，见于老年颈部淋巴结结核、脂肪瘤、皮脂腺囊肿等。本品能软坚以散结块，常与浙贝、玄参配伍。

3. 虚汗、遗精、带下、崩漏　老年人阴虚火旺，迫津（血）外泄，或气虚不能固摄，出现虚汗、遗精、带下、崩漏等症，见于老年性阴道炎、前列腺炎、急性热病恢复期或消耗性疾病晚期、子宫恶性肿瘤等。本品煅用，长于收敛固涩。治自汗、盗汗，与黄芪、小麦、麻黄根配伍；治肾虚精关不固，与沙苑子、芡实、莲须等同用；治崩漏、带下，与煅龙骨、乌贼骨、山药等同用。

此外，本品有制酸作用，可用于胃酸过多、胃溃疡等。

【药理作用】

1. 免疫增强　牡蛎多糖在体外能显著促进巨噬细胞的增殖和吞噬，能够在一定程度上提高小鼠脏器系数和淋巴细胞增殖能力，提高变态反应强度。

2. 抗肿瘤　一定浓度的牡蛎多糖对鼻咽癌 CNE－1 和血管内皮细胞的生长具有抑制作用。牡蛎多肽（OPP）能明显抑制内皮细胞增殖、迁移，促进内皮细胞凋亡，从而产生明显的抗血管生成作用。

3. 降血糖　牡蛎活性肽具有促进胰岛组织修复和恢复其分泌的功能，对四氧嘧啶诱导糖尿病小鼠的形成、胰岛的损伤有一定的保护作用。

4. 延缓衰老　牡蛎水提取液能使大鼠的纹状皮质分子层厚度增加，分子层厚度和皮层总厚度的比值下降，海马 CA2 区单位面积大锥体细胞数增多，SOD 活性增强，而 MDA 含量下降，从而起到延缓衰老的作用。

5. 其他　抗氧化、降酶保肝。

【衰弱临床应用】

1.《山东中草药手册》　牡蛎、龙骨各 18 g，菊花 9 g，何首乌、枸杞各 12 克。水煎服。治眩晕。

2.《金匮要略》 瓜蒌根、牡蛎（熬），等分。为细末，饮服方寸匕，日三服。治百合病，渴不瘥者。

3.《山东中草药手册》 牡蛎、海螵蛸各15 g，浙贝母12 g。共研细粉，每服9 g，日三次。治胃酸过多。

4.《太平惠民和剂局方》牡蛎散 麻黄根（洗）、黄芪、牡蛎（米泔浸，烧赤）各一两。共为粗末，每服三钱，水二盏半，小麦百余粒，同煎至八分，去滓热服，日二服，不拘时候。治诸虚不足及新病暴虚，津液不固，体常自汗，夜卧即甚，久而不止，羸瘠枯瘦，短气烦倦。

5.《医学启蒙》牡蛎黄芪桂枝汤 牡蛎、麻黄根、浮小麦各一钱，黄芪二钱，桂枝、白术、甘草各五分。水煎服。治自汗，盗汗。

【参考文献】

[1] 赵思远，吴楠，孙佳明，等. 近10年牡蛎化学成分及药理研究 [J]. 吉林中医药，2014，34（08）：821—824.

[2] 代春美，廖晓宇，叶祖光. 海洋中药牡蛎的化学成分、药理活性及开发应用 [J]. 天然产物研究与开发，2016，28（03）：471—474+437.

磁石

【性味归经】辛、咸，寒。归肝、心、肾经。

【功效特色】潜阳安神，聪耳明目，纳气平喘。

【常用适应证】

1. 阴虚阳亢所致的烦躁不宁、心悸、失眠、头晕头痛及癫痫等症 见于老年期睡眠障碍、自主神经功能失调、高血压病、老年谵妄、癫痫等。磁石有平肝潜阳、镇静安神之功，常与朱砂配伍；亦可与石决明、白芍、生地等同用。

2. 肝肾阴虚所致的耳鸣、耳聋及目昏等症 见于老年性耳聋、白内障、老年性黄斑变性等。本品能养肾益阴，聪耳明目。治耳鸣、耳聋，可与熟地黄、山萸肉、五味子等药配伍；治视力模糊，可配合滋养肝肾药同用。

3. 肾虚所致动则气喘、气短难续等症 见于老年充血性心力衰竭、肺源性心脏病、慢性阻塞性肺疾病等。磁石能纳气而平喘，与代赭石、五味子、胡桃肉等配合使用，治肾不纳气之虚喘。

【药理作用】

1. 中枢抑制作用 磁石水煎剂对小鼠的自主活动有明显的抑制作用，能明显增加阈下剂量戊巴比妥钠小鼠的入睡率，可显著缩短戊巴比妥钠小鼠的入睡时间并能延长其睡眠时间，说明磁石有镇静催眠作用。

2. 其他　抗炎、镇痛、止凝血。

【衰弱临床应用】

1.《神农本草经》　磁石主周痹风湿，肢节中痛，不可持物，洗洗酸消，除大热烦满及耳聋。

2.《药性论》　磁石补男子肾虚风虚，身强、腰中不利，加而用之。

3.《三因极一病证方论》磁石丸　磁石（煅，醋淬）、煅龙齿、肉苁蓉（酒浸）、茯苓各2两，人参、麦门冬、远志、续断、赤石脂（煅、醋淬）、鹿茸（酥炙）各45 g，干地黄三两，炒韭子、柏子仁、丹参各一两半。为末，炼蜜为丸，梧桐子大，每服三十至五十丸，食前，温酒送下。治精虚极、尪羸，惊悸，梦中遗泄，尿后遗沥，小便白浊，甚则阳痿，小腹里急。

4.《疾病饮食疗法》磁石熟地黄丸　磁石（醋煅）90 g，熟地黄90 g，朱砂15 g，神曲30 g，蜂蜜适量。将上药（蜂蜜除外）研末，炼蜜为丸。每日2次，每次6 g，饭后开水送服。功能填精补肾，潜阳明目。主治老花眼并老年耳聋属于肾精不足、肝阳上亢者，症见视物昏花、耳聋耳鸣、头晕目眩、心悸失眠、烦躁不安等。

5.《太平圣惠方》补肾磁石丸　见“鹿茸”。

【参考文献】

韩军涛. 磁石的研究应用概述 [J]. 中医研究，2008（07）：63－64.

第七节　活血化瘀药

丹参

【性味归经】苦，微寒。归心、心包、肝经。

【功效特色】活血祛瘀，凉血消痈，养血安神。

【常用适应证】

1. 心腹疼痛、肢体疼痛　老年人脾胃运化功能渐衰，气血生化乏源，气虚而无力推动血行致血瘀，或阴血不足，阴虚火旺，灼血成瘀，或阳虚内寒，寒性受引，血行滞涩，致瘀血阻络，出现心胸疼痛，如刺如绞，甚则心痛彻背，胸闷不舒等症，见于冠心病、老年退行性心脏瓣膜病等；或出现胃脘疼痛，腹部疼痛，见于老年慢性胃炎、消化性溃疡、缺血性肠病等；或出现肢体疼痛，肢端麻木，间歇性跛行，或关节疼痛等症，见于下肢动脉硬化闭塞症、骨性关节炎、脊柱退行性疾病等。丹参能通行血脉，擅活血祛瘀。因其性偏寒凉，故对血热瘀滞者较为相宜，若遇瘀滞而兼有寒象者，亦可与温里祛寒之品同用。若血瘀兼气滞者，可与檀香、砂仁配伍。对于肢体关节疼痛，如属热痹，关节红肿疼痛，则可与忍冬藤、赤芍、秦艽、桑枝等同用。

2. 疮痈肿痛　老年体弱，或感受热邪，或过用温燥之品，灼血成瘀，出现局部疮痈肿痛，常见于老年肛周脓肿、带状疱疹、天疱疮等，本品既能凉血，又能散瘀，以之与清热解毒药相配，有助于消除痈肿。

3. 心悸、怔忡、失眠　老年人年老体衰，或久病体虚，或劳心过度，营阴亏虚，阴不敛阳，虚阳浮越，出现心悸、怔忡、失眠等症，见于心律失常、老年期睡眠障碍等。丹参既以活血凉血见长，又能养血安神，可与夜交藤配伍。

【药理作用】

1. 心血管系统　丹参对心肌缺血和再灌注时有保护作用，对肺小动脉平滑肌有选择性舒张作用，对心肌缺血缺氧的保护作用：丹参酮ⅡA磺酸钠提高小鼠缺氧的耐受力与改善缺氧后的心肌代谢紊乱有关。

2. 改善微循环障碍　丹参及丹参素具有改善微循环障碍的作用，从而改善细胞缺血缺氧所致的代谢障碍。

3. 抗血小板聚集　丹参素可抑制血小板 TXA_2 的合成与释放的前列腺素类缩血管物质。丹参注射液可抑制丁铵黑药（ADD）诱导的血小板聚集，使血小板黏性降低，对抗血栓形成及凝血，也有促进纤维蛋白（原）溶解的作用。

4. 防治动脉粥样硬化斑块形成　丹参素对内源性胆固醇合成有抑制作用，丹参素可用于动脉粥样硬化的防治。

5. 保护肝细胞　丹参具有促进肝再生的作用。至于其作用机理，可能与丹参改善血液循环的作用有关。在全身及局部组织血液循环改善的基础上，使门脉血流增加，改善肝脏供血和营养，可能是促进肝脏再生的重要因素。

6. 其他　抗肿瘤、抑制中枢神经。

【衰弱临床应用】

1.《本草求真》　丹参，书载能入心包络破瘀一语，已尽丹参功效矣。然有论其可以生新安胎，调经除烦，养神定志及一切风痹、崩带、癥瘕、目赤、疝痛、疮疥肿痛等症，总皆由其瘀去，以见病无不除，非真能以生新安胎，养神定志也。

2.《滇南本草》　丹参补心定志，安神宁心。治健忘怔忡，惊悸不寐。

3.《陕甘宁青中草药选》　丹参五钱，五味子一两。水煎服。治神经衰弱。

4.《中国药膳学》丹参茶　丹参 6 g。切片，开水冲泡。代茶饮，味淡为宜。日 1～2

次。活血化瘀。主治冠心病。

5.《普济本事方》丹参杜仲酒　杜仲、丹参各30 g，川芎20 g，江米酒750 ml。上药共捣细，米酒渍，5宿后去渣备用。随意温饮，不拘时候。祛风除湿。主治腰腿酸痛。

【参考文献】

[1] 万新焕，王瑜亮，周长征，等. 丹参化学成分及其药理作用研究进展[J]. 中草药，2020，51（03）：788－798.

[2] 马丙祥，董宠凯. 丹参的药理作用研究新进展[J]. 中国药房，2014，25（07）：663－665.

郁金

【性味归经】辛、苦，寒。归心、肝、胆经。

【功效特色】活血止痛，行气解郁，凉血清心，利胆退黄。

【常用适应证】

1. 肝郁血瘀　老年人情志不畅，肝气郁结，气滞血瘀，瘀血内阻，症见胸腹胁肋胀痛或刺痛，见于老年慢性胃炎、慢性胆囊炎、胆囊结石、肋间神经炎、肝胆肿瘤等。本品能疏肝行气以解郁，并能活血祛瘀以止痛。治胸腹胁肋胀痛，可与丹参、柴胡、香附、枳壳等配用；对于胁下癥块，可与丹参、鳖甲、泽兰、青皮等同用。

2. 痰蒙清窍　年老体弱，感受湿温浊邪，蒙蔽清窍，或痰气交阻、闭塞心窍，症见神志不清，半身不遂，肢体抽搐，或表情呆钝，智力衰退，口多痰涎，胸腹痞闷等，见于老年感染性高热、脑出血、脑梗死、癫痫、阿尔兹海默症、血管性痴呆等。郁金凉血清心、行气开郁，常与芳香开窍的菖蒲及豁痰清心的竹沥、山栀、连翘等配伍。

3. 肝郁化热出血　老年人情志不调，肝气郁结，郁久化热，迫血妄行，症见吐血、衄血、尿血等，见于老年胃出血、鼻出血、尿路感染、膀胱恶性肿瘤等，本品凉血活血，行气解郁，可配合生地、丹皮、山栀、牛膝等同用。

【药理作用】

1. 对中毒性肝炎的作用　郁金挥发油能调节中毒性肝炎小鼠的体液免疫，具有免疫抑制剂的作用。

2. 降血脂　郁金中的姜黄醇提取物、姜黄挥发油、姜黄素均有降血浆胆固醇、β－脂蛋白和TG的作用，并能使主动脉中的TC、TG含量降低，其中尤以姜黄醇提取物和姜黄素的作用最为明显。

3. 对消化系统的影响　郁金煎剂有刺激促胰激素分泌的作用，使血清促胰激素水平升高。姜黄色素和去氧胆酸钠对大鼠胆汁排出量有很明显的增加作用，去氧胆酸钠的作用最为显著。

4. 其他　抗真菌等。

【衰弱临床应用】

1.《本草汇言》　郁金清气化痰、散瘀血之药也，其性轻扬，能散郁滞，顺逆气，上达高巅，善行下焦，为心肺肝胃，气血火痰郁遏不行者最验。治胸胃膈痛、两胁胀满、肚腹攻疼、饮食不思等症；又治经脉逆行，吐血衄血，唾血血腥。此药能降气，气降则火降，而痰与血亦各循其安所之处而归原矣。

2.《本草备要》　郁金行气，解郁，泄血，破瘀。凉心热，散肝郁。

3.《圣济总录》郁金散　郁金一两，莲实（去皮）、黄芪（锉）各两钱半。捣罗为散。每服一钱，冷水调下，不计食服。治吐血不止。

4.《痧胀玉衡》沉香郁金散　沉香、木香、郁金各一钱，乌药三钱，降香二钱，细辛五钱。为细末，每服三分，砂仁煎汤稍冷送下。散寒降逆。治痧气寒凝。

5.《医方考》白金丸　白矾三两，郁金七两。为末，糊丸如梧桐子大。每服五十至六十丸，温汤下。豁痰安神。治癫狂。

【参考文献】

［1］袁晓旭，杨明明，赵桂琴．郁金化学成分及药理作用研究进展［J］．承德医学院学报，2016，33（06）：487—489．

［2］杨翠荣．郁金药理及中医临床应用略述［J］．光明中医，2014，29（08）：1772—1773．

益母草

【性味归经】辛、苦，微寒。归心、肝、膀胱经。

【功效特色】活血祛瘀，利尿消肿。

【常用适应证】

1. 跌打损伤、瘀血作痛　老年人长期卧床，护理不当，或者年老肌弱，不慎跌倒或外伤，出现局部皮肤组织破损或红肿，瘀血作痛，常见于压疮、软组织挫伤等。本品可治损伤瘀痛之证。可单味熬膏内服，也可与当归、川芎、赤芍等品配伍同用。

2. 小便不利，水肿　老年人久病肾虚，气化不利，或瘀阻水停，出现小便不利，水肿等症，常见于老年心力衰竭、慢性肾炎、肾功能衰竭、下肢深静脉瓣膜功能不全等，本品有利尿消肿作用。可单味煎服，也常与鲜茅根合用。

【药理作用】

1. 改善冠脉循环和保护心脏　益母草可促进由异丙肾上腺素造成的局部血流微循环

障碍的恢复。益母草制剂对心肌超微结构，特别是线粒体有保护作用。

2. 降血压　益母草碱的降低血压作用不在迷走神经中枢，而可能对迷走神经末梢兴奋作用所致。

3. 兴奋呼吸中枢　益母草有直接兴奋作用。

4. 防治肾衰竭　益母草具有治疗犬肾功能衰竭的作用。

5. 其他　抗血小板聚集、抗血栓。

【衰弱临床应用】

1.《本草汇言》　益母草，行血养血，行血而不伤新血，养血而不滞瘀血，诚为血家之圣药也。

2.《福建省中草药新医疗法资料选编》　益母草一两。水煎服。治肾炎水肿。

3.《中国秘方大全》　鲜益母草 5 kg。益母草须于农历五月中旬采，摘下嫩头，洗净晒干，碾粉，约有 500 g，待冬至节后，用炒糯米粉 2.5 kg 和匀，入瓷罐贮存。每服一小碗，加白糖少许，用开水调服，40～50 天服完。用于妇女头晕耳鸣。

4.《中国百年百名中医临床家丛书：郭士魁》二草汤　益母草、车前草各 15～30 g。功用：活血利水。用于各种水肿，尤其兼有血瘀水肿者更适宜。

5.《中国百年百名中医临床家丛书：祝谌予》降糖活血方　广木香、赤芍、川芎、当归各 10 g，葛根、苍术各 15 g，玄参、益母草、丹参、生地、生黄芪各 30 g。每日 1 剂，水煎服。益气养阴，活血降糖。主治乏力倦怠，口渴多饮，肢体疼痛、麻木，皮肤青紫，心前区疼痛，痛处不移，面色晦暗，半身不遂，舌质淡暗，舌边有瘀斑，舌下脉络青紫、怒张等。

【参考文献】

[1] 乔晶晶，吴啟南，薛敏，等. 益母草化学成分与药理作用研究进展 [J]. 中草药，2018，49（23）：5691－5704.

[2] 张雪，宋玉琴，杨雨婷，等. 益母草活血化瘀化学成分与药理作用研究进展 [J]. 药物评价研究，2015，38（02）：214－217.

川芎

【性味归经】辛，温。归肝、胆、心包经。

【功效特色】活血行气，祛风止痛。

【常用适应证】

1. 胁肋作痛、肢体麻木以及跌打损伤、疮痈肿痛　老年人情志不遂，肝郁气滞，血行失畅，出现胁肋作痛，常见于老年慢性胆囊炎、胆石症等；年老久病，瘀血阻络，出现肢体麻木疼痛，常见于脑卒中后遗症期、糖尿病周围神经病变、下肢动脉硬化闭塞症等；年老体弱，不慎跌倒外伤，瘀血作痛，或感受热邪，致疮痈肿痛，常见于老年外伤疼痛、天疱疮、带状疱疹、压疮等。本品辛香行散，温通血脉，行气开郁而止痛，具通达气血之功效，每与当归配伍。对肝郁气滞而致的胁痛，可与柴胡、香附等药合用；对肢体麻木或伤痛，可与赤芍、红花等配用；对疮痈化脓、体虚不溃者，又可与黄芪、金银花、皂角刺等同用。

2. 头痛、风湿痹痛　老年人体虚易感受外邪，或久病瘀血阻络，或气血不足，清窍失养，出现头痛、头晕等症，见于老年感冒、偏头痛、血管神经性头痛、三叉神经痛等。本品祛风止痛之功颇佳，又秉升散之性，能上行头目。对于外感风寒头痛，常配白芷、防风、细辛等品；对风热头痛，可配菊花、石膏、僵蚕同用；对风湿头痛，可配羌活、藁本、防风等品；治血瘀头痛，可与赤芍、红花、丹参、白芷等同用；治血虚头痛，可与当归、地黄、白芍、菊花等同用。年老体弱，感受风湿，痹阻经络，出现肢节疼痛之症，常见于老年脊柱退行性疾病、骨性关节炎、类风湿性关节炎等病，本品可与羌活、独活、桑枝、海风藤等药配伍。

【药理作用】

1. 中枢神经系统　川芎有明显的镇静作用。少量川芎挥发油对动物大脑的活动具有抑制作用，而对延脑呼吸中枢、血管运动中枢及脊髓反射中枢具有兴奋作用。

2. 心血管系统　川芎水提取液及其生物碱能扩张冠状和血管，增加冠脉血流量，改善心肌缺氧状况。川芎、川芎总生物碱和川芎嗪能使麻醉犬血管阻力下降，使脑、股动脉及下肢血流量增加。川芎嗪延长在体外 ADP 诱导的血小板凝聚时间，对已聚集的血小板有解聚作用。川芎嗪通过抑制 TXA_2 的合成，影响血小板功能及血栓形成。

3. 其他　抗菌、利尿。

【衰弱临床应用】

1.《药性论》　川芎治腰脚软弱，半身不遂，主胞衣不出，治腹内冷痛。

2.《宣明论方》川芎丸　川芎一斤，天麻四两。上为末，炼蜜为丸，每两作十丸。每服一丸，细嚼，茶酒下，食后。治首风眩晕，眩急，外合阳气，风寒相搏，胃膈痰饮，偏正头疼，身拘倦。

3.《普济本事方》川芎散　川芎、柴胡各一两，半夏曲、炙甘草、甘菊、细辛、人参（去芦）、前胡、防风各五钱。为粗末，每服四钱，水煎，加生姜四片，薄荷五叶，去渣温服。治风热上壅，鼻塞清涕，眼多眵泪，半边头疼。

4.《太平惠民和剂局方》川芎茶调散　薄荷、炒香附各八两，川芎、荆芥（去梗）各四两，防风一两半，白芷、羌活、甘草各二两。为细末，每服二钱，食后茶水调下。疏风止痛。治诸风上攻、头目昏重、偏正头痛、鼻塞声重、伤风壮热、肢体烦疼、肌肉蠕动、膈热痰盛等症。

5.《杨氏家藏方》独活散　川芎、独活（去芦头）、防风（去芦头）、藁本、旋覆花、蔓荆子、细辛（去叶）各一两，石膏（研）、炙甘草各半两。为细末，每服二钱，加生姜三片，水煎，食后热服。消风化痰。治头目眩晕。

【参考文献】

［1］李芊，吴效科．川芎化学成分及药理作用研究新进展［J］．化学工程师，2020，34（01）：62－64＋44

［2］罗仁书，何治勇．川芎有效成分药理作用的研究进展［J］．中国医院用药评价与分析，2018，18（09）：1294－1296．

［3］唐亚芳，杨岸新．中药川芎的有效成分及其药理作用研究［J］．中国现代药物应用，2018，12（10）：219－220．

川牛膝

【性味归经】苦、酸，平。归肝、肾经。

【功效特色】活血祛瘀，补肝肾，强筋骨，利尿通淋，引血下行。

【常用适应证】

1. 腰膝酸痛、下肢无力　老年人肾精亏虚，肝肾不足，筋骨失于濡养，或年老长期劳损，风、湿、寒、热等外邪入侵，痹阻经络，流注下焦，出现腰膝酸痛、腰腿疼痛、下肢关节红肿疼痛、下肢痿软无力等，见于老年骨质疏松症、腰椎间盘突出症、痛风性关节炎、强直性脊柱炎、脑卒中后遗症、下肢截瘫等。川牛膝既能补肝肾、强筋骨，又能活血祛瘀、通利关节，性善下走，用治下半身腰膝关节酸痛，为其专长。如肝肾不足所致的腰腿酸痛，可与杜仲、续断、桑寄生、木瓜等配伍；若虚损较甚、痿软无力者，又当与熟地黄、龟板、锁阳、虎骨等合用；因湿热下注引起的腰膝关节酸痛、脚气肿痛，常与苍术、黄柏、薏苡仁配用；因风湿所致的下肢关节疼痛，可与木瓜、汉防己、萆薢、独活等同用。

2. 尿血、小便不利、尿道涩痛　年老久病体虚，脾肾两虚，积湿生热，外邪乘虚而入，湿热蕴结下焦，膀胱气化不利，热伤血络，迫血妄行，久病入络，瘀血内阻，出现尿血、小便不利、尿道涩痛等症，常见于老年尿道炎、膀胱炎、肾盂肾炎、尿道综合征、尿路结石等。本品能利尿、行瘀以通淋，可与当归、瞿麦、通草、滑石等配用。

3. 吐血、衄血、齿痛、口舌生疮及头痛眩晕　老年人肝肾不足，阴不涵阳，虚阳上浮，加之若过服温燥之品，出现吐血、衄血、齿痛、口舌生疮、头痛、眩晕等症，常见于老年肺结核、支气管扩张、鼻炎、牙周炎、口腔溃疡、高血压病等，川牛膝擅苦泄下降，能引血下行，以降上炎之火。对上部血热妄行之证，可配白茅根、小蓟、山栀等；

对阴虚火旺引起的齿痛、口疮，常配地黄、生石膏、知母等；对阴虚阳亢、肝风内动所致的头痛眩晕，常配代赭石、生牡蛎、生龙骨、白芍等。

【药理作用】

1. 免疫活性 川牛膝多糖高剂量组能提高免疫器官指数，不同程度地促进细胞免疫、体液免疫及非特异性免疫功能。

2. 降低血黏度 川牛膝作用强于怀牛膝。川、怀牛膝均能降低血浆黏度，高剂量怀牛膝降低全血黏度，川牛膝则能增强红细胞变形能力。

3. 其他 降压、缓解衰老。

【衰弱临床应用】

1.《李中梓医学全书》 牛膝苦酸，肾、肝药也。补肾强阴，理腰脊膝胫之病，补肝强筋，疗血结拘挛之苦。

2.《证治准绳·类方》牛膝汤 牛膝根叶（生用）一握，当归一两，黄芩（去黑心）半两。为粗末，每服五钱匕，水煎服，日三次。治小便不通，茎中痛及女人血结腹坚痛。

3.《素问病机气宜保命集》牛膝丸 牛膝（酒浸）、萆薢、杜仲（炒）、肉苁蓉（酒浸）、菟丝子（酒浸）、防风、白蒺藜各等分，桂枝量减半。为细末，酒煮猪腰子捣丸，梧桐子大，每服 50～70 丸，空腹酒送下。治肝肾虚，骨痿筋缓。

4.《医学正传》三妙丸 黄柏（酒炒）四两，苍术（米汤浸一、二夜，细切焙干）六两，牛膝二两。为细末，煮糊为丸，梧桐子大，每服五十至七十丸，空腹姜、盐汤送下。清热燥湿。治湿热下流，两脚麻木，或如火烙之热。

5.《景岳全书》济川煎 当归三五钱，牛膝二钱，肉苁蓉（酒洗）二三钱，泽泻一钱半，升麻五七分或一钱，枳壳（虚者不用）一钱。水煎，食前服。温润通便。治肾虚气弱，大便不通，小便清长，腰酸背冷。

【参考文献】

[1] 胡婷婷，张振凌．中药牛膝化学成分、药理作用及储藏保管 [J]．中国老年学杂志，2016，36（13）：3321－3322.

[2] 田硕，苗明三．牛膝的化学、药理及应用特点探讨 [J]．中医学报，2014，29（08）：1186－1188.

桃仁

【性味归经】苦、平。归心、肝、肺、大肠经。

【功效特色】活血祛瘀，润肠通便。

【常用适应证】

1. 跌打损伤、瘀阻疼痛　年老肌弱，容易跌倒或受伤，出现外伤瘀阻疼痛，常见于软组织挫伤，骨折等，桃仁祛瘀之力较强，治损伤瘀痛，常与红花、当归、酒大黄等药配伍。

2. 肺痈、肠痈　年老积损，正气不足，外邪乘虚而入，或内生邪毒，热毒瘀结，血败肉腐，出现胸痛，咳吐腥臭浊痰，甚至脓血相兼，常见于老年肺炎、肺脓疡，或者出现小腹疼痛，按之如肿，两足筋缩，常见于急性阑尾炎。肺痈、肠痈初起，皆属热郁血瘀，故在使用清热药时，常佐桃仁以祛瘀，可有助于泄热消痈。对前者，与鲜芦根、冬瓜子、薏苡仁配伍；对后者，与大黄、牡丹皮、冬瓜子、芒硝合用。

3. 肠燥便秘　年老阴精不足，大肠津亏，出现大便干结难排，甚至便如羊屎，常见于老年习惯性便秘，本品有润燥滑肠之功，常与火麻仁、瓜蒌仁等同用。

【药理作用】

1. 活血　桃仁能增加股动脉血流量及降低血管阻力，对血管壁有直接扩张作用。

2. 抗炎　桃仁静脉注射给药，对二甲苯所致小鼠耳急性炎症反应，均有显著抑制作用。

3. 抗过敏　桃仁水提取物能抑制小鼠血清中的皮肤过敏抗体及鼷鼠脾溶血性细胞的产生，口服乙醇提取物能抑制小鼠含有皮肤过敏性抗体的抗血清引起的PCA反应（被动皮肤过敏反应）的色素渗出量。

4. 其他：镇咳。

【衰弱临床应用】

1.《名医别录》　桃仁止咳逆上气，消心下坚，除卒暴击血，破癥瘕，通脉，止痛。

2.《汤液本草》　桃仁、柏子仁、火麻仁、松子仁等分。同研，熔白蜡和丸如梧桐子大，以少黄丹汤下。治老人虚秘。

3.《普济方》桃仁散　炒桃仁、炒三棱、鳖甲（醋炙）各一两，诃子皮、白术、当归、赤芍药、陈皮各三分。为末，每服三钱，加生姜五厘，水煎，食前服。治妇人癥瘩，心腹胀满，不思饮食，体瘦无力。

4.《太平圣惠方》桃仁丸　桃仁、附子、硫黄、茴香、木香、高良姜各三分。研末，煎醋浸蒸饼为丸，如梧桐子大。每服二十丸，热酒下。治肾脏气虚，触冒风寒，冷气卒攻，脐腹疼痛。

5.《杨氏家藏方》润肠汤：芝麻二钱（水研取汁），麻仁一钱（水研取汁），桃仁（研泥）、荆芥穗末各一两。共和匀，入盐少许，煎汤代茶饮，以利为度。治虚人阴冷而血干枯，老人阳衰而气道塞，导致大便不通。

【参考文献】

[1] 许筱凰，李婷，王一涛，等. 桃仁的研究进展 [J]. 中草药，2015，46（17）：2649—2655.

[2] 赵永见，牛凯，唐德志，等. 桃仁药理作用研究近况 [J]. 辽宁中医杂志，2015，42（04）：888—890.

第八节　温里药

附子

【性味归经】辛，热；有毒。归心、肾、脾经。

【功效特色】回阳救逆，补火助阳，散寒止痛。

【常用适应证】

1. 亡阳证　老年人劳欲久病，阴阳离决，孤阳浮越，症见冷汗自出、四肢厥逆、脉微欲绝等，见于呼吸衰竭、心力衰竭、肺源性心脏病晚期等。附子能上助心阳以通脉，下补肾阳以益火，挽救散失之元阳，为回阳救逆之要药。常与干姜、甘草同用；若阳衰气脱、大汗淋漓、气促喘急者，与大补元气之人参同用，以回阳固脱。

2. 阳虚证　老年人脏腑功能减退，阳气不足，症见畏寒肢冷、面目虚浮、大便溏薄、小便清长等，见于老年心力衰竭、心肌梗死、肾功能不全、慢性肠炎、前列腺增生症等。本品善于补火助阳，凡肾、脾、心诸脏阳气衰弱者均适用。若肾阳不足，命门火衰，见畏寒肢冷、腰膝酸软、夜尿频多者，与肉桂、熟地黄、山茱萸等同用；若脾阳不振，阴寒内盛，见脘腹冷痛、大便溏泄者，与人参、白术、干姜等同用；若脾肾阳虚，水气内停，见小便不利、肢体浮肿者，可与白术、茯苓等同用；若心阳衰弱，见心悸气短、胸痹心痛者，可与人参、桂枝等同用。此外，卫阳虚自汗者，可与黄芪、桂枝同用；阳虚外感风寒者，可与麻黄、细辛同用。

3. 痹痛。年老体弱，感受寒湿之邪，症见周身骨节疼痛，关节屈伸不利，遇寒痛甚，得热痛缓等，见于老年类风湿性关节炎、肩周炎、骨性关节炎、强直性脊柱炎等。本品能祛除寒湿、温经止痛，可与桂枝、白术等同用。

【药理作用】

1. 抗炎作用和对内分泌的影响　使用附子后，肾上腺内维生素 C 和胆甾醇含量减少，尿排泄 17—酮类固醇增加，血中嗜酸性粒细胞减少，碱性磷酸酯酶和肝糖原无增加，似有兴奋垂体—肾上腺皮质系统的作用。

2. 镇痛、镇静和对体温的影响　在寒冷情况下，附子冷浸液和水煎剂均能抑制寒冷引起的鸡和大鼠的体温下降，甚至使降低的体温恢复，延长生存时间，降低死亡率。附子水煎剂能显著对抗小鼠水浸应激和大鼠盐酸损伤性溃疡；还能显著对抗蓖麻油和番泻叶引起的小鼠药物性腹泻，在热板法等中的镇痛作用等，被认为是附子温中止痛的药理学基础。

3. 对心血管系统的影响　有强心和升压作用，改善心律失常，对内毒素引起的休克有治疗作用，能扩张外周血管，改善心肌缺血。

4. 对免疫功能的影响　提高小鼠体液免疫功能及豚鼠血清补体含量，可使兔淋巴细胞转化率显著上升。

【衰弱临床应用】

1.《本草备要》　附子补肾命火，逐风寒湿。

2.《本草纲目》　肉豆蔻二两（煨热），大附子（去皮脐）一两五钱。为末，粥丸，梧桐子大。每服八十丸，莲肉煎汤下。治脏寒脾泄及老人中气不足，久泄不止。

3.《伤寒论》附子汤　炮附子二枚，茯苓、芍药各三两，人参二两，白术四两。水煎去渣，分三次服，日三服。温经助阳，祛寒化湿。治少阴病，身体骨节疼痛，手足寒，口中和，背恶寒，脉沉者。

4.《圣济总录》附子丸　附子（炮裂，去皮脐）、乌梅肉（炒干）各一两，炮姜一两半，黄连（去须，炒）二两。为末，炼蜜和丸，梧桐子大，每服十五丸，空腹米饮送下，早晚服。温脾涩肠，燥湿止泻。治洞泄寒中，注下水谷，或下痢赤白，食入即出，食物不消。

5.《魏氏家藏方》木香附子汤　附子（炮，去皮、脐）七钱，南木香（不见火）一两。上药切片，量病势重，则分作二服，轻则分作四服，加生姜二十片，水煎服，去滓，空腹时热服，间服小续命汤一服，如急中，附子不炮。治急中风不语，口眼㖞斜，半身不遂，肢体瘫痪。

【参考文献】

[1] 袁雯. 附子的药理研究 [J]. 中医临床研究，2018，10（04）：145—147.

[2] 孙森凤，姜雪，张颖颖. 附子药理作用研究进展 [J]. 山东化工，2017，46（11）：65—67.

干姜

【性味归经】辛，热。归脾、胃、心、肺经。

【功效特色】温中，回阳，温肺化饮。

【常用适应证】

1. 脾胃寒证　老年人年高体弱或大病久病，中阳不足，中焦虚寒，或感受寒邪，症见脘腹冷痛、呕吐泄泻等，见于急慢性胃炎、胃溃疡、肠炎、功能性消化不良等。干姜能祛脾胃寒邪，助脾胃阳气，凡脾胃寒证，无论是虚实，皆能应用。若胃寒呕吐，可配伍半夏；若脾胃虚寒，可与人参、白术、甘草等配伍。

2. 亡阳证　老年人大病久病，正气衰竭，阴阳离决，孤阳浮越，症见冷汗自出、四肢厥逆、脉微欲绝等，见于各种急慢性疾病危重期、呼吸衰竭、心力衰竭、休克等。干姜辛热，通心助阳，祛除里寒，与附子同用，能增强回阳、救逆功效，并可减低附子的毒性。

3. 寒饮伏肺证　老年人久病肺虚，风寒上受，内舍于肺，寒饮伏肺，症见咳嗽气喘、形寒背冷、痰多清稀等，见于慢性支气管炎、慢性阻塞性肺疾病、肺气肿、肺源性心脏病等。本品能温散肺寒而化痰饮。常与麻黄，细辛、五味子等同用。

【药理作用】

1. 消化系统

(1) 刺激胃液分泌，以促进消化功能，同时又保护胃黏膜免受胃酸的作用。

(2) 可破坏胰酶中的淀粉酶，使胰酶对淀粉的消化作用下降。

(3) Ca_4 所致肝损害有治疗作用。

2. 循环系统　干姜醇提取物对血管运动中枢及呼吸中枢有兴奋作用。对心脏也有直接兴奋作用，还能使血管扩张，促进血液循环。

3. 中枢神经　抑制鼠自发活动，能明显对抗戊四氮惊厥，但对印防己毒素和士的宁所致惊厥无对抗作用。

4. 抗炎　能明显抑制肉芽组织增生，减轻幼年大鼠胸腺重量，并能使肾上腺重量增加，具有抑制垂体一肾上腺皮质系统的功能。

5. 其他　抗菌、抗原虫。

【衰弱临床应用】

1.《药性论》　干姜治腰肾中疼冷，冷气，破血，祛风，通四肢关节，开五脏六腑，祛风毒冷痹，夜多小便。治嗽，主温中，霍乱不止，腹痛，消胀满冷痢，治血闭。病人虚而冷，宜加用之。

2.《十便良方》　干姜（频研）四两，以白饧切块，水浴过，入铁铫溶化，和丸梧桐子大。每空心米饮下三十丸。治脾胃虚弱，饮食减少，易伤难化，无力肌瘦。

3.《备急千金要方》干姜散　干姜、川椒、豆豉、神曲、麦芽各一升。研为散，每服三方寸匕，日 3 次。温中散寒，消食和胃。治不能食，心意冥然不思食。

4.《千金翼方》干姜丸　干姜十两，赤石脂六两。研末，炼蜜为丸，如梧桐子大。

每服十丸，日三次。温中、涩肠、止泻。治胃中冷，不能食，或食已不消。

5.《外台秘要》干姜汤　干姜、麻黄各四两，紫菀、五味子各一两，杏仁三两，桂心、炙甘草各二两。水煎，分3次服。温肺降逆，止咳平喘。治冷嗽气逆。

【参考文献】

[1] 亓雪，张颖颖. 干姜的化学、药理研究进展[J]. 山东化工，2018，47(14)：41—42.

[2] 孙凤娇，李振麟，钱士辉，等. 干姜化学成分和药理作用研究进展[J]. 中国野生植物资源，2015，34(03)：34—37.

肉桂

【性味归经】辛、甘，热。归肾、脾、心、肝经。

【功效特色】补火助阳，散寒止痛，温通经脉。

【常用适应证】

1. 畏寒肢冷、脘腹冷痛、食少便溏　老年人肾阳不足，命门火衰，出现畏寒肢冷、腰膝软弱、尿频等症，见于老年前列腺增生症、腰椎间盘突出症、骨性关节炎等。肉桂辛热纯阳，能温补命门之火，为治下元虚冷之要药，常与附子、熟地黄、山茱萸等同用。或者火不生土、脾肾阳衰，出现脘腹冷痛、食少便溏，见于老年慢性胃炎、功能性消化不良等，本品常与附子、干姜、白术等同用。

2. 脘腹冷痛、寒湿痹痛、腰痛　年老体弱，正气不足，易感受寒邪，寒凝气滞或寒凝血瘀，出现脘腹冷痛、寒湿痹痛、腰痛等症，见于急性胃肠炎、类风湿性关节炎、反应性关节炎、腰椎间盘突出症等。肉桂既能散沉寒，又能通血脉，血分有寒，血行不畅者，可配伍当归、川芎等药。

3. 阴疽及痈肿脓成不溃，或溃后久不收敛等外科疾患　老年人体弱阳虚，气血不足，营血虚寒，寒凝痰阻，气血瘀滞，出现阴疽，痈肿脓成不溃，或溃后久不收敛等症，见于老年压疮、天疱疮、大疱类天疱疮等。本品能散寒温阳、通畅气血。阴疽者，可配熟地黄、鹿角胶、麻黄等；气血虚者，配黄芪、当归等。

【药理作用】

1. 中枢神经系统　肉桂中含有的桂皮醛对小鼠有明显的镇静作用，表现为自发活动减少。对抗甲基苯丙胺所产生的过多活动、转棒试验产生的运动失调以及延长环己巴比妥钠的麻醉时间等。

2. 降压　附子、肉桂复方对肾上腺皮质性高血压大鼠（灼伤一侧肾上腺所形成之模型）有降压作用。

3. 其他　杀菌。

【衰弱临床应用】

1.《日华子本草》　肉桂治一切风气，补五劳七伤，通九窍，利关节，益精，明目，暖腰膝，破痃癖癥瘕，消瘀血，治风痹骨节挛缩，续筋骨，生肌肉。

2.《医学启源》　肉桂补下焦不足，治沉寒痼冷及表虚自汗。

3.《医学衷中参西录》秘红丹　川大黄（细末）、油肉桂（细末）各一钱，生赭石（细末）六钱。上药三味，将大黄、肉桂末和匀，用赭石末煎汤送下。降胃平肝。治肝郁多怒、胃郁气逆，以致吐血、衄血及吐衄之症屡服他药不效者。

4.《中国百年百名中医临床家丛书：石筱山、石仰山》桂麝丹　麝香、肉桂、公丁香研制，各为细末，和匀收贮，宜密封。掺药，常掺于伤膏药上，亦可掺于敷药上。温经散寒，活血止痛。治一切损伤日久筋骨酸痛或风寒痹痛。

5.《重订严氏济生方》十补丸　炮附子、五味子各二两，山茱萸、炒山药、牡丹皮、熟地黄、鹿茸（去毛，酒蒸）、肉桂（去皮）、茯苓（去皮）、泽泻各一两。为细末，炼蜜为丸，梧桐子大。每服七十丸，空腹盐酒或盐汤送下。治肾脏虚弱，面色黧黑，足冷足肿，耳鸣耳聋，肢体羸瘦，足膝软弱，腰脊疼痛，小便不利。

【参考文献】

［1］陈旭，刘畅，马宁辉，等. 肉桂的化学成分、药理作用及综合应用研究进展［J］. 中国药房，2018，29（18）：2581－2584.

［2］邓淑蓉，潘宇政. 肉桂主要化学成分及药理作用研究概况［J］. 现代中西医结合杂志，2018，27（04）：448－451.

吴茱萸

【性味归经】辛、苦，热；有小毒。归肝、脾、胃经。

【功效特色】散寒止痛，疏肝下气，燥湿。

【常用适应证】

1. 脘腹冷痛、疝痛、头痛及虚寒泄泻　老年人阳气虚弱，易感受寒邪或中焦虚寒，脾虚肝郁，出现脘腹冷痛、泄泻、呕吐、疝痛、头痛，遇寒加重，得热痛减等症，见于老年慢性肠炎、功能性消化不良、腹股沟疝、偏头痛等。吴茱萸能温中散寒，又善解肝经之郁滞，有良好的止痛作用。治脘腹冷痛，可配干姜、木香；治寒疝腹痛，可配乌药、小茴香；治中焦虚寒、肝气上逆所致的头痛吐涎，可配人参、生姜等；治脾肾虚寒之久泻、五更泻，与补骨脂、肉豆蔻、五味子同用。

2. 呕吐吞酸　老年人长期情志不遂，肝郁气滞，横逆犯胃，胃气上逆，出现嗳气、呃逆、呕吐、反酸等症，见于老年急慢性胃炎、消化性溃疡等。本品疏肝下气而止呕逆。

若胃寒者，可配生姜、半夏；肝郁化火者，以黄连为主药，配伍少量吴茱萸，能共奏辛开苦降之效。

【药理作用】

1. 心血管系统

（1）强心作用。吴茱萸汤强心作用剂量小，持续时间长，无异丙肾上腺素加快心率的作用，故可能无增加心肌氧耗之弊。

（2）升压作用。吴茱萸汤升压作用迅速，升压伴有心率缓慢。吴茱萸黄汤有显著的α受体兴奋作用和较弱的β受体兴奋作用，为α、β受体混合兴奋剂。

（3）微血流速度迅速增快；部分微血流形态改善，粒流变成线粒流，线粒流变成线流。

2. 消化系统

（1）抗胃溃疡的作用，吴茱萸汤可减少大鼠胃液分泌量，并可降低胃液酸度。

（2）提高胃残留率、抑制离体胃条运动、对多种药物引起的离体小肠活动的影响、止呕作用、止泻作用。

3. 抗休克　吴茱萸汤迅速而显著升高休克兔血压，并延缓后期血压的下降。

4. 其他　保肝。

【衰弱临床应用】

1.《本草衍义》　吴茱萸下气最速，肠虚人服之愈甚。

2.《证治准绳》鸡鸣散　槟榔七枚，陈皮（去白）、木瓜各一两，吴茱萸、紫苏叶各三钱，桔梗（去芦）、生姜（和皮）各半两。上细切，水煎，次日五更，分作三五服，只是冷服。冬天略温服亦得。治脚气疼痛，如人感风湿流注，脚足痛不可忍，筋脉浮肿。

3.《仁存堂经验方》　吴茱萸三钱。泡过，煎汁，入盐少许，通口服。治多年脾泄。

4.《伤寒论》吴茱萸汤　吴茱萸一升，人参三两，生姜六两，大枣十二枚。水煎去滓，分三次服，日三次。温中补虚，降逆止呕。治阳明胃寒，食谷欲呕，胃脘作痛，吞酸嘈杂；少阴吐利，手足厥冷，烦躁欲死；厥阴头痛，干呕吐涎沫。

5.《太平圣惠方》吴茱萸丸　吴茱萸、人参、枳实、枯矾各一两，厚朴一两半，附子、桂心、半夏各三分，炮姜半两。研末，炼蜜为丸，梧桐子大。每服二十丸，暖酒下。治虚劳，四肢逆冷，胸中痞满，或时呕逆，不纳饮食。

【参考文献】

[1] 马桂玲，曹兰秀. 吴茱萸的临床配伍及其现代药理研究进展 [J]. 四川中医，2019，37（08）：186－189.

[2] 王嫣，彭芳，陈天琪. 吴茱萸对心血管系统的作用研究进展 [J]. 中药药理与临床，2018，34（06）：189－192.

细辛

【性味归经】辛，温。归肺、肾经。

【功效特色】祛风，散寒止痛，温肺化饮，宣通鼻窍。

【常用适应证】

1. 头痛、牙痛、痹痛、外感风寒表证　老年人体弱，卫表不固，感受风寒，寒性凝滞，痹阻经络，出现头痛、牙痛、关节痹痛等症，见于偏头痛、三叉神经痛、急性牙周炎、风湿性关节炎、痛风性关节炎、急性呼吸道感染等。细辛芳香气浓，性善走窜，有较好的祛风、散寒、止痛作用。治疗风寒之偏正头痛，可与川芎、白芷、羌活等配伍。治牙痛，可单用细辛，或与白芷同用煎汤含漱；若胃火牙痛，则配石膏、黄芩等药；治风湿痹痛，可与羌活、防风等药配伍。

2. 寒饮伏肺，咳嗽气喘、痰多清稀者　老年人脾虚，过食生冷，寒饮内停，上干于肺，肺气不降，出现咳嗽气喘、痰多清稀等症，见于慢性阻塞性肺疾病、慢性支气管炎、呼吸衰竭等。本品温肺化饮而止咳喘，常与麻黄、干姜、五味子等配伍。

3. 用于鼻渊，鼻塞头痛、时流清涕　老年人正气不足，外感风寒，阻遏清阳，上犯于肺，肺开窍于鼻，在液为涕，出现鼻塞、头痛、流清涕等症，见于急性鼻炎、变应性鼻炎、鼻窦炎等，本品辛香走窜，能宣通鼻窍。可与白芷、辛夷、薄荷等配伍。

【药理作用】

1. 解热、镇痛　对正常及温刺法引起的体温升高均有降低作用。

2. 抑菌作用　细辛对溶血性链球菌、痢疾杆菌、伤寒杆菌，乃至结核分枝杆菌有某些抑制作用。

3. 对血压的影响　细辛挥发油能使麻醉动物血压下降，而煎剂则使血压上升。

【衰弱临床应用】

1.《药性论》　细辛治咳逆上气，恶风，风头，手足拘急，安五脏六腑，添胆气，祛皮风湿痒，能止眼风泪下，明目，开胸中滞，除齿痛，主血闭，妇人血沥腰痛。

2.《审视瑶函》细辛汤　细辛、陈皮、川芎、制半夏、独活、茯苓、白芷、炙甘草各等分。为粗末，加生姜三片，水煎，食后服。治少阴经头风头痛，四肢厥逆，但欲寐者。

3.《三因极一病证方论》细辛膏　细辛、川椒、干姜、川芎、吴茱萸、附子各三分，皂角半两，桂心一两，猪脂六两。煎猪脂成油，先以苦酒浸诸药一夜，取药入油，煎至附子色黄为止，以绵裹塞鼻中。治鼻塞，脑冷，清涕出不已。

4.《太平圣惠方》补肝细辛散　细辛一分，桃仁、前胡、炒当归、附子、陈皮、人参、川芎、木香、茯苓、桂心各三分，柏子仁半分，吴茱萸半两。为粗末，每服三钱，加生姜半分，大枣三枚，水煎、去渣服。治肝脏虚寒，胸膈气滞，四肢厥逆，两胁疼痛。

5.《中医效验方荟萃》　桂枝 15 g，白芍、赤芍各 10 g，炙甘草、干姜各 6 g，大枣 5 枚，细辛 3 g，黄芪 30 g。日 1 剂，煎早晚服。治冻疮，轻服 3～5 剂，重服 10 剂左右可愈。

【参考文献】

[1] 王晓丽，金礼吉，续繁星，等. 中草药细辛研究进展 [J]. 亚太传统医药，2013，9 (07)：68—71.

[2] 梁学清，李丹丹. 细辛药理作用研究进展 [J]. 河南科技大学学报 (医学版)，2011，29 (04)：318—320.

花椒

【性味归经】辛，热；有小毒。归脾、胃、肾经。

【功效特色】温中，止痛，杀虫。

【常用适应证】

1. 脾胃虚寒证　老年人素体阳虚，脾胃虚寒，寒性凝滞，升降失司，症见脘腹冷痛、呕吐、泄泻等，见于老年急慢性胃炎、急慢性肠炎、溃疡性结肠炎、肠易激综合征等。花椒能温中暖脾，散寒止痛。治脾胃虚寒，脘腹冷痛或呕吐，可与人参、干姜、饴糖配伍；亦可用本品炒热布包温熨痛处以止痛。若治寒湿泄泻，可与苍术、厚朴、陈皮等配伍。

2. 蛔虫腹痛或吐蛔　老年人脾胃虚弱，饮食不洁，饥饱失时，感染蛔虫，脏寒蛔虫窜入胆道或胃脘，出现腹痛，呕吐蛔虫，见于胆道蛔虫症、蛔虫性肠梗阻等。本品有杀虫止痛之功。可单用，或配入复方使用，常与乌梅、干姜、黄连等配伍。

【药理作用】

1. 消化系统　可明显抑制大鼠结扎幽门性溃疡的形成。可明显抑制胃肠推进运动。

2. 血栓形成及凝血系统　细辛能延长实验性血栓形成的时间，提示有预防血栓形成的作用。本品所含的佛手苷内酯有一定的对抗肝素的抗凝血作用和止血作用。

3. 其他　镇痛、抑菌等。

【衰弱临床应用】

1.《本草纲目》　花椒散寒除湿，解郁结，消宿食，通三焦，温脾胃，补右肾命门，杀蛔虫，止泄泻。

2.《普济方》椒术丸　苍术二两，川椒一两。上为细末. 醋糊丸，如梧桐子大。每服二十至三十丸，食前温水下。治飧泄。

3.《医醇賸义》青阳汤　青皮（醋炒）一钱五分，柴胡（醋炒）、乌药、陈皮、延胡索各一钱，炮姜、木香各五分，蒺藜四钱，郁金二钱，花椒子（打碎）二十四粒。水煎服。治肝胀，胁下满而痛引小腹。

4.《万病回春》定痛散　当归、生地、细辛、干姜、白芷、连翘、苦参、黄连、花椒、桔梗、乌梅、甘草各一钱。锉一剂。水煎，先噙漱，后咽下。治虫牙痛甚，遇冷、热、酸、咸即痛者。

5.《食疗本草》花椒粥　花椒粉 5 g，大米（粳米、糯米均可）50 g。先以米加水熬粥，加入砂糖、葱白 3 根，调入花椒粉，再以文火煮 5～6 分钟，锅中微滚数次即可，每日早晚两顿温服。温中养胃，散寒止痛，杀虫驱蛔。主治中焦虚寒所致的脘腹冷痛、寒湿泄泻、呕吐、疝痛、寒痢及蛔虫病等。

【参考文献】

［1］梁辉，赵镭，杨静，等. 花椒化学成分及药理作用的研究进展［J］. 华西药学杂志，2014，29（01）：91—94.

［2］朱雪，王亮. 花椒药理作用研究进展［J］. 社区医学杂志，2010，8（07）：43—45.

第十一章　老年衰弱常用食疗

第一节　老年衰弱食疗原则

一、食疗基本思想

食疗是指利用食物的四气五味、升降浮沉等性质，在包括“辨证论治”“阴阳五行”“药食同源”“取类比象”“同气相求”等中医理论的指导下运用于人体，调节机体性能，从而起到预防与治疗疾病的一种保健方法。杨上善《黄帝内经太素》曰“五谷、五畜、五果、五菜，用之充饥则谓之食，以其疗病则谓之药”。可见，古代中医对于“药”和“食”的认识并没有明确的界限，很多自然界之物既有食性也有药性。食疗融合了多学科的知识，除上述基本理论外，还包含了中药学、营养学、烹饪学等学科，是中医学的一部分，也是我国的传统特色之一，探研食疗有利于中医药大健康的发展。

中医的基本原则是辨证论治，在食疗保健时又可以用辨体施膳的方法来体现辨证论治的精神。食疗是在中医理论下发展起来的一种疗法，故食疗也应遵循辨证论治的原则而辨证施膳或辨体施膳。食物有寒、热、温、凉四气，有酸、苦、甘、辛、咸五味，并有不同的脏腑归经和升、降、沉、浮等作用特性。天人相应。不同的人又有虚、实、寒、热及强、弱、胖、瘦等不同的体质，患病特性会有所不同；相同体质的人又可患不同的疾病，同一疾病会有不同的病理阶段，故食疗在运用中应该辨证施膳。避免食疗的禁忌，遵守食疗的原则是运用食疗的前提。这样有利于改善机体的健康状态，促进疾病的防治。

正确选用和使用食材，制成营养充分、合理均衡的膳食。同时食疗还要注意因人用膳、因时用膳、因地用膳、食不偏嗜、饮食有节、病中饮食宜忌。根据疾病的性质、食物的性味，有所选择。

疾病的基本病理为阴阳失衡，预防及致病的核心是达到阴平阳秘的状态。水火是阴阳的征兆，食疗时可以根据“寒者热之”“热者寒之”“疗寒以热食”“疗热以寒食”以调整阴阳平衡。同时也要注意“虚者补之”“实者泻之”等理论的运用。如热性病小儿乳娥，可选用生藕、蒲公英、马齿苋、鱼腥草、金银花、薄荷等寒凉性质的食材；如寒性病寒湿痢，可选用肉桂、干姜、生姜、佛手柑、陈皮等温热性质的食材；如虚劳等虚性病，可选用补益之品，如蜂蜜、山药、茯苓、党参、芡实、枸杞等甘平性质的食材；如遗尿等失于固涩的疾病，可选用乌梅、石榴等酸味具有收敛作用的食材；如瘰疬、瘿病等有形实邪结聚之病，可选用海带、裙带菜、海藻、紫菜等咸味具有散结作用的食材。

中药不但有四气五味分阴阳，更有脏腑归经之别及入不同脏腑。“药食同源”，故食物也有酸、苦、甘、辛、咸五味。五味入口各有所走，根据五味应五脏而发挥作用，以食物五味平调五脏之气。这样以五味为中介，谷肉果蔬与五脏之间就建立了密切的联系，饮食要“五味贵不可偏胜”。同时也要注意食物的多样性，维持营养的均衡及五脏气血阴阳的平衡。

二、辨体质施膳

（一）体质的内涵

体质是人类与自然环境、社会环境相适应的人体特征，是以先天禀赋及后天获得为基础所形成的心理状态、生理功能和形态结构方面相对稳定的、综合的固有特质，决定着某些疾病的易感性和发展的倾向性。有关体质的论述，早在《黄帝内经》中就有阴阳五行人的记载，其在相关篇章中反复提出体质的重要性。《黄帝内经》中常用“质”“素”以示体质之意。如《素问·厥论》记载“比人者质壮，以秋冬夺此所用”；而在《素问·逆调论》又说“是人者，素肾气胜”，表明不同的体质的人，身体具有不同的特性。

体质学说真正应用于临床始于秦汉末年，代表性的著作是《伤寒杂病论》。“体质”一词最早见于清代叶天士的《临证指南医案》，书中明确提出了“木火体质”“阴虚体质”“阳微体质”。

不同体质的人群对不同疾病的易感性不同。中医学注重“治未病”的思想，主张未病先防，既病防变。通过中医体质辨识，及早发现人们对于某些疾病的易感性，在辨证施治及因人因病因证遣方用药的基础上，更加精确地进行个体化诊疗，为预防代谢性疾病的发生提供更好的依据。

（二）体质对食疗的影响

古代有各种文献记载了饮食和体质是息息相关的，不同食材可使不同体质引起不同的反应，体质对食疗也会产生影响，故在食疗过程中需做到辨体用膳，也就是指根据不同的体质选择相应的药膳，是指导饮食养生的基本原则。《名医别录》曰“味苦，寒。多食令人寒中，金创，乳妇尤不可食”，它强调了由于个体体质的特殊性，对食材也要有选择性，可以增强饮食养生的个体针对性，因而也就提高了饮食养生的效果。如气虚体质的人可选择人参炖鸡，阳虚体质的人可选择枸杞炒虾仁，血虚体质的人可选择龙眼大枣粥，阴虚体质的人可选择山药鸭羹，气郁体质的人可选择陈皮茶，内火体质的人可选择金银花茶等。

（三） 现代体质学说与食疗要点

现代关于中医体质的研究较多。比较有代表性的是王琦所提出的适合我国人群的九种体质。这九种体质包括平和质、气虚质、湿热质、阳虚质、瘀血质、气郁质、阴虚质、痰湿质和特禀质，在此基础之上，形成了中医特色的体质学说。这里“体质”的概念是指人体生命过程中，在先天禀赋和后天获得的基础上形成的形态结构、生理功能和心理状态等方面综合的、相对稳定的固有特质，是人类在生长发育过程中所形成的与自然、社会环境相适应的人体个性特征。体质具有遗传性、个体差异性、群类趋同性、相对稳定性和动态可变性等特点。体质不同，发病倾向也不同，研究体质分类及其与疾病的相关性，对于改善体质偏颇、防病治病、促进健康具有重要意义。

（1）平和质

平和质面唇色泽红润，头发稠密而有光泽，精力充沛，不易疲劳，可以耐受寒热，睡眠安和，胃纳良好，二便正常，平素患病较少，对外界变化适应能力较强。此类人先天素质较好，加之后天调养得当，神、色、形、态均能保持良好状态而不易患病。日常应注意保持良好的生活习惯，饮食有节，劳逸结合，生活规律，坚持锻炼。平日饮食宜规律，有节制，不偏食，不嗜食，多吃五谷杂粮及水果蔬菜。饮食适宜：蕨菜木耳、鳝鱼粥、豆腐鱼汤。

（2）阴虚质

阴虚质手足心热，口干少津，喜喝冷饮，易起裂纹，眩晕耳鸣，失眠，皮肤发干。此种体质易出现津液不足之征象，如干燥综合征、便秘等。日常生活中要保持一个平和的心态，少发脾气，戒除烟酒，避免熬夜，应注意藏养阴精。饮食应以养阴生津为主要目的，多吃甘凉滋润的食物，比如芝麻、木耳、百合、荸荠等食品。少食性温燥烈的食物，如辣椒、生姜、大葱等，防止损伤津液。饮食适宜：葱烧海参、牛奶、红枣银耳粥、百合芝麻煲猪心。对于阴虚质的人群，应该食用滋补阴液之品，常用的食材有山药、麦门冬、枸杞、生姜、大枣、生地、蜂蜜、玉竹、天门冬、熟地黄、甘草、莲子肉、百合、茯苓、当归。

（3）阳虚质

阳虚质平日怕冷，手足不温，易困多睡、疲乏，喜热饮食，舌体胖大，边有齿痕，苔润，脉沉迟。此种体质多发寒证，易感湿邪，易患痰饮、肿胀、泄泻、阳痿等病。日常生活中应调节情绪，要多与人交往，改善心境，去忧悲，防惊恐。平日应早睡早起，避免熬夜。注意保暖，尤其是腰部、下肢的保暖。多做运动，可促进气血流通，如跳绳、跳跃、短距离跑步等。饮食多吃甘温益气的食物，烹调时可加入辛温之葱、生姜及胡椒等调味品，或与羊肉、狗肉等温热性肉类同煮，少食生冷寒凉食物，如冰激凌、冰饮料、梨、西瓜等。饮食适宜：当归生姜羊肉汤、核桃仁炒腰花。对于阳虚质的人群，应该食用温阳扶正之品，常用食材有生姜、枸杞、肉苁蓉、大枣、当归、人参、肉桂、山药、花椒、陈皮、蜂蜜。

（4）气虚质

气虚质气短懒言，肢体容易疲乏无力，面色萎黄或淡白，目光少神，唇色少华，口淡，舌淡红，胖嫩，可有齿痕，脉象虚缓。对自然界变化适应力略差，不耐受风、寒、暑、热，卫表不固，易患感冒。因为气虚之人容易感受外来邪气而患感冒等疾病，日常生活应保持稳定平和的心态，避免过度紧张。平常应早睡早起，不熬夜。注意做柔缓运动，不宜强体力运动，可选择快慢交替散步、太极拳、八段锦等；多吃益气健脾的食物，如小米、山药、牛肉等，多食小米山药饭，增加气力，但要注意饮食不宜过于滋腻，应选择营养丰富且易于消化的食品。饮食适宜：小米山药粥、黄芪汽锅鸡块、大枣粥、肉丝扁豆、辣子鸡丁。对于气虚质人群，应该食用健脾补气之品，常用的食材有人参、山药、大枣、生姜、茯苓、莲子、党参、白术、黄芪、陈皮、芡实、龙眼肉、枸杞。

（5）气郁质

气郁质失眠多梦，健忘，常有忧郁面貌，敏感多疑，胸胁胀满。此种体质的人易患抑郁症、睡眠障碍、梅核气等病症，对精神刺激适应力差。这类人群在日常生活中，良好的情绪管理是最主要的调养方式。应努力保持心情舒畅，培养乐观、欢乐的情绪，主动参加有益的社会活动，提高学习、工作的热情，不苛求他人和自己，培养广泛的兴趣与爱好。在普食五谷杂粮的基础上多吃小麦、荞麦、柑橘皮、玫瑰花等具有行气解郁、消食醒神的食物。睡前避免饮茶、咖啡等提神醒脑的饮料。饮食适宜：玫瑰花茶、肉片佛手、白萝卜汁。对于气郁质的人群，应该食用行气理气之品，常用的食材有生姜、当归、大枣、龙眼肉、莲子肉、枸杞、川芎、百合、白芍。

（6）瘀血质

瘀血质色晦滞，发黑发暗、两颧易见黄褐斑，或色素沉着，口唇青紫或有出血倾向、妇女痛经、经闭、经色紫黑有块、崩漏等。一般皮肤干燥、粗糙，容易烦躁、健忘等。此类体质的人易患痛经、脑中风、心血管等疾病。日常生活要避免动怒，多与开朗的人交往，多听欢快、喜庆的音乐。多做能够通经络活动的项目，如舞蹈、太极拳等。多食红糖、黄酒、葡萄酒、桃仁等食物，少食寒凉食物。饮食适宜：山楂红糖汤、姜汁藕片、木瓜炖牛排、山楂粥。食材有当归、桃仁、生地、红花、生姜、川芎、益母草、丹参、牛膝、甘草、肉桂、山楂、三七。

（7）痰湿质

痰湿质面部皮肤易出油，胸闷痰多，嗜睡易困、口中黏腻或发甜、喜食肥甘、妇女白带过多。易患糖尿病、中风、心脑血管疾病，痰湿的特点是黏腻不爽，容易阻碍、减缓气血的运行而出现心脑血管等疾病。日常生活中应尽力合理安排休闲、休假，学会疏解不愉快的心情，保持平和舒畅的心态。饮食宜清淡，少食甜、黏、油腻食物，少喝酒，或不喝酒，多吃些蔬菜、水果。饮食适宜：珍珠薏米丸子、茯苓香菇玉笋、冬瓜炖排骨。对于痰湿质的人群，应该食用燥湿、化湿、利湿之品，常用的食材有生姜、蜂蜜、薏苡仁、杏仁、甘草、白果。

（8）湿热质

湿热质易生痤疮粉刺，口苦口干口臭、身重困倦，舌红苔黄腻，脉滑数。此种体质易患痤疮、痔疮、疖肿、黄疸以及代谢相关高血脂、高血压、糖尿病等疾病。日常生活中学会喜与忧、苦与乐、顺与逆的正确对待，定时起居，生活规律，不熬夜，不过度疲劳，积极参加体育活动，以消耗量较大的运动为佳，饮食应清淡，忌食辛辣燥烈的食物，切戒酗酒。少食或不食温热水果，如荔枝、桂圆等。饮食适宜：加味绿豆粥、车前马齿蛋花汤、西芹百合、薏米粥、凉拌马齿苋。对于湿热质的人群，应该食用清热利湿之品，常用的食材有牛膝、当归、附子、防风、生地、肉桂、茯苓、独活、丹参、川芎、川乌。

（9）特禀质

特禀质是一种特殊的体质，常表现为：遗传性疾病、胎传性疾病，或过敏症状。其对外界环境适应能力差，遇过敏原易发过敏症等。日常应保持平和的心态，避免接触各种致敏物体，减少发病。在季节交替时，注意增减衣服，注意坚持运动，增强机体对环境适应的能力。饮食要清淡、均衡，粗细搭配适当，荤素配伍合理，忌食生冷、辛辣、肥甘油腻及各种“发物”。因为体质的特殊性，饮食上要注意过敏原、控制刺激性食品。饮食适宜：莲子粥、山药炖鸡翅。

三、三因制宜施膳

三因制宜就是要因人、因时、因地区不同，给予个体化施膳，提高食疗的针对性和效果。

（一） 因人用膳

人不但有体质之别，更有年龄、性别之不同，所患疾病也各有特点。因此，应当针对个体的不同特征来选用膳食。

（1）年龄对食疗的影响

人的一生可以分为不同的年龄阶段，不同的年龄阶段其脏腑机能和生理状态均会有差异，对于食材摄取的营养要求也不一样。

人出生之后的婴幼儿时期，为稚阴稚阳之体，肺脾肾常不足，心肝常有余，常受外邪的侵扰，且饥饱无常，故肺脾常受到损伤，婴幼儿阶段是生长发育快速发展的阶段，对奠定身体的机能极其重要，此时需固护脾胃，养好“后天之本”，可多食用归脾经、胃经的食材从而健脾养胃，比如粳米、小米、大豆、蘑菇、鸭肉、黑芝麻、山药、香菇、白萝卜、豆腐、小米、扁豆等。

青少年期处于身体机能转变、身心生长发育的重要时期，为了满足身高、智力等迅速增长的营养需求，对于饮食量和营养的需要明显增长，如果饮食不全，则会存在发生身体矮小、智力发育不全的危害，此时可多进食甘平温补之品，如鱼、虾、牛肉、羊肉、鸡蛋等以满足身体的需求。

老年时期身体各项机能成衰退状态，先天之精已呈耗尽之势，年老体弱且气耗津伤，不应进食辛散之物，应多进食滋补之品，且以清淡为主，重视脾肾二脏的调护，此时应多进食性平味甘之品，以归脾经、肾经为主的食材，比如大米、玉米、燕麦、甲鱼、牛肉等。

（2）性别的膳食差异

男、女代表阴阳属性的不同，生理和病理之间都有区别。男性以肾为本，肾藏精，应注意进食归肾经、补肾精的食材，比如黑豆、黑木耳、腰果、海参、桑椹、核桃、枸杞。男属阳，男子阳盛，少食羊肉、辣椒、生姜、韭菜、狗肉等大温大热的食材。女属阴，平时应慎食生冷之物，尤其是在经期和孕期，勿用冬瓜、四季豆、莴笋、柿子、田螺、西瓜皮、椰子浆等寒凉利润的食材，可进食羊肉、生姜等温阳之物。同时女子以肝为先天，以血为本。肝藏血，可注意进食归肝经、有补血功效的食材，比如大枣、山楂、番茄、樱桃、枸杞、当归等。

（3）疾病对食疗的影响

疾病可以分为热病、寒病、虚病、实病等，且同一疾病还有不同的证型，通过食疗对疾病的影响，可以看出食疗辨证施治这一基本原则在食疗应用中的重要性。辨证用膳就是根据疾病的不同证候选择相应的药膳，是指导饮食治疗的基本原则。《灵枢·五味》曰“脾病者，宜食秔米饭、牛肉、枣、葵；心病者，宜食麦、羊肉、杏、薤；肾病者，宜食大豆黄卷、猪肉、栗、藿；肝病者，宜食麻、犬肉、李、韭；肺病者，宜食黄黍、鸡肉、桃、葱”，此处详细地指出五脏病后宜进食的食材，比如感冒属于风寒证的，应选用葱姜红糖汤；属于风热证的，应选用双花（银花、菊花）汤；便秘可多食瓜果润肠之品，而山楂、乌梅等酸敛之物会加重便秘。糖尿病患者应少食甜橙、芒果、香蕉、红枣、荔枝、葡萄干等甜腻之物，而对于身体消瘦、营养不足的非糖尿病患者可以选用。中医食疗应立足于证，证是核心。高血压病人能否选用人参类药膳，也要根据高血压病人表现的证来确定。如属于“虚寒证”就可以选用，若属于“实热证”的，则不能选用。

（二） 因时用膳

人类生活在自然界。自然界四时气候的变化对人体的生理和病理可产生一定的影响。因时用膳就是指根据四时不同季节的气候的特点来选择相应的药膳，以增强人体适应四季气候变化的能力。以参类药膳为例，冬季寒冷，阴气偏盛，养生宜于温补，可选用人参类药膳；夏季炎热，阳气偏盛，养生宜于清补，宜选用性质偏凉的西洋参类药膳，而人参性属温热，则不宜选用人参类药膳。再以韭菜炒豆芽为例，韭菜与豆芽搭配的比例也应根据四时气候的变化进行调整。夏季炎热，阳气偏盛，养生宜于清补，韭菜属于热性食物，可适当减少韭菜的用量，增加豆芽的比例，如3：7；冬季寒冷，阴气偏盛，养生宜于温补，则适当减少豆芽的用量，增加韭菜的比例，如7：3等。

（1）春季用膳

春天属木，主升发，为肝所主。饮食应以护阳保肝为主。《黄帝内经》说："春三月，此谓发陈"，春节是天地阳气开始上升，气温由寒转暖，万物呈现出蓬勃的生机，人与自然相应，"东风生于春，病在肝"，故在饮食上也要顺应自然，以护阳保肝为主，多进食动物的肝脏，这类食材往往具有补肝养血、滋阴的功效，进食此品可以使肝有所养，肝血充足，补阳助阴，阳气会生化无穷，同时也要多进食时令蔬菜，如大白菜、香菜、竹笋、薤白、苜蓿、柑橘、枸杞、毛笋，可以补益脾胃而利五脏。春季虽然以补肝为主，五脏相生相克，不可因补肝太过而克制脾脏，且注意不要过食寒冷、黏滞、肥甘厚腻之品，防治寒凉过甚，黏腻伤脾而伤及萌发之阳。饮食要养阳。阳，是指人体之阳气，中医认为"阳气者，卫外而为"，即指阳气对人体起着保卫作用，可使人体坚固，免受自然界六淫之气的侵袭。春天在饮食方面，要遵照《黄帝内经》里提出的"春夏补阳"的原则，宜多吃些能温补阳气的食物，以使人体阳气充实，增强人体抵抗力，抵御以风邪为主的邪气对人体的侵袭。医圣李时珍在《本草纲目》里亦主张"以葱、蒜、韭、蓼、蒿、芥等辛嫩之菜，杂和而食"。另一方面. 由于肾阳为人体阳气之根，故在饮食上养阳，还应包括温养肾阳之意。春天时人体阳气充实于体表，而体内阳气都显得不足，所以应在饮食上多吃点培补肾阳的东西，如谚语所说"夏有真寒，冬有真火"即为此义。目前除了蓼、蒿等野菜已较少食用外，葱、蒜、韭等都是养阳的佳品。

宜多食甜、少食酸。唐代名医孙思邈说"春日宜省酸，增甘，以养脾气"。意思是当春天来临之时，人们要少吃点酸味的食品，多吃些甜味的饮食，这样做的好处是能补益人体的脾胃之气。中医认为，脾胃是后天之本，人体气血化生之源，脾胃之气健旺，人可延年益寿。春为肝气当令，根据中医五行理论，肝属木，脾属土，木土相克，即肝旺可伤及脾，影响脾的消化吸收功能。

中医又认为，五味入五脏，如酸味入肝、甘味入脾、咸味入肾等，故若多吃酸味食品，会加强肝的功能，使本来就偏亢的肝气更旺，这样就能伤害脾胃之气。有鉴于此，在春天，人们要少吃些酸味的食物，以防肝气过于旺盛；而甜味的食品入脾，能补益脾气，故可多吃一点，如大枣、山药、锅巴等。多食蔬菜。人们经过冬季之后，大多数人会出现多种维生素、无机盐及微量元素摄取不足的情况，如春季人们常发生口腔炎、口角炎、舌炎、夜盲症和某些皮肤病等，这些都是因为新鲜蔬菜吃得少而造成的营养失调。因此，随着春季的到来，各种新鲜蔬菜大量上市，人们一定要多吃点新鲜蔬菜，如菠菜、芥菜、莴笋、芹菜、油菜、香椿等。若是初春，新鲜蔬菜较少，可以充分利用冷藏、干制、腌渍、罐藏、酱渍等多种方法加工贮藏的蔬菜，如腌制的萝卜、姜、葱头、白菜、大芥菜、榨菜、辣椒等，营养都较丰富，均可食用。这里要说明一点，有的人在蔬菜少的季节，常常用多吃些水果的方法来代替蔬菜，这种做法不可取。因为尽管水果和蔬菜确有不少相似之处（如都含有较丰富的维生素、纤维素和有机盐等），但两者之间毕竟存在区别，故水果不能代替蔬菜。水果和蔬菜虽然都含有碳水化合物，但水果所含的多是葡萄糖、蔗糖和果糖等一类化学上称为单糖和双糖的碳水化合物，而蔬菜所含的碳水化合物则多是淀粉一类的多糖。当摄入前者，胃和小肠可以不加消化或稍加消化，便很快进入血液中，如果食用过多，则会使血液中的血糖急剧上升，进而刺激胰腺分泌大量的胰岛素，使人的精神不稳定，出现头昏脑涨、疲劳乏力等症状，而且葡萄糖、果糖大量进入肝脏后，很容易转化为脂肪，使人发胖；而后者多是淀粉，需要各种消化酶帮助消化溶解之后才能被逐渐吸收，因而可使体内血糖保持稳定，更有利于身体健康。

（2）夏季用膳

夏天属火，性热，五脏由心所主。饮食应以益气清心为主。《黄帝内经》曰："夏三月，此谓蕃秀。"夏季人体阳气蓄积最盛，有外泄的趋势，气随汗出，容易出现气阴两伤，夏季在人体对应心脏，"南风生于夏，病在心"，故夏季饮食应以益气清心为主。夏季环境火热，饮食宜清淡、易消化，尽量少食厚腻辛辣温燥的食材，比如鸡肉、鳝鱼、羊肉、甲鱼、辣椒、大蒜、薤白、龙眼，多食用蛋白质丰富且脂肪含量较少的食材，比如鸭肉、兔肉、鱼，此类肉食性质偏向寒凉，具有清热凉血、益气养阴的功效。进食新鲜豆制品，如小麦、绿豆、豆腐，可以益心气，清利暑热，进食时令蔬菜、水果，如黄瓜、冬瓜、空心菜、苋菜、西瓜、梅子等，不仅可以清热解暑，还能益气生津，在防治津液流失的同时，还能补充耗散的水液，夏季可以适当饮食凉茶，比如绿豆汤、百合汤、菊花茶、荷叶茶等。进食这些寒凉之品均不可太过，伤及人体阳气，以免引起脾胃失运。重视夏天饮食调养是很重要的，一方面由于人在炎热的环境中工作时，体温调节、水盐代谢以及循环、消化、神经、内分泌和泌尿系统都发生了显著的变化，这些变化最终导致人体代谢增强，营养素消耗增加；另一方面因天热大量的出汗，常导致许多营养素从汗液流失。加上夏天人们的食欲减低和消化吸收不良，又限制了营养素的正常摄取。所有这些情况，都可能导致机体营养素代谢紊乱，甚至引起相应的营养缺乏症或其他疾病，故夏天的饮食调养是十分必要的。

注意补充营养素。一要补充足够的蛋白质，因为在高温条件下，人体组织蛋白分解增加，尿中肌酐和氮排出增多，从而易引起负氮平衡，因此，蛋白质的摄取量应在平常的基础上增加10%～15%，每天的供给量须在100 g左右，并注意补充赖氨酸。而蛋白质以鱼、肉、蛋、奶和豆类中的蛋白质为好。二要补充维生素，因为在热环境下维生素代谢增加，加上汗液排出水溶性维生素增多（尤其是维生素C），极易造成维生素含量的不足。有人测定，每毫升汗液中维生素C可达10 μg，如果排汗5 ml将损失50 μg，因此夏天人体维生素的需要量比普通标准要高1倍以上。大剂量维生素B_1、B_2、C乃至维生素A、E等，对提高耐热能力和体力都有一定的作用。鲜蔬菜及夏熟水果（如西红柿、西瓜、杨梅、甜瓜、桃子、李子等）含维生素C极为丰富，维生素B族在粮谷类、豆类、动物肝脏、瘦肉、蛋类中含量较多，故在夏季人们可适当多吃这些食物，亦可适当口服些酵母片。三要补充水和无机盐，因为当身体大量出汗或体温过高时，不但可造成体内水分不足，而且还会流失大量的钠、钾等元素，缺钠又可加重缺水，所以要注意补充水分和无机盐。一般而言，水分的补充最好是少量、多次，这样可使机体排汗减慢，减少人体水分的蒸发量；钠的补充，要视出汗多少而定，如果一个人工作 8 小时，出汗量不超过 4 ml，则每天从食物中摄取 18 g 食盐就可以了，若出汗量若超过 6 ml，则需另从饮料中补充；钾盐的补充为每日 2 片钾片，每片钾片含钾 25 ml 当量，还可食用含钾高的食物（如水果、蔬菜、豆类或豆制品、海带、蛋类等）。此外，汗液中还含有钙、镁、铁、铜、锌、硫、磷、锰、铬等，若不及时补充，同样也能引起机体水盐代谢和酸碱平衡的紊乱，影响人体的耐热能力，极易诱发中暑等情况。所以夏天一定不要忘了补充水和无机盐。

多吃些能清热利湿的食物。清热的食物宜在盛夏时吃，常用的清热食物有西瓜、苦瓜、桃子、草莓、西红柿、绿豆、黄瓜等，并巧用大蒜、姜、醋等调味品以增强食欲；健脾利湿的食物应在长夏时吃，如冬瓜、南瓜、苦菜、姜、莲藕、莲子、薏苡仁、山药等。

夏季用膳宜省苦增辛。夏季饮食调养，除了要着眼于清热消暑外，还要注意不要损伤了脾肺之气，《备急千金要方》里说“夏七十二日，省苦增辛，以养肺气”；《养生论》里也说“夏气热，宜食菽以寒之，不可热也”。它们的意思是，夏天尽管天气热，但人们不可进食苦味的食物太多，一定要多吃点辛味的食物，这样可避免心气偏亢（中医认为苦味入心），有助于补益肺气（心属火，肺属金，火克金，心火不盛，则肺气平和）。此外，夏天一定要少吃热性的食物，如羊肉、狗肉等。现代医学认为，夏季由于炎热的刺激，使神经中枢处于紧张状态，分泌腺的活动水平也有改变，从而引起人体消化能力减低，胃口不开，不思饮食。因此，夏季最好吃些清淡少油、易消化的食物，如果吃含脂肪多的食物，则易使胃液分泌减少，胃排空减慢，食欲饮食以温为宜。

夏季饮食一般以温为宜，食暖物即是为了助阳气，符合“春夏养阳”的原则。人们如何进食暖物呢？养生家们认为，在早、晚餐时喝点粥是大有好处的，这样既能生津止渴、清凉解暑，又能补养身体。赤豆粥有补肾、利水、消肿而治脚气的功能，肾功能较差的人可多食用；蚕豆粥能辅助治疗水肿和慢性肾炎；荷叶粥能解暑热、清胃润肠、止渴解毒，可治嗓子痛；莲子粥能健脾和胃，益气强志，对腹泻、失眠、遗精、白带多等均有一定的疗效；百合粥能润肺止咳、养心安神，最适合肺阴不足的老年人食用；冬瓜粥有利水消肿、止渴生津的功能，并有降低血压的作用；银耳粥有生津润肺、滋阴养肺的功能；黄芪粥则可治虚证所致的水肿；豆浆和皮蛋淡菜粥则可治疗血管硬化、高血压和冠心病，等等。

夏季用膳忌贪生冷。一般地说，夏季气候炎热，常致腠理开泄，出汗很多，人们时时会感到口渴，所以喝点冷饮，能帮助体内散发热量，补充体内水分、盐类、维生素，起到生津止渴、清热解暑的作用。中医养生家们认为，夏季由于人体阳气在外，阴气内伏，胃液分泌相对减少，消化功能低下，故切忌因贪凉而暴食冷饮。如果过量，易引起胃肠道疾病，出现腹痛、腹泻等。此外，大汗之后不要过量饮用冷饮，因为冷饮饮用太多，不仅不能尽快地补充和调节体内盐类、水分的丢失，反而冲淡了胃液，降低胃液的杀菌力，从而引起胃炎、肠炎、痢疾等疾病。尤其是某些慢性疾病患者，吃冷饮更要有所选择和节制，例如冠心病、哮喘、慢性支气管炎等患者，就不宜多吃冰冻的食品，以免加重病情或诱使旧病复发；胃溃疡、胃酸过多的疾病，不宜多喝含酸味的冷饮；糖尿病患者，在自制冷饮中，应少加或不加糖，否则饮后会感到口中甜腻或胃部不适。还须说明的是，喝饮料不能替代饮水，因为大部分饮料均含有一定的糖分，饮料中的糖分越高，渗透压也越高，越不易为细胞所吸收，反而会带走细胞内水分，容易引起体内失水；冷饮解渴常难以达到目的，却会导致频繁暴食，对消化道是一个很强的冷刺激，易引起消化道的异常蠕动和功能紊乱，从而导致腹痛、腹泻等。讲究喝水的学问。一是饮水莫待口渴，不少人的生活习惯是以口渴与否来决定是否喝水，实际上这是不科学的。因为口渴表明人体水分已失去平衡，细胞开始脱水，故古人主张“不欲极渴而饮，饮不过多”，就是防止渴不择饮的科学方法。如果一旦出现大渴难耐的情况，应缓慢、少量、多次饮用，避免使身体受到伤害。二是睡前不宜多饮水，因为当处于睡眠状态时，人体只是维持基础代谢，各种代谢活动都进行得非常缓慢，不需要过多的水分；睡前饮水过多，会导致夜尿过多而不利于夜间休息。三是用餐时不宜喝水，因为进餐时饮水会冲淡消化液，不利于食物的消化吸收，长期如此将对身体造成不利的影响。四是晨起喝水有助健康，因为早晨饮水可补充整夜所消耗的水分，降低血液浓度，促进血液循环，维持体液的正常水平。

（3）长夏用膳

长夏，在先秦时期也称为“季夏”，指农历六月，转换成公历即为每年的 7 月 7 日至 8 月 6 日，是夏季的最后一个月份。《素问・六节藏象论》：“春胜长夏。”王冰注：“所谓长夏者，六月也。”此时气候最为潮湿，乃因多阴雨而潮湿。空气中湿度大，大气压偏低，故由脾所主。

长夏季节处于夏秋之交，地气升腾，湿热氤氲，此时湿邪为患。中医认为，长夏属湿，其性黏腻，五脏由脾所主。《素问》说：“长夏善病洞泄寒中”“长夏以胃气为本”。故饮食应以利湿健脾为主，顾护胃气。饮食应以清利湿热、健运脾胃为主。脾脏喜燥恶湿，在避免外感时令之邪的同时，饮食要格外注意，饮食进入人体首先到达脾胃，故不应进食不洁的食材、生吃瓜果蔬菜、过度贪凉饮冷，长夏季节的饮食要以清淡、少油为主，食材可选用偏温、归经在脾的食物，比如莲子、芡实、山药、薏苡仁、木瓜、紫苏、砂仁、西蓝花、金针菇、白术、茯苓等。

(4) 秋季用膳

秋季属金，其性燥，五脏由肺所主。《素问》说：“秋三月，此谓容平。天气以急，地气以明……使肺气清，此秋气之应，养收之道也。逆之则伤肺，冬为飧泄，奉藏者少。”秋季主气为燥，天地一片干燥之象，容易引起内燥，“西风生于秋，病在肺”，因此秋季的饮食应以滋阴润肺为主，多食柔润之物，如芝麻、蜂蜜、百合、豆浆、豆制品，这些食材可以养阴润燥、滋补阴液，同时可以多食新鲜的时令水果和蔬菜，如梨、苹果、柿子、甘蔗、地瓜等，可以清肺润燥、生津止渴、润肠通便，还可饮用百合汤、莲子羹等清补之品。燥易伤津，故在秋季应该少吃辛辣、煎炸、油腻以及温热性质的食材，比如韭菜、蒜、薤白、茴香、八角、胡椒、花椒、辣椒、桂圆、芥末等温燥之品，以免加重燥邪伤阴。

关于秋季饮食养生，我们主要是根据秋季气候和自然环境的变化特征进行调理。历代养生家曾对此有详细的论述，如元代翟佑编写的《四时宜忌》一书，对秋季每月的饮食宜忌都作了详细的记述，如九月宜“取枸杞浸酒饮之，令人耐老”“初九日，佩茱萸，食饵糕，饮菊花酒，令人长寿无疾”。因此，为了能够保健防病，我们应重视使日常的饮食和秋季的变化相适应，多吃能滋阴润燥的食物。秋季，由于气候和环境干燥，故在饮食调养方面，首先要遵《黄帝内经》提出的“秋冬养阴”的原则，也就是说，要多吃些滋阴润燥的饮食，以防秋燥伤阴。

一般而言，可吃银耳、甘蔗、燕窝、梨、芝麻、藕、乌骨鸡、猪肺、鸭蛋、龟肉、蜂蜜、饴糖、豆浆、菠菜、橄榄、萝卜等凉润之品以及胡桃粥、花生粥、杏脯、桂花酒、葡萄酒等温润之品。要“少辛增酸”。所谓少辛，就要少吃一些辛味的食物，这是因为肺属金，通气于秋，肺气盛于秋，少吃辛味就是以防肺气太盛。中医认为，金克木，即肺气太盛可损伤肝的功能，故在秋天要“增酸”，以增加肝脏的功能，抵御过盛之气的侵入。根据中医营养学的这一原则，在秋天应该少吃一些如葱、姜、蒜、韭、椒、肉桂、蔻仁等辛味之品，而要多吃一些酸味的水果和蔬菜，例如苹果、石榴、葡萄、芒果、柚子、柠檬、山楂等。提倡早晨喝粥。中医养生学家还提倡在秋季每天早晨喝粥，尤其是初秋时节，不少地方仍然是湿热交蒸，以致脾胃内虚，抵抗力下降，这时若能吃些温食，特别是喝些热药粥对身体很有好处，其原因是作为药膳重要成分的粳米或糯米均有极好的健脾胃、补中气的功能，前人对此颇多赞誉。在秋季，目前较为推崇的粥有甘蔗粥、玉竹粥、沙参粥、生地粥、黄精粥等。

(5) 冬季用膳

冬季属水，其性寒，五脏属肾。《黄帝内经》谓“冬三月，此谓闭藏”。饮食应以温散补肾为主。冬季阳气沉降，阴气充斥，万物收藏，“北风生于冬，病在肾”，故冬季的饮食应该侧重于散寒邪，补肾助阳。

传统认为冬季天气寒，寒邪易伤肾阳，故补肾填精，宜为温补。食温性食物，以食物热气治寒。肾是人体的根本所在，是人体生命活动的源泉，它滋五脏的阴气发五脏的阳气。所以，冬季养生调养摄取食物当以补肾温阳、培本固元、强身健体为首要原则。冬季调养摄取的食物宜温性，忌寒凉。常以鹿肉、狗肉、羊肉、麻雀、韭菜、虾仁、栗子、胡桃仁以温补肾阳，以海参、龟肉、芝麻、黑豆等填精补髓。从现代营养学的观点来看，冬季温补类的食品含热量较高，营养丰富，滋养作用强，有极为丰富的蛋白、脂肪、糖、无机盐等。一般的蛋白质含量大于每千克体重 1.5 g，脂肪含量大于每千克体重 1 g，糖含量大于每千克体重 6 g。

冬季用膳，宜持续进补，适量适度。要对自身体质类型辩证施用，在冬季都可对证进补，能增强体质、促进健康。正常体质的人群更要注意选择抗衰老、强身健体的膳方，坚持冬季养生进补，既补充足够营养，又保护人体阳气。但要注意，腻滞厚味滋补的物品不宜过量，免得伤及脾胃，反而效果不佳，伤害健康。

温补之法有讲究。温补一般仅适用于体质阳虚或寒、湿等病理变化的人们，不适宜体质阴虚火旺和实热证候的人们，包括有大热、大渴、便秘、五心烦热等症状者。如患有急性疾病者，进补应暂停，待病情稳定且辩证后才可予以继续进补。

同时，冬季滋润要防燥。冬天虽然清爽，但是过于干燥了，难免会唇干舌燥。干燥的冬天又特别容易引起咳嗽，而这类咳嗽多为燥咳，治疗方法以润为主，人们宜“润一润，防干燥”。如吃些煲老糖水（用冻水放入陈皮、冰糖煲约 2 小时即成）、红萝卜马蹄水、川贝炖苹果等。

冬季注重食补要巧用补品。为了增强体质，许多人往往习惯于在冬令服用些补品。人参、鹿茸、阿胶、黄芪之类，固然对人体各有益处，但如果服用不当就常会带来一些副作用，而适当地进行食补，既经济又没副作用之虑。所以，冬令进补养生，首先应遵循“药补不如食补”的原则。

冬季养生有膳食宜忌。禁食生冷饮食，忌食寒凉性食物，如海蜇、田螺、螺蛳、蛤蜊、蟹、青蛙肉、水蛇、蚌肉、黑鱼、鸭蛋、鹅肉、兔肉、海带、西瓜、冬瓜、黄瓜等。

冬季常用食材，一般宜选用①补肾壮阳类食物：如鹿肉、鹿鞭、狗肉、狗鞭、羊肉、羊肾、牛鞭、麻雀、猪肾、黄鳝、鲥鱼、鲢鱼、虾、淡菜、大蒜、韭菜、辣椒、核桃仁、胡桃肉等。②滋阴益肾、填精补髓的食物：有海参、鲍鱼、龟肉、甲鱼、火腿、猪（羊、牛）骨髓、黑木耳、黑枣、芝麻、黑豆等。

（三）因地用膳

因地用膳就是指根据不同地区的自然环境特点来选择相应的药膳，以增强人体适应所在地区自然环境的能力。我国疆土辽阔，每个地方的气候环境、物产、风俗习惯等存在差异，故在饮食风味上会有不同。在运用食疗时也应把上述因素考虑进去。国人有“南米北面”“南甜北咸”“东南之人食水产，西北之人食陆畜”“北方嗜浓厚、南方嗜清淡”等说法。

（1）北方用膳：北方地区气温寒凉，东北地区冬季较夏季长，雨雪较多，东北人长期处于寒凉的地区，容易出现阳虚的体质，干冷需要热补，故东北地区在食疗时尽量选择羊肉、狗肉、兔肉等温热的食材，可加用萝卜、白菜，防治太过温补，中和其温燥之性，起到补而不燥的效果，可选用生姜、薤白等温阳解表之品，防止寒气外侵。东北人常常饮酒以驱散机体的寒凉，如人参酒、参茸酒就可以强壮补身、御寒助阳。

西北地区除了寒冷，还有一份燥气，寒邪、燥邪均容易损伤人体的肺脏，西北的烹调方式主要是以烧、炸、烤为主，饮食多盐、多油，故西北地区的食疗，除了要热补，还要润补，少吃辛辣刺激的食材，多饮水，多吃可以滋阴润肺的食材，比如蜂蜜、莲藕、百合、杏仁、白果、银耳、罗汉果、荸荠、白萝卜、柚子、冬瓜、茭白、杨梅、橙子、山竹等归肺经、性质微凉的食材。

（2）东南用膳：东南地区多丘陵，临海，雨水充沛。该地区以稻米为主食，蔬菜水果、海产畜禽都很丰饶。口味宜清淡、咸鲜。多食鱼会使人体内积热，过食咸味易伤血液，当地居民的皮肤颜色大都较黑，肌肉纹理也较疏松，易得痈肿一类疾病，宜清热化湿治疗。

（3）中部用膳：中部地区是中原文化的发祥地，地势平坦，气候湿润，具有类似长夏季天地之气使万物繁荣茂盛的性质。河南人、河北人以咸味为主，喜吃酸味。此地区的人多患四肢萎、弱、厥逆寒热一类疾病，食疗养生宜健脾化湿治疗。

（4）岭南用膳：岭南（广东、海南地区）气温高，湿度高，四季不明显；此类地区的人们贪凉冷饮，好食甘脂厚腻食，脾胃功能损伤，湿邪重浊黏滞聚久生痰，湿邪化热，湿热相煎，煎练成痰，湿邪困脾胃，食疗养生宜清热化湿利水，养阴生津补气。

（5）西南用膳：西南地区由川西高原、贵州高原、滇江高原、藏北高原组成了广袤的高原群，西藏素有“世界屋脊”之称，地势高峻。西南地区的居民重视大米和糯米，兼食小麦、玉米、蚕豆、青稞、荞麦、土豆和高粱。此地区的居民口味偏辣，大多喜酸。食疗养生宜清热利湿。

四、根据“四气”选食材

“四气”是指食物的寒、热、温、凉性质，也有寒、热、温、凉偏向不明显的食材，称之为平性食材。

（一） 偏寒性食材

这类食材是针对热证，如实热烦渴、湿热水肿、温毒发斑、黄疸尿赤、阴虚内热、心火亢盛、热结便秘、热极生风，进食后可以改善和消除热性的症状。偏寒食材，其性甚于凉，具有滋阴、清热、泻火、凉血、解毒的作用。这类食材包括：生藕、莼菜、海带、紫菜、草菇、黄豆芽、绿豆芽、苦瓜、蕨根粉、野白菜、苦菜、冬葵、竹叶菜、荸荠、木耳菜、发菜、竹笋、海藻、陈小米、茄子、西红柿、香蕉、哈密瓜、柚子、杨桃、西瓜、甜瓜、茭白、柿子、猪大肠、猪脑、猪髓、桑椹、猕猴桃、甘蔗、鱼腥草、马齿苋、蒲公英、松花蛋、田螺、蛏子、泥螺、螺蛳、鸭血、螃蟹、鳗鱼、黑鱼、魔芋、荞麦、西瓜皮、鸭肉、莲雾、橘子、莲子心、百合、金银花、菊花等。

（二） 偏热性食材

这类食材是针对寒证，如中寒腹痛、寒痹刺痛、下利清谷、寒痰停饮、冷积便秘、阳痿宫冷、膀胱虚冷、寒闭神昏，进食后可以改善或消除寒性的症状。偏热性食材其性甚于温，具有温经、助阳、活血、散寒、通络等作用。这类食材包括：辣椒、胡椒、肉桂、花椒、干姜、咖喱粉、榴莲等。

（三） 偏温性食材

这类食材是针对寒证，如中寒腹痛、寒痹刺痛、下利清谷、寒痰停饮、冷积便秘、阳痿宫冷、膀胱虚冷、寒闭神昏，进食后可以改善或消除寒性的症状。偏温性食材其性次于热，具有温经、助阳、活血、散寒、通络等作用。这类食材包括：糯米、高粱、谷芽、葱、生姜、大蒜、孜然、莳萝子、砂仁、小茴香、大茴香、红糖、醋、香菜、草果、小蒜、酒、桂花、白萝卜、韭菜、熟藕、蒜薹、青蒜、洋葱、茴香苗、香椿头、南瓜、地笋、香薷、荆芥、薤白、人参、刀豆、淡菜、鹅蛋、羊肉、羊肚、羊骨、羊髓、黄牛肉、牛肚、牛髓、鸡肉、狗肉、海虾、河虾、黄鳝、带鱼、鲢鱼、鲂鱼、鳙鱼、海参、鳟鱼、鲶鱼、刀鱼、金橘、石榴、木瓜、大枣、黄皮果、杏、荔枝、佛手柑、杨梅、龙眼、桂圆、山楂、桃子、樱桃、栗子、开心果、核桃、紫苏叶、丁香、八角、山柰、芥末、白术、黄芪、陈皮等。

（四） 偏凉性食材

这类食材是针对热证，如实热烦渴、湿热水肿、温毒发斑、黄疸尿赤、阴虚内热、心火亢盛、热结便秘、热极生风，进食后可以改善或消除热性的症状。偏凉性食材其性次于寒，具有滋阴、清热、泻火、凉血、解毒的作用。这类食材包括：小米、小麦、大麦、薏苡仁、绿豆、豆腐、腐竹、豆腐渣、面筋、芹菜、蕹菜、水芹菜、茭白、苋菜、菠菜、空心菜、莴笋、青芦笋、生菜、生白萝卜、丝瓜、黄瓜、冬瓜、甘薯、裙带菜、黄花菜、红薯叶、西蓝花、油菜、佛手瓜、金针菇、蘑菇、鸭蛋、兔肉、牛蹄、梨、枇杷、橙子、草莓、芒果、苹果、芦柑、火龙果、罗汉果、椰子浆、马奶、绿茶、槐花、薄荷、地耳、柠檬等。

（五） 偏平性食材

这类食材没有明显的寒热倾向，作用比较缓和，具有补益滋养的作用。这类食材包括：大米、玉米、燕麦、青稞、锅巴、黑米、黑芝麻、红薯、豌豆、红豆、黑米、黑芝麻、毛豆、扁豆、蚕豆、豆豉、青菜、包菜、茼蒿、四季豆、土豆、胡萝卜、长豆角、山药、葫芦、芋头、熟苦瓜、香菇、竹荪、平菇、猴头菇、玉米须、鸡蛋、鸽蛋、鹌鹑蛋、猪肉、猪心、猪肾、猪肝、鸡血、鹅肉、鲫鱼、青鱼、黄花鱼、鲈鱼、鲤鱼、银鱼、鱿鱼、甲鱼、海蜇、蕨菜、榆钱、梅子、木耳、白菜、无花果、李子、牛肉、乌骨鸡、毛蚶、番石榴、红毛丹、豆浆、豆腐皮、花菜、鲍鱼、山竹、菱角、蜂蜜、山药、茯苓、党参、芡实、枸杞、乌梅、腰果等。

五、根据“五味”选食材

食物不同的“味”对人体具有不同的作用和影响。“五味”包括辛、酸、甘、苦、咸。其中辛主升散，酸主收敛，甘主和、益中，苦性寒主泻火，咸主降。古人根据食的性质不同对食材进行了“五味”的归类。食材的“五味”大多与其实际味道一致，但也有少数食材的“五味”归类与实际味道不同。

（一） 酸味食材

这类食材有收敛、固涩等作用，一般具有酸味的食材，大都具有止汗、止渴等作用。这类食材包括：西红柿、酸奶、山楂、醋、苹果、柠檬、梅子、木瓜、梨、柚子、杨桃、李子、芒果、桑椹、猕猴桃、马齿苋、醋、金橘、石榴、黄皮果、柠檬、杏、荔枝、杨梅、山楂、桃子、枇杷、橙子、山竹、草莓、橘子、芦柑、火龙果、红豆、乌梅。

（二） 苦味食材

这类食材有泻火、燥湿、通泄、下降等作用，一般具有清热、燥湿、泻下和降逆作用的食材，大多数有苦味。这类食材包括：苦瓜、地耳、野白菜、苦菜、木耳菜、海藻、陈小米、鱼腥草、蒲公英、醋、酒、香椿头、魔芋、薤白、佛手柑、青芦笋、红薯叶、莲雾、莲子心、人参、白术、陈皮、菊花等。

（三） 甘味食材

这类食材有滋补、和中或缓解的作用，一般滋补性的食材及调和性的食材，大多数具有甘味。这类食材包括：莲藕、莼菜、黄瓜、紫菜、草菇、黄豆芽、绿豆芽、空心菜、地耳、冬葵、竹叶菜、芋头、竹笋、蘑菇、木耳、白菜、香菇、白萝卜、豆腐、小米、茄子、西红柿、荸荠、梨、哈密瓜、柚子、杨桃、无花果、李子、西瓜、甜瓜、冬瓜、茭白、柿子、芒果、猪大肠、猪脑、猪髓、桑椹、猕猴桃、蒲公英、甘蔗、鸭蛋、松花蛋、田螺、蛏子、泥螺、螺蛳、甲鱼、鳗鱼、黑鱼、肉桂、樱桃、榴莲、糯米、高粱、谷芽、黑米、红糖、酒、洋葱、茴香苗、南瓜、地笋、甘薯、刀豆、淡菜、鹅蛋、羊肉、羊肚、羊骨、羊髓、黄牛肉、牛肚、牛髓、鸡肉、乌骨鸡、狗肉、海虾、河虾、黄鳝、带鱼、鲢鱼、鲂鱼、河豚、鳙鱼、海参、鳟鱼、鲶鱼、刀鱼、金橘、石榴、番石榴、大枣、黄皮果、柠檬、杏、荔枝、佛手柑、杨梅、龙眼、桂圆、红毛丹、山楂、桃子、樱桃、栗子、核桃、小麦、大麦、荞麦、薏苡仁、绿豆、豆腐、豆浆、豆腐皮、面筋、芹菜、蕹菜、茭白、苋菜、菠菜、空心菜、莴笋、青芦笋、生菜、丝瓜、黄瓜、冬瓜、西瓜皮、黄花菜、西蓝花、佛手瓜、金针菇、鸭肉、兔肉、鲍鱼、牛蹄、枇杷、橙子、山竹、草莓、芒果、苹果、橘子、芦柑、火龙果、百合、菱角、罗汉果、椰子浆、蜂蜜、马奶、金银花、大米、玉米、燕麦、黑芝麻、红薯、豌豆、红豆、人参、山药、茯苓、党参、白术、黄芪、芡实、枸杞、腰果等。

（四）辛味食材

这类食材多具有发散、行气、润养的作用，某些补养的食材也有辛味。这类食材包括：榆钱、野白菜、芋头、木耳菜、白萝卜、松花蛋、辣椒、胡椒、芥末、肉桂、生姜、榴莲、葱、干姜、大蒜、花椒、孜然、莳萝子、砂仁、小茴香、大茴香、香菜、草果、小蒜、酒、桂花、韭菜、青蒜、洋葱、茴香苗、地笋、香薷、魔芋、薤白、金橘、佛手柑、紫苏叶、丁香、八角、山柰、蔊菜、水芹菜、油菜、薄荷、陈皮、菊花等。

（五）咸味食材

这类食材有软坚、散结、泻下等作用，一般能消散结块的食物和一部分泻下通便的食材，具有咸味。这类食材包括：海带、紫菜、海藻、小米、鸭蛋、松花蛋、田螺、蛏子、泥螺、鸭血、螃蟹、狗肉、海虾、带鱼、海参、毛蚶、大麦、鸭肉、鲍鱼、青稞等。

六、根据“归经”选食材

“归经”是指食材疗效的作用倾向的脏腑。人体有手、足三阴、三阳共计十二经。十二经的生理功能、性质、病变是不同的，因此它们所适应的食材性质也有所不同。

（一）可归心经的食材

百合、莲子心、酸枣、小麦、生藕、哈密瓜、无花果、西瓜、甜瓜、柿子、桑椹、马齿苋、蛏子、辣椒、肉桂、干姜、酒、牛髓、海参、荔枝、桂圆、小麦、绿豆、空心菜、西瓜皮、莲雾、金银花、红豆、人参、茯苓等。

（二）可归肺经的食材

梨、甘蔗、荸荠、枇杷、白果、罗汉果、竹叶菜、荸荠、白萝卜、柚子、杨桃、冬瓜、茭白、柿子、芒果、甘蔗、鱼腥草、鸭蛋、芥末、生姜、榴莲、糯米、高粱、葱、干姜、大蒜、香菜、酒、洋葱、香薷、薤白、海参、毛蚶、石榴、柠檬、杏、杨梅、红毛丹、核桃、紫苏叶、丁香、薏苡仁、豆腐、豆浆、芹菜、苋菜、竹笋、西红柿、红薯叶、油菜、佛手瓜、蘑菇、鸭肉、橙子、山竹、草莓、苹果、橘子、百合、蜂蜜、金银花、薄荷、黑芝麻、人参、山药、茯苓、党参、黄芪、陈皮、乌梅、菊花等。

（三）可归脾经的食材

粳米、小米、大豆、大枣、猪肉、生藕、黄瓜、黄豆、豆腐、无花果、芒果、猕猴桃、马齿苋、鸭蛋、田螺、辣椒、肉桂、生姜、樱桃、糯米、高粱、谷芽、黑米、干姜、大蒜、花椒、莳萝子、砂仁、小茴香、大茴香、红糖、香菜、草果、小蒜、洋葱、南瓜、甘薯、刀豆、羊肉、羊骨、牛肉、牛肚、牛髓、鸡肉、乌骨鸡、狗肉、黄鳝、带鱼、鲢鱼、海参、木瓜、荔枝、佛手柑、桂圆、红毛丹、山楂、樱桃、栗子、紫苏叶、丁香、八角、山柰、小麦、大麦、薏苡仁、茭白、青芦笋、茄子、黄花菜、红薯叶、西蓝花、油菜、佛手瓜、金针菇、花菜、鸭肉、兔肉、山竹、草莓、苹果、芦柑、菱角、蜂蜜、大米、玉米、燕麦、红薯、豌豆、人参、山药、茯苓、党参、白术、黄芪、陈皮、芡实、乌梅、腰果等。

（四） 可归肝经的食材

芹菜、香椿、佛手、黑芝麻、海带、香菇、李子、桑椹、马齿苋、蒲公英、田螺、蛏子、螃蟹、甲鱼、肉桂、樱桃、榴莲、小茴香、大茴香、醋、酒、韭菜、洋葱、香薷、乌骨鸡、黄鳝、带鱼、毛蚶、金橘、木瓜、荔枝、佛手柑、山楂、樱桃、八角、空心菜、西红柿、丝瓜、黄花菜、红薯叶、油菜、鲍鱼、枇杷、莲雾、薄荷、枸杞、乌梅、菊花等。

（五） 可归肾经的食材

猪肾、羊肾、海参、海马、紫河车、桑椹、海带、李子、蛏子、肉桂、榴莲、莳萝子、大茴香、韭菜、刀豆、羊肉、羊骨、牛髓、鸡肉、乌骨鸡、狗肉、黄鳝、海参、石榴、栗子、核桃、丁香、八角、小米、小麦、荞麦、黄花菜、西蓝花、花菜、鸭肉、牛蹄、莲子心、黑芝麻、山药、芡实、枸杞、腰果等。

（六） 可归胃经的食材

粳米、小米、糯米、扁豆、猪肚、生藕、莼菜、海带、黄瓜、竹叶菜、荸荠、香菇、白萝卜、豆腐、哈密瓜、柚子、杨桃、无花果、西瓜、甜瓜、芒果、猕猴桃、甘蔗、蒲公英、田螺、螃蟹、梨、胡椒、芥末、生姜、高粱、谷芽、黑米、葱、干姜、大蒜、花椒、砂仁、小茴香、大茴香、醋、草果、小蒜、酒、韭菜、洋葱、南瓜、甘薯、香薷、薤白、刀豆、鹅蛋、牛肉、牛肚、狗肉、鲢鱼、鲂鱼、鳙鱼、鲶鱼、毛蚶、金橘、大枣、柠檬、佛手柑、杨梅、山楂、桃子、栗子、丁香、八角、山柰、大麦、薏苡仁、绿豆、芹菜、菠菜、莴笋、竹笋、茄子、西红柿、生菜、丝瓜、西瓜皮、西蓝花、佛手瓜、花菜、蘑菇、鸭肉、田鸡、兔肉、芒果、橘子、芦柑、火龙果、菱角、金银花、大米、玉米、燕麦、红薯、豌豆、白术等。

（七） 可归膀胱经的食材

食盐、赤小豆、冬瓜、肉桂、苋菜、西瓜、鱼腥草、鲶鱼等。

（八） 可归大肠经的食材

茄子、苦瓜、苦菜、荞麦、木耳、黄瓜、黄豆、豆腐、冬瓜、柿子、猪大肠、鱼腥草、马齿苋、田螺、胡椒、甘薯、薤白、刀豆、石榴、杏、桃子、核桃、荞麦、豆腐、苋菜、菠菜、空心菜、莴笋、茄子、金针菇、蘑菇、兔肉、牛蹄、山竹、火龙果、罗汉果、蜂蜜、红薯、乌梅等。

（九） 可归胆经的食材

鹅蛋等。

（十） 可归小肠经的食材

空心菜、生菜、红豆、苋菜、冬瓜、黄瓜等。

第二节　老年衰弱常用食材

食材分类

（一） 谷类及薯类

谷类及薯类包括米、面、杂粮、马铃薯、红薯等，主要提供碳水化合物以及部分蛋白质、膳食纤维、B族维生素等。

【大米】

性味归经：性平，味甘，入脾胃经。

功效：调中和胃，渗湿止泻，清热除烦。

营养成分：主要含淀粉，其次为蛋白质、脂肪、无机盐、维生素等。

应用案例：

（1）用于脾虚泄泻　薏苡仁为末，同粳米煮粥，日日食之，或薏苡仁、白扁豆各30 g同煎服。（《本草纲目》）

（2）病后体弱，食少纳差　大米 100 g，人参 3 g。将大米、人参加清水共煮为稠粥，日 1～2 次温服。（《食鉴本草》人参粥）

经典文献：《名医别录》“主益气，止烦，止泻”。《随息居饮食谱》“贫人患虚证，以浓米饮代参汤。患者、产妇粥养最宜”。

【大麦】

性味归经：性寒，味甘、咸，入脾胃、膀胱经。

功效：补脾益胃，除烦止渴，清热利水。

营养成分：含蛋白质、脂肪、碳水化合物、钙、磷、铁、核黄素、尿囊素等。

应用案例：

（1）饮食过饱，烦闷胀满　大麦 30 g，微炒研末服，每次 6 g，温开水送下。（《肘后备急方》）

（2）小便黄，小便淋涩　大麦 100 g，煎汤取汁加入生姜汁、蜂蜜各 1 匙，搅匀。饭前分 3 次服。（《太平圣惠方》）

经典文献：《名医别录》“主消渴，除热，益气，调中”。《唐本草》载，“大麦面平胃，止渴，消食，疗胀”。

【小麦】

性味归经：性凉，味甘，入心、脾、肾经。

功效：养心益肾，健脾厚肠，除热止渴，利小便。

营养成分：含淀粉、蛋白质、糖类、糊精、脂肪、粗纤维等。

应用案例：

（1）脏躁，心神不宁　甘草 10 g，小麦 30 g，大枣 10 枚。上 3 味以上 1 500 ml，煮取 500 ml，温分 3 次服。（《金匮要略》）

（2）烦热消渴，口干　小麦、黄豆各 50 g，以清水 800 ml 烧开，转用小火炖至酥烂。分 2 次食用，连服。（《食物性能歌括》）

经典文献：《新修本草》“小麦汤用，不许皮，云则温。明面不能消热止烦也”。《本草纲目》“按《素问》云，麦属火，心之谷也……夷考其功，除烦止渴，收汗利溲（止血），皆心之病也。当以《素问》为准”。

【荞麦】

性味归经：性凉，味甘，入脾、胃、大肠经。

功效：健脾除湿，消积降气，益胃，解毒。

营养成分：含蛋白质、脂肪、淀粉、钙、磷、铁、B 族维生素等，含三种胰蛋白质酶抑制剂 T_{11}、T_{12} 和 T_{14}。

应用案例：

（1）脾失运化，饮食积滞　荞麦 15 g，莱菔子 10 g，共研为细末，每次服 10 g。温开水送服。

（2）盗汗　荞麦粉 50 g。红枣 10 枚（洗净去核），加清水 300 ml，烧开，加入红糖，煮至糖溶，冲荞麦粉食。

（二）动物性食物

动物性食物包括肉、禽、鱼、奶、蛋等，主要提供蛋白质、脂肪以及部分无机盐、维生素 A 和 B 族。

【猪肉】

性味归经：性平，味甘、咸。入肺、脾、肝经。

功效：滋阴润燥，补血。

营养成分：肥肉主要含脂肪，并含少量蛋白质。

应用案例：

（1）津枯血夺，火灼燥渴，干嗽便秘　猪肉煮汤，吹去油饮。（《随息居饮食谱》）

（2）贫血、头晕眼花等　猪瘦肉 500 g（切块），当归 30 g，加水适量，以小火煎煮。可稍加食盐调味，除去药渣，饮汤食肉。可分作 2～3 次服。

经典论述：《随息居饮食谱》“甘，咸，平。补肾液，充胃汁，滋肝阴，润肌肤，利二便，止消渴”。

【羊肉】

性味归经：性温，味甘，入脾、肾经。

功效：补脾益气，温中暖肾。

营养成分：含丰富的蛋白质、脂肪、钙、磷、铁、维生素 B_1、维生素 B_2 等。

应用案例：

（1）脾胃虚寒，里急腹痛，胁痛等　羊肉 250 g（切块），当归 30 g，生姜 15 g，加水煎至羊肉烂熟，去渣取汁服。（《金匮要略》）

（2）益肾气，强阳道　羊肉 500 g，去脂膜，切作片。以蒜齑之。（《食医心镜》）

经典论述：《本草纲目》“羊肉补中益气，性甘，大热”。

【狗肉】

性味归经：性温，味咸，入脾、胃、肾经。

功效：补中益气，温肾助阳。

营养成分：含蛋白质、脂肪、维生素等。新鲜狗肉含肌酸，又含固形物、水分、钾、钠、氯等。

应用案例：

（1）脾胃虚弱，腹痛喜热　狗肉 250 g，切细，粳米 100 g，加水煮成粥，稍加猪脂、食盐、生姜调味服食。

（2）水气鼓胀浮肿　狗肉 500 g，细切，和米煮粥，空腹食。做羹食亦佳。（《食医心镜》）

经典论述：《本草逢原》“犬肉，下元虚人，食之最宜，但食后必发口燥，惟啜米汤以解之”。《本草经疏》“发热动火，生痰发渴，凡阴虚内热，多痰火者，慎勿服之，天行病后尤为大忌，治痢也非所宜”。

【牛肉】

性味归经：性温，平，味甘，入脾、胃经。

功效：补脾胃，益气血，强筋骨。

营养成分：含蛋白质、脂肪、维生素 B_1、维生素 B_2，以及钙、磷、铁、胆固醇，其营养价值高。

应用案例：

（1）气虚自汗　牛肉 250 g，北芪、党参、山药、浮小麦各 30 g，白术 15 g，大枣 10 枚，生姜 9 g，加水慢火煮至牛肉烂熟，食肉饮汤。

（2）《食医心镜》治疗水气大腹浮肿，小便涩少，用牛肉 500 g，以姜、醋加工空腹食。

【鸡肉】

性味归经：性温，味甘，入脾、肾经。

功效：温中补脾，益气养血，补肾填精。

营养成分：含丰富的蛋白质，少量脂肪、钙、磷、铁、维生素 B_1、维生素 B_2 和维生素 B_5 等。

应用案例：

(1) 治积劳虚损，病后体弱　乌雌鸡 1 只，生地 100 g，饴糖 100 g，将上两味药放入鸡腹，用线缚定，置碗中，加水少许，蒸熟，食肉饮汤。不用盐。(《本草纲目》)

(2) 治脾虚滑痢　母鸡 1 只，炙，以盐、醋涂，煮熟干燥，空腹食之。(《食医心镜》)

经典论述：《随息居饮食谱》"鸡肉补虚，暖胃，强筋骨，续绝伤，活血，调经，拓痈疽，止崩带，节小便频数，主娩后羸"。

【鸡蛋】

性味归经：性温，味甘，入脾、肝经。

功效：滋阴润燥，养血安神，补脾和胃。

营养成分：含蛋白质、脂肪、碳水化合物、钙、磷、铁及维生素等。

应用案例：

(1) 热病伤阴，虚风妄动　鸡子黄 1 枚，阿胶 6 g，龟甲 18 g，童便 1 杯，淡菜 9 g。先煎龟甲、淡菜去渣，和阿胶烊化，再入鸡子黄搅拌均匀，冲入童便，顿服。《温病条辨》

(2) 神经性皮炎，牛皮癣　鸡蛋 2 个，醋 250 g，浸泡 7 日后取出，将蛋清局部外涂。

经典论述：《备急千金要方》"鸡子黄微寒，主除热火灼烂疮痘，可作虎魂神物，卵白汁微寒，主目热赤病，除心下伏热，止烦满咳逆，小儿泄利，妇人产难胞衣个出"。

（三） 豆类及其制品

豆类及其制品包括大豆及其他干豆类，主要提供碳水化合物、植物蛋白质、膳食纤维以及部分脂肪、无机物和 B 族维生素。

【黑豆】

性味归经：性平，味甘，入脾、肾经。

功效：健脾利湿，补肾益阴，祛风解毒。

营养成分：含丰富的蛋白质、脂肪、糖类、钙、磷、铁、胡萝卜素、维生素 B_1、维生素 B_2、维生素 B_5 等，并含皂苷、大豆黄酮、染料木素等。

应用案例：

(1) 肾虚消渴　黑豆、天花粉各等份，研为细末，面糊为丸，每次 15 g，每日 2 次，用黑豆 15 g，煎汤送服。

（2）阴虚火盛、烦渴多饮、大便干 黑豆适量，放入牛胆中，以满为度，悬挂阴干，取豆吞服至尽，每次 5～15 g，温开水送下。

经典论述：《食疗本草》“主中风脚弱，产后诸疾；若和甘草煮汤饮之，去一切热毒气，善治风毒脚气、煮食之，主心痛，痉挛，膝痛，胀满。杀乌头，附子毒”。

【黄豆】

性味归经：性平，味甘，入脾、胃经。

功效：健脾利湿，益血补肾，润燥利水，解毒。

营养成分：含蛋白质、脂肪、碳水化合物、钙、磷、铁、维生素 B_1、维生素 B_2、维生素 B_5 等，并含异黄酮类、皂苷、胆碱、叶酸、亚叶酸、泛酸和生物素等物质。

应用案例：

（1）缺铁性贫血 炒黄豆 60 g，煅皂矾 30 g，共研为细末，以大枣煎汤制成丸剂，每次服用 10 g，日服 2 次。

（2）感冒 黄豆适量，葱白 3 根，白萝卜 3 片，水煎，热服。

经典论述：《日用本草》“宽中下气，利大肠，消水胀，治肿毒”。《本草纲目》“黄白豆炒食，作腐，造酱，榨油，盛为时用……”

【绿豆】

性味归经：性凉，味甘，入心、胃经。

功效：清热解毒，利水消肿，消暑止渴。

营养成分：含蛋白质、脂肪、碳水化合物、钙、磷、铁、胡萝卜素等。

应用案例：

（1）热淋尿涩 绿豆 250 g，冬麻子 300 g，陈皮 100 g。将冬麻子捣碎，以水 2 L，绞取汁，再以冬麻子汁煮陈皮及豆令熟食之。（《太平圣惠方》）

（2）中药中毒 绿豆 120 g，甘草 30 g，加水煎汤，大量灌服。

经典论述：《饮食辨》性凉而不伤胃，能退诸热，解百毒，凡热肿，热痢，热渴，痈疽，痘毒，斑疹，金石药发，误食信砒，误服热药，一切草木菌蕈及自死禽兽等毒，无不宜之，然退热解小毒宜煎汁饮，解大毒宜生研末，冷水调下，服之必吐，吐过又进，得倾囊而出，毒立解矣。

（四） 蔬菜水果类

蔬菜水果类包括根茎、叶菜、茄果等，主要提供膳食纤维、无机盐、维生素 C 和胡萝卜素。

【韭菜】

性味归经：性凉，味甘，入肾、胃、肝经。

功效：补肾助阳，温中开胃，行气理血，润肠通便，散瘀解毒。

营养成分：含硫化物、苷类和苦味质、蛋白质、糖类、碳水化合物、B族维生素、维生素C、钙、磷、钾和少量钠等。

应用案例：

（1）肾虚阳痿，腰酸尿频　核桃仁30 g，先以芝麻油炒微黄，放入适量食盐后加入韭菜120 g，炒熟食。（《方脉正宗》）

（2）痢疾　韭菜煮鲫鱼，服食。

经典文献：《丹溪心法》“经血逆行，或血腥，或吐血，或唾血，用韭汁服之。跌扑损伤在上者，宜饮韭汁，或和粥吃”。

【大蒜】

性味归经：性温，味辛、甘，入肺、脾、胃经。

功效：暖脾健胃，行气消积，解毒杀虫。

营养成分：含蛋白质、脂肪、碳水化合物及维生素、无机盐等。

应用案例：

（1）治疟疾　独头蒜，于白炭上烧之，研末，服方寸匕。（《补缺肘后方》）

（2）高血压　每天早晨空腹吃糖醋大蒜1～2瓣，并连带喝些醋汁，服10～15日。

经典文献：《名医别录》“味辛温，有毒。散痈肿䘌疮，除风邪，杀毒气”。

【菠菜】

性味归经：性凉，味辛、甘，入肝、胃、大肠经。

功效：下气调中，润燥滑肠，敛阴止渴，清热除烦，补血止血，滋阴平肝。

营养成分：含较多的蛋白质、碳水化合物、脂肪、叶绿素、草酸、胡萝卜素及多种维生素和微量元素等成分。

应用案例：

（1）便秘　菠菜红根250 g，洗净切段，加水400 ml，煮至熟烂，加蜂蜜调匀。每日服2次，食根、喝汤。

（2）治消渴（糖尿病）：鸡内金10 g，菠菜根250 g，切碎，煎汤送服，日3次。此方可生津止渴，收涩固肾。（《本草纲目》）

（五）　纯热能食物

包括动植物油、淀粉、食用糖、酒类，主要提供能量。植物油还可提供维生素E和必需脂肪酸。

【红糖】

性味归经：性温，味辛、甘，入脾、胃、肝经。

功效：补中缓急，和血行瘀。

营养成分：含蛋白质、糖类、叶绿素、叶黄素、胡萝卜素、钙、维生素 B_2 及锌、锰、铁等微量元素。

应用案例：

（1）泻痢日久，腹部隐痛，不思饮食 红糖 120 g，乌梅 12 g，加水煎浓汤，时时服用。

（2）妇女血虚，月经不调 红糖 100 g，鸡蛋 2 个，水煎，待月经干净后服用。

经典论述：《本草求真》“至于砂糖，经火锻炼，性转为温，色变为赤色，与蔗又似有别，故能行血化瘀，是以产妇血晕，多有用此与酒冲服，取其得以入血消瘀也”。

【白糖】

性味归经：性平，味甘，入脾、胃、肺经。

功效：润肺生津，补中缓急，解毒。

营养成分：含蔗糖，可分解为葡萄糖和果糖。

应用案例：

（1）肺燥，肝肾精血不足以致久咳咽干、皮肤干燥，或眩晕耳鸣等 大枣（去核）、芝麻、白糖各等份，捣研为丸，每日饭后含咽 6～9 g。

（2）浮肿尿少，口干，苔黄 白糖、薏苡仁、红小豆各适量，煮汤食。

经典论述：《本草从新》：“中满者勿服”。《本草纲目》：“石蜜、冰糖，比之赤砂糖性稍平，功用相同，人药胜之。”

【酒】

性味归经：性温，味辛，甘。入心、肝、肺、胃经。

功效：活血通脉，温中驱寒，舒筋止痛，宣导药势。

营养成分：酒类含乙醇。蒸馏酒含乙醇量为 50%～70%，非蒸馏酒含乙醇量为 15%～20%。前者尚含有高级醇类、脂肪酸类、脂类、醛类等。后者尚含有机酸、糖类、甘油等。米酒含有较多的糖类、有机酸等。

应用案例：

（1）胸痹 瓜蒌 12 g，薤白 9 g，用水适量煎汤取汁，加入白酒 30～60 ml，分 2～3 次服。

（2）风虫牙痛 白酒浸花椒，频频漱之。

经典论述：《养生药集》“酒者，能益人，亦能损人，节其分剂而饮之，宣和百脉，消邪却冷也。若升量转久，饮之失度，体气使弱，精神侵昏。宜慎”。

第三节 代谢病老年衰弱食疗

一、代谢病老年衰弱中医食疗的病理特点

（一）代谢病与气血津液病机密切相关

气和血是人体生命活动的动力源泉，是脏腑功能活动的产能，脏腑的生理功能、病理变化均要以气血作为物质基础。津液是维持人体生理活动的重要物质。临床的内分泌代谢病多是属于中医的气血津液代谢紊乱。传统中医理论认为，水谷精微的代谢及输布与脾、肾二脏关系最为密切。《灵枢·五癃津液别》载“五谷之津液，和合而为膏者，内渗入于骨空，补益脑髓，而下流于阴股”。《素问·经脉别论篇》中“食气入胃，浊气归心，淫精于脉”。脾主运化，是气机升降之枢纽。“肾主水”，肾的气化功能是津液代谢的动力，肾气足，则机体水液代谢通畅。脾、肾功能异常，则水谷精微运化失常，变生各种代谢异常。脾气虚弱，易受厚味饮食所伤，受忧思、湿邪、劳倦所损。脾伤则失健运，不能转输津液，津液不化而成痰湿。若肾气虚弱，气化失常，则肾对津液代谢的调控功能发生紊乱，表现为开合不利，津聚体内而生痰。阐述脾、肾二脏功能失常与代谢性疾病关系的中医经典条文包括《素问·痹论》“饮食自倍，肠胃乃伤”；《素问·通评虚实论》“肥贵人，则高粱之疾也”。肝为风木之脏，体阴而用阳，疏泄周身气机。肝通过疏泄功能，调畅情志，减轻或消除负性心理因素对糖脂代谢的不良影响；同时，可以调畅气机，启迪诸脏气化，协调平衡人体气机升降出入运动，包括脾升胃降、三焦气化、肾的气化等。此外，“肝”可以调畅气机，促进水液膏脂代谢，包括维持津血运行、促进脾运化水液膏脂，助肺肃降水液，通盛冲任以行气血和沟通全身脏腑经络。因此，肝在糖、脂类物质代谢中起到了核心和枢纽作用。肝失疏泄，则诸脏功能失调，导致脾胃失运、肺肾失和、三焦气化失司，进而产生痰浊、瘀血等病理产物及糖脂代谢异常的发生。

（二）代谢病与特定的体质相关

慢性代谢性疾病是以肥胖、糖尿病、高脂血症、脂肪肝、高尿酸血症、痛风等疾病为主的临床代谢症候群。其发病与遗传、生活方式、饮食习惯等因素有关。中医体质辨识在慢性代谢性疾病的防治中发挥重要的作用。肥胖是指体内脂肪堆积过多或分布异常、体重增加，该病是包括遗传因素、环境因素、饮食因素等多因素相互作用引起的慢性代谢性疾病。研究表明，痰湿质和湿热质是超重和肥胖者的常见体质类型。《灵枢·逆顺肥瘦》中言“年质壮大，血气充盈，肤革坚固，因加以邪，刺此者，深而留之，此肥人也”。《素问·奇病论》中说，“此肥美之所发也，此人必数食甘美而多肥也，肥者令人内

热，甘者令人中满，故其气上溢，转为消渴”。其阐明了饮食肥甘厚腻可以导致肥胖，后期可以转为消渴病。糖尿病属于中医“消渴病”的范畴。其病机为“阴虚燥热”，其中阴虚为本，燥热为标。2 型糖尿病患者中医体质分布多为偏颇质。痰湿体质、阴虚体质是糖调节受损和糖尿病的主要体质类型。其次是痰浊（湿）质。血瘀质是 2 型糖尿病患者的危险因素。

高脂血症是血脂异常升高的一种临床疾病，是动脉硬化的主要危险因素之一。高脂血症患者的中医体质分布以痰湿质、湿热质、气虚质为主。此外，痰湿质、阴虚质、气虚质及湿热质血脂异常人群易合并高尿酸血症。古人云：“肥人多痰湿。”

（三） 代谢病与特定的阴阳属性有关

阴阳气化是生命物质和能量代谢的基本规律，是指阴阳二气所制约的精气味形相互转化的规律，也是阴阳二气主持人体生命物质代谢过程的内在法则。《素问·阴阳应象大论》：“形归气，气归精，精归化……化生精，气生形。”指出机体在阴阳气化规律下进行精、气、味、形转化。“阳化气，阴成形”是阴阳气化规律的具体表现形式，其所表达意义与现代医学的“新陈代谢”一致，是指机体的物质与能量是通过气化以阴与阳的形式而互相转化的过程。老子《道德经》云：“道生一，一生二，二生三，三生万物，万物负阴而抱阳，以冲气为和。”“一”为万物之宗“元气”，是机体物质和能量的物质基础；元气化生为“阴阳二气”，推动机体不断地进行着“化气”和“成形”的生命运动。（阳）化气与（阴）成形，是物质两种相反相成的运动形式，阳化气太过，则阴成形不足，有余之气积久则化火；而阳化气不足，则阴成形有余，有余之形久积而生痰化瘀。阳气化不足，则阴成形过度，由脾胃吸收的水谷精微过多，超出人体所需，超过一定程度，便形成湿、痰、瘀等病理性有形之物。《景岳全书·杂证谟》“盖痰涎之化，本因水谷，使果脾强胃健如少壮者流，则随食随化、皆成血气，焉得留而为痰；惟其不尽化，而十留一二，则一二为痰矣；十留三四，则三四为痰矣；甚至留其八九，则但见血气日削，而痰涎自多矣。以其故正以元气不能运化，愈虚则痰愈盛也”。说明元气化气之力越衰，则越易形成“痰”，即化生“阳气”减少时，则“阴成形”增多，久则化生痰瘀。与西医“血脂在合成激素等代谢信使物质的功能减退时，某些激素的合成不足，产生糖、脂、嘌呤代谢等代谢异常，而产生高脂血症、高尿酸血症、高血糖”等的认识是一致的。

（四） 代谢病有虚有实

高脂血症属于中医“痰湿”“血浊”“肥胖”“痰瘀”等范畴。在中医古代文献中没有“高脂血症”“血脂”之名称，但有类似的描述。如在《黄帝内经》中有“脂者”“油脂”“脂膜”等记载，《灵枢·卫气失常》中有“人有肥有膏、有肉”，这是最早论及脂的记载。《灵枢·五癃津液别》中有：“五谷之津液，和合而为膏者，内渗于骨空，补益脑髓，而下流于阴股。”明代张景岳在其《景岳全书》中指出：“脂者其血清，气滑少，故不能大，此别于众人也。”记载的“脂者”“膏者”与现代医学中的肥胖症、高脂血症相近或相似。高脂血症的病因主要为年迈体虚、饮食不节、情志不畅。对高脂血症病机的研究主要认为本虚标实是本病的基本病机，其中肾气虚衰、脾失健运、肝失疏泄为本，痰浊、血瘀为标。

二、脂肪肝衰弱食疗方案

（一） 重点食材

【豆制品】豆制品是脂肪肝饮食治疗的首选食物，包括豆浆、豆腐、豆芽等。现代营养学研究证明，豆制品不仅含有丰富的营养，还有降低血脂的作用。如果每日摄入 30～50 g 大豆蛋白，能显著降低血清 TC、LDL 及 TG 水平，而不影响 HDL 水平。

【枸杞】枸杞不仅有护肝补肾、养血明目、防老抗衰等保健养生功效，还有护肝及防治脂肪肝的养生作用。这是因为枸杞中含有一种有效成分——甜茶碱，能防止肝脏内过多的脂肪贮存，有防治脂肪肝的作用。因此，慢性肝病患者，尤其是脂肪肝病人，不妨经常食用枸杞。

【山楂】山楂入胃后，能增强酶的作用，促进肉食消化，有助于胆固醇转化，它含有熊果酸，能降低动物脂肪在血管壁的沉积。对于脂肪肝或是肥胖者来说吃些山楂、山楂片、山楂丸或用山楂泡水喝等，均可消食去脂，是很好的保肝食品，因此，常食山楂对于轻度脂肪肝大有益处。

【绿茶】绿茶提取物茶多酚可降低肝组织中 LPO 含量，降低血浆中 TC、TG 水平，对脂肪肝有一定的防治作用。

【胡萝卜】胡萝卜所含的胡萝卜素有很好的抗氧化作用，可以减少体内脂肪的存在，并对肝脏有一定的滋补效果；所含的膳食纤维能加强肠道蠕动，减少体内毒素的存在。

【银耳】银耳含丰富的蛋白质、脂肪、膳食纤维、微量元素、胶质及对人体十分有益的银耳多糖。银耳多糖不仅能改善人的肝、肾功能，还能降低血清胆固醇、TG，促进肝脏蛋白质的合成，增强人体的免疫力。

【大蒜】大蒜的呛鼻气味是蒜素带来的，多项研究证实，蒜素可维持巨噬细胞的活性、增加杀病菌能力及促进淋巴细胞增生，并且可以避免腹部脂肪的堆积，同时增强肝脏中解毒酶的活性。

（二） 汤类、茶饮、粥类配方及制作

【玫瑰萝卜汤】《东方食疗与保健》

原料：白萝卜、胡萝卜、青萝卜各 100 g，玫瑰花 15 g，盐和味精适量。

制法：萝卜洗净，切成小块，加水煮至半熟，放入玫瑰花少许，煮熟，加盐和味精。

功效：疏肝解郁、化痰散络。

【三子降脂蜜饮】《云南中医中药杂志》

原料：枸杞、决明子、沙苑子各 30 g，蜂蜜 20 g。

制法：先将枸杞、决明子、沙苑子洗净，入锅，加水适量，浓煎2次，每次30分钟，去渣取汁，温后兑入蜂蜜，拌匀即可。

功效：滋补肝肾、养阴降脂。

【人参黄精扁豆粥】《云南中医中药杂志》

原料：生晒参3 g，黄精10 g，白扁豆20 g，粳米100 g。

制法：先将生晒参、黄精、白扁豆择洗干净，同入锅中，加水煎煮30分钟，再投入淘净的粳米，大火煮沸，改用小火煨煮成稠粥。

功效：健脾益气、化浊降脂。

【荷叶粳米粥】《东方食疗与保健》

原料：荷叶与粳米用量比例为1∶5。

制法：荷叶与粳米洗净加水，荷叶覆于粳米上，文火熬成粥，去荷叶即可。

功效：升清降浊、轻身消脂。

三、高尿酸血症老年衰弱的食疗方案

（一）适宜低嘌呤食物

适宜低嘌呤食物被定义为每100 g食物含嘌呤<25 mg。这些食材包括：

（1）主食类：米（大米、玉米、小米、糯米等）、麦（大麦、小麦、燕麦、荞麦、麦片等）、面类制品（精白粉、富强粉、面条、玉米面、馒头、面包、饼干、蛋糕）、苏打饼干、黄油小点心、淀粉、高粱、通心粉、马铃薯（土豆）、甘薯、山芋、荸荠等。

（2）奶类：鲜奶、炼乳、奶酪、酸奶、麦乳精、奶粉、冰淇淋等。

（3）肉类与蛋类：鸡、鸭蛋、皮蛋、猪血、鸭血、鸡血、鹅血等。

（4）蔬菜类：白菜、卷心菜、莴苣菜（莴笋）、苋菜、雪里蕻、茼蒿菜、芹菜、芥菜叶、水瓮菜、韭菜、韭黄、番茄、茄子、瓜类（黄瓜、冬瓜、丝瓜、南瓜、胡瓜、苦瓜等）、萝卜（包括胡萝卜、萝卜干等）、甘蓝、葫芦、青椒、洋葱、葱、蒜、姜、木耳、榨菜、辣椒、泡菜、咸菜等。

（5）水果类：苹果、香蕉、红枣、黑枣、梨、芒果、橘子、橙、柠檬、莲、葡萄、石榴、枇杷、菠萝、桃子、李子、金柑、西瓜、宝瓜、木瓜、乳香瓜、葡萄干、龙眼干。

（6）饮料：苏打水、可乐、汽水、矿泉水、茶、果汁、咖啡、麦乳精、巧克力、可可、果冻。

（7）其他：黄油小点心、西红柿酱、花生酱、果酱、酱油、冬瓜糖、蜂蜜。油脂类食物（瓜子、植物油、黄油、奶油、杏仁、核桃、榛子）、薏苡仁、干果、糖、蜂蜜、海蜇、海藻、动物胶或琼脂制的点心及调味品。

（二）宜限量的中等嘌呤食物

中等含量嘌呤食物被定义为每100 g食物含嘌呤25～150 mg。这些食材包括：

（1）豆类及其制品：豆制品（豆腐、豆腐干、乳豆腐、豆奶、豆浆）、干豆类（绿豆、红豆、黑豆、蚕豆）、豆苗、黄豆芽。

（2）肉类：鸡肉、斑鸠、石鸡、鸭肉、鹅肉、鸽肉、鹌鹑肉、猪肉、猪皮、牛肉、羊肉、狗肉、鹿肉、兔肉。

（3）水产类：草鱼、鲤鱼、鳕鱼、比目鱼、鲈鱼、梭鱼、刀鱼、螃蟹、鳗鱼、鳝鱼、香螺、红鲙、红鲋、鲍鱼、鱼丸、鱼翅。

（4）蔬菜类：菠菜、笋（冬笋、芦笋、笋干）、豆类（四季豆、青豆、菜豆、豇豆、豌豆）、海带、金针菇、银耳、蘑菇、九层塔、菜花、龙须菜。

（5）油脂类及其他：花生、腰果、芝麻、栗子、莲子、杏仁。

（三） 汤类配方及制作

【百合汤】《内经拾遗》

原料：百合 20～30 g。

制法：煎服或者煮熟食，每日一剂，可长期服用。

功效：润肺止咳、宁心安神。

适用：预防痛风急性发作

【加味萝卜汤】《民间验方》

原料：萝卜 250 g，柏子仁 30 g。

制法：萝卜切丝，用植物油煸炒后，加入柏子仁和清水 500 ml，同煮至熟，加适量食盐即可。

功效：养心安神、利尿渗湿。

适用：常服可预防痛风急性发作。

【冬瓜笋干汤】《民间验方》

原料：冬瓜 500 g，笋干 30 g，姜、盐、味精、食用油各适量。

制法：把冬瓜去皮后清洗干净切片，笋干水发切丝，往炒锅中加入适量食用油，用武火稍微加热后即可倒入冬瓜与笋干，拌炒 2～3 分钟，再加入凉水 500 ml，用武火烧开后再用文火继续烧 10 分钟，加入适量姜、盐、味精调味即可。

功效：经常服用，有利湿消肿、促排尿酸的功效。

适用：对延长痛风发作间隔期有良好作用。

【土茯苓猪骨汤】《民间方》

原料：土茯苓 50 g，猪脊骨 500 g。

制法：猪脊骨加水煨汤，加水煨汤，煎成 1 000 mL 左右，取出猪骨，撇去汤上浮油。土茯苓切片，以纱布包好，放入猪骨汤内，煮至 600 mL 左右即可。每日饮 1 剂，可分 2～3 次饮完。

功效：清热解毒，补肾壮骨。

适用：痛风患者缓解期、无症状高尿酸血症。

（四）粥类配方及制作

【赤豆薏米粥】《贵州医药》

原料：赤小豆 50 g，薏苡仁 50 g。

制法：上述原料熬粥，每日 1 剂。

功效：补益脾胃、利尿渗湿、促进尿酸排出。

适用：所有痛风或高尿酸血症患者。

【土茯苓粥】《黑龙江中医药》

原料：土茯苓 30 g，粳米 100 g，薏苡仁 50 g，萆薢 15 g，川牛膝 10 g。

制法：先将土茯苓、薏苡仁、萆薢、川牛膝煎成药液，再入粳米熬成稀饭，每日 1 剂，可经常服用。

功效：清热解毒、利湿通络。土茯苓可增加血尿酸的排泄。

适用：所有痛风或高尿酸血症患者。

【桃仁粥】《多能鄙事》

原料：桃仁 15 g，粳米 150 g。

制法：将桃仁捣烂如泥，加水研汁，去渣，再入粳米煮粥，每日 1 剂。

功效：活血化瘀、通络止痛。

适用：适用于淤血痰浊痹阻型痛风。

【苍术薏米粥】《云南中医中药杂志》

原料：苍术 15 g，川牛膝 15 g，薏苡仁 90 g，生石膏 24 g。

制法：上述原料加水，文火煮 2～3 小时成粥，即可食用。

功效：清热化湿、宣痹止痛。

适用：适用于湿热痹阻型痛风。

【栗子粥】《本草纲目》

原料：栗子粉 30 g，糯米 50 g。

制法：栗子粉与糯米加水 400 ml，放砂锅内用文火煮成稠粥。温热服食，早晚各 1 次。

功效：健脾胃、壮筋骨。

适用：所有痛风或高尿酸血症患者。

【首乌粥】《保健药膳》

原料：何首乌 50 g，粳米 100 g，大枣 3 枚，冰糖适量。

制法：用何首乌以砂锅煎取浓汁去渣，入粳米、大枣、冰糖适量同煮成粥。

功效：补益肝肾、健脾和胃。

适用：适用于肝肾阴虚型痛风。

【木瓜粥】《太平圣惠方》

原料：鲜木瓜 1 个，粳米 50 g。

制法：木瓜剖切为 4 块，或干木瓜片 20 g，加水 200 ml，煎至 100 ml，去渣取汁，入粳米、白糖，再加水 400 ml 左右，煮为稀粥，用白糖调味。每日分 2～3 次，温热服食。

功效：健胃祛湿、舒筋通络。

适用：痛风或高尿酸血症患者。

【茯苓粥】《食鉴本草》

原料：茯苓粉 15 g，粳米 30 g。

制法：粳米加水煮粥，待粥将成时，调入茯苓粉稍煮。早晚食用。

功效：健脾化湿。

适用：湿热蕴结型痛风。

【薏苡仁粥】《老老恒言》

原料：薏苡仁粉 30 g，粳米 60 g。

制法：两者同入砂锅内，加水 500 ml 左右，煮成稀粥。每日早晚餐顿服，10 日为 1 个疗程。

功效：健脾化湿、除湿蠲痹。

适用：湿热蕴结型痛风。

【蒲公英粥】《粥谱》

原料：鲜蒲公英 30 g（连根较好），粳米 50 g。

制法：蒲公英加水煎取浓汁，去渣留汁 200 ml，加入粳米、水 400 ml，煮成稀稠粥，用冰糖调味。每日 2 次，稍温服食，3～5 日为 1 个疗程。

功效：清热解毒。

适用：适用于除肝肾阴虚型之外的痛风。

【百合薏米粥】《黑龙江中医药》

原料：百合、薏苡仁、粳米各 16 g。

制法：三味洗净后放锅中煮粥。

功效：经常服用，有清热、利湿、消肿的功效。

适用：可用于慢性痛风性关节炎期。

【芹菜粥】《本草纲目》

原料：粳米 50 克，芹菜末适量。

制法：两者共煮粥。

功效：清热、利尿通便。

适用：痛风并发有高血压病、眩晕及面部烘热者。

【赤小豆粥】《本草纲目》

原料：赤小豆 30 g，粳米 100 g。

制法：以上原料共煮粥，随意食用。

功效：利小便、消水肿、止消渴、解毒排脓。

适用：痛风并有水肿者。

（五） 茶饮配方

【薏米防风茶】《北京卫生职工医院资料》

原料：生薏苡仁 30 g，防风 10 g。

制法：以上两者加水煮熬，去渣取汁，代茶饮，每日 1～2 剂，连饮 1 周。

功效：祛风除湿、通络宣痹。

适用：适用于湿热痹阻型痛风。

【威灵仙茶】《茶饮保健》

原料：威灵仙 5 g，花茶 3 g。

制法：用 200 ml 开水冲泡后饮用，冲饮至味淡。

功效：有祛风湿、消痰散积的功效。

适用：四肢关节肿胀疼痛、屈伸不利的痛风患者。

【五加杜仲茶】《茶饮保健》

原料：五加皮 5 g，杜仲 3 g，花茶 3 g。

制法：将五加皮、杜仲洗净后切片，与花茶一同入杯，加沸水冲泡后加盖闷 5～10 分钟即可。

功效：补肝肾、祛风湿。

适用：可用于关节疼痛、腰膝酸软的痛风患者。

【木瓜桑枝茶】《茶饮保健》

原料：木瓜 5 g，冬桑枝 3 g，花茶 3 g。

制法：将木瓜、冬桑枝洗净后切成碎片，加花茶，沸水冲泡后加盖焖 10 分钟即成。

功效：化湿通络。

适用：可用于湿邪阻络的痛风患者。

【秋水仙茶】（民间验方）

原料：秋水仙鳞茎 5 g，绿茶 2 g。

制法：将秋水仙鳞茎剥成片状，按量与绿茶同放入有盖的杯中，用沸水冲泡，加盖焖 10 分钟即可代茶频饮，一般每天可冲泡 3～5 次，当日食完。

功效：清热解毒、止痛利湿。

适用：关节红肿疼痛由尿酸盐所致者。

四、肥胖病老年衰弱的食疗方案

（一） 重点食材

【洋葱】含前列腺素 A，有舒张血管、降低血压等功能；还含有烯丙基三硫化合物及少量硫氨基酸，可降血脂，预防动脉硬化。40 岁以上者更要常吃。

【苹果】因富含果胶、纤维素、维生素 C 等，有非常好的降脂作用。如果每天吃两个苹果，坚持一个月，大多数人血液中导致对心血管有害的 LDL－C 会大大降低，而对心血管有益的 HDL－C 水平会升高。实验证明，大约 80％的高血压患者的胆固醇水平会降低。苹果可帮助排除多余的钠盐，可以防止腿部水肿。富含果胶的苹果，可以帮助肠子与毒素结合，加速排毒功效并降低热量吸收。

【大蒜】含硫化合物，可减少血液中的胆固醇，可阻止血栓的形成，有助于增加 HDL，保护心脏动脉。

【牛奶】含较多的乳清酸和钙质，这些物质既能抑制胆固醇积于动脉血管壁，又能抑制人体内胆固醇合成酶的活性，还可减少胆固醇的吸收。

【燕麦】含丰富的亚油酸及皇苷素，可防止动脉粥样硬化。

【玉米】含有丰富的钙、磷、硒、卵磷脂、维生素 E 等，具有减低血清胆固醇的作用。印第安人几乎没有高血压、冠心病，这主要是得益于他们长期以玉米为主食。

【海带】含丰富的牛磺酸、纤维藻类，这些物质可降低血脂及胆汁中的胆固醇。

【葡萄柚】葡萄柚酸性物质可以帮助消化液增加，促进消化功能，消除疲劳，美化肌肤。葡萄柚含丰富的维生素 C，含糖分少。

【番茄】番茄含有番茄红素、食物纤维及果胶等成分，可以降低热量的摄入，促进肠胃蠕动。

【韭菜】韭菜除了含钙、磷、铁及糖类、蛋白质、维生素 A、维生素 C 外，还含有胡萝卜素和大量的纤维素，能增强胃肠蠕动，有很好的通便作用，能排除肠道中过多的脂肪及其毒素。

【葡萄】葡萄及其汁、葡萄酒都含有白藜芦醇，是能降低胆固醇的天然物质。动物实验证明，它能使胆固醇降低，还能抑制血小板聚集，所以葡萄是高血压患者最好的食品之一。

【香菇】能明显降低血清胆固醇、TG 及 LDL 水平，经常食用，可使身体内 HDL 有相对增加趋势。

【冬瓜】经常食用冬瓜，能去除身体多余的脂肪和水分，起到减肥的作用。

【胡萝卜】富含果胶酸钙，它与胆汁酸磨合后从便中排出。身体要产生胆汁酸势必会动用血液中的胆固醇，从而使血液中的胆固醇的水平降低。

（二） 汤类配方及制作

【鲤鱼汤】《保健药膳》

原料：荜茇 5 g，鲤鱼 100 g，川椒 15 g，香菜、生姜、料酒、葱、味精、醋各适量。

制法：将鲤鱼去鳞，剖腹去内脏洗净，切成小块；姜、葱洗净，拍破待用。把荜茇、鲤鱼、葱、姜放入锅内，加水适量，置武火上烧开，移文火上炖熬约 40 分钟。加入香菜、味精、料酒、醋即成。可单独食用，也可佐餐，吃鱼喝汤。

功效：利水消肿而减肥。

【红焖萝卜海带】《十一种简便的萝卜食疗方》

原料：海带、萝卜适量，丁香、桂皮、大茴香、花椒、核桃仁、素油、酱油各适量。

制法：将海带用水浸泡 1 天 1 夜（中间换 2 次水），然后洗净切成丝，萝卜亦切成粗丝。将素油烧熟，加海带丝炒几下，放入丁香、桂皮、大茴香、花椒、核桃仁、酱油及清水烧开。改中大火烧至海带将烂，再放入萝卜丝焖熟即可食用。

功效：利水消气而减肥。

【三鲜饮】《常见中老年疾病防治》

原料：鲜山楂、鲜白萝卜各 15 g，鲜橘皮 10 g。

制法：上药煎水代茶。

功效：行气健脾。

（三） 粥类配方及制作

【三仁美容粥】《实用中医验方》

原料：粳米 250 g，乌骨鸡蛋 4 个，桃仁、枸杞各 30 g，白果仁，甜杏仁各 50 g，冰糖适量，盐少许。

制法：枸杞洗干净备用。桃仁、甜杏仁等研磨成细末备用。将粳米淘洗干净，放砂锅内，加桃仁、甜杏仁细末和白果仁、适量水，旺火煮沸改用文火煨粥。粥成时打入乌骨鸡蛋，加入冰糖、枸杞、盐调匀。

功效：可以润肠通便，延缓衰老。

【冬瓜粥】《粥谱》

原料：新鲜连皮冬瓜 80～100 g，粳米适量。

制法：先将连皮冬瓜洗净，切成小块，同适量粳米一并煮为稀粥，随意服食。

功效：利水祛湿，消除水肿。

【荷叶粥】《民间方》

原料：新鲜荷叶 1 张，粳米 100 g，冰糖适量。

制法：将新鲜荷叶洗净煎汤，再用荷叶汤同粳米、冰糖煮粥。

功效：利湿降脂。

【胡萝卜粥】《保健药膳》

原料：胡萝卜3个，白米50 g。

制法：将胡萝卜切成小碎块与米同煮成粥。

功效：宽中下气、利隔健胃。

【茯苓粉粥】《保健药膳》

原料：茯苓粉、白米各30 g，红枣（去核）7个。

制法：先煮米，沸后放入红枣，将成粥时放入茯苓粉搅匀，亦可加糖少许。

功效：健脾渗湿调中。

第四节　内分泌疾病老年衰弱食疗

一、内分泌疾病老年衰弱食疗的中医病理特点

糖尿病、甲状腺功能亢进症是（简称甲亢）临床最常见的内分泌疾病。糖尿病中医属“消渴”，消渴是由于阴虚燥热，五脏虚弱所导致的以多饮、多食、多尿、形体消瘦、尿有甜味为特征的病症。中医认为“正气内存，邪不可干”，《黄帝内经》曰：“五脏皆柔弱者，善病消瘅。”《素问・奇病论》中解释消渴病“何以得之”时说：“此肥美之所发也。此人必数食甘美而多肥也，肥者令人内热，甘者令人中满，故其气上溢，转为消渴。”《素问・通评虚实论》曰：“消瘅……肥贵人，则高粱之疾也。”《景岳全书》云：“消渴病，其为病从之肇端，则皆高粱肥甘之变，酒色劳伤之过，皆肥贵人病之，而贫贱者鲜有也。”可见中医在一千多年前就已经认识到过食是消渴发病的根本原因。其病之本为肾虚、气虚、阴虚。五脏柔弱则正气亏虚，此乃人体发病的前提和根据，故而五脏真气不足，脾不藏荣，肾不藏精，肺失输布，导致津液或精微输布障碍而致本病。消渴病机属于本虚标实，治疗上以养阴生津，清热润燥为基本原则。

中医虽无甲亢相对应的病名，但因中医称甲状腺肿为“瘿病”，故常常也把本病归入“瘿病”的范围。然而，据其临床症状特点来看，似还涉及中医的心悸、不寐、郁证、汗证、痰证、虚劳等内伤杂病的范围。盖古人有“痰为百病之母”“痰生百病”“百病多为痰作祟”之说法。朱丹溪更是强调杂病论治以气血痰郁为纲。本病的病因病机，多为先天禀赋不足，后天失调，或兼情志刺激，内伤饮食，或疾病失治误治或病后失养，导致人体阴阳气血失和、脏腑功能失调所造成。根据本病的主要临床表现，所涉及的脏腑虽多，但其症候特点仍属实虚错杂，本虚标实，本虚多为阴虚，渐至气阴两虚为主，故见形体消瘦、乏力、多食易饥、畏热多汗、手颤、舌红少苔、脉细数等症；标实则为痰凝气结，郁久化火而表现精神、神经症状，如精神紧张、惊惕、健忘、失眠、烦躁易怒、

多语多动等症，从而形成气阴两虚、痰瘀阻络的虚实错杂、本虚标实之症。

二、糖尿病老年衰弱的食疗方案

（一） 重点食材

【苦瓜】粗提取物含类似胰岛素物质，有明显的降血糖作用。中医认为，苦瓜性味甘苦寒凉，能清热、除烦、止渴。煮汤、炒菜或配制成药膳食用，具有消暑解热、明目、解毒之功能。用于热病及上、中消型糖尿病。现代科学实验证实其有明显降低血糖之作用。

【蘑菇类】蘑菇性味甘平，入脾、胃经，富含蛋白质、多糖类及微量元素锰、锌、锡、硒，有安神降压、降血糖作用。近年发现猴头菇中含有丰富的纤维和葡聚多糖，已证实有明显的降糖作用

【南瓜】南瓜甘寒，富含多种维生素，是一种高纤维食品，有清热润燥、健脾止渴、补益中气等作用，被用作防治糖尿病的主要食品。李全宏等观察了 6 组南瓜提取物对糖尿病大鼠有降血糖作用，不但可以显著降低糖尿病大鼠空腹血糖值，而且可以改善各时段的糖耐量。

【荞麦】荞麦食药兼备，具有降血糖作用，可用于治疗糖尿病。哈尔滨医科大学公共卫生学院一项调查表明：主食荞麦地区的人群，其血糖水平和糖尿病患病率明显低于不食用荞麦地区的人群。

【芹菜】芹菜中含有大量的粗纤维和膳食纤维，与消化食糜混合后可延缓其在小肠的吸收，从而降低血糖。芹菜中含有类黄酮物质可有效改善微循环，促进糖在肌肉和组织中的转化，芹菜中的镁元素和硒都可以帮助降低血糖。

【绞股蓝】绞股蓝被誉为“南方人参”，富含蛋白质、维生素类、黄酮类和人参皂苷，可增强机体免疫力，具有抗疲劳、抗缺氧和降糖的功效，对糖尿病、高血压、肿瘤等有效。实验研究表明，绞股蓝多糖可明显降低糖尿病大鼠空腹血糖指标，具有明显的降糖作用。

【萝卜】萝卜具有很好的食用和医疗价值。萝卜的每一部分都可以有不同吃法，从萝卜顶部往下 1/3 处的维生素 C 含量较多，萝卜中段含糖量较多，质地脆嫩，可切成丁做沙拉，切丝用醋拌凉菜。萝卜尾部有较多的淀粉酶和芥子油一类的物质，有些辛辣味，可帮助消化，增进食欲。若削皮生吃，是糖尿病患者用以代替水果的上选。

【莲藕】生食，或煮汤吃藕。生用具有清热解渴、凉血止血、散瘀醒酒之功能。熟用具有健脾养胃、滋阴补血、生肌止泻之功能。用于上、中消型糖尿病。兼治吐血、衄血及热淋。

【菠菜】煮食或研末服，或制成药膳食用。具有润燥清热，下气调中、调血之功能。用于胸膈闷满、脘腹痞塞型糖尿病。菠菜含草酸较多，与含钙丰富的食物共烹，容易形

成草酸钙，不利于人体吸收，对肠胃也有不利影响，烹调时应加以注意。

【黑蒜】黑蒜能影响肝脏中糖原的合成，减少其血糖水平并增加血浆胰岛素水平。其中蒜素能使正常人的血糖水平下降。

（二） 汤类配方及制作

【猪胰玉米须汤】《常见中老年疾病防治》

原料：猪胰 1 具（洗净），玉米须、山药各 30 g。

制法：以上各物洗净后共煲汤，调味。

功效：养阴清热。

【黄精玉竹猪胰汤】《常见中老年疾病防治》

原料：黄精 24 g，北沙参 15 g，淮山、玉竹各 30 g，猪胰 1 具（刮去油膜洗净）。

制法：将以上各物洗净放入瓦煲内，加水适量，文火煮 1 小时左右，调味即可。

功效：益气养阴。

【山药鲫鱼汤】《糖尿病辨证食疗的规律研究》

原料：活鲫鱼 1 条，鲜山药 150 g，葱、姜、芝麻油、精盐各适量。

制法：将活鲫鱼宰杀去鳞、鳃及内脏，洗净，将山药洗净去皮切块，与鲫鱼一起放入锅中，加葱、姜、芝麻油、经验，水适量，同煮。鱼熟汤白即可。

功效：健脾益气，补肾补虚。

【山药内金菠菜汤】《糖尿病辨证食疗的规律研究》

原料：新鲜山药 60 g，鸡内金 12 g，菠菜 200 g，精盐、味精各适量。

制法：将鸡内金焙干研末。将菠菜洗净，用水焯后切碎。将新鲜山药洗净，去皮，切成薄片备用。将上述材料一起放入锅内加水适量炖汤。炖熟后放入精盐、味精各适量调味即可。

功效：健脾补肾、止渴润燥。

【玉竹二参兔肉汤】《常见中老年疾病防治》

原料：玉竹、北沙参各 30 g，兔肉 60 g，红枣 8 枚。

制法：将上述各物洗净，放入瓦煲内，加水适量，文火慢煲，至兔肉熟烂为度。

功效：补气养阴。

（三） 炒类配方及制作

【苦瓜炒肉丝】《糖尿病辨证食疗的规律研究》

原料：苦瓜 250 g，瘦猪肉 400 g，大蒜 5 瓣，葱、姜、盐、味精等适量。

制法：将苦瓜洗净，切片。瘦猪肉洗净，切丝，与苦瓜片同入油锅炒，加葱、姜、盐、味精等调料，急火熘炒至肉丝熟即成。佐餐当菜，随意食用。

功效：养阴清热。

（四）炖类或煲类配方及制作

【沙参玉竹煲老鸭】《糖尿病中医食疗》

原料：玉竹、沙参各 30～50 g，老雄鸭 1 只（约重 2 000 g），葱、姜、味精、盐各少许。

制法：将老雄鸭宰杀后，除去毛和内脏，洗净放入砂锅或搪瓷锅内，再放沙参、玉竹、葱、姜、水适量，用武火烧沸后，转用文火焖煮 1 小时以上，使鸭肉烂熟，最后放入盐、味精，拌匀即成。佐餐。

功效：养阴补肺。

【天花粉粥】《中医药临床杂志》

原料：天花粉 30 g，粳米 100 g。

制法：先煎天花粉，煎好后取汁去渣，然后加入粳米煮成粥。

功效：养阴益胃。

【黄芪地龙桃仁粥】《中医药临床杂志》

原料：黄芪 60 g，地龙 2 条，桃仁 10 g，粳米 50 g。

制法：先煮黄芪、桃仁，取汁 150 ml，与粳米同煮成粥。地龙研成粉，调入药粥中。

功效：补气活血。

三、甲亢老年衰弱的食疗方案

（一）重点食材

（1）食盐：建议选择食无碘盐；含碘的喉片及造影剂也应避免使用。其他含碘食物：含有碘的添加剂，比如卡拉胶、藻胶，添加赤藓红（四碘荧光素）的红色、橙色或褐色食物或药品。

（2）蛋白质类：因甲亢高代谢消耗能量，需要补充足量蛋白质，如鸡蛋、牛奶、猪肉、牛肉、鸭肉等。病情没控制好不建议吃狗肉、羊肉等热性食物。

（3）碳水化合物类：增加热量供应，补充足够的碳水化合物，如米饭、面条、马铃薯、南瓜等。

（4）多种维生素及微量元素：甲亢时消耗大量的水溶性维生素，应多食用含维生素 B_1、维生素 B_2 及维生素 C 丰富的食物，多吃绿叶蔬菜。

（二）汤类配方及制作

【昆布海带煮黄豆】《自我调养巧治病》

原料：昆布、海带各 30 g，黄豆 150～200 g。

制法：上三味洗净后共煮汤，加盐或糖调味。

功效：消痰软坚消瘿。

【黄花菜汤】《中国民间疗法》

原料：黄花菜 50 g，甘草 3 g，白芍、郁金、合欢花、柏子仁、陈皮各 6 g。

制法：以上诸物水煎，调味即可。

功效：疏肝行气消痰。

【夏枯草蛇蜕猪肉汤】《夏枯草蛇蜕猪肉汤治甲亢》

原料：夏枯草 60 克，蛇蜕 6 克，猪肉 500 克。

制法：将猪肉切成小块，加入 1 500 ml 清水，放入以上 2 味药，煲至药味俱出，调味即可。

功效：消痰软坚消瘿。

（三） 粥类配方及制作

【白虎粥】《伤寒论》

原料：粳米 50 g，生石膏 100 g，知母 20 g，鲜石斛 10 g。

制法：先将生石膏、知母、鲜石斛以水煎煮 30 分钟，去渣留汁。粳米淘净煮粥，粥将成时兑入药汁。

功效：清热泻火，生津润燥。

【海带粥】《食物疗法》

原料：海带 75 g，绿豆 150 g，粳米 100 g，白糖适量。

制法：海带洗净浸透，绿豆、粳米洗净，水沸后放入各种原料，共煲粥，粥成加白糖调味。

功效：软坚散结消痰。

（四） 糖浆、 膏液配方及制作

【郁金丹参海藻糖浆】《民间方》

原料：郁金 90 g，丹参、海藻各 150 g，红糖适量。

制法：上三味加水 1 000 ml，煎煮浓缩至 300 ml，加红糖适量，置凉处。

功效：活血化瘀、理气消坚。

【桂圆益心膏】《民间验方》

原料：桂圆肉 150 g，当归 100 g，远志、天门冬各 50 g，五味子、黑桑椹各 30 g，大枣 20 枚，黑芝麻 20 g。

制法：除芝麻外，均入砂锅内水煎煮，每半小时滤出药液 1 次，再加水复煎，如此 3 次，将所有药液合在一起，以小火煎熬浓缩成黏稠膏状，加蜂蜜 1 倍，将黑芝麻研细撒入，再煮沸，置冷，储于瓷罐中即可。

功效：补养心阴。

【复方夏枯草膏】《中国中医药信息杂志》

原料：夏枯草 100 g，沙参、麦门冬、生地、元参各 30 g，海藻 50 g，白蜜 100 ml。

制法：将前 6 味洗净，共煎 2 次，取汁 500 ml，加白蜜炼膏。

功效：清肝泻火、散结消肿。

第五节　中风后老年衰弱食疗

一、中风后老年衰弱的中医食疗病理特点

中风病是由于正气亏虚，饮食、情志、劳倦内伤等引起气血逆乱，产生风、火、痰、瘀，导致脑脉痹阻或血溢脑脉之外为基本病机，以突然昏仆、半身不遂、口舌歪斜、言语謇涩或不语、偏身麻木为主要临床表现的病症。根据脑髓神机受损程度的不同，有中经络、中脏腑之分，有相应的临床表现。对中风病的病因病机及其治法，历代医家论述颇多，从病因学的发展来看，大体分为两个阶段。唐宋以前多以“内虚邪中”立论，治疗上一般多采用疏风祛邪、补益正气的方药。如《金匮要略》正式把本病命名为中风。认为中风病之病因为络脉空虚、风邪人中，其创立的分证方法对中风病的诊断、治疗、判断病情轻重和估计预后很有帮助。唐宋以后，特别是金元时代，许多医家以“内风”立论，可谓中风病因学说上的一大转折。其中刘河间力主“肾水不足，心火暴甚”，李东垣认为“形盛气衰，本气自病”，朱丹溪主张“湿痰化热生风”，元代王履从病因学角度将中风病分为“真中”“类中”。明代张景岳提出“非风”之说，提出“内伤积损”是导致本病的根本原因；明代李中梓又将中风病明确分为闭、脱二证，仍为现在临床所应用。清代医家叶天士、沈金鳌、尤在泾、王清任等丰富了中风病的治法和方药，形成了比较完整的中风病治疗法则。晚清及近代医家张伯龙、张山雷、张锡纯进一步认识到：本病的发生主要是阴阳失调、气血逆乱、直冲犯脑，至此对中风病因病机的认识及其治疗日臻完善。

综观本病，由于患者脏腑功能失调，气血素虚或痰浊、瘀血内生，加之劳倦内伤、忧思恼怒、饮酒饱食、用力过度、气候骤变等诱因，而致瘀血阻滞、痰热内蕴，或阳化风动、血随气逆，导致脑脉痹阻或血溢脉外，引起昏仆不遂，发为中风。其病位在脑，与心、肾、肝、脾密切相关。其病机有虚（阴虚、气虚）、火（肝火、心火）、风（肝风）、痰（风痰、湿痰）、气（气逆）、血（血瘀）六端，此六端多在一定条件下相互影响，相互作用。病性多为本虚标实，上盛下虚。在本为肝肾阴虚、气血衰少；在标为风火相煽、痰湿壅盛、瘀血阻滞、气血逆乱。而其基本病机为气血逆乱、上犯于脑、脑之神明失用。

二、中风后衰弱的食疗方案

（一） 重点食材

【猪肝】性温，味甘苦，具有补肝、明目、养血的功效，是养血的佳品。中风后衰弱的患者多存在气虚血瘀的情况，日久则气血两虚。猪肝中铁质丰富，是补血常用食材。

【黑木耳】性平，味甘，具有养血、润肺、止渴、抗凝血、降压的功效，可用于高血压、动脉粥样硬化的患者。木耳中富含铁，故可养血，血足则筋脉有所养。木耳中含有维生素 K，能防止血液凝聚，避免加重中风。

【黑豆】性平，味甘，具有补血安神、明目健脾、补肾养阴的功效，尤其适用于脾肾亏损的患者。黑豆中微量元素丰富，对延缓人体衰老、降低血液黏稠度有效，且含有花青素，可以抗氧化，清除氧自由基，保护血管。

（二） 汤类配方及制作

【香蕉冰糖汤】《广东民间验方》

原料：香蕉 5 个，冰糖适量，陈皮 15 g。

制法：将香蕉剥皮、切段，陈皮浸软，一起放入锅内，加适量清水，用小火煮济 5 分钟后加冰糖，煮沸至糖溶即成。

功效：滋阴通便，适用于中风后长期卧床不起、大便干结、舌红少苔、脉细等症。

【天麻猪脑羹】《保健药膳》

原料：猪脑 1 个，天麻 10 g。

制法：将猪脑、天麻放入锅内，加水适量，以文火煮炖 1 小时成稠羹汤。

功效：补脑髓、平肝阳、滋肝肾，适用于中风后筋脉拘急、头晕目眩、记忆力减退、反应迟钝等症。

【独活验方第四】《本草易读》

原料：独活 50 g，黑豆 50 g，米酒 1 小匙，盐少许。

制法：将独活切片洗净，黑豆洗净后与独活一起放入锅内，加适量清水，用大火煮沸后，再用小火煮 3 小时，去滓，倒入米酒，加盐调味，即可食用。

功效：活血祛风，通络止痛，适用于中风后肢体偏瘫、活动不灵、手足麻木以及中风后引发的肩周炎、腰椎病等症。

【黑豆汤】《本草汇言》

原料：黑豆 500 g。

制法：黑豆洗净后放入砂锅中，加适量水，煮至浓稠状即成。每日 3 次，每次服 15 ml，含服、缓咽。

功效：补血养肾，适用于中风后言语謇涩者。

第六节　肺系病老年衰弱食疗

一、肺系病老年衰弱中医食疗的病理特点

肺主气，司呼吸，外合皮毛。风邪无论由皮毛或口鼻而入，皆可内犯于肺。肺气失宣，卫阳郁遏，故初起表现发热、恶寒、咳嗽等。风为百病之长，常夹杂其他邪气致病，故病因有风寒与风热之别；外邪犯肺，肺失宣降，水津失于敷布，郁闭于肺，故临床上可有风寒闭肺与风热闭肺的不同证候。若邪在肺卫不解，化热入里，炼液成痰，痰热互结，闭阻肺络，肺气闭塞，则出现本病典型临床表现，如发热、咳嗽、气促、鼻扇等。肺主气而朝百脉，若感邪较重或正不胜邪，病情进展，则可由肺而累及他脏。肺与大肠相表里，肺失肃降，大肠之气不得下行，则出现腹胀、便秘等腑实证候；若邪热炽盛，内陷厥阴，引动肝风，则出现高热、神昏、抽搐等邪陷厥阴之变证；气为血之帅，若肺气郁闭，影响及心，致血行不畅，脉道涩滞，则出现唇甲发绀、舌有瘀斑等气滞血瘀证候，甚或因心失所养，心气不足，心阳虚衰，而出现面白肢冷，呼吸急促，心烦不安，右胁下痞块增大，脉微欲绝等重危之象。病情严重者，可因内闭外脱而死亡。本病后期，可因邪气渐退，正气耗伤，而出现正虚邪恋之象。因于邪热伤肺，肺阴耗伤，余邪留恋者，则见阴虚肺热之证候；因于素体虚弱，或久咳伤肺，肺病及脾者，则见肺脾气虚之证候。肺病喘嗽的病变部位主要在肺，常累及脾，亦可内窜心肝。痰热既是病理产物，也是重要的致病因素，其病理机制主要是肺气郁闭之演变。

二、肺病老年衰弱的食疗方案

（一）重点食材

【山药】性平，味甘，具有健脾补肺的功效，可以用于肺气虚燥、痰喘咳嗽等不适。现代药理研究发现，山药中含有皂苷、黏液质，有润滑、滋润的作用，肺为娇脏，喜润恶燥，山药为多津多液之品，可益肺气、养肺阴。

【白萝卜】性凉，味辛、甘，具有清热生津的功效，可以用于阴虚肺热证。白萝卜富含维生素 C 及微量元素锌，可增强机体的免疫功能，提高抗病能力，扶助正气。

【百合】性平，味甘，具有润肺止渴、养阴清热的功效，对于体虚肺热的患者尤佳。百合不仅含有淀粉、蛋白质、脂肪、B 族维生素及微量元素，还有多种生物碱，对肺具有良好的营养滋润作用。

【蜂蜜】性平，味甘，具有补中润泽，止痛、解毒的功效，可用于体虚、肺燥咳嗽之人，其补虚之效甚，可迅速补充体力，消除疲劳，增强对疾病的抵抗力。

【梨】性凉，味甘酸，具有生津、润燥、清热、化痰之效，适用于热病伤阴或自体阴伤的患者。肺脏易发生阴液亏虚，梨含有配糖体及鞣酸等成分，可以祛痰止渴，养护肺咽。

【枇杷】性平，味甘酸，具有清肺生津止渴、祛痰止咳的功效，主入肺经，擅长肺脏衰弱久咳不愈的患者。枇杷中含有苦杏仁苷，能够治疗多种咳嗽，且枇杷有抑制流感病毒的作用，防止外邪侵袭肺卫。

（二） 汤类配方及制作

【玉竹山药鸽汤】《肺病食疗菜谱》

原料：山药 30 g，玉竹 20 g，白鸽 1 只，姜、盐适量。

制法：将白鸽去毛及内脏，洗净，切块；山药、玉竹洗净；将全部用料一齐放入砂锅内，加清水适量，武火煮沸后，温火煮 2 小时，加入姜、盐调味即可。

功效：滋阴润燥、补脾益肺。

【冬瓜皮蚕豆汤】《湖南药物志》

原料：冬瓜皮、冬瓜皮、冬瓜子各 60 克、蚕豆 60 g。

制法：将上述食物放入锅内，加水 3 碗煮至 1 碗，再加入适当调料即成，去渣饮用。

功效：除湿、利水、消肿。适用于肺癌有胸水者。

（三） 炖类或煲类配方及制作

【甘草雪梨煲猪肺】《河北中医》

原料：甘草 10 g，雪梨 2 个，猪肺约 250 g，冰糖少许。

制法：雪梨削皮，切成块；猪肺洗净，切成片，挤去泡沫，与甘草同放砂锅内。加冰糖少许，清水适量，小火熬者 3 小时后服用。每日 1 次。

功效：润肺除痰，适用于咳嗽不止者。

【白果蒸鸭】《常见中老年疾病防治》

原料：白果 200 g，白鸭 1 只。

制法：白果去壳，开水煮熟后去皮、心，再用开水焯后，混入杀好去骨的鸭肉中。加清汤，笼蒸 2 小时至鸭肉熟烂后食用。可经常食用。

功效：补虚平喘、利水退肿。适宜于晚期肺癌喘息无力、全身虚弱、痰多。

【莲子鸡】《河北中医》

原料：莲子参 15 g，鸡或鸭、猪肉适量。

制法：莲子参与鸡或鸭、猪肉共炖熟，适当加入调料即可。

功效：补肺、益气、生津。适用于肺癌气血不足者，可以改善贫血。

（四） 粥类或饭类配方及制作

【腐皮白果粥】《常见中老年疾病防治》

原料：白果 10～15 g，豆腐皮 30～45 g，粳米 30～60 g。

制法：白果去皮及心，豆腐皮切碎，与粳米同煮为稀粥。一日 2 次，空腹食用。

功效：补气养胃、消痰敛肺、止咳平喘。

【白果核桃粥】《常见中老年疾病防治》

原料：白果 30 g，核桃仁 10～15 g，大枣 10 枚，粳米适量。

制法：以上四物共同煮粥即成。早、晚空腹温服。

功效：补脾益肺。

【姜汁牛肉饭】《本草拾遗》

原料：鲜牛肉 100～150 g，生姜 50 g，大米 500 g，酱油、花生油、葱末各少许。

制法：先将鲜牛肉洗净切碎做成肉糜状，把生姜挤压出汁约有两羹，放入牛肉中再放酱油、花生油、葱末调匀备用。把米淘洗干净后，用水煮至八成熟时捞出沥水，共拌好，笼蒸 1 小时即可。

功效：调理脾胃、降气。

【麦门冬粥】《保健药膳》

原料：麦门冬 30 g，白粳米 50 g。

制法：先将麦门冬捣烂煮浓汁，去渣，用汁煮米做粥。

功效：生津止渴。

第七节　心力衰竭老年衰弱食疗

一、心力衰竭老年衰弱的中医食疗的病理特点

心力衰竭，简称心衰，在静脉回流正常的情况下，由于原发的心脏损害引起心排血量减少和心室充盈压升高，临床上以组织血液灌注不足以及肺循环和（或）体循环瘀血为主要特征的一种综合征。心衰是多种原发病引起的全身性疾病，主要由于五脏阳气虚衰，水饮瘀血互结而成，病因复杂，每以外感六淫病邪或过度劳累而诱发加重。先天缺陷心气虚弱，心血瘀阻，心脉失养；风湿热邪痹阻经络，久则由脉舍心，致使心血耗伤，宗气亏虚，心脉失运；致病之邪侵袭心脏，引起血运失常；经年久咳，肺肾气虚，影响血运，累及于心。以上均致心脏受邪。

心衰的基本病机是在正气内虚的基础上，感受外邪，伤及脾肾阳气，使气虚血瘀，水气不化，血瘀水泛，上凌心肺，外溢肌肤所致。属标本俱病，本虚标实之证，以心阳亏虚为本，兼心阴、心血不足；以瘀血、水停、痰饮为标。心气虚是病理基础，血瘀是中心病理环节，痰饮和水湿是主要病理产物。气虚、血瘀和水饮三者在心衰中的病理关系可以从《金匮要略·水气病脉证并治》的“血不行则为水”及《血证论》中“水化于气，亦能病气”和“水病则累血，血病则累气”等理论得到支持。说明气虚血瘀、阳虚

水泛、气水血相关同病等病理变化在心衰病证中的重要性。

本病总的病机为气虚血瘀、阳虚水泛。病位涉及心、肺、脾、肾。气虚多为心、肺气虚。心肺气虚，血脉运行不畅，则见心悸、气短自汗，唇舌爪甲紫暗，胁下有积块。阳虚多累及心、脾、肾阳虚，为脾肾阳虚、水饮内停，或心阳虚、胸阳不展，则血脉瘀阻，且寒饮易乘虚上泛，则见心悸。上泛于肺则喘不得卧，咳吐白色泡沫痰，水饮外溢则水肿，甚则鼓胀，四末欠温。根据患者身体素质的不同，临床也可兼见阴虚、血虚者。临床分型时也有气阴两虚、气血两虚型。各证型之间不是孤立不变，而是相互关联和相互转化的。同一患者在整个病程中以上各型都可能出现，但无论如何气虚血瘀、阳虚水泛却是心衰最主要的病机。

本病日久可致肾阳不足，难以上养心阳脾阳，甚至出现阳气虚脱，阴阳不相维系，症见冷汗淋漓、面色灰白、口唇紫暗、神昏脉微等危重症候。

二、针对老年心力衰竭的食疗方案

（一） 重点食材

【麦门冬】味甘、微苦，性微寒，具有养阴润肺、益胃生津、清心除烦的功效，可用于心病衰弱发生的心烦失眠。现代药理研究显示，麦门冬具有抗心肌缺血、抗心律失常、清除氧自由基的作用，有益于老年人的心脏功能。

【红枣】红枣味甘、性温，有补中益气、养血安神、缓和药性的功能。现代药理研究发现，红枣富含环磷酸腺苷，能够很好地增强肌力，扩张血管，增加心肌收缩力、改善心肌营养，对防治心血管疾病有良好的作用。

【山楂】酸甘，微温，《食鉴本草》称其“化血块、气块、活血”。心主血脉，心脏衰弱的病人多伴有血脉瘀阻。山楂具有活血散瘀的功效，通利血脉而利于心脏。

【桃仁】味苦甘、性平，具有活血祛瘀、润肠通便、止咳平喘的功效。桃仁入心经，活血化瘀，一可避免心衰后产生瘀血病理产物，二可避免瘀血加重导致心衰。

【其他】心衰病人要控制饮食，以清淡为主，严格控制食盐摄入。特别注意隐匿性的含高钠饮食，比如榨菜、咸菜、腌菜和卤菜，都要特别注意。如果吃多了含糖含盐分比较高的食物，容易引起水钠潴留，增加心脏负荷，可能诱发心力衰竭。在饮食过程中也要细嚼慢咽，不要吃得过饱。过饱可能会造成心肌供血减少，因为食后较多血液会进入到胃肠道，心脏的供血就减少了，可能会诱发心力衰竭。平时在饮食过程中也不要喝太多汤水，避免加重心脏负荷。

（二） 汤类配方及制作

【香菇桃仁汤】《常见中老年疾病防治》

原料：香菇 100 g，桃仁 6 g，甜杏仁 10 g，油、葱、姜、盐、味精适量。

制法：将桃仁、甜杏仁水浸去皮，入锅先煮 10 分钟，捞去浮沫，加油、盐、姜再煮 10 分钟，入香菇煮 5 分钟，起锅时加入葱花、味精。

功效：理气宽胸、活血化瘀。适宜气滞血瘀证。

【莱菔子山楂红枣汤】《民间方》

原料：莱菔子 5～10 g，山楂 25～50 g，大枣 50～100 g。

制法：将莱菔子用小纱布袋装好；大枣、山楂去核，洗净，与药包一同放入锅内煮熟，去渣取汁即可，待温食用。

功效：利尿、补血、消食。适宜气阴两虚证。

【龙眼枣仁芡实汤】《常见中老年疾病防治》

原料：龙眼肉 15～20 g，炒酸枣仁 10～15 g，芡实 12～15 g。

制法：将以上三味加适量清水一同煎汤制成，待温服食。

功效：益气养阴。适宜本病有气虚、阴虚、血虚表现者。

（三）　粥类配方及制作

【小米龙眼粥】《民间方》

原料：龙眼肉 30 g，小米 50～100 g，红糖适量。

制法：将小米与龙眼肉同煮成粥。待粥熟，调入红糖。

功效：补血养心、安神益智。

【莱菔子粥】《老老恒言》

原料：莱菔子 10～15 g，粳米 50～100 g。

制法：将莱菔子洗净，除去杂质，装入纱布袋内，扎紧袋口。纱布袋放入锅内，加清水适量，用中火熬成汁，取出纱布袋不用。将洗净的粳米加入汤汁内，用武火烧沸后，转用文火煮至米烂成粥，待温服食。

功效：利水消肿。适宜心阳虚证。

【丹参粥】《东方药膳》

原料：丹参 30 g，黄芪 15 g，大枣 15 枚，糯米 50 g，红糖适量。

制法：将前三味用水煎后取汁去渣，加入糯米煮成粥，调入红糖即可。

功效：益气活血。适宜气虚血瘀证。

服法：早、晚各服 5～10 g/d，连服 5～7 日。

第八节　肾系病老年衰弱食疗

一、慢性肾脏病老年衰弱的中医食疗的病理特点

慢性肾脏病衰弱可由水肿、淋证、尿血等多种疾病发展而来。中医学认为，各种肾病日久，损及脏腑功能，并以脾、肾虚损为主，病情逐步发展而使病情加重，最后导致

正气虚衰，浊邪、瘀血壅滞肾络，肾脏失去开阖之功能，湿浊尿毒潴留于体内，而引发本病。在其发展过程中，往往由于某些因素而使病程进展加快，病情恶化。

常见的可逆性诱因有如感受外邪、饮食不节、劳倦过度等。外邪侵袭肺卫肌表，致使肺失宣降，治节失职，三焦水道不利，湿浊潴留，或湿热下注，伤及脾肾，或过劳损伤正气，加之素体脾虚，饮食不节，过食生冷、辛辣、肥腻等，使脾、肾虚损更甚，尿毒潴留加剧。慢性肾衰病程冗长，病机错综复杂，既有正气的耗损，又有实邪蕴阻，属本虚标实、虚实夹杂之证。

正虚有气、血、阴、阳之不同，邪实有外邪、湿浊、热毒、瘀血、动风、蕴痰等。病位涉及脏腑较多，但主要在脾、肾，同时往往波及肝、心、肺、胃等。本病的病机关键在于肾开阖功能失调，而肾的开阖功能有赖于肾的气化作用。肾气亏虚可引起肾的气化功能障碍，肾失开阖，不能及时疏导、传输、运化水液及毒物，因而形成湿浊、湿热、瘀血、尿毒等邪毒。邪毒虽源于正虚，反过来又阻碍气血的生成，因实致虚，成为本病的重要病理因素。湿浊、尿毒等波及五脏六腑、四肢百骸而产生诸多症状。湿浊蕴脾，使脾失健运，气血生化之源匮乏，则气血亏虚加重。若湿浊阻遏心阳，心气不足，运血无力，则可出现心悸、气短等。水气凌心，则见心悸、胸闷、气促等；湿浊中阻，脾胃升降失常，则见恶心呕吐、纳呆、腹胀等。肝风内动则抽搐；肾脏虚衰，膀胱气化不利，则尿少、水肿，甚则小便点滴全无而为闭证。如果尿毒蒙蔽或扰乱神明，可致精神抑郁或亢奋；浊毒化热，内陷心包，则可致心气欲脱、阴阳离决，危及生命。

二、针对慢性肾脏病老年衰弱的食疗方案

（一） 重点食材

【冬瓜】味甘、性寒，具有清热、利水、消肿的功效，有助于消除本病患者的水钠潴留。冬瓜含较丰富的电解质，有助于纠正电解质紊乱。

【芹菜】富含芹菜素，具有抗炎、抗氧化、扩张血管、降血压等作用，能降低肾脏的负荷，且富含钾，可以预防浮肿。

【茄子】研究显示，茄子中所含的B族维生素对于肾脏疾病有辅助治疗作用。其中维生素P含量很高，可以增强人体细胞间的黏着力，增强毛细血管的弹性，降低血管的脆性及渗透性。

【苋菜】性凉、味甘，可以清热解毒、利尿除湿、通利大便，从而促进毒物的排泄。富含铁、钙等无机物以及胡萝卜素和维生素C，提高人体免疫功能。

（二） 汤类配方及制作

【附片羊肉汤】《三因极一病证方论》

原料：羊肉750 g，生姜、煨肉豆蔻各30 g，木香7.5 g，制附片15 g，川椒末6 g，葱20 g。

制法：制附片先煮 30 分钟，放入生姜、煨肉豆蔻、木香煮 20 分钟，取汁去渣，然后加羊肉、川椒末、葱煮至熟烂。

功效：温肾壮阳、补中益气。

【生地鸡汤】《肘后方》

原料：生地 250 g，母乌鸡 1 只，饴糖 150 g，清水适量。

制法：母乌鸡洗净去内脏，加生地及清水煮至肉烂，调入饴糖后即可服用。

功效：滋补肝肾、补益心脾。

【枸杞土茯苓汤】《常见中老年疾病防治》

原料：猪尾 1 条（去毛洗净切块），杞子 15 g，狗脊、黄芪各 30 g，土茯苓 60 g。

制法：以上材料共入瓦煲内，加水，文火炖 1.5 小时，调味即可。

功效：健脾温肾。

【参枣汤】《十药神书》

原料：党参 15 g，红枣 10 枚。

制法：将党参以及红枣放入砂锅，加清水 1 L，先武火煮沸，后小火煮 30 分钟即可，取汁去渣。

功效：益气、健脾、生血。

【赤小豆鲤鱼汤】《外台秘要》

原料：鲤鱼 1 条，赤小豆 100 g，生姜少许。

制法：先将鲤鱼去鳞及内脏，将赤小豆放入鱼肚中，放入生姜，用水熬煮至鱼烂豆熟成浓汁。

功效：利水消肿。

（三） 膏类或粥类配方及制作

【桑椹蜜膏】《医学大辞典》

原料：鲜桑椹 100 g，蜂蜜 300 g。

制法：将鲜桑椹洗净，去除果柄，沥干，打成果酱，加入炖锅内并倒入蜂蜜，浓煎成膏即可。

功效：滋补肝肾、生津润燥。

【薏苡仁粥】《食医心镜》

原料：薏苡仁 30 g，粳米 50 g。

制法：将薏苡仁、粳米用清水洗净，放入砂锅内，加 1 L 清水，武火煮沸，小火煮 30 分钟即可。

功效：健脾利湿。

【山药粥】《粥谱》

原料：生山药 30 g，粳米适量。

制法：生山药洗净去皮，切成小块；粳米洗净，山药块、粳米一同放入装有冷水的砂锅中煮粥，以熟烂为宜。

功效：健脾化痰。

【生姜桂枝粥】《肾脏病妙用中药》

原料：鲜生姜 10 g，桂枝 6 g，大枣 6 枚，粳米 80 g。

制法：鲜生姜切成薄片，桂枝研末，大枣剪开去核，粳米洗净，一同放入装有清水的砂锅中煮粥，以熟烂为宜。

功效：温中止呕、发汗解表。

第九节　肿瘤老年衰弱食疗

一、肿瘤老年衰弱中医食疗的病理特点

中医认为肿瘤的发病因素是多方面的，有外来的风、寒、燥、湿、热等病邪，有七情内伤的忧怒等情志因素，有饮食不调的食滞痰浊等病理因素，尤为重要的是，由于年老体虚脾肾亏虚，使脏腑的气血阴阳失调，无力驱邪散邪，使外来的致病因素与内生的病理产物想搏结，从而导致肿瘤的发生。

中医非常重视精神因素在发病中的作用，尤其是在肿瘤的病因中更占有重要的地位。《灵枢》说："内伤于忧怒……而积皆成矣。"《外科正宗》认为乳岩的病因是："忧郁伤肝，思虑伤脾，积想在心，所愿不得志者，致经络痞涩，聚结成核。"王肯堂《证治准绳》中说："大怒未止，辄吃面，即时有此证。"由此可见，中医认为，人们的情志抑郁必然导致气机不畅，气血运行受阻，脏腑功能失调，气滞血瘀，脉络不通，渐积而导致肿瘤的发生。

在内因方面，中医十分重视饮食失调在肿瘤发病中的作用，如《济生方》说："过餐五味，鱼醒乳酪，强食生冷果菜，停蓄胃脘…久则积结为癥瘕。"《医碥》："好热饮者，多患膈症。""酒客多噎膈，饮热酒者尤多。"《外科正宗》云："茧唇……因食煎炒……又兼思虑暴急，痰随火行，留注于唇。"《养生方》："诸山水黑土中，出泉流者，不可久居，常食令人作瘿病，动气增患。"以上论述都是认为平素饮食失调，损伤脾胃，从而产生食滞、痰浊等病理改变，导致气血淤滞，产生肿瘤的基础。

在肿瘤的发病上，中医尤其重视人的体质状况，其认为，邪之所凑，其气必虚。《灵枢》提出："壮人无积，虚人则有之。"《医宗必读》强调："积之成也，正气不足，而后邪气踞之。"《景岳全书》认为噎膈之证：少年少见此证，而为中衰耗伤者多有之。《外科

启玄》在论述癌的发生指出："四十岁以上，血气亏损，厚味过多所生，十全一二。"都说明了中医认为癌症的发生与人的正气强弱密切相关。特别是年逾四十，正气渐虚，脾肾功能渐弱之人。因肾为先天之本，脾为后天之本，先、后天不足则正气必然匮乏，不仅无力抵御外邪入侵，而且由于脏腑功能薄弱，还会产生气滞、血瘀、痰浊、郁热等病理因素，内外致病因素结合，即可导致癌症发生。这一看法与西医学认为癌肿的发生是由于机体的免疫功能减退有关的观点雷同。

二、针对肿瘤衰弱的食疗方案

（一） 重点食材

【黄芪】性温，味甘，具有补气固表、托毒生肌的功效。现代医学研究发现，黄芪中的主要成分为皂苷和黄酮，具有促进机体造血功能恢复、抗肿瘤、抗病毒、提高免疫功能的作用。"正气存内，邪不可干"，主以扶正，辅以祛邪。

【香菇】香菇含有大量的无机物以及微量元素，能够维持机体的正常代谢，香菇中的香菇多糖具有一定的抗肿瘤作用，是较强的免疫增强剂，能提高机体免疫力，从而对癌细胞表现出间接毒性。研究发现，香菇多糖对于胃癌、鼻咽癌、直肠癌、乳腺癌、慢性粒细胞白血病等疾病有抑制和预防术后微转移作用，适用于肿瘤疾病术后机体的恢复。

【海藻】《本草纲目》言"海藻，咸能润下，寒能泄热引水，故能消瘿瘤、结核、阴溃之坚聚"。肿瘤疾病多见痰浊瘀毒结聚局部而凝滞不消，海藻擅软坚散结，可辅助肿瘤治疗。

【黑木耳】性味甘平，其重要的活性成分为黑木耳多糖。药理学研究显示，黑木耳多糖可以增强机体细胞的免疫功能，黑木耳中的水溶性多糖成分有明显的抗肿瘤作用，促进肿瘤细胞的凋亡。

【胡萝卜】其中含有的类胡萝卜素可以提高人体免疫系统B细胞产生抗体的能力，因而提高人体免疫功能，且还能够增加自然杀伤细胞的数目，从而消除体内被感染得到的癌细胞。β—胡萝卜素能够抑制癌细胞的增长，降低癌症的发生率；糖化酵素可以分解食物中具有致癌作用的亚硝胺；木质素可以提升巨细胞吞噬癌细胞的活力。

【豆类】含有一种黄酮类化合物——大豆异黄酮，具有雌激素的作用，可以弥补女性雌激素分泌不足，改善代谢生物学活性、蛋白质合成、生长因子活性，能够预防肿瘤的发生。

（二） 汤类配方及制作

【补髓丹】《十药神书》

原料：猪脊骨、羊脊骨各1条，团鱼1枚，乌鸡1只，山药、莲子各30 g，大枣10枚等。

制法：前四味洗净，去骨存肉，用酒350 ml，在砂锅中煮熟，再用山药、莲子一起入锅，慢火熬之，制成梧桐子大。

功效：补髓生精、和血顺气。

【香菇汤】《保健药膳》

原料：干香菇 10 g，调料适量。

制法：按常法烧汤食用。

功效：健脾益气。

【黄芪猴头菇汤】《常见中老年疾病防治》

原料：黄芪 30 g，猴头菇 150 g，嫩鸡肉、清汤各 250 g，生姜 15 g，葱白 20 g，小白菜心 100 g。

制法：猴头菇泡发 30 分钟后洗净切片，嫩鸡肉剁成块，煸炒后加黄芪、生姜、葱白，用泡猴头菇的水及少量清汤文火炖约 1 小时，捞出鸡块、猴头菇，汤内下小白菜心略煮即可。

功效：补气养血。

【红花糖水】《常见中老年疾病防治》

原料：红花 3 g，益母草 15 g，红糖、清水适量。

制法：先煎红花、益母草，去渣取汁 50 ml，加入红糖兑服。

功效：活血、行气、止痛。

【五汁饮】《温病条辨》

原料：藕汁、甘蔗汁、梨汁、荸荠汁各 100 g，麦门冬 6 g。

制法：将藕汁、甘蔗汁、梨汁、荸荠汁混匀，加清水 100 ml，煮沸后用小火煮 30 分钟取汁，再用麦门冬，煎汁调匀即可。

功效：生津止渴、温肺止咳。

【鲤鱼莼菜汤】《普济方》

原料：鲤鱼 150 g，莼菜 100 g，精盐 3 g，调料适量。

制法：将鲤鱼、莼菜放入锅中加清水 600 ml，先用旺火煮沸，再用小火煮 30 分钟，加入精盐调料即可。

功效：健脾和胃、下气利水。

（三） 茶类或粥类配方及制作

【玫瑰花保健茶】《常见中老年疾病防治》

原料：玫瑰花瓣、乌龙茶各 10 g，茉莉花 5 g。

制法：将玫瑰花瓣、茉莉花与乌龙茶同置茶杯中，沸水冲泡，每日频饮，连服 4～6 周或更长时间。

功效：清热解毒、活血疏肝。

【桃仁粥】《多能鄙事》

原料：桃仁 10～15 g，粳米 30～60 g。

制法：将桃仁捣烂如泥，加水研汁去渣，以汁煮粳米为稀粥。

功效：活血化瘀、消肿散结。

功效：益气补脾。

【山药莲子薏苡仁粥】《中医药管理杂志》

原料：薏米、莲子、山药各 30 g，粳米 50 g。

制法：将莲子洗净，泡开后剥皮去心；薏米、粳米均淘洗干净，往锅内倒入水，放入粳米、薏米，烧沸后用小火煮至半熟；然后再放入莲子、山药，待煮至薏米、粳米开花发黏，莲子内熟即可。

功效：健脾利湿、养心安神。

【菱粉粥】《本草纲目》

原料：粳米 100 g，菱粉 40 g，红糖适量。

制法：将粳米加水 500 ml，煮至半熟时调入菱粉、红糖同熬为粥即可服用。

功效：健脾养胃。

第十节　肝病老年衰弱食疗

一、肝病老年衰弱中医食疗的生理病理特点

（一） 肝的生理特点

肝病多是由于脏腑气机郁滞、升降失司、郁结化热而致里热实证，进而热、毒、瘀、湿结聚不散而成热毒交炽、气血逆乱。肝藏血，为罢极之本，意即贮藏血液和调节血量，故能耐受疲劳、抵御外邪。在体为筋，其华在爪，开窍于目，其液为泪。肝主疏泄条达。人的生命活动靠脏腑间的密切联系构成人体生理功能的整体性。肝与其他脏腑、器官、经络相互联系、依存、制约和促进。表明了肝能生养五脏六腑的特点。

所谓“肝为五脏六腑之贼”，必然涉及肝与五脏六腑之间的关系，特别是与五脏之间的关系问题。例如：肝与肾二者同源，相互滋养。肝之疏泄条达与调节血量的功能，依赖于肾阴的滋助，肾阴（精）物质又需通过肝的疏泄而藏于肾。脾的运化，必须通过肝的疏泄；反之，脾失健运，也会影响肝的疏泄。肺主治理调节全身之气，肝主调节全身之血。肝向周身各处输送血液，依赖于肺的治节肃降，肝失调达气壅郁滞，反过来也会影响肺之治节肃降。肝与心可共同调节血液环流与血量的关系。心血不足则影响肝的调节，肝血不足也可影响心的功能。心主精神意识，肝主疏泄条达（情绪舒畅），精神与情

绪也是相互影响的。

另外，肝与冲任二脉，从经络上就有连属关系。肝为藏血之脏，冲为血海，任主胞宫，肝的功能正常，肝血充足，则血海满盈，月经能以时下。其他与六腑、器官、经络的关系，也都因与其相表里的五脏相关，而直接或间接地相互影响。

总之，肝为血脏，贮藏和调节全身的血量。五脏六腑、四肢百骸，各器官组织都赖血以养。肝又能疏调气机，使气血流畅，经络疏通，脏腑功能和调，四肢关节健利，诸窍开阖正常，从而使整体机能健壮，精力充沛，情绪舒畅，耐受疲劳，能抵御外邪。所以，肝能生养五脏六腑，这些都是肝对五脏六腑极其有利的一面。

（二） 肝的病理特点

肝以阴血为本、以气为用，体阴而用阳，其性喜柔恶刚。所以肝气太过与不及均可致病，主要表现为肝气、肝火、肝风、肝寒等。

肝气以舒畅条达为顺，若遇太过与不及均可演变为病理性的肝气。不及，则气机不利，胆汁分泌不足，脾胃运化功能减退，脏腑经络的供血不足，筋骨肌肉也失养，耳目不聪，手不能握，足不能步，全身趋于衰退，故有“罢极之本”之称。太过，则气机壅塞郁滞不畅，气机不畅，经脉不通，轻者表现为游走性肢体、关节、肌肉疼痛，即所谓之“肝气窜痛”；重者烦急、胸闷、气憋、两胁胀痛、横逆而犯脾胃，以致嗳气吞酸，胃气上逆，脾湿内生，湿热孕育甚至出现黄疸。即所谓“万病不离于郁，诸郁皆属于肝”。

外因所致者，多表现为肝火胆热升腾，目赤眵，口干口苦，口渴，舌红苔黄或便干溲赤，皮肤起疱疹，局部红肿灼痛。肝胆火热下注，则睾丸部肿痛，步履艰难；内因所致者，多因气郁化火。郁火热势较缓，多见烦躁、胸闷、口干、咽燥或见低烧。另外，尚可因为暴怒伤肝（怒则气上）、肝气冲逆、血随气上，甚则热势郁结而欲动风，正如《素问·生气通气论》中所说“大怒则形气绝，而血菀于上”，而且出现吐血、衄血、中风、出血、倒经等症。

《素问·至真要大论》中曾说“诸风掉眩，皆属于肝”。肝风有内、外、虚、实之分。外因所引起的肝风多系肝胆热盛而动风，症见惊厥、抽搐，即所谓热极生风（或热痉风）；内因所引起的肝风，可因暴怒伤肝，肝风内动，风火相煽，症见严重的眩晕、头痛如裂、颈项牵强、震颤、言语不利、痉厥等；如实火中风见有头剧痛、抽搐等；若因肝阴不足、肝阳上亢、肝风上扰，则见头痛、头晕、失眠、肢麻，属于虚风。至于热病后期阴血大伤，也可以引起血虚风动，属于虚风。

肝阳不足，虚寒循经下行，则见寒疝，妇女多表现为少腹两侧、腰胝部寒痛。

此外，肝在病理上还与肾、肺、心、脾相互影响，在一定程度上也与疾病发展与转归相关。食疗肝病老年衰弱虽然以肝为中心，同时也要关注与其相关的脏腑功能，从而有助于疾病的痊愈。

二、肝病衰弱的食疗方案

（一）　重点食材

【红枣】又名大枣，维生素含量非常高，有“天然维生素丸”的美誉，具有滋阴补阳之功效。红枣为温带作物，适应性强。《本经》记载，红枣味甘，性温，归脾胃经，有补中益气、养血安神、缓和药性的功能。现代药理学研究发现，红枣含有蛋白质、脂肪、糖类、有机酸、维生素 A、维生素 C、微量钙等多种有益成分，有助于肝脏功能。

【黄米】富含蛋白质、碳水化合物、B 族维生素、维生素 E、锌、铜、锰等营养元素，具有益阴、利肺、利大肠之功效。

【青豆】青豆富含不饱和脂肪酸和大豆磷脂，有保持血管弹性、健脑和防止脂肪肝形成的作用。青豆富含皂角苷、蛋白酶抑制剂、异黄酮、钼、硒等抗癌成分。

【豆豉】含有多种营养素，可以改善胃肠道菌群。常吃豆豉还可帮助消化、预防疾病、延缓衰老、增强脑力、降低血压、消除疲劳、减轻病痛、预防癌症和提高肝脏解毒功能，包括解酒精毒功能。

【刀豆】含有尿毒酶、血细胞凝集素、刀豆氨酸等；嫩荚中含有刀豆赤霉Ⅰ和Ⅱ等，有治疗肝性昏迷和抗癌的作用。刀豆对人体有很好的镇静作用，可以增强大脑皮质的抑制过程，使神志清晰、精力充沛。刀豆所含成分具有维持人体正常代谢功能，促进人体内多种酶的活性，从而增强抗体免疫力，提高人的抗病能力。

【蜂蜜】蜂蜜对肝脏有保护作用，能促使肝细胞再生，对脂肪肝的形成有一定的抑制作用。

（二）　汤及粥类配方及制作

【归参龙眼炖乌鸡汤】《常见中老年疾病防治》

原料：乌鸡 1 只，当归 30 g，党参 20 g，龙眼肉 50 g，调味品适量。

制法：当归、党参切片包布，乌鸡去内脏洗净，全部放入砂锅加调味品及水适量，文火煮炖。

功效：益气、养血、安神。

【薄荷红糖饮】《民间方》

原料：薄荷 15 g，红糖 60 g。

制法：薄荷煎汤后加糖调味即成。可代茶饮。

功效：清热、利温、退黄，有黄疸、腹水者可选用。

【当归粥】《慢性肝炎的食疗探讨》

原料：粳米 50 g，大枣 5 枚，当归 15 g，红糖适量。

制法：当归洗净，加水适量，用小火熬汤取汁去渣，把粳米、大枣洗净，加红糖适量，倒入清水和当归汁，大火煮开，小火熬成粥即可。

功效：养血、活血、通络。

【山药扁豆粥】《民间方》

原料：淮山药 30 g，扁豆 10 g，粳米 100 g。

制作：将淮山药洗净去皮切片，扁豆煮半熟加粳米，淮山药煮成粥。每日 2 次，早、晚餐食用。

功效：具有健脾化湿、沃土生木作用。

（三） 炖类配方及制作

【青果烧鸡蛋】《民间验方》

原料：青果 20 g，鸡蛋 1 个。

制法：先将青果煮熟后再卧入鸡蛋，共煮后食用。每周 3 次，每次 1 个鸡蛋。

功效：可破血散瘀，适用于肝病瘀痛、腹水明显者。

【香菇蒸鲤鱼】《保健药膳》

原料：鲤鱼 1 条（重约 750 g），生姜，冬笋各 100 g，冬瓜皮、火腿肉，水发香菇各 50 g。

制法：将上述材料一起炖。

功效：消肿利水、健脾养肝。

第十一节　脾胃病老年衰弱食疗

一、脾胃病老年衰弱中医食疗的病理特点

脾胃病衰弱的病因主要与情志不舒、饮食不节，导致胃失和降，脾胃功能失常，运化失司，痰凝气滞，热毒血瘀交阻有关。正气亏虚，脏腑功能失调是发病的内在因素。

七情失节，思伤脾，脾伤则气结，气结则津液不能输布，聚而成痰；怒伤肝，肝伤则气郁，气郁则血液不能畅行，积而为瘀。痰瘀互结，壅塞腔道，阻隔胃气，而引起进食噎塞难下，或食人良久反吐。如《素问·通评虚实论》说："隔塞闭绝，上下不通，则暴忧之病也。"肝气郁滞，常可横逆犯胃乘脾，以致肝胃不和；气郁过久，则可化火伤阴，损及脉络，而见胃病、吐血、便黑等症。

现代人嗜酒及嗜食辛香者多。胃内积热，热久伤阴，以致阴液亏损，耗伤脾阴；津枯血燥，瘀热停聚，胃脘干槁，发为脾胃病。饮食不节，损伤脾胃，失其运化功能，气

血无以化生，而致气血两亏，久则阳气亦衰，而见脾胃虚寒的表现。

脾胃为后天之本，气血生化之源。脾胃病衰弱，无以受纳与运化水谷，使后天失于气血的滋养，而气血调畅是人体健康生存的基本条件。现代研究表明，脾是核心的免疫器官，对人体的健康具有关键作用。因此，顾护脾胃是脾胃病衰弱治疗的核心环节。

二、针对胃病老年衰弱的食疗方案

（一） 重点食材

【茄子】含有丰富的营养成分，除维生素 A、C 偏低外，其他维生素和矿无机物几乎跟西红柿差不多，而蛋白质和钙甚至比西红柿高 3 倍。茄子具有抗癌功能。曾有试验从茄子中提取了一种无毒物质，用于治疗胃癌、宫颈癌等收到良效。另外，茄子中含有龙葵碱、葫芦素、水苏碱、胆碱、紫苏苷、茄色苷等多种生物碱物质，其中龙葵碱、葫芦素被证实具有抗癌能力，茄花、茄蒂、茄根、茄汁皆为良药，古代就有秋茄根治疗肿瘤的记载。

【香菇】开胃健脾，改善食欲。香菇含有大量的无机盐以及微量元素，能够维持机体的正常代谢，香菇中的香菇多糖具有一定的抗肿瘤作用，是较强的免疫增强剂。

【山药】本品含薯蓣皂苷元、黏液质、胆碱、淀粉、糖蛋白、游离氨基酸、维生素 C、淀粉酶等。山药具有刺激小肠运动、促进肠管内容物排空的作用。肾上腺素所致的肠管紧张性降低，山药能使其恢复节律。山药具有增强细胞免疫和体液免疫的作用。20%山药或熟地黄、菊花、山药、牛膝四药合剂水煎液浸泡桑叶后阴干，具有抗衰老的作用。

【蜂蜜】含有大约 35%的葡萄糖、40%的果糖，这两种糖都可以不经过消化作用而直接被人体吸收。还有一定数量的维生素 B_1、维生素 B_2、铁、钙、铜、磷、钾等物质以及淀粉酶、脂肪酶、转化酶，是食物中含酶最多的一种。酶能帮助人体消化吸收和一系列物质代谢。蜂蜜对胃肠功能有调节作用，可使胃酸分泌正常。动物实验证实，蜂蜜有增强肠蠕动的作用，可显著缩短排便时间。

【扁豆】含维生素 B_1、维生素 C、胡萝卜素、蛋白质、脂肪、碳水化合物、钙、磷、铁、植酸、泛酸、锌等营养成分，还有胰蛋白酶抑制物，淀粉酶抑制物，血细胞凝集素 A、B 以及豆甾醇、磷脂、蔗糖、棉籽糖、水苏糖、葡萄糖、半乳糖、果糖、淀粉、氰苷、酪氨酸、酶等。扁豆的豆和衣的功能为和中化湿、消暑解毒、健脾胃、止泻痢；扁豆的花能清暑化湿、治下痢脓血。扁豆可治暑湿吐泻、脾虚呕逆、食少久泄、水停消渴、赤白带下、小儿疳积。

（二） 粥类配方及制作

【菊苗竹茹粥】《新农村》

原料：菊花苗 30 g，竹茹 20 g，粳米 60 g，食盐适量。

制法：先将菊花苗、竹茹加适量水煎煮，过滤去渣取汁备用；然后将粳米加水煮至将熟，倒入药汁，煮至熟透；再加入少许食盐调味即成。每日早、晚温热食之。

功效：清热化痰、除烦止呕。

【石斛玉竹粥】《新农村》

原料：石斛 3 g，玉竹 9 g，大枣 5 枚，粳米 60 g。

制法：先将石斛、玉竹加适量水煎煮，过滤去渣取汁备用；然后将粳米、大枣加水煮至将熟，倒入药汁，熬至成粥。

功效：益胃生津、滋阴清热。

【蜜枣桂圆粥】《新农村》

原料：红枣 5 枚，桂圆 50 g，生姜 5 g，蜂蜜 1 匙，粳米 80 g。

制法：先将生姜去皮研磨成汁备用；然后将粳米入锅加水煮开，放入红枣、桂圆、生姜煮至软烂，再加入蜂蜜搅匀即可食用。

功效：温经通脉、散寒止痛。

【山药粥】《新农村》

原料：山药片 60 g，粳米 100 g，食盐，味精适量。

制法：一起放入锅内，加水适量，用旺火烧沸后，转用文火炖至米烂成粥，再加少许食盐、味精，搅匀即成。

功效：健脾益胃。

【八珍糕】《北京市中药成方选集》

原料：茯苓、莲子、芡实、扁豆、薏米、山药各 30 g，藕粉、白糖适量。

制法：上述药碾极细末，蒸成糕，随意食用。

功效：健脾利湿。

【大麦饭】《保健药膳》

原料：大麦米约 150 g。

制法：淘米做饭。

功效：健脾行气、消肿止泻。

【白扁豆粥】《保健药膳》

原料：白扁豆 60 g，米 100 g。

制法：白扁豆、米洗净。武火煮滚清水，放入白扁豆、米，水滚后，改文火煲至白扁豆软熟即成粥，调味供用。

功效：健脾祛湿。

第十二节 肠道疾病老年衰弱食疗

一、肠道疾病老年衰弱的中医食疗的病理特点

肠道具有重要的传导作用和分清泌浊功能。人体食入的水谷，需要肠道将其分为属于糟粕的食物残渣和属于营养成分的水谷精微。传导功能失职，糟粕停于体内，可酿生内毒，诱生疾病；分清泌浊功能失常，水谷不能化为精微，气血无以化生，后天失于滋养，正气亏虚，百病由生。

现代人由于吃的食物丰富，肠道的传导功能尤其重要。只有肠道能有效地把糟粕及时传导到体外，才能为肠道的分清泌浊功能的实现提供有利条件，同时也是脾胃纳入新的水谷的必要条件。中医理论将肠道的传导功能归于大肠。大肠乃六腑之一，司传导之职，清除糟粕，“传化物而不藏”，如以上内、外因素作用致使湿热蕴毒，结聚于内，“藏而不去”，反滞胀而为肿，是肠病的标证；脾肾亏虚，正气不足，不能推动大肠传导司职，是肠病之根本，所以然者，以“正气存内，邪不可干”“邪之所凑，其气必虚”故也。《诸病源候论·积聚癥瘕候》中记有“癥者，由寒温失节，致脏腑之气虚弱，而食饮不消，聚结在内……生长块段，盘牢不移动者，是癥也；……若积引岁月，人即柴瘦，腹转大……必死”，认为因反复寒温失节，导致脏腑之气虚弱，进而饮食不消、聚结在内，最终导致“癥瘕”形成，并指出其预后“人柴瘦、腹转大”而死。因此，肠道病衰弱尤其要重视大肠传导功能的养护。

二、针对肠道疾病老年衰弱的食疗方案

（一） 重点食材

【红薯】富含蛋白质、胡萝卜素、维生素 A 及各种微量元素，脂肪含量极少，含有丰富的纤维素，促进肠道的蠕动，减少脂肪和胆固醇在肠道内的吸收，对于防治便秘有很好的作用。

【燕麦】多含不饱和脂肪酸，减少血脂在血管壁的沉积。蛋白质含量丰富，既有可溶性膳食纤维，也有不溶性膳食纤维，而膳食纤维具有改善消化功能、润肠通便的作用。燕麦中含有的膳食纤维可以缩短大便在肠道内停留的时间，从而促进排便。

【柚子】柚子果肉中有丰富的维生素 C 以及类胰岛素的成分，具有健胃、润肺、补血、清肠、利便等作用，可以行气宽中、开胃消食，也可用于胃肠胀气所致的便秘。

【香蕉】《中华本草》言香蕉味甘性寒，可清热、润肺、滑肠、解毒，主肺燥咳嗽、便秘。最好食用成熟的香蕉效果佳。未成熟的香蕉内含有大量的鞣酸，会在肠道表面形

成鞣酸蛋白而减少肠蠕动，故应选用熟透的香蕉。

（二） 汤类、粥类配方及制作

【当归柏子仁粥】《常见中老年疾病防治》

原料：当归 20 g，柏子仁 15 g，粳米 100 g，冰糖适量。

制法：当归、柏子仁洗净，入锅内放水 1 碗，微火煮至半碗，去渣留汁备用。粳米淘洗干净，加适量水与药汁同煮粥。先用武火煮沸，再改用文火熬至粥香熟时，加冰糖适量，继续熬至汁黏稠为度。

功效：养血润肠。

【豆蔻馒头】《食物疗法》

原料：白豆蔻 15 g，自发馒头粉 1 000 g。

制法：将白豆蔻研为细末，加入馒头粉内，再加 3 碗清水，搅拌后放置 10～15 分钟，然后制成馒头，放入蒸笼内蒸约 20 分钟即成。

功效：补虚健胃、行气化滞。

【芡实山药糊】《本草新编》

原料：芡实、山药各 500 g，糯米粉 500 g，白砂糖适量。

制法：先把芡实、山药一同晒干后，放入碾槽内碾为细粉，与糯米粉及白砂糖一并拌和均匀，备用。用时取混合粉适量，加入冷水调成稀糊状，然后加热烧熟即成芡实山药糊。

功能：补脾益气、固肾止泻。

【荔枝粥】《泉州本草》

原料：干荔枝肉 50 g，薯蓣、莲子各 10 g，粳米 100 g。

制法：先将干荔枝肉、薯蓣、莲子洗净，加水数量适宜共煮，至莲子软熟，再加入粳米，煮成粥。

功效：健脾补肾。

【薯蓣粥】《饮膳正要》

原料：薯蓣（研泥）、羊肉（煮熟取出研泥）各 100 g，粳米 250 g，羊肉汤数量适宜。

制法：将粳米加羊肉汤、清水适量，煮成粥，再放入羊肉泥、薯蓣泥稍煮调味即可。

功效：温补脾肾、涩肠止泻。

【参枣大米或小米做成的饭】《食物疗法》

原料：党参 10 g，大枣 20 个，江米 250 g，白糖 50 g。

制法：将党参、大枣泡发煮半小时，捞出，汤备用，江米蒸熟，把大枣摆在上边，再把汤液加白糖煎熬成黏汁，浇在枣饭上即可。

功效：补气、健脾、益胃。

第十二章　常见病老年衰弱辨证论治

第一节　消渴老年衰弱辨证论治

具有典型症状的消渴，以多尿、多饮、多食、乏力、消瘦，或尿有甜味为主要临床表现。古籍中又有消病、消瘅、膈消、肺消、消中等名称的记载。作为本虚为主之疾病，多以脾、肾不足为主，先后天共损。病至老年，精血不足，五脏俱虚，发展为老年衰弱。《素问·奇病论》："夫五味入口，藏于胃，脾为之行其精气，津液在脾，故令人口甘也……故其气上溢，转为消渴。"《后汉书·李通传》中有"（通）素有消疾，自为宰相，谢病不视事"的记载。李贤注："消，消中之疾也。"既是宰相，患有消疾，已经到了不能处理政务的程度，可见是消渴进入老年衰弱状态了。唐代王焘《外台秘要·消中消渴肾消》提到"每发即小便至甜""焦枯消瘦"等，明确了消渴致肌肉耗损的临床证候特点。

老年衰弱在中医有人将其归属于"虚劳病"的范畴。《内经·素问》首次提出虚、劳，"虚"为"精气夺则虚"，"劳"为"五劳所伤"。张仲景在《金匮要略·虚劳》中首次提出虚劳为一个单独的病，较为系统地阐述了虚劳病的病因、病机与治法，明确了虚劳病的性质。老年虚弱病因主要为精、气、血、津液和阴阳不足。消渴老年衰弱主要为气血津液失常，由于津血同源，久必伤血，致气血为病。在老年正气渐衰的情况下，促进老年消渴患者正气的衰耗，成为衰弱易发的病理生理基础。临床研究表明，消渴老年住院患者几乎都合并不同程度的衰弱；社会老年消渴患者中衰弱的患病率也很高。衰弱的高患病率显著地影响了老年消渴患者的运动能力、生活质量和寿命。

一、病因病机

禀赋不足、脏腑虚弱是消渴老年衰弱发病的前提。先天不足可表现为各脏腑功能虚弱，机体精气血津液不能正常运化输布，进一步导致正虚，若加之后天失养，饮食情志劳逸失调，皆可发为消渴。可见先天禀赋不足、脏腑虚弱是引起消渴病的重要内在前提。老年患者生理特点为五脏俱虚、气血阴阳俱损，易患疾病。《灵枢·五变》曰："五脏皆柔弱者，善病消瘅。”明确指出消渴老年衰弱病因为脏腑功能衰弱。消渴病的病位涉及肺、胃、肾等，但以脾肾不足为基础。

长期过食肥甘厚味会导致脾运化功能受损，水谷精微不能正常输布而生湿浊，湿进一步困脾，郁久化热，而转为消渴。肝主疏泄，喜条达。若长期过度的精神刺激，情志内伤使气机逆乱，肝失疏泄，肝郁气滞血瘀，郁而化热，因热消津而发病。或因劳欲过度、肾精亏损、水亏火旺燥热内生均发为消渴。如《灵枢·五变》篇说：“怒则气上逆，胸中蓄积，血气逆留、转而为热，热则消肌肤，故为消瘅。”

综上各种内外杂因，均可导致气机失畅，使脏腑功能失常，精不化气，三焦不畅，元气通行受阻，气血津液运化输布障碍，使脏腑失养而更加虚弱；代谢失常，精微物质不能输布，形成湿浊瘀血等病理产物滞留于体内，进一步加重气机失畅，气化失司郁久生热成消渴。消渴病的发病以“热”为发病关键。

消渴病后期，热灼阴津，阴伤气耗，阴虚脏腑失于濡养，影响其正常工作；气虚则气化及推动脏腑无力，精微物质不能正常输布利用，使阴更虚；气虚不能行气，则气滞；气虚不能行血，则血瘀；水谷精微不能升清利用则化生湿。精微物质不能输布利用，化生病理产物，进一步阻滞气机，二者相互影响，虚实夹杂，使病变日渐加剧，最终产生多种并发症。

二、病理生理特点

结合老年人的生理特点，老年性消渴患者年老体弱、久病多病，易发为衰弱，五脏之精气皆虚，可并发胸痹、中风、痹证；脾虚健运不足见便秘、水肿；肝肾亏虚，清窍失养引起眩晕、雀目等多种并发症。老年性消渴多以脾、肾虚损为主。

脾主运化，为气血生化之源，一方面，脾运化饮食水谷，转化为水谷精微，将其转输至全身脏腑，脏腑、经络、四肢百骸等筋肉皮毛得到滋养而发挥功能。若脾气虚弱，不能运化水谷和输布水液，清气不升，浊阴不降，不能化生气血津液，脾气不能散精输布于肺，肺津失布，临床可见口渴多饮、肢体失养，则四肢无力而倦怠，肌肉失养，故形体日见消瘦。脾阴不足，不能化生津液；脾阳虚衰，不能正常行津；水谷与津液但输膀胱，则多尿。另一方面，脾运化水饮，上输于肺宣发肃降输布全身，下输于膀胱，成为尿液。若脾失健运，津液生成不足而津亏，或津液输布障碍生成痰饮水湿等。老年人脾胃素虚，运化功能减弱，故可见消瘦。脾失健运是消渴病发病的中心环节。

肾为先天之本，肾藏精，为一身精气阴阳之根本。肾精充足，气化为元气，元气主气化，化生为元阴、元阳，推动及濡养全身，则各脏腑功能旺盛。肾精不足，加之外界环境的改变对肾的气化活动的影响可致元气不足，气化失常，精血津液不能正常运化输布导致痰浊瘀血等病理产物的产生。肾主水，津液代谢过程中，各脏腑形体代谢后产生的浊液以及胃肠道的部分津液，通过三焦下输膀胱，在肾气的蒸化作用下，清者重新参与津液的代谢；浊者留而为尿。老年人肾气逐渐亏虚，肾阴不足，相火偏亢，可见虚火内炎的尿频而数。

病理主要由于素体阴虚，复因饮食不节、情志失调、劳欲过度而发病。本病之主要特点为肾虚。因肾虚，气化无权，清阳不升，固摄无力而致消渴；或因肾虚波及他脏而致消渴。而阴虚津乏是因水不足以制火唯犯居多。概言之，消渴发展至老年衰弱以肾虚为本，常五脏亏虚，并可因虚致实，虚实夹杂。

三、治疗原则与要点

（一）治疗原则　消渴病老年衰弱病理特点以虚为本，多虚实夹杂，治疗上应抓住治标、治本两个方面，以扶正为主，祛邪与扶正共施，依其标本缓急有所侧重。标实者，根据病邪的性质，分别采取清热润燥、化痰祛湿、活血通络等法。本虚者，当以养阴增液、益气健脾、滋补肾阴、温补肾阳。正虚邪实者，治当扶正祛邪，标本兼顾，分清主次，针对病情，灵活运用。本章侧重于肾虚的治疗。

（二）辨证要点

1. 辨标本　一般初病多以燥热为主，由于老年人素体虚弱或久病体虚，虚证多见，病程较长者则阴虚与燥热互见，日久则以阴虚为主。进而由于阴损及阳，可见气阴两虚，并可导致阴阳俱虚之证。

2. 辨本证与并发症　多饮、多食、多尿和乏力、消瘦为消渴病本证的基本临床表现，而易发生诸多并发症为本病的另一特点。本证与并发症的关系，一般以本证为主，并发症为次。多数患者，先见本证，随病情的发展而出现并发症，但亦有少数患者与此相反，如少数中老年患者，“三多”及消瘦的本证不明显，常因痈疽、眼疾、心脑病症等为线索，最后确诊为本病。

四、注意事项

老年消渴多脏受损，脏腑虚损以肾虚、脾虚为多，其次为肺气虚。虚损以脾肾两虚为主。阴阳并虚。老年消渴病人阳虚中夹有阴虚，阴虚中伴有气虚或阳虚，虚损主次不同。老年人又常肾阴亏虚，肾阴虚不能化气，使气亦虚。多瘀血阻滞是老年消渴病病机复杂多变的重要因素，也是老年消渴病虚实夹杂的病机变化中的重要方面。并发症多，脏腑的病变以脏虚腑滞、本虚标实为特点。老年消渴病脾肾为本。脾为后天之本，肾为先天之本，后天与先天相互滋生与促进，相关影响。脾虚津液不能上输，水谷精微不布而见口干、口渴、喜饮、消瘦、四肢倦怠无力；肾虚封藏失职，开阖失司，腰府失养故见尿频、量多、腰膝酸软。脾虚生湿，痰浊内阻，脾气更虚；久病必瘀。《血证论·发渴篇》云：“瘀血发渴者，津液之生，其根出于肾水……有瘀血，则气为血阻，不得上升，水津因不能随气上布，是以发渴。”瘀血阻滞既是老年生理功能衰退的表现，又是肾虚导致的病理变化。综上可见，老年消渴病的病机特点是脾肾亏虚为其本，瘀血阻滞乃为标。

老年消渴病人伴有较明显的心理社会问题，认知功能受损等生活质量下降。因此在药物治疗的同时，要建立良好的医患关系，调畅患者情志，解除疑虑，指导患者合理饮食，适量运动，延缓并发症的发生，从而提高老年糖尿病患者的生存质量。

五、分证治疗

（一）肝肾阴虚证

证候特点：尿频量多，混浊如脂膏，或尿甜，腰膝酸软，乏力，头晕耳鸣，头发花白，或面目焦枯，口干唇燥，皮肤干燥、瘙痒，舌红苔，脉细数。

治法：滋阴补肾，润燥止渴。

方药：六味地黄丸。

常用药：熟地黄滋肾填精；山萸肉固肾益精；山药滋补脾阴、固摄精微；茯苓健脾渗湿，泽泻、丹皮清泄肝肾火热。

（二）气阴亏虚证

证候特点：体力显著下降，行动不便，常持物脱落，易于跌倒，饮食减少，精神不振，四肢乏力，舌质淡，苔白而干或微黄，脉弱。偏于阴虚者，大便易于秘结；偏于阳虚者，大便溏薄。舌淡红，胖大，边有齿痕，苔薄，脉濡细。

治法：益气健脾，生津止渴。

代表方：七味白术散合生脉散。

常用药：黄芪、党参、白术、茯苓、怀山药、甘草益气健脾，木香、藿香醒脾行气散津，葛根升清生津，天门冬、麦门冬养阴生津。

（三）脾肾两虚

证候特点：腰膝、下腹冷痛，畏冷肢里凉，五更泻，完谷不化，面色㿠白，舌淡胖、苔薄白，脉沉迟无力。

治法：温补脾肾。

代表方：

（1）偏肾阳虚者用金匮肾气丸加减。

常用药：桂枝、附子、熟地黄、山药、山茱萸、茯苓、牡丹皮、泽泻等。

（2）偏脾阳虚者用桂附理中丸加减。

常用药：肉桂、附子、党参、白术、炮姜、炙甘草等。

（3）偏阴阳两虚证者用二仙汤加减。

常用药：仙茅、淫羊藿、当归、巴戟天、黄柏、知母等。

加减：五更泄泻者合四神丸加减；肢体浮肿者加桂枝、茯苓皮化气行水；夜尿增多者加益智仁、补骨脂温固下元。

（四）阴阳两虚证

证候特点：行走缓慢，健忘，或思维错乱，小便频数，面容憔悴，耳轮干枯，腰膝酸软，四肢欠温，畏寒肢冷，舌苔淡白而干，脉沉细无力。

治法：温阳滋阴，补肾固摄。

方药：金匮肾气丸。

常用药：以六味地黄丸滋阴补肾，并用附子、肉桂以温补肾阳。

（五）痰瘀互结

证候特点：肥胖而无力，懒动，身体沉重、头晕目眩、嗜睡、肢沉体胖、痰多口黏、心胸窒闷或胸闷气短，舌暗红或紫暗，有齿痕、苔浊腻或有瘀点瘀斑，脉弦滑或涩。

治法：化痰散结，活血化瘀。

代表方：丹瓜方。

常用药：丹参、川芎、赤芍、当归、瓜蒌、薤白、半夏等。

六、照护要点

（一）饮食　以清淡饮食且营养丰富为主，少食肥甘厚味及辛辣、生冷之品。常宜低盐低糖饮食。脾主肌肉，常食健脾运脾食物，有助于维持良好的营养状态，如香菇、山药、薏米、莲子、芹菜等。同时保持充足的营养，并注意营养均衡，适当进食血肉有情之品。如每日摄入适量牛奶、鱼肉、瘦肉等。

（二）运动　每天坚持必要的活动。行动困难者，也要尽可能地多运动。强调动比不动好，多动比少动好。

（三）起居　避风寒，适寒温。遵从四时养生法则，保持充足睡眠。冬春季宜晚出门、早休息，夏秋季宜早睡早起。生活不能自理者，尤其要注意二便护理，保持二便通畅，宜每天 1～2 次大便。

（四）神情（精神和情志）　调畅情志，保持情绪稳定，勿大喜大悲大怒。

七、现代研究

（一）中医传统运动疗法在消渴病老年衰弱的运用

中医传统运动疗法是一种经济、安全、简便、持久的防治方法，在中医学发展过程中，运动与消渴病的关系在《诸病源候论》中就对糖尿病患者的运动有量化的指导，“先行一百二十步，多者千步，然后食之。”“运动锻炼是目前可供选择医治糖尿病的最佳药物。”常见的中医传统运动项目主要有八段锦、五禽戏、太极拳、经络操等，对有效控制血糖，改善糖代谢异常，减轻糖尿病症状，延缓并发症的发生等具有重要作用。人体是一个整体，脏腑互相依存。脏腑有病，会由经络联系到其他器官而被影响，并可从体表的相应变化而知悉。另一方面，身体表面任何器官异常，亦可由经络影响到所属的脏腑而得知。故传统运动从整体观出发，将肢体运动和呼吸吐纳相结合，达到行气活血、协调脏腑、疏通经络、强健筋骨、宁心安神的作用。牛鹏、杨金禄等研究显示长期练习八段锦可降低老年糖尿病患者糖化血红蛋白，提高患者整体血糖控制能力，降低一天内各时间点血糖，餐后2小时血糖在锻炼后第二周下降，空腹血糖在锻炼后第四周下降，睡前血糖在锻炼后第六周下降，为老年糖尿病患者提供一种安全降糖的锻炼方法。由于老年人肌力减弱、运动耐力差，虽然运动疗法能提高老年糖尿病患者的整体健康水平，有助于降低血糖，但也要重视过量运动带来的不良影响，防止运动损伤。

（二） 消渴老年衰弱的中医护理

消渴的病情控制效果不仅与临床药物及治疗方法有关，还与患者情志、生活及饮食习惯、环境、免疫力等有着直接的联系。数据表明，在中医治疗基础上，给予针对性的中医护理，可以起到辅助治疗的作用，提高治疗效果。

1. 情志护理　中医理论认为，情志不良会直接伤及五脏六腑，导致气机郁结、消灼脾胃、损耗肺阴。从以往的经验来看，很多消渴患者患病后容易出现紧张、焦虑、恐惧等不良情绪，且无法适应病情的变化，心理压力非常大。在这种情况下，需要对其实施针对性的情志护理，通过了解和沟通，明确心理问题，并结合中医情志护理理论，使其正确看待自身疾病，使患者认识到通过合理的饮食及用药可以控制糖尿病进展，进而配合治疗。

2. 饮食调护　饮食习惯不佳是引发消渴的一个重要原因，过量饮食会导致脾胃积热，损伤脾胃，若没有及时制止，会导致病症越来越严重。为此，应当根据中医理论，进行饮食调护，嘱咐患者保持高蛋白质、高维生素、低盐、低脂肪、低碳水化合物的饮食原则，按照少食多餐的方法进食，避免过饱。同时，多食用新鲜的水果蔬菜，戒烟戒酒，避免饮用含糖型的饮料、水果和食品，可少量进食鱼肉、瘦肉、鸡蛋等。可适量食用一些降糖类药物，如枸杞、大蒜、葱头、苦瓜、香菇、海带、黑木耳、南瓜等。

3. 家庭支持　消渴老年衰弱患者年龄较大，身体不灵活，且体质特殊，耐受力差，记忆力也比较差，针对这类患者，患者自身在用药和生活习惯上很难得到规范。家属应该承担起自己的责任，主动参与到中医护理中，学习和了解有关消渴护理的方法，明确护理的重点和难点。家属应该及时提醒患者用药，明确药物的使用剂量，避免患者误用药物。同时，给予患者足够的关怀和爱护，对其实施心理上的支持，使患者感受到家庭的温暖，这对稳定情绪、控制病情发展有着积极作用。

八、古论求真

1.《灵枢·五变》曰："五脏皆柔弱者，善病消瘅……夫柔弱者，必有刚强，刚强多怒，柔者易伤也……此人薄皮肤，而目坚固以深者，长冲直扬，其心刚，刚则多多怒，怒则气上逆，胸中蓄积，血气逆留，髋皮充肌，血脉不行，转而为热，热则消肌肤，故为消瘅。”老年糖尿病发病以五脏柔弱为基础。柔弱既指脏腑气血阴阳不足，又包括脏腑气机升降出入失常。气机失调时糖尿病的病理表现为由实至虚，多表现为郁、热、虚、损的过程；脏腑不足时糖尿病病理表现为由虚至实，多在阳气阴津不足基础上发病，出现痰、湿、瘀、热等各种病理产物。

2.《素问·奇病论》曰：“脾瘅。夫五味入口，藏于胃，脾为之行其精气，津液在脾，故令人口甘也。此肥美之所发也。此人必数食甘美而多肥也，肥者令人内热，甘者令人中满，故其气上溢，转为消渴。”老年人脾胃功能弱，加之长期过食肥甘厚味，饮酒过度，损伤中焦脾胃，脾胃运化失司，易导致湿热内蕴，消耗谷液，损耗阴津，则消渴病发。

3.《灵枢·本脏》曰：“心坚则脏安守固；心脆则善病消瘅热中……肺坚则不病咳上气；肺脆则苦病消瘅易伤……肝坚则脏安难伤；肝脆则善病消瘅易伤……脾坚则脏安难伤；脾脆则善病消痹易伤……肾坚则不病腰背痛；肾脆则善病消瘅易伤。”五脏主藏精者也，五脏脆弱则津液微薄，故皆成消瘅，认为该病与先天体质遗传相关，五脏虚弱是消渴发病的内在因素，其中以脾肾虚弱为主。消渴日久，肥甘厚味，膏粱之变，内伤中焦脾胃，血液生化无源，气血亏虚，正气不足，脾虚则痰湿、浊邪内生，发为消渴。肾为元气之根，一身阴阳之根本。肾虚则五脏六腑的气化功能皆受影响。肾阳不足则影响脾气运行，二者相互影响，机体发生代谢失常，发为消渴。肾阴亏乏为主时，相火内动，呈现阴虚内热、精亏液燥的病理状态，亦能形成消渴。

4.《灵枢·本脏》曰：“肝脆则善病消瘅易伤。”肝脏为人体气机升降出入的枢纽，肝失疏泄则肺失肃降，影响脾的健运，脾失健运，整个机体的新陈代谢受到影响。情志不畅，肝气久郁，化生痰热、瘀浊，火热伤阴，损及肺津胃液及肾水，为消渴的又一重要病因和发病机制。

5.《外台秘要·消渴消中》曰：“房事过度，致令肾气虚耗故也，下焦生热，热则肾燥，肾燥则渴。”房事不节，劳累过度，年老肾精亏虚，肾气不足，阳气衰微，不能蒸腾津液，则小便直下，见饮一溲一的临床症状；肾阴虚，虚火内生，则火因水竭益干，最终导致肾虚肺燥胃热俱现，发为消渴。

【参考文献】

[1] 衡先培，褚克丹，林青，等. 丹瓜方对血糖控制不良 2 型糖尿病患者 TNF－α 的干预研究 [J]. 福建中医学院学报，2009，19（2）：9－12.

[2] 刘为民，徐艳. 中药膳食治疗 2 型糖尿病的探讨 [J]. 中国社区医师：医学专业，2011，13（293）：200.

[3] 杨海侠，荣华，董荣华，等. 辨证施膳对 2 型糖尿病患者血糖水平的干预性研究 [J]. 陕西中医，2012，33（12）：1596－1598.

[4] 王丹文，徐桂华，王会梅. 传统中医运动养生研究评述［J］. 河南中医学院学报，2014：23（3）：73—76.

[5] 牛鹏. 八段锦运动对2型糖尿病患者血糖控制的观察研究［D］. 福州：福建中医药大学，2014.

[6] 杨金禄，黄立新，李萍，等. 八段锦锻炼干预辅助治疗社区2型糖尿病108例效果评价［J］. 中国初级卫生保健，2014，28（3）：80—81.

[7] 李晓云. 优质护理对老年糖尿病患者胰岛素泵治疗依从性影响［J］. 世界最新医学信息文摘，2015，21（17）：244—245.

[8] 潘晓莉. 社区综合护理在老年糖尿病合并高血压患者中的应用价值［J］. 社区医学杂志，2015，16（9）：71—72.

第二节　瘿病老年衰弱辨证论治

瘿病是以颈前喉结两旁结块肿大为主要临床特征的一类疾病。古籍中有称瘿、瘿气、瘿瘤、瘿囊等名称者。本病常反复发作，延至老年，常诱发衰弱。

战国时期的《庄子·德充符》即有“瘿”的病名。晋代《肘后方》首先用昆布、海藻治疗瘿病。《诸病源候沦·瘿候》指出瘿病的病因主要是情志内伤及水土因素。《备急千金要方》及《外台秘要》记载了数十个治疗瘿病的方剂，其中常用的药物有海藻、昆布等药，表明此时对含碘药物及用甲状腺作脏器疗法已有相当认识。《三因极一病证方沦·瘿瘤证治》主要根据瘿病局部证候的不同，提出了瘿病的另外一种分类法：“坚硬不可移者，名曰石瘿；皮色不变，即名肉瘿；筋脉露结者，名筋瘿；赤脉交络者，名血瘿；随忧愁消长者，名气瘿。”并谓“五瘿皆不可妄决破，决破则脓血崩溃，多致夭枉。”《外科正宗·瘿瘤论》提出瘿瘤的主要病理是气、痰、瘀壅结的观点，“夫人生瘿瘤之症，非阴阳正气结肿，乃五脏瘀血、浊气、痰滞而成”，采用的主要治法是“行散气血”“行痰顺气”“活血消坚”，该书所载的海藻玉壶汤等方，至今仍为临床所习用。

随着年龄的增长，甲状腺功能逐渐衰退，老年瘿病的发病率呈逐年上升趋势。瘿病在老年衰弱患者中主要是由于脏腑功能失调、正气亏虚、情志抑郁等原因所引起，其证多以正虚为本兼有实邪，故治疗以扶正消瘿为要。瘿病在现代医学中相当于甲减、甲亢、甲状腺结节及甲状腺癌等甲状腺疾病。此外，由于老年人多体质虚弱，往往本身就会伴有不同程度的生理机能减退，且部分老人患有多种其他疾病，所以瘿病多发病隐匿、临床表现不典型，往往不能得到及时诊治。故在临床中，医者应该提高临证辨析能力，同时结合相关辅助检查，以提高诊治水平。

一、病因病机

瘿病在老年衰弱患者中的病因主要是体质因素、情志内伤、饮食及水土失宜。基本病机是正气亏虚，兼有气滞、痰凝、血瘀，壅结颈前。

（一）病因

老年瘿病患者病因较复杂，可包括一项或多项。瘿病久治不愈，病程较长，也可延至老年。老年瘿病者年老或久病体虚，损伤正气，肝脾疏泄、运化功能失常，加之痰湿、瘀血等病理产物壅于颈前，气血运行不畅，无以濡养四肢百骸，故见衰弱。

1. 体质因素　老年瘿病者多缠绵，损伤正气，虚损日盛，终至精血衰弱、五脏亏虚、肌肉消脱，难以维系体力活动，从而出现衰弱。《黄帝内经》云："七八，肝气衰，筋不能动，八八天癸竭，精少，肾藏衰，形体皆极。"年老之人多有肝、脾、肾脏腑功能失调，正气亏损，气血不足；若发有瘿病，痰湿、血瘀等病理产物聚于颈前，气机升降疏泄障碍，易致五脏虚损，衰弱更甚。

2. 情志内伤　抑郁恼怒、忧思日久等也可导致瘿病的发生。《济生方·瘿瘤论治》曰："夫瘿瘤者，多由喜怒不节，忧思过度。"老年人由于社会地位、社会角色的改变，多种事件（包括家庭、社会、个人等）的影响，更易受到刺激，发为抑郁、恼怒等。忿郁恼怒或忧愁思虑日久，肝气疏泄失常，肝气失于条达，气机郁滞，则津液不得正常输布，易于凝聚成痰，气滞痰凝、壅结颈前，易加重病程。瘿病老年衰弱者多病程缠绵，久病体虚，五脏虚损，气机升降疏泄失常更甚。《医学入门·瘿病篇》载："瘿气，今之所谓瘿囊者是也，由忧虑所生。"而老年衰弱者其体质本虚，加以情志内伤，更易致瘿病发生。

3. 饮食及水土失宜　《吕氏春秋》载曰："轻水所，多秃与瘿人。"《诸病源候论·瘿候》曰："诸山水黑土中出泉流者，不可久居，常食令人作瘿气，动气增患。"《儒门事亲》中有："颈如险而瘿，水土之使然也。"的记载。《淮南子·地形》提出"险阻气多瘿"的山险说，这些皆指出瘿病发病与饮食水土密切相关。老年人脾气素虚，若饮食失调，或居住在高山地区，水土失宜，一则影响脾胃的功能，使脾失健运，不能运化水湿，聚而生痰；二则影响气血的正常运行，致气滞、痰凝、血瘀壅结颈前而致病程缠绵、久病不愈。

（二）病机

瘿病老年衰弱基本病机是正气亏虚，兼有气滞、痰凝、血瘀壅结颈前。本病的病变部位主要在于颈部，与肝、脾、肾相关。根据老年衰弱的程度和疾病的发生发展，可大致分为以下三期：

1. 初期，以肝郁为主，兼有正虚　《杂病源流犀烛·诸变源流》曰"诸郁，脏气病也"，瘿病者可因情志因素所致"外郁"，而老年瘿病者，其本身年老体虚，脏腑正气不足，也可“内郁”致病。秦郇袁《证治心传》云：“夫肝体固赖阴血以养，而其所以为将军之性，寄龙相之威者，以真阳之为本也。肝阴不足固多为患，而肝阳亦为至要。”肝体阴而用阳，用阳者主要在于疏泄气机，若体阴不足，用阳不及，则疏泄失常，不能遂其条达之性，以致肝气郁滞。故肝之疏泄，全赖肾水以涵之，肾阳以温之，脾胃化生气血以培之，阴血是化生肝气的物质基础，阴血充足则肝气化生有源，阴血敛阳，使肝阳勿亢。瘿病老年衰弱者其本身正气不足，肾阴亏虚，肝木失滋，肝郁气滞，气结于喉。

2. 中期，阳虚或阴虚为主，兼有血瘀、痰浊　《素问·生气通天论》的“阳气者，若天与日，失其所则折寿而不彰。故天运当以日光明。”景岳《大宝论》“一生之活者，阳气也”。肾阳为全身阳气之根，最能化气行水；脾主运化，若脾肾阳虚损则开阖不利，气化失司，水液、痰、瘀等阴邪停聚于咽喉而致病。此外脾为后天之本，生化之源，气为血之帅，脾气虚，则血行无力，血行不畅，停而为瘀，亦可发为瘿病。

老人素体阴虚，长期忿郁或忧愁思虑，气机郁滞，肝气失于条达，郁久化火，造成阴虚火旺，煎熬津液，津液输布失调，凝聚成痰，痰气凝结颈前，发为瘿瘤。

3. 后期，以气阴两虚为主　阴阳互根互用，瘿病日久，迁延不愈，或阴损及气，或阴虚火旺耗气，正如《黄帝内经》“邪之所凑，其气必虚”之义；《素问·阴阳应象大论》言“壮火之气衰……壮火食气……壮火散气”，老年者其正气本虚，加之病程迁延或失治误治，过用辛温之剂，而致气阴两虚。若阴损气耗及阳，又可导致阴阳两虚之候。

二、病理生理特点

（一） 甲状腺的生理病理变化

在现代医学的认识中，甲状腺是人体最大的内分泌腺，其主要生理功能体现在合成、分泌、储存甲状腺激素，对机体的代谢、生长发育、组织分化及多种系统、器官的功能产生影响。我国古代中医前辈因为当时的特定文化背景和解剖学限制等因素未能诠释甲状腺的生理病理特点。现代林兰教授等依据临床观察，从中医角度诠释甲状腺的生理功能，将其概括为以下两个方面：一方面调畅气机，助肝疏泄，促使血液与津液的运行输布正常；另一方面是生发阳气和推动阳气运行，体现在温煦机体、推动气血运行等方面。

由于老年人的甲状腺组织或多或少会存在不同程度的萎缩和纤维化，致使甲状腺相关激素分泌量相对下降，继而影响正常生理功能，甚至出现病理性反应。如失于调畅气机，甲状腺自身气机不畅，则易出现肝失疏泄，进而影响全身气机，出现心情急躁易怒、胁痛目胀、口苦口干、胸闷太息、乳胀经迟等肝失疏泄、不能调畅情志等表现。另一方面若生发阳气不足和推动阳气无力，则可见形寒肢冷、腰膝酸软、动作懒散、头昏目眩、耳鸣失聪、肢软无力、嗜睡、水肿等一派肾阳虚衰之侯。

（二） 其他脏腑的生理病理变化

《黄帝内经》中虽没有瘿病和甲状腺的记载，但是在《黄帝内经·经脉》中对经过咽峡部的经络却有记载，如："肝足厥阴之脉……挟胃，属肝络胆，上贯膈，布胁肋，循喉咙之后，上入颃颡""脾足太阴之脉……入腹属脾络胃，上膈，挟咽，连舌本，散舌下""肾足太阴之脉……从肾上贯肝膈，入肺中，循喉咙，挟舌本"等。经络是人体运行气血，联络脏腑肢节，沟通上下内外的通道；脏腑的生理病理变化，亦可对经络循行部位产生影响，可见肝、脾、肾三脏对瘿病的发生发展关系密切。此外，《灵枢·营卫生会》说："壮者之气血盛……气道通……老者之气血衰……气道涩。"说明老年人由于体质衰弱、气血亏虚、经脉涩塞等原因，本身就会影响肝、脾、肾对甲状腺正常生理功能的调节。

肝为风木之脏，主疏泄而藏血，其气升发，喜条达而恶抑郁。清代周学海在《读医随笔》中说："凡脏腑十二经之气化，皆必藉肝胆之气以鼓舞之，始能调畅而不病。"认为肝气条达则气血畅行，情志舒畅，各脏腑协调才能发挥正常生理功能。而老年衰弱患者多有肝气不足，疏泄失常的表现，故在瘿病老年衰弱患者中常有情绪抑郁、悒悒不乐、善太息、胁肋胀痛等病理变化。

脾的生理可以概括为"脾阳主气，脾阴为血，阳为用，阴为体"。"脾阳主气""阳为用"是言脾主运化，脾气能运化水谷、津液于周身，如同阳气具有推动作用；脾为气血生化之源，主统血，所以人体血液的生成与运行亦与脾脏关系密切。朱丹溪《格致余论·养老论》曰："夫老人内虚脾弱，阴亏性急……阴虚难降则气郁而成痰。"孙思邈在《千金翼方》也指出"人年五十以上，阳气日衰，损与日至"，可见老年衰弱患者多有阳气不足的表现，而阳气不足，又会影响"脾之阳用"的功能，继而出现脾失运化，水液积酿成痰，出现食欲不振、腹胀、腹泻、乏力、颈前漫肿结块等脾虚痰凝的证候。现代研究也表明，脾虚状态下甲状腺会对 TSH 反应的敏感性下降，甲状腺合成和分泌 T_3、T_4 能力下降，可见脾对甲状腺功能的影响。

肾藏"先天之精"，为脏腑阴阳之根，先天之本。肾对气、血、津液等构成人体的基本物质的生成、运动等方面都有影响。因此，甲状腺的发育与功能活动亦有赖于肾阴的濡养、滋润及肾阳的推动、促进。其中，肾阳，又称元阳、真阳、真火、命门之火、先天之火。张景岳说："天之大宝，只此一丸红日，人之大宝，只此一息真阳……高年唯恐无火。无火则运化艰而易衰，有火则精神健而难老。"所以，对于瘿病老年衰弱患者肾阳足则甲状腺功能活动正常，肾阳虚则可见先天发育不足而或后天功能减退。而明代李梴《医学入门》曰"人至中年，肾气自衰"，表明老年衰弱患者往往有肾阳命门火衰的表现。

三、治疗要点

瘿病老年衰弱者治疗应以扶正消瘿为总原则，辅以理气、化痰、活血，根据疾病发展特点，分期辨证。

1. 初期　以肝郁为主，兼有正虚，病位在肝、脾、肾。临床多以颈部肿大、情志抑郁、胁肋满闷、胀痛不疏、口干、口苦等表现为主。中医辨证论治应先辨“外郁”“内郁”，若以“外郁”为主，则治以疏肝清热、理气化痰；若以“内郁”为主，则健脾益肾，佐以解郁，以滋水涵木，培土养木，则肝木自然调达。其次当以扶正，虚实兼顾。

2. 中期　以阳虚或阴虚为主，兼有血瘀、痰浊，病性虚实夹杂，因虚致实。中医辨证当首辨阴阳，分清阴虚与阳虚，若为阳虚，则治以温阳达郁、化气行水，但切勿过用辛温发散之品，以防耗气伤阴；若为阴虚，则治以养津滋阴、行气活血。其实当辨脏腑，以心、肝、脾、肾为主，或养心补肝，或健脾温肾。

3. 后期　以气阴两虚为主。《医贯砭·阴阳论》曰：“无阳则阴无以生，无阴则阳无以化。”气属阳，阴阳两者相互依存，相互为用，任何一方都不能脱离另一方而单独存在。《景岳全书·新方八阵》曰：“善补阳者，必于阴中求阳，则阳得阴助，而生化无穷；善补阴者，必于阳中求阴，则阴得阳升而泉源不竭。”故治以益气养阴，以期阳生阴长，平衡阴阳。

四、注意事项

1. 瘿病的病变是一个动态变化的过程，随着老年衰弱的程度和病机的转化，在不同的病变阶段具有不同的病机特点。因此，在治疗上应根据不同的病机施以相应的治法及用药。如阴伤，宜养阴生津，药用生地、元参、麦门冬、天门冬、沙参、白芍、五味子等；如气虚，宜益气健脾，药用黄芪、党参、白术、茯苓、山药、黄精等；气阴两虚者，药用黄芪、太子参、麦门冬、五味子、黄精、玉竹、女贞子等。

2. 中医学的许多消瘿散结的药物，如四海舒郁丸中的海带、海藻、海螵蛸、海蛤壳等药物的含碘量都较高，临证时须注意，若患者确系碘缺乏引起的单纯性甲状腺肿大，此类药物可以大量使用，若属甲状腺功能亢进之症，则使用时需慎重。

3. 治疗本病时应针对不同的证候选择适当的疗程。若瘿肿小、质软、病程短者，多可治愈。瘿肿较大者，不容易完全消散，治疗时间也要求较长，为用药方便，可将药物改为丸剂、散剂使用。若肿块坚硬，移动性差，而增长又迅速者，须排除恶性病变的可能。肝火旺盛及心肝阴虚的患者，疗效较好，多数可在短期中迅速缓解。阴虚火旺症状较甚，病情危重时，需中西医结合进行治疗。

五、分证治疗

（一）肝郁肾虚证

证候特点：颈前喉结两旁结块肿大、质软不痛、颈部觉胀，伴有腰酸头晕、神疲乏力，喜出懒动、胸闷、喜太息，或兼胸胁窜痛，病情随情志波动，苔薄白，脉沉细。

证机概要：老年衰弱者肾气亏虚兼有忧思多虑，气机郁滞，痰浊壅阻。

治法：疏肝补肾，化痰消瘿。

代表方：四海舒郁丸合右归饮加减。

常用药：昆布、海带、海藻、海螵蛸、海蛤壳、浙贝母化痰软坚，消瘿散结；郁金、青木香、青陈皮疏肝理气；菟丝子、山萸肉、当归、鹿角胶补肾。

（二）　气虚血瘀证

证候特点：颈前喉结两旁结块肿大，按之较硬或有结节，腹胀纳呆，胸闷，纳差，便溏，神疲乏力，嗜睡懒言，舌质暗或见瘀点，苔白腻，脉涩。

证机概要：老年衰弱者脾虚或久病及瘀，瘀血阻滞。

治法：益气健脾，活血消瘿。

代表方：补中益气汤和海藻玉壶汤。

常用药：当归、赤芍、川芎、丹参养血活血；海藻、昆布、海带化痰软坚，消瘿散结；黄芪、党参、白术、茯苓、升麻补中益气，陈皮、半夏、胆南星理气化痰散结。

（三）　脾肾阳虚证

证候特点：颈前漫肿，结块，质地坚硬，神疲乏力，倦怠思睡，畏寒怕冷，肢体肿胀，腹胀纳呆，健忘脱发，腰膝酸软。舌质胖大，舌苔白滑，脉沉迟。

证机概要：老年衰弱者阳虚，水湿不化，痰凝于颈。

治法：益气温阳，补肾健脾。

代表方：阳和汤合六君子汤加减。

常用药：黄芪、党参、白术、茯苓、陈皮、半夏、香附益气健脾，理气化痰；淫羊藿、白芥子、熟地黄、肉桂、鹿角胶温阳补肾；仙鹤草、浙贝母解毒利咽。

（四）　心肝阴虚证

证候特点：颈前喉结两旁结块或大或小，质软，病起较缓，眼干，目眩，心悸不宁，心烦少寐，易出汗，颤动，倦怠乏力，舌质红，苔少或无苔，脉弦细数。

证机概要：老年衰弱者，气火内结，心肝之阴耗伤。

治法：滋阴降火，宁心柔肝。

代表方：天王补心丹或一贯煎加减。天王补心丹滋阴清热，宁心安神，适用于心阴亏虚为主者；一贯煎养阴疏肝，适用于肝阴亏虚兼肝气郁结者。

常用药：以生地、沙参、玄参、麦门冬、天门冬养阴清热；人参、茯苓益气宁心；当归、枸杞养肝补血；丹参、酸枣仁、柏子仁、五味子、远志养心安神；川楝子疏肝理气。

（五）　气阴两虚证

证候特点：颈前肿物或有或无，神疲气短，五心烦热，多汗，口干咽燥，舌红苔少脉细弱。

证机概要：老年衰弱者久病耗气伤阴，气血津液聚而成瘿。

治法：益气养阴，扶正消瘿。

代表方：生脉饮加味。

常用药：党参、黄芪、茯苓健脾益气；麦门冬、五味子、玄参、白芍、生地养阴生津；知母、浙贝母、牡蛎、夏枯草清虚热。

虚风内动，手指及舌体颤抖者，加钩藤、白蒺藜、鳖甲、白芍；肾阴亏虚而见耳鸣、腰酸膝软者，酌加龟板、桑寄生、牛膝、女贞子；病久正气伤耗，精血不足，而见消瘦乏力，妇女月经量少或经闭，男子阳痿者，可酌加黄芪、太子参、山茱萸、熟地黄、枸杞、制何首乌等。

六、照护要点

老年衰弱者宜从饮食、起居、二便、运动、睡眠等方面照护。

1. 饮食　瘿瘤轻度或中度肿大，柔软光滑无结节，患者常表现为忧虑、紧张、性急易怒、口干口苦，食欲亢进，大便干结量多，舌质红，苔黄燥，脉弦数，属肝郁化火。饮食宜高糖、高热量、保持营养平衡的食物，也要补充维生素、钙、钾等，如牛奶、蛋类，多食水果，如橙子、香蕉等食物。忌辛辣刺激之品，禁饮咖啡、禁烟酒等，鼓励病人多饮水，以补充水分的丢失。平时可用菊花、石决明泡茶饮，以清热除烦。阴虚火旺型，颈前肿块或大或小，质软光滑，心悸失眠，目眩手颤，食欲亢进，消瘦，五心烦热，口咽干燥，腰膝酸软，舌质红，苔黄燥，脉弦数。做到饮食有节，不暴饮暴食，多饮水，可用绿豆汤、荷叶水、芦根水、西瓜汁等代茶饮，饮食宜清补，常食银耳、淡菜、龟肉、莲子等。

2. 起居　保持病室环境安静，色调和谐，室温稍低，不使患者有寒冷燥热之感。

3. 二便　保持二便通畅，若便秘难解可予吴茱萸贴敷神阙调理肠道，或服用润肠通便之品，或开塞露辅助通便。

4. 运动　有研究表明，老年瘿病患者对活动的耐受性明显降低，活动量增加后，易引起脉搏、呼吸和血压的过度异常，故进行较剧烈活动对患者的病情控制不利。因此，患者平静时脉搏、呼吸较快，血压较高（脉搏＞90 次/分，收缩压＞16 kPa），应指导其以卧床休息为主，尽量减少活动，可以进行适量的轻松活动。

5. 睡眠　瘿病时，由于患者血中甲状腺素水平异常增高而使机体处于高代谢状态，营养物质及氧的消耗均增加，故对氧的利用低，患者表现为容易疲劳、周身乏力，工作效率明显减低，甚至发生肌无力、肌萎缩。卧床休息可使全身各部位放松、活动量减低、新陈代谢减缓、全身血液需要量减少、心脏负荷减轻、组织耗氧量降低、能量消耗减少。充分休息可降低大脑皮质的兴奋性，利于缩短病程，促进疾病康复。

七、现代研究

（一）中医治疗甲状腺功能亢进症

李惠林、帅优优等认为，“阴液亏耗”贯穿整个疾病过程，为甲亢病机的根本。肝郁日久，气机阻滞，津液不化凝聚成痰，血流不畅则瘀血形成，终致气、痰、血搏结颈前为其标。遂拟用滋阴潜阳、养血柔肝之甲亢养阴方。其方由养阴名方三甲复脉汤合阿胶鸡子黄汤组合而成。现代临床与药理学研究表明，鳖甲能消散甲状腺肿块，与牡蛎、龟板相配，效果更佳，作用机制源于鳖甲能抑制结缔组织增生；龟板能降低阴虚型甲亢大鼠血清 FT_3、FT_4 水平，改善高代谢状态，增加大鼠体质量；生地作为养阴要药，与龟板相伍，同样可以减缓机体的能量代谢；茯神作为常用的安神药，具有镇静作用，能降低机体兴奋性，改善甲亢患者的亢奋症状；麦门冬、阿胶能增强机体免疫力，调节免疫应答，石决明、白芍均具有保肝作用，能有效改善西药引起的副作用。

（二）中医对桥本甲状腺炎的治疗

吴学苏、姚启政等认为，桥本甲状腺炎诸因致病、痰邪为重，故从痰论治，重在防变，将祛痰之法贯穿始终，采用二陈汤加减除湿化痰治疗，并根据不同证型选用行气化痰、健脾化痰、扶正化痰等治法。

（三）中医治疗结节性甲状腺肿

杜丽坤、孙宇等在治疗结节性甲状腺肿时以活血行气、软坚散结为治疗原则，自拟方“贝牡莪消丸”，方中贝母、莪术味苦而性寒，然含有辛散之气，故能除热，能泄降，又能散结。莪术不同提取物均具有一定的抗血小板聚集、抗凝血及调节血液流变性作用，故以贝母、莪术为君药，清热化痰，开郁散结，破血行气；臣以牡蛎、夏枯草，归肝经，清肝火，软坚散结，收敛固涩，其中夏枯草含有众多的抗肿瘤活性成分，如果酸、迷失香酸甲酯等，对多种肿瘤具有良好的抑制效果，牡蛎之原质为碳酸钙化合而成，善消瘤赘瘰疬，散结力强；佐以玄参，清热凉血，滋阴解毒。诸药配伍，共奏活血行气、软坚散结之效。王冰梅等选取100例良性甲状腺结节患者，作临床随机对照试验，观察组给予贝牡莪消丸治疗，对照组给予五海瘿瘤丸治疗，结果贝牡莪消丸治疗气郁痰阻型良性甲状腺结节的疗效优于五海瘿瘤丸，具有可靠的安全性。

（四）中医治疗甲状腺功能减退症

廖思等以健脾益气、温补中阳为甲减的治疗大法，方选补中益气汤。方中黄芪能补益中气、温养脾胃，黄芪可抑制基底膜增厚、系膜扩张，有助于甲减肾损害的肾功能及形态的恢复；甘草，《本草汇言》谓其能“健脾胃，固中气之虚羸”；人参培补元气，白术甘温补中，与甘草三者合黄芪为用，为镇守中宫脾胃之要药，增强补脾益气之功；配伍当归以养血和营；加入陈皮以醒脾和胃；少佐升麻、柴胡气之轻而味之薄者，引胃气上腾以复其位，执气血化源之职，行生长之令。全方寒温并用、补泻同施；补中虚、泻阴火。梅兰等通过研究补中益气汤对甲减大鼠心肌甲状腺激素受体 TRA1 mRNA 表达的影响，发现补中益气汤对大鼠心肌细胞形态及心功能的恢复优于左甲状腺素，机制可能与其可以提高 TRA1 mRNA 在心肌细胞上的表达有关。

（五） 中医治疗甲状腺癌术后

甲状腺癌最常发生于70岁以上人群，其危险性是中年人的6～7倍。甲状腺癌本为慢性消耗性疾病，且手术及术后放化疗均属于以毒攻毒之法，易损人体正气，因此甲状腺癌术后老年衰弱患者的病机多为脾肾阳虚。故马科等治疗本病贯彻扶正抗癌理念，认为温补脾肾法可达扶正目的，予右归丸合二神丸加减治疗。方中肉桂、熟地黄暖补肾阳，熟地黄静守纯养，肉桂温通，无凝滞之结，两者相伍可使动静态调和；补骨脂、肉豆蔻来自《普济本事方》二神丸，前者以温补脾肾为主，后者温中行气、涩肠止泻，以温中健脾为主，两药相合，脾肾双补，适用于治疗脾肾阳虚之食少、腹泻伴腰痛肢冷者；玄参、麦门冬配伍有预防燥热津伤之意。同时临证施治用对药的加减变化，在临床中有效预防和巩固甲状腺癌患者术后癌症复发转移，并能提高生活质量。

八、古论求真

1.《灵枢·百病始生》曰："壮人无积，虚人则有之。"瘿病表现为颈前喉结两旁结块肿大，根据其临床特征亦可归属于"积聚"一类疾病。《医宗必读》亦有记载"积之成者，正气不足，而后邪气踞之。"可见正虚感邪是瘿病的病因之一，故可采用扶正消瘿法治疗瘿病。

2.《医学入门·瘿瘤》曰："七情不遂，则肝郁不达，郁久化火化风，证见性情急躁、眼珠突出、面颊升火、脉弦、震颤。肝火旺盛，灼伤胃阴……"提示了瘿病的病因病机、临床表现、传变特点。其认为瘿病的病因病机为情志不遂，影响肝之疏泻，致肝气郁滞，气结于颈发为本病。若郁久则化热生风，甚至灼伤胃阴，致胃阴亏虚，其传变特点为因实致虚。临床可表现为性情急躁、眼珠突出、面颊升火、脉弦、震颤等肝实热症状。

3.《寿世保元·瘿瘤》曰："夫瘿瘤者，多因气血所伤，而作斯疾也。大抵人之气，血循环无滞，瘿瘤之患，如调摄失宜，血凝结皮肉之中，忽然肿起，状如梅子，久则滋长。"提示我们气血不足亦可导致瘿病，其机理为气虚无力推动血液循环，致血瘀凝为瘿瘤，故可用补气活血之剂治疗该病。

4.《医宗金鉴·瘿瘤》曰："脾主肌肉，郁结伤脾，肌肉浇薄，土气不行，逆于肉里，致生肉瘿、内瘤，宜理脾宽中、疏通戊土、开郁行痰、调理饮食，加味归脾丸主之。"说明了肉瘿的病因病机为脾气虚弱不能为胃行津液，致水谷津液积聚于内，久酿成痰，发为肉瘿，故予加味归脾丸健脾化痰治疗。

5.《医宗金鉴·瘿瘤》曰："肾主骨，恣欲伤肾，肾火郁遏，骨无荣养，致生石瘿、骨瘿。”石瘿相当于现代医学的甲状腺癌，本文将石瘿、骨瘿的病因责之于“恣欲伤肾”，结合甲状腺癌的遗传学、病理学特点却有其合理性。癌病多有遗传倾向，肾为先天之本，“先天”既传自父母，两者可相对应。另一方面，甲状腺癌多有钙化灶，此称其为“骨瘿”，恰于肾主骨对应。

6.《明医指掌·瘿瘤证八》：“若人之元气循环周流，脉络清顺流通，焉有瘿瘤之患也。”《溯洄集·内伤余议》云：“然温药之补元气泻火邪者，亦惟气温而味甘者斯可矣。盖温能益气，甘能助脾而缓火，故元气复而火邪熄也。”瘿瘤与元气不足，周流不畅相关，治宜甘温补气法，既不妄投辛热助火上炎，又不滥用苦寒致清阳下陷，如补中益气汤者。

7.《景岳全书·新方八阵》曰：“善补阳者，必于阴中求阳，阳得阴助，而生化无穷；善补阴者，必于阳中求助，阴得阳升，而泉源不竭。”瘿病后期多出现阴阳两虚证候，治之可参本文，即阴阳互根，阴阳互生，阴阳互长，组方宜阴中求阳、阳中求阴，才能更好地达到阴阳并补的效果。

8.《神农本草经》记载：“海藻，味苦，性寒。主治瘿瘤结气，颈核肿大，可破结散气。”首先提出了含碘中药之海藻能治疗甲状腺疾病。

【参考文献】

[1] 齐士. 张兰教授治疗Graves病的经验总结 [D]. 辽宁：辽宁中医药大学，2008.

[2] 任志雄，李光善，倪青. 林兰论治桥本甲状腺炎的学术思想 [J]. 辽宁中医杂志，2013，40（4）：681—682.

[3] 卢红华. 老年甲状腺功能亢进的诊疗现状及研究进展 [J]. 世界最新医学信息文摘（连续型电子期刊），2019，19（58）：36—37.

[4] 中国中医研究院. 岳美中论医集 [M]. 北京：人民卫生出版社，2006：69.

[5] 夏天，李刚，王宗仁，等. 脾虚大鼠下丘脑—垂体—甲状腺轴功能的变化 [J]. 安徽中医学院学报，2001，20（4）：42—44.

[6] 杨瑞霞，陈如泉. 从肾阳虚论治亚临床甲状腺功能减退的理论探讨 [J]. 湖北中医杂志，2012，34（3）：32—33.

[7] 齐士，齐仲元. 益气养阴法治疗弥漫性毒性甲状腺肿浅探 [J]. 实用中医内科杂志，2011，25（5）：117—118.

[8] 梁红芬，陈洁华. 甲状腺机能亢进症的辨证施护 [J]. 河南中医，2005，25（6）：88—88.

[9] 范丽凤. 甲状腺机能亢进症若干护理进展 [J]. 中华护理杂志，1999，34（2）：123.

[10] 帅优优，张学文. 李惠林甲亢养阴方治疗甲状腺功能亢进症经验 [J]. 广州中

医药大学学报，2019，36（3）：423－427.

［11］姚启政，吴学苏. 吴学苏教授治疗桥本甲状腺炎经验拾萃［J］. 浙江中医药大学学报，2019，43（7）：679－681.

［12］孙宇，马建，徐洪涛，等. 杜丽坤教授治疗结节性甲状腺肿［J］. 吉林中医药，2015，35（4）：342－343.

［13］王冰梅，马建，杜丽坤，等. 贝牡莪消丸治疗气郁痰阻型良性甲状腺结节的临床疗效观察［J］. 哈尔滨医科大学学报，2018，52（4）：347－350.

［14］廖思，李增英，赵恒侠，等. 从脾辨治甲状腺功能减退症［J］. 环球中医药，2020，13（1）：96－98.

［15］梅兰，高天舒. 补中益气汤对甲状腺功能减退大鼠心肌 TRα1 mRNA 表达的影响［J］. 中医临床研究，2014，6（35）：1－5.

［16］林莹，李巧玲，伏柏浓. 马科教授应用温补脾肾法辨治甲状腺癌术后思路浅析［J］. 河北中医，2017，39（10）：1453－1455.

第三节　中风老年衰弱辨证论治

中风是以突然昏仆、不省人事、半身不遂、口舌歪斜、言语謇涩或不语、偏身麻木为主要临床表现的病证。根据脑髓神机受损程度的不同，有中经络、中脏腑之分。发病之后，多难在短期内治愈，往往留下后遗症，影响运动能力、生活能力等，延至老年而易于发生老年衰弱。

本病四季皆可发病，但以冬春两季最为多见。由于本病发生突然、起病急骤，“如矢石之中的，若暴风之疾速。”临床见症不一，变化多端而速疾，有晕仆、抽搐，与自然界“风性善行而数变”的特征相似，故古代医家取类比象而名之为“中风”；又因其发病突然，亦称之为“卒中”。至于《伤寒论》所说之“中风”，乃外感病中的太阳表虚之证，与本节所述不可混淆。

老年患有中风及后遗症者，多有头痛、眩晕、单眼失明、白天嗜睡、握力下降、舌根发硬、握力下降、一过性全身软、步履不正等先兆。老年中风后，运动障碍、减少，渐致肌量减少，或代之以脂肪增多，进一步加重行动的困难，逐渐进入到衰弱状态。老年衰弱者多因内伤机损，复感外邪或情志、饮食等因素诱发，致阴阳气血逆乱而发为中风，治疗当分期论治。中风对老年人的危害特征可总结为“四高一多”，即发病率高、死亡率高、复发率高、致残率高和并发症多。

一、病因病机

中风多因劳逸适度、情志不遂、饮酒饱食或外邪侵袭等触发，久治不愈，加之内伤积损，从而引起脏腑阴阳失调、气血失养，逐渐进展，待至老年，发为衰弱。

（一） 病因

1. 内伤积损　《景岳全书·非风》曰："非风一证，即时人所谓中风证也。此证多见卒倒，卒倒多由昏愦，本皆内伤积损颓败而然。"旨在说明中风一证非唯外界邪气侵袭所致，人体自身气血、脏腑、阴阳失调亦可引起本病。老年者，多素体阴亏血虚、肝阳偏亢、风火易炽，复因将息失宜，致使阴虚阳亢、气血上逆、上蒙神窍，突发本病。

2. 烦劳过度　《素问·生气通天论》曰："阳气者，烦劳则张。"老年人烦劳过度，耗气伤阴，易使阳气暴涨，引动风阳上旋，则气火俱浮；或兼挟痰浊、瘀血上壅清窍脉络；或纵欲过度，房事不节，亦能引动心火，耗伤肾水，水不制火，则阳亢风动。

3. 饮食不节　《素问·通评虚实论》曰："凡治消瘅，仆击，偏枯，痿厥，气满发逆，甘肥贵人，则高粱之疾也。"认为中风与饮食失宜有关。若嗜食肥甘厚味、辛香炙煿之物，或饮酒过度，致使脾失健运，聚湿生痰，痰湿生热，热极生风，终致风火痰热内盛，窜犯络脉，上阻清窍。老年人脏腑功能衰退，脾胃虚弱，加之饮食不节，而致脾之运化功能失常，更易致该病发生。

4. 情志所伤　《医学发明·中风有三》中所言："中风者，非外来风邪，乃本气病也。……或因忧喜忿怒，伤其气者，多有此疾。"说明情志失调，亦可诱发本病。老人多孤寂多郁，若兼有长期烦劳过度、精神紧张，易郁而化火，致使虚火内燔、阴精暗耗，日久导致肝肾阴虚，阳亢风动，气血上冲于脑，神窍闭阻，遂致卒倒无知。

5. 气虚邪中　《灵枢·百病始生》篇云："虚邪之风，与其身形，两虚相得，乃客其形。"老年衰弱者多气血不足，脉络空虚，尤其在气候突变之际，风邪乘虚入中，气血痹阻，或年老脾虚，痰湿素盛，外风引动内风，痰湿闭阻经络，而致㖞僻不遂，亦如《金匮要略》中言"络脉空虚，贼邪不泻"。

（二） 病机

本病的形成虽有上述各种原因，但其基本病机总属老年脏腑功能减退，阴阳失调，气血逆乱。《素问·脉要精微论》曰："头者精明之府。"李时珍在《本草纲目》中亦指出脑为"元神之府"。"精明""元神"均指主宰精神意识思维活动功能而言。因此可以认为神明为心、脑所主。病位主要在心、脑，并与肝、肾、心、脾密切相关。老年者多肝肾阴虚。因肝肾之阴下虚，则肝阳易于上亢，复加饮食起居不当，情志刺激或感受外邪，气血上冲于脑，神窍闭阻，故猝然昏仆、不省人事，而致衰弱。病理因素主要为风、火、痰、瘀，其形成与年老体弱、正气不足有关。如肝肾阴虚，阳亢化火生风。脾失健运、痰浊内生。气虚无力推动，致瘀血停滞。四者之间可互相影响或兼见同病，如风火相煽，痰瘀互结等。严重时风阳痰火与气血阻于脑窍，横窜经络，出现昏仆、失语、口角歪斜、肢体不遂。

中风病老年衰弱者的病理性质多属虚实夹杂、本虚标实。老年人肝肾阴虚，气血衰少为致病之本，风、火、痰、气、瘀为发病之标，两者可互为因果。发病之初，以标实为主；病久不愈、渐致衰弱，则以虚为主。如老年中风，更难痊愈，正气急速溃败，这时可以正虚为主，甚则出现正气虚脱。后期因正气未复而邪气独留，可留后遗症。

由于病位浅深、病情轻重的不同，又有中经络和中脏腑之别。轻者中经络，重者中脏腑。若年老有内伤积损，气血不能濡养机体，则见中经络之证，表现为半身不遂、口眼歪斜，不伴神志障碍；若年老气虚邪中，内外合邪，上冲于脑，则见中脏腑重证，络损血溢，瘀阻脑络，而致猝然昏倒，不省人事。若老年衰弱者阴虚火旺，进一步耗灼阴精，阴虚及阳，阴竭阳亡，阴阳离决，则出现脱证，表现为口开目合，手撒肢冷，气息微弱等虚脱症状。

二、病理生理特点

中风是血管源性脑部病损的总称，多因脑部动脉或支配脑的颈动脉发生病变，引起局灶性血液循环障碍或破裂出血，进而导致的急性或亚急性脑损害。中医认为，老年中风其病变部位在脑，又与五脏的生理、病理变化密切相关。

（一） 中风与心

《素问·痿论》云“心主身之血脉”，《素问·平人气象论》亦云“心藏血脉之气”，心主血的功能主要体现于心气对血液运行的推动和调控作用。心主脉，是指心气推动和调控心脏的搏动和脉管的舒缩，使脉道通利，血流通畅。心气充沛，心阳心阴协调配合，脉道通利，血液才能在脉管内正常循行至各脏腑关窍发挥濡养作用。此外，心又有生血作用，《灵枢·决气》云“中焦受气取汁，变化而赤，是谓血”，血的化生固然依靠脾所运化之精微，但其必须“奉心化赤”才能最终形成。老年衰弱者往往心气不足，无法鼓动心脏推动血液运行，或年老心化赤不足，均可引起脑部缺血性病变，并常兼脉象细涩或结代、面色无华或晦滞、舌色淡白或紫暗、心悸、怔忡、心胸憋闷甚至疼痛等病理变化。

此外，张锡纯在《医学衷中参西录》中指出“人之元神在脑，识神在心，心脑息息相通，其神明湛然长醒”，可见心脑共主神明。手少阴之别络“循经入心中，系舌本”，又有“心气通于舌”“心病者，舌卷短”的说法，故老年衰弱者气血不足，中风前后可出现的神志、心理失常和语言功能障碍，如神志不清、烦躁谵语、抽搐肢厥、口噤或妄言、易激动、急躁、妄想、抑郁、强哭强笑等。

（二） 中风与肺

《素问·五脏生成》中有云：“诸气者皆属于肺。”陈修园在《医学实在易》中云“气通于肺，凡脏腑经络之气，皆肺气之所宣”，肺气充盛与宣畅，则能贯通百脉，助心行血以养周身；肺亦可司呼吸，故人身之氧气需通过肺从外界吸入。而随着年龄的增长，肺功能不断下降，特别是60岁之后，肺活量明显减少。脑重量仅占体重的2%，其耗氧量却接近全身耗氧量的20%，而且脑组织所消耗的所有能量几乎全部来自糖的有氧分解，故肺与脑息息相关。年老衰弱者多肺气虚弱，不能朝百脉、助心行血，致血行不畅，引起脑脉瘀阻，常兼有少气乏力、动则气促、咳嗽等。

肺为《素问·刺法》云："肺者，相傅之官，治节出焉。"即肺如宰相之职，上可助心君以主神明、行血脉，下可调节百官使其正常运行，可调节全身的气机。肺为水之上源，肺主气的同时还可通调水道，气机调畅则气畅津行。老年中风者肺气多失于宣发，或水道不利，或腑气不通，易水液停滞而变生痰浊，出现痰涎壅盛、鼻鼾息微、尿闭肢肿、腹胀便秘等病理变化。

（三）　中风与脾

脾主运化，人体精微物质的来源无不与后天脾之运化有关。《素问·痹论》云"饮食自倍，肠胃乃伤"，当代社会饮食结构以高糖、高脂、高蛋白、低纤维素为主，使得老年衰弱者胃肠道的各项功能负荷加重，脾胃功能失调，脾胃受损，出现倦怠乏力、消瘦、腹胀、便溏、食欲不振等脾气虚损、脾胃功能障碍的表现。《脾论·脾胃盛衰论》云："脾既病，则其胃不能独行津液，故亦从而病焉。"老年衰弱者脾气既虚，不能行津液，继而高油、高甜化生膏脂，形成"脂膏人"，膏脂流注经络，阻碍气血，腐蚀血脉，变生痰浊、瘀血，可见胸闷多痰、舌紫暗或有斑点、苔腻等。

此外，脾主统血，血液循环脉中亦需脾气的固摄作用。《黄帝内经》曰"中焦亦并胃中，出上焦之后，此所受气者，泌糟粕，蒸津液，化其精微，上注于肺脉，乃化而为血，以奉生身"，脾胃为气血之源。年老脾虚，生成或固摄血液功能减退，可见机体贫血无所养或血溢脉外。

（四）　中风与肝

肝主疏泄，主藏血，调气机，畅血行。气属阳，血属阴，肝以阴血为体，以气为用，是气血阴阳的统一。《丹溪心法》所云"气血冲和，万病不生"。肝疏泄正常，人体气血畅达，脾能升清，胃能降浊，心血畅行，肺气宣肃，肾藏泄有度。肝为气血调控中心，气机升降之枢纽。《素问·生气通天论》所云："大怒则形气绝，而血菀于上，使人薄厥。"老年衰弱者多有肝用不行，枢机不利，气血运行失常，可致痰、瘀、滞等病理产物的生成，阻塞血管，兼见胸胁胀满、心情抑郁、善太息等。此外，《临证指南医案·中风》曰："肝为风脏，因精血衰耗，水不涵木，木少滋荣，故肝阳偏亢，内风时起。"老年人多有肝肾阴血亏虚，肝为风木之脏，阴虚易于引动肝风，内外之风相合，侵袭机体，风邪伤人，首先侵袭于阳位，头为诸阳之会，首先为内外风邪所伤，风邪引动头脑气血逆乱，气血妄行，溢于脉外，常伴见眩晕、震颤、抽搐等。

（五） 中风与肾

《素问·脉解》云："内夺而厥，则为喑痱，此肾虚也。"肾为先天之本，藏精，主骨，生髓。脑为髓之海，其化生来源于肾中精气，如《伏气解》所言："脑髓即由肾气从督上滋。"故若肾中精气充足，则髓海得充，则脑的生长、发育及所主的神志活动均可正常进行。老年衰弱者肾精不足则髓海空虚，脑失所养，易产生本病，兼见腰酸腿软、头晕、失眠、思维迟钝等。

肾主水，老年肾虚的过程也是身体不断出现阴虚火燥的过程。现代医学研究证实，幼儿时身体的水分达到85%，而70岁之后水分不足60%，故老年人容易出现口渴、便秘、皮肤皱纹增加等干燥症状。《读医随笔》云："大血犹舟也，津液水也。"血为阴液，津血同源，水分的缺失，必然造成血液的黏稠，增加脑血管疾病的风险，而中风古代称为偏枯，也有阴虚干燥之意。

三、治疗要点

老年人中风病根据病程长短，分为三期，因急性期、恢复期、后遗症期病性相差较大，故可分期辨证施治。

1. 老年衰弱者中风急性期病性以实证或危重症为主。当先辨中经络、中脏腑，两者根本区别在于中经络一般无神志改变，表现为不经昏仆而突然发生口眼歪斜、言语不利、半身不遂，属于本虚标实，治疗当以祛邪为主，常用祛风、化痰、通络、宣郁开窍等治疗方法。中脏腑则出现突然昏仆，不省人事、半身不遂、口舌歪斜、舌强言謇或不语、偏身麻木、神志恍惚或迷蒙为主症，并常遗留后遗症。若为中脏腑当辨闭证与脱证。闭证多因气虚邪中，邪气内闭清窍所致，症见神志昏迷、牙关紧闭、口噤不开、两手握固、肢体强痉等，治以祛邪开窍醒神；脱证属危重症，乃为五脏真阳散脱，阴阳即将离决之候，临床可见神志昏愦无知、目合口开、四肢松懈瘫软、手撒肢冷汗多、二便自遗、鼻息低微等，治疗当以扶正固脱、救阴回阳。

2. 老年衰弱者中风恢复期与后遗症期，多为虚实夹杂。恢复期邪实未清而正虚已现，治宜扶正祛邪，常用化痰祛瘀、益气活血、滋养肝肾等法。后遗症期亦可依恢复期辨证论治，但后遗症期多有半身不遂、失语、抑郁等症，应加强护理、心理疏导。

四、注意事项

1. 老年中风常有眩晕、头痛、心悸等病史，病发多有情志失调、饮食不当或劳累等诱因。发病之前多有头晕、头痛、肢体一侧麻木等先兆症状。

2. 老年人出血性中风可用凉血化瘀法。脑出血或蛛网膜下腔出血，可参照血证有关内容。其出血的机理多有瘀热搏结、络伤血溢，临床有时可见面唇青紫、舌绛或紫黯，可配合凉血化瘀止血法，以犀角地黄汤为基础方治疗，瘀热以行，有助止血，但应注意活血而不破血、动血。

3. 老年中风病急性期阶段经抢救治疗，若神志渐清，痰火渐平，饮食稍进，可渐入恢复期，但后遗症有半身不遂、口眼歪斜、语言謇涩或失音等，此时须积极治疗并加强护理，如针灸与药物治疗并进，提高疗效。

五、分证治疗

（一）急性期

1. 风痰入络证

证候特点：肌肤不仁、手足麻木、突然发生口眼歪斜、语言不利、口角流涎、舌强语謇，甚则半身不遂，或兼见手足拘挛、关节酸痛等症，舌苔薄白、脉浮数。

证机概要：老年衰弱脉络空虚，风痰乘虚而中，气血闭阻。

治法：祛风化痰通络。

代表方：真方白丸子加减。

常用药：半夏、南星、白附子祛风化痰；天麻、全蝎息风通络；当归、白芍、鸡血藤、豨莶草养血祛风。

语言不清者，再加菖蒲、远志祛痰宣窍；痰瘀交阻，舌紫有瘀斑，脉细涩者，可酌加丹参、桃仁、红花、赤芍等活血化瘀。

2. 阴虚风动证

证候特点：平素头晕耳鸣、腰酸、突然发生口眼歪斜、言语不利、半身不遂、舌质红、苔腻、脉弦细数。

证机概要：老年衰弱肝肾阴虚，风阳内动，风痰瘀阻经络。

治法：滋阴潜阳，息风通络。

代表方：镇肝息风汤加减。

常用药：白芍、天门冬、玄参、枸杞滋阴柔肝息风；龙骨、牡蛎、龟板、代赭石镇肝潜阳；牛膝、当归活血化瘀，且引血下行；天麻、钩藤平肝息风。

痰热较重，苔黄腻，泛恶，加胆星、竹沥、川贝母清热化痰；阴虚阳亢，肝火偏旺，心中烦热，加栀子、黄芩清热除烦。

3. 痰浊瘀闭证

证候特点：突然昏仆，不省人事，牙关紧闭，口噤不开，两手握固，大小便闭，肢体强痉，面白唇暗，静卧不烦，四肢不温，痰涎壅盛，苔白腻，脉沉滑缓。

证机概要：老年衰弱脾虚湿盛，痰浊内生，上壅清窍，内蒙心神，神机闭塞。

治法：化痰息风，宣郁开窍。

代表方：涤痰汤加减。另可用苏合香丸宣郁开窍。

常用药：半夏、茯苓、橘红、竹茹化痰；郁金、石菖蒲、胆南星豁痰开窍；天麻、钩藤、僵蚕息风化痰。

有化热之象者，加黄芩、黄连；见戴阳证者，属病情恶化，宜急进参附汤、白通加猪胆汁汤救治。

4. 脱证（阴竭阳亡）

证候特点：突然昏仆，不省人事，目合口张，鼻鼾息微，手撒肢冷，汗多，大小便自遗，肢体软瘫，舌痿，脉细弱或脉微欲绝。

证机概要：老年衰弱者正不胜邪，元气衰微，阴阳欲绝。

治法：回阳救逆，益气固脱。

代表方：参附汤合生脉散加味。

常用药：人参、附子补气回阳；麦门冬、五味子、山萸肉滋阴敛阳。

阴不恋阳，阳浮于外，津液不能内守，汗泄过多者，可加龙骨、牡蛎敛汗回阳；阴精耗伤，舌干，脉微者，加玉竹、黄精以救阴护津。

（二） 恢复期

1. 风痰瘀阻证

证候特点：口眼歪斜，舌强语謇或失语，半身不遂，肢体麻木，苔滑腻，舌暗紫，脉弦滑。

证机概要：老年衰弱兼有风痰阻络，气血运行不利。

治法：息风化痰，行瘀通络。

代表方：解语丹加减。

常用药：天麻、胆星、天竺黄、半夏、陈皮息风化痰；地龙、僵蚕、全蝎搜风通络；远志、石菖蒲化痰宣窍，豨莶草、桑枝、鸡血藤、丹参、红花祛风活血通络。

痰热偏盛者，加全瓜蒌、竹茹、川贝母清化痰热；兼有肝阳上亢，头晕头痛，面赤，苔黄舌红，脉弦劲有力，加钩藤、石决明、夏枯草平肝息风潜阳；咽干口燥，加天花粉、天门冬养阴润燥。

2. 气虚络瘀证

证候特点：肢体偏枯不用，肢软无力，口眼歪斜，或语言謇涩，面色萎黄，舌质淡紫或有瘀斑，苔薄白，脉细涩或细弱。

证机概要：老年衰弱气虚血瘀，脉阻络痹。

治法：益气养血，化瘀通络。

代表方：补阳还五汤加减。

常用药：黄芪补气以养血；桃仁、红花、赤芍、归尾、川芎养血活血，化瘀通经；地龙、牛膝引血下行，通络。

血虚甚，加枸杞、首乌藤以补血；肢冷，阳失温煦，加桂枝温经通脉；腰膝酸软，加川断、桑寄生、杜仲以壮筋骨，强腰膝。

3. 肝肾亏虚证

证候特点：半身不遂，患肢僵硬，拘挛变形，舌强不语，或偏瘫，肢体肌肉萎缩，腰膝酸软，舌红脉细，或舌淡红，脉沉细。

证机概要：老年衰弱肝肾亏虚，阴血不足，筋脉失养。

治法：滋养肝肾。

代表方：左归丸合地黄饮子加减。

常用药：干地黄、首乌、枸杞、山萸肉补肾益精；麦门冬、石斛养阴生津；当归、鸡血藤养血和络。

若腰酸腿软较甚，加杜仲、桑寄生、牛膝补肾壮腰；肾阳虚，加巴戟天、苁蓉补肾益精，附子、肉桂温补肾阳；夹有痰浊，加菖蒲、远志、茯苓化痰开窍。

六、照护要点

老年衰弱者中风宜从生活饮食、起居、小便、康复、衣被、睡眠等方面照护。

1. 饮食　中医重“食补”，饮食护理对于中风患者的恢复来说相当重要。风痰瘀阻证患者以祛风化痰、通络为主，饮食宜热，少食多餐；多食黑豆、香菇、冬瓜、藕、梨、山楂等食物，忌食肥甘厚腻等助湿之品。药膳可选用天麻炖瘦肉等。气虚络瘀证患者以益气健脾、通经活络为主，饮食宜清淡温热，多食胡萝卜、南瓜、桂圆、红枣等食物，忌食甜腻食品、动物内脏。药膳可选用鸡子黄山药粥、参芪粥等。肝肾亏虚证患者以滋补肝肾为主，多食黑木耳、冬瓜、蚕豆、鲈鱼等食物，忌食生冷油腻、辛辣刺激品。药膳可选用百合地黄粥等。

2. 起居　应保证病房内光线柔和，安静、无噪声，调整合适的温湿度，定时开窗通风。卧床者，应加强生活护理，如口腔、会阴、皮肤护理，预防压疮，注意保持肢体功能位，防止关节挛缩。

3. 小便　排尿异常在中风早期很常见，主要包括尿失禁或尿潴留，两者都容易继发尿路感染。对于尿失禁者应尽量避免留置尿管，可定时使用便盆或便壶，白天每 2 小时/次，夜间每 4 小时/次。对于尿潴留者应测定膀胱残余尿，排尿时可在耻骨上方施压加强排尿，必要时可留置导尿管。

4. 康复　瘫痪完全者可进行早期良肢位摆放、体位转换和关节活动度训练等以及相关的床边康复治疗。病情轻者，可以进行床边康复、早期离床期的康复训练，康复训练应以循序渐进的方式进行，必要时在监护条件下进行。

5. 衣被　对于气虚血瘀证患者易出汗，汗多时应注意及时擦汗、更换衣被。

6. 睡眠　中风后抑郁的患者多有睡眠障碍，影响休息，不利于疾病康复。应定期评估抑郁、焦虑和其他精神症状，行心情疏导、心理教育，必要时予抗抑郁药治疗。

七、现代研究

（一） 中医治疗短暂性脑缺血发作

短暂性脑缺血发作是脑卒中的发病前兆，常表现为一过性的头晕、肢体麻木无力、视物模糊、健忘、倦怠嗜卧等。老年人常患有多种基础疾病，如动脉粥样硬化、高血压、糖尿病等，这些基础疾病都是短暂性脑缺血发作的危险因素，所以中风先兆多发生于老年人。罗陆一等认为中风先兆无论是何种原因引起的，终归以脏腑、气血、阴阳亏虚为主，进而血瘀痰阻，虚则血脉不荣，阻则血脉不通，脏腑、经络、五官、九窍无以濡养而发诸症。所以在治疗上应辨证论治，肾虚血瘀治以补肾益精以活血通络，方用六味地黄丸、金匮肾气丸等；肝肾亏虚、虚风内动治以补肝益肾以息风通络，方用杞菊地黄丸、镇肝息风汤、补肝汤之属；气虚血瘀治以益气健脾通络，方用四君子汤、归脾汤之类；血虚致瘀者加何首乌、当归、熟地黄、阿胶等滋阴养血之品，濡润通利脉道；阳虚者温阳以通脉，方用金匮肾气丸、右归丸；湿痰者加制半夏、制胆南星、石菖蒲等；血瘀者加川芎、丹参、三七等；兼动风者加天麻、钩藤、防风、蜈蚣、全蝎等祛风之品。以此，据临床特点辨证论治，往往取得不错的疗效。

（二） 中医治疗中风后感觉障碍

感觉障碍是老年人中风后的常见症状，具有病程长、恢复慢等特点。感觉障碍在中医学属麻痹范畴，表现为自己肌肉如他人肌肉，按之不知，掐之不觉，针刺不痛，犹如木之厚。王继坤等认为，麻痹病因由内因和外因共同引起，外因则是外感风寒湿邪，湿邪入体，瘀结体内，阻络筋脉则生麻痹；内因则是正气虚衰、精亏血少致不能濡养肌肤筋脉，痰湿瘀血，情志不畅致经络阻滞而引起麻痹。在治疗上采用辨证论治的原则，主要分为四型①阴虚风动型：治以养阴息风，予镇肝息风汤加味或桑麻地黄汤加味治疗。②气虚血瘀型：治以益气活血，予益气逐瘀方或补阳还五汤加减治疗。③痰瘀阻络型：治以化痰逐瘀通络，予温阳化痰通络汤或桂枝茯苓丸加地龙、半夏治疗。④肝阳上亢型：治以清肝潜阳，予柴胡加龙骨牡蛎汤加减或天麻钩藤饮合桃红四物汤加减治疗。均取得不错的临床疗效，能改善患者感觉障碍，提高生活质量。

（三） 中医治疗中风后抑郁症

老年衰弱者中风后，由于神经功能损害，常常会出现以心境低落、情绪抑郁、睡眠障碍为主要临床特征的抑郁症。周亚滨、王欣波等认为，其病因首推情志，本病的病机为肝郁脾虚，疏肝健脾为治疗本病的总纲，予柴胡加龙骨牡蛎汤治疗。方中小柴胡汤和解少阳、畅达气机，柴胡、黄芩，一散一清，疏肝解郁、疏散少阳之邪；半夏、党参、炙甘草燥湿化痰、益气健脾；龙骨、牡蛎解除狂躁、镇惊安神；茯苓淡渗利水、健脾宁心安神，同时配伍桂枝、大黄，桂枝辛温，温经通络、祛瘀血于表，改善患者肢体关节屈伸不利活动受限之症；大黄味苦，性寒，喜沉降，能清泄郁热瘀于血分，起祛瘀血于里之功，缓解患者烦躁易怒，紧张焦虑、谵语的临床症状。鲍婷婷等运用柴胡龙骨牡蛎汤加减治疗急性脑梗死患者，可减低患者血浆黏度以及红细胞压积，提高临床疗效，显著降低患者中国脑卒中临床神经功能缺损程度评分量表评分。

（四）　中医治疗中风后肢体疼痛

中风后肢体疼痛发生于中风后遗症期，根据本病的临床症状可将其归属于“中风后遗症”“痹证”的范畴。老年衰弱者中风后遗症期多正气未复，邪气独留，故肢体气血未通，不荣则通。王新志等认为，本病病机以正虚为本，兼有湿、寒、瘀等实邪，辨证为阳虚寒凝、脾虚湿盛、气虚血瘀及肝肾阴虚，分别予附子汤加减、苓桂术甘汤合薏苡仁汤加减、黄芪桂枝五物汤合补阳还五汤加减、芍药甘草汤合六味地黄丸治疗。另外，王新志认为脑卒中后肢体疼痛多涉及瘀血阻滞不通，且瘀血不去则新血不生，故善用虫类药，以剔风搜络、破血逐瘀，如全蝎、水蛭、蜈蚣、僵蝉、地龙等。此外，在临床中根据中风后肢体疼痛的部位不同，在辨证的基础上有针对性地使用引经药物，如疼痛在上肢，则加用桑枝、桂枝、姜黄以通经达络、祛风止痛；疼痛在下肢，则加用牛膝、木瓜以引药下行；颈部拘紧疼痛，则加用葛根舒筋活络，以起到引经报使作用，提高临床治疗效果。

（五）　中医针灸治疗中风后偏瘫

中风后偏瘫是老年人中风最主要的后遗症之一，其严重影响患者日常生活能力，甚则生活不能自理，给家庭和社会带来沉重的负担。路绍祖等认为，本病是老年内伤性疾病，是由于脏腑阴阳失调、气血逆乱所引发。所以在治疗上立足于脏腑，采用羊肠线在五脏腧穴埋线，通过羊肠线在人体内的软化、分解、液化、吸收对穴位产生长久的生理、物理及化学刺激，从而产生一种缓慢、柔和、持久、良性的“长效针感效应”。以此调节脏腑功能，进而起到调节全身功能的作用，以改善偏瘫肢体功能。此外，路绍祖认为，中风的病位在于脑，所以善用焦氏头针进行治疗，通过针刺头部腧穴刺激经络系统，调节五脏六腑的功能，以达到调节全身气血、疏通经络的作用。又有研究表明，针灸可以经皮刺激神经通路，对神经有保护作用；大脑皮质功能在相应的头皮部位有相应的折射关系，故针刺相应的头皮，可相应地影响大脑皮质功能。

八、古论求真

1.《金匮要略·中风历节病脉证并治》曰：“寸口脉浮而紧，紧则为寒，浮则为虚，寒虚相搏，邪在皮肤。浮者血虚，络脉空虚，贼邪不泻，或左或右；邪气反缓，正气即急，正气引邪，㖞僻不遂。邪在于络，肌肤不仁；邪在于经，即重不胜；邪入于腑，即不识人；邪入于脏，舌即难言，口吐涎。”本条文提出中风病的病因病机为气血不足、络脉空虚，外邪乘虚入中经络而发病。并依据邪气传变、中风病的轻重程度将中风病分为在络、在经、入腑、入脏四种证型，以有利于中风病的辨证论治，后世医家据此将中风病分为中经络和中脏腑两大类进行治疗。

2.《诸病源候论·风病诸候》风半身不遂候曰“半身不遂者，脾胃气弱，血气偏虚，为风邪所乘故也”。提出脾胃亏虚、气血不足是中风偏瘫发病的内在因素，而风邪侵袭则是中风病发病的外因、诱因，为后世从脾胃辨治中风提供理论基础。

3.《杂病源流犀烛·中风源流》曰：“人至五六十岁，气血就衰，乃有中风之病。”认识到中风病多发于老年人，并指出了随着年龄的增长，气血虚衰、正气亏损是中风发病的主要因素。

4.《素问病机气宜保命集》曰：“凡人如觉大拇指及次指麻木不仁，或手足不用，或肌肉蠕动者，三年内必有大风之至。”提出了中风病的先兆症状有手指麻木、四肢乏力、肌肉动如虫蠕，为中风病的预防或延缓发作有指导意义。

5.《景岳全书·非风》曰：“凡非风口眼歪斜，半身不遂，及四肢无力，掉摇拘挛之属，皆筋骨之病也。……经曰：足得血而能步，掌得血而能握。今其偏废如此，岂非血气衰败之故乎……故治此者，只当养血以除燥，则真阴复而假风自散矣。”提出中风“口眼歪斜，半身不遂，及四肢无力，掉摇拘挛”属于“筋骨之病”。因“肝主筋”“肾主骨”，且四肢运动需要气血的濡养和推动，故认为肝肾气血亏虚是本病病因。又有“血行风自灭”之说，故治本病宜补血为要。

6.《医学源流论·中风论》曰：“惟其正虚而邪凑，万当急驱其邪，以卫其正。若更补其邪气，则正气益不能支矣。即使正气全虚，不能托邪于外，亦宜于祛风药中，少加扶正之品，以助驱邪之力。从未有纯用温补者。”徐大椿先生法仲景之说，认为中风为“脉络亏虚”“贼邪不泻”所致，治宜用侯氏黑散、风引汤等类，以祛邪外出，护卫正气。不应当用温补之剂，以滋贼邪。

7.《医林改错·补阳还五汤》曰：“此方治半身不遂，口眼歪斜，语言蹇涩，口角流涎，大便干燥，小便频数，遗尿不禁。”王清任先生认为，人一身元气若为十分，亏至五分，则可引发半身不遂诸症，故创补阳还五汤，意在培补元气，以还所亏五分元气，故方中重用黄芪为君药。现此方以成为益气活血、治疗中风后偏瘫的代表方。

8.《医学衷中参西录·治内外中风方·加味补血汤》曰：“脑贫血者其脑中之血过少，又无以养其脑髓神经……且因上气不足，不能斡旋其神经，血之注于脑者少，无以养其神经，于是而耳鸣、头倾、目眩，其人可忽至昏仆可知……由此知因脑部贫血以成内中风证者，原当峻补其胸中大气，俾大气充足，自能助血上升，且能斡旋其脑部。”张锡纯先生认为，“脑贫血”即现代所说的缺血性脑卒中，其病因病机是“上气不足”，无力推动血液灌注于脑致脑髓神经失养而发病，并提出益气补血为治法，予加味补血汤治疗。此方中以黄芪为君，剂量四倍于当归，概存益气生血、补气助血上行之理。

【参考文献】

［1］张楠．“心主血脉”探讨［J］．中国医学创新，2013，(5)：152．

［2］李鹏，骆彤，阮明军．中风病的中医五脏病因病机探讨［J］．中医药临床杂志，

2017，29（07）：1004—1005.

[3] 杨关林. 中西医结合防治心脑血管疾病 [M]. 沈阳：辽宁科学技术出版社，2016.05.

[4] 胡龙涛，蔡芳妮，王亚丽. 中风病病因病机探析 [J]. 中西医结合心脑血管病杂志，2017，15（07）：883—885.

[5] 韩胜斌，郭荣娟. 老年人中风的病机分析 [J]. 世界中西医结合杂志，2018，13（12）：1743—1746.

[6] 冯琦，段筱妍. 中风病恢复期辨证施护的研究进展 [J]. 中西医结合护理（中英文），2018，4（01）：87—90.

[7] 高长玉，吴成翰，赵建国，等. 中国脑梗死中西医结合诊治指南（2017） [J]. 中国中西医结合杂志，2018，38（02）：136—144.

[8] 张通，赵军，白玉龙，等. 中国脑血管病临床管理指南（节选版）——卒中康复管理 [J]. 中国卒中杂志，2019，14（08）：823—831.

[9] 程红. 罗陆一教授治疗中风先兆经验介绍 [J]. 新中医，2008，40（5）：14—15.

[10] 王继坤，宋长红，徐乃伟. 中医药治疗脑卒中后感觉障碍研究进展 [J]. 吉林中医药，2019，39（12）：1674—1678.

[11] 王欣波，朴勇洙，刘庆南，等. 周亚滨教授运用柴胡加龙骨牡蛎汤治疗脑卒中后抑郁症经验总结 [J]. 浙江中医药大学学报，2019，43（9）：1002—1005.

[12] 鲍婷婷，杨言府，黄友发. 柴胡龙骨牡蛎汤加减治疗急性脑梗死临床效果及CSS评分观察 [J]. 中西医结合心血管病电子杂志，2018，6（21）：151.

[13] 杨海燕，汪道静. 王新志教授运用经方辨治脑卒中后肢体疼痛经验 [J]. 中医研究，2017，30（04）：48—50.

[14] 高燕，吴高鑫. 全国名老中医路绍祖教授治疗中风后偏瘫经验浅谈 [J]. 贵阳中医学院学报，2017，39（4）：1—3.

第四节　骨痿老年衰弱辨证论治

骨痿与肾虚密切相关，可分属于“骨蚀”“虚劳”等病范围。《黄帝内经》确定了本病的症候特点：“肾气热，则腰脊不举，骨枯而髓减，发为骨痿。”《灵枢·本神》曰：“恐惧而不解则伤情，精伤则骨酸痿厥。”张从正指出，好淫贪色，强力过极，渐成痿疾，同样认识到肾精亏虚可致痿病。骨痿进行性发展恶化，病情进展至较晚时期，五脏损伤加重，待至老年，出现衰弱，甚者出现生命危险。正如《医宗金鉴》所说："从上肺藏损起者，损至骨痿不能起于床则终也。"在《素问·玉机真脏论》中，连续讨论了以"大骨枯槁，大肉陷下，胸中气满，喘息不便"为基本症状，所进行的疾病预后（死期预测），与骨痿后期肌肉消烁、呼吸困难、功能衰竭的状态十分相似。对于这个记载的深入研究，可以加深临床对骨痿老年衰弱病情发展程度的理解以及提高判断预后的能力。临床上以老年患者腰脊不举、四肢无力、行动不便、肌肉萎缩或萎废不用为主要症状。可以看出，本病自始至终都显著影响患者的体力活动能力。活力活动减少，导致肌肉枯萎，加重无力等症状，这种不良循环在老年患者中更加突出。因此，骨痿病老年患者更易发生衰弱。

一、病因病机

老年人衰弱的病因有外因（劳倦后、逢大热、伐阳竭阴）、内因（情志过激）、其他原因（先天禀赋不足、饮食失宜、劳倦过度、房劳过度等）。

（一） 外因致病

骨痿不愈，渐致衰弱。《痿论》对发生骨痿的病因病机有较为深入的讨论，"有所远行劳倦，逢大热而渴"，远行劳倦是内伤，气候大热是外因，二者相合是引发骨痿的始动原因。对于始动原因作用下的骨痿病机演变，《痿论》阐述的也十分清楚，"渴则阳气内伐，内伐则热舍于肾，肾者水脏也，今水不胜火，则骨枯而髓虚，故足不任身，发为骨痿。故《下经》曰：骨痿者，生于大热也"。王冰进一步解释骨痿病机是因腹中阳气内伐，热居肾中煎薄骨干所致，"阴气内伐，谓伐腹中之阴气也。水不胜火，以热舍于肾中也。肾性恶燥，热反居中，热薄骨干，故骨痿无力也"。

（二） 内因致病

《灵枢·本神》指出："恐惧而不解则伤精，精伤则骨酸痿厥。"由此可见，"恐惧而不解"可致骨痿，即恐惧的时间较长才可以致骨痿。惊恐致痿的中间过程是"伤精"，只有恐惧达到"伤精"的程度时，才会发生骨痿。在《素问·阴阳应象大论》有"肾生骨髓……在体为骨……恐伤肾"之说，提示情志过激、惊恐过度伤肾，肾不生骨髓可引发骨痿。《金匮要略·中风历节病脉证并治》篇云："咸则伤骨，骨伤则痿，名曰枯。"可见饮食过咸也是骨痿病因之一。

饮食失宜：老年人饮食不节，劳倦过度，最易伤及脾胃。金元时期，李杲在《脾胃论·脾胃盛衰论》中指出"脾病则下流乘脾肾……则骨乏无力，是为骨痿。令人骨髓空虚，足不能履地，是阴气重叠，此阴盛阳虚之证"。脾为后天之本，气血生化之源。老年人脾胃虚弱，气血生化乏源，筋骨失于濡养，因此，筋骨肌肉若要强壮有力，须补益脾胃，促进气血化生。张子和结合自己的临床实践提出"痿病无寒"之说，并指出胃为水谷之海，水谷精微不能濡养四肢百骸，故形体日渐消瘦甚则发为骨痿。

劳倦过度、房劳过度：明代秦景明在《症因脉治》中指出，肾热骨痿乃由思想无穷，意淫于外，入房太甚，宗筋弛纵；又有远行劳倦，逢大热而渴，阳气内伐，水不胜火，水亏于下所致。

二、病理生理特点

肾、脾为人身先、后天两本之脏，在人体中占有极为重要的地位，二者关系密切，相互影响，合力参与骨的生理和病理过程。

（一） 肾、脾二脏与骨的生理关系

肾为先天之本，藏精，主骨、髓。《素问·阴阳应象大论》曰“肾生骨髓”，《素问·宣明五气篇》明确指出“肾主骨”，《素问·六节藏象论》曰“肾者，主蛰，封藏之本，精之处也……其充在骨”，充分强调了肾与骨的密切关系。肾精充实，则骨骼强健；肾精亏虚，则髓减骨枯。

脾主四肢，属土，土为万物化生之本，脾为后天之本。《素问·太阴阳明论》曰：“脾者土也，治中央，常以四时长四藏。”《素问·玉机真脏论》曰：“脾脉者土也，孤藏以灌四旁者也。”指明了脾在五脏中的特殊地位。脾为气血生化之源，为气机升降之枢，能够化生并布散精微，灌溉四旁。脾气健则荣卫充，方能和调于五脏，洒陈于六腑，充养四肢百骸。因此，骨的正常生长离不开后天气血的荣润。

后天养先天，脾助肾养骨荣髓。肾、脾为人身先、后天两本之脏，脾为肾之主，承制肾主骨生髓。人身五脏之间，遵循五行规律，承制生化，如环无端，维持着生命活动的动态平衡。肾与脾的关系，如《素问·五藏生成》所言：“肾之合骨也。其荣发也，其主脾也。”“主”，化生之主，制之而后生化，故制己者乃己化生之主。生理情况下，脾土制约肾水，使肾水守位，助肾精封藏，恰如堤固流平。制非独制，制后随之以生，由生而化，又资助肾水。在这里，制化是同一过程的两个方面，对立统一，无过与不及，保持着相对的稳态。如此，在脾主的有力承制下，肾水方能按照正常的规则运动并发挥作用，使得骨健髓满。

（二） 肾、脾二脏与骨痿的病理关系

关于骨的病理，《黄帝内经》中有不少关于“骨痹”“骨痿”的论述，究其病因，皆不离于肾。《素问·痿论》中对骨痿有如此论述：“骨枯而髓减，发为骨痿”，又“肾者水藏也，今水不胜火，则骨枯而髓虚，故足不任身，发为骨痿”，说明老年骨痿的发生是由于肾阴虚、水不制火、虚火内盛、暗耗阴精，以致骨枯髓虚，发为骨痿。

老年人脾胃素虚，脾胃功能衰惫，健运失司，枢机滞寒，化源不振，则无以养骨荣髓。骨骼失养，发为骨枯髓减，故《灵枢·本神》曰：“脾气虚则四肢不用。”又《素问·痿论》言：“治痿者独取阳明。”《素问·太阴阳明论》云：四肢皆禀气于胃，而不得至经，必因于脾，乃得禀也。今脾病不能为胃行其津液，四肢不得禀水谷气，气日以衰，脉道不利，筋骨肌肉，皆无气以生，故不用焉。”

三、治疗要点

（一） 治疗原则

以重视调理脾胃，补益肝肾，育阴清热，不妄用风药为基本原则。

1. 独取阳明：历代医家多遵“治痿独取阳明”之说。其含义有二：一则重视补益脾胃；二则清化阳明湿热。脾胃为后天之本，肺之津液来源于脾胃，肝肾的精血亦赖脾胃的生化，所以胃津不足者宜养阴益胃，脾胃虚弱者应益气健脾。只有脾胃健运，气血津液充足，脏腑功能转旺，才有利于痿病恢复。所谓“独取”，乃重视之意，非“唯独”之法，故临床重视调理脾胃，但亦不能拘泥于此，仍需辨证论治。

2. 泻南补北：南属火归心，北属水归肾。治痿病应重视滋肾清热法。诸痿日久，皆可累及肝肾，故以补益肝肾、滋阴清热为原则。

3. 治兼夹证：痿病多虚实夹杂，在调理脾胃、滋肾清热的基础上，视其所夹热、湿、痰、瘀之不同，分别施以清热、祛湿、化痰、祛瘀等法，补虚勿忘祛实。

4. 慎用风药：痿病多虚，治风之剂，皆发散之品，若误用之，阴血愈燥，酿成坏病。《景岳全书》指出：“痿证最忌散表，亦恐伤阴”。

（二） 治疗要点

1. 辨标本虚实：因外感温毒、湿热或外伤者，多起病急，病情发展快，肌肉萎缩不明显，属实证，但热邪最易耗津伤正，故疾病早期就常见虚实错杂；内伤积损，肝肾阴虚和脾胃虚弱者，起病缓慢或隐匿，病情渐进发展，病程较长，肌肉萎缩明显，多属虚证，但又常兼夹热毒、湿热、痰浊、瘀血，而虚中夹实，临证需详辨标本虚实主次、缓急。

2. 辨病位：凡病起发热、咽干、咳嗽，或热病后出现肢体痿软不用者，其病在肺；若四肢痿软，腹胀便溏，食少乏力，病在脾胃；若下肢痿软无力，甚则不能站立，兼见腰脊酸软，头晕耳鸣，病在肝肾。

四、注意事项

（一） 补虚泻实兼顾

老年人肝脾肾脏腑功能衰退，痿病常因实致虚，或因虚致实，故临床以虚实夹杂者为多。因此治疗宜虚实兼顾。因温毒、湿热为患者，极易伤阴，应清热与养阴兼顾，慎用苦寒、香燥、辛温之品重亡津液，祛邪勿伤正。补虚要分清气虚还是阴虚，阴虚补肝肾，分清有热无热，虚火当滋肾，无火专填精，而补阴填精，还应考虑阳中求阴，启动一点真阳，以获良效；气虚治阳明，脾为后天之本，气血生化之源，脾虚则五脏失漏，故注重扶脾益胃以振后天本源，即“治痿独取阳明”之意。补虚同时针对夹湿、夹热、夹痰、夹瘀之不同，佐以祛邪，补虚勿忘实。

（二） 重视调畅气血

老年人痿病久病入络，且坐卧少动，气血运行不畅，因此在辨证论治基础上，应注重调气活血法的运用。若脾胃虚弱，气虚血滞成瘀者，当补气化瘀；若肝肾阴虚，血脉涩滞为瘀者，当滋阴活血。气行则血行，故必以调理气机为要，盖气化正常，气机顺畅，百脉皆通，筋脉得养。瘀血较重者，可选用水蛭、地龙、蜈蚣、全蝎、穿山甲等虫类药搜剔经络，加强活血通络之功。

（三） 强调综合治疗

痿病的治疗，除内服药物之外，应配合针灸、推拿、食疗、功能锻炼等综合疗法，对疾病的恢复甚为重要，并有利于提高疗效。

五、分证治疗

（一） 肝肾阴虚证

证候特点：腰膝酸软，腰背酸痛，疲乏无力，时发骨痛，关节酸痛，胁痛，眩晕耳鸣，脊背疼痛，五心烦热，头晕目眩，失眠多梦、健忘，咽干舌燥，尿黄便干，颧红盗汗，舌红少苔、脉细数。

证机概要：老年衰弱阴虚者，腰背酸痛，夜间疼痛为甚。

治法：滋阴清热、补肾强骨。

代表方：六味地黄丸。

常用药：熟地黄甘温，滋补肾阴为君药；辅以山茱萸、山药补肝益脾以补充精血；佐以泽泻通调水道，泄肾中水邪；茯苓健脾渗湿；牡丹皮清泄相火；全方共奏滋阴清热、补肾强骨之功效。

（二） 肾阳亏虚证

证候特点：腰膝酸软疼痛，畏寒肢冷，尤以下肢为甚，头晕目眩，精神萎靡，面色白或黧黑，或小便清长，夜尿频多，或大便完谷不化，五更泄泻，或浮肿，腰以下为甚，甚则腹部胀满，全身肿胀，心悸喘咳，舌淡胖、苔白滑，脉沉弱。

证机概要：老年衰弱阳虚者畏寒肢冷，以下肢为甚。

治法：温补肾阳，祛寒止痛。

代表方：右归丸。

常用药：附子、肉桂、鹿角胶培补肾中元阳、温里祛寒；熟地黄、山萸肉、枸杞、山药滋阴益肾、养肝补脾、填精补髓；菟丝子、杜仲补肝肾、强腰膝；配以当归养血和血，共补肝肾精血；诸药合用，以温肾阳为主而阴阳兼顾，肝脾肾并补，妙在阴中求阳，使元阳得以归原。

（三） 肾精不足证

证候特点：腰背酸痛，足痿无力，发枯齿摇，早衰，耳鸣耳聋，动作迟缓，健忘恍惚，精神萎靡，舌淡苔白，脉细弱。

证机概要：老年衰弱肾精不足者以耳鸣耳聋、精神萎靡为主。

治法：补肾填精壮骨。

代表方：大补阴丸合二至丸。

常用药：熟地黄、龟板，填精补髓，滋肾填精；黄柏和知母相配退虚热；猪脊髓补髓壮骨；蜂蜜调和药性，缓和黄柏、知母这类苦寒之品，配合女贞子、旱莲草益肝肾、补阴血，全方共奏补肾填精壮骨之效。

（四） 气血两虚证

证候特点：腰背酸软而痛，四肢乏力，尤以下肢为甚，关节酸痛，头晕目眩，神疲自汗，面色淡白或萎黄，心悸失眠，舌淡而嫩，苔薄白，脉细弱。

证机概要：老年衰弱气血不足者全身乏力，面色苍白或萎黄。

治法：益气养血。

代表方：十全大补汤加减。

常用药：用熟地黄、当归、白芍补血；人参、黄芪、白术、甘草补气；川芎理血行气；茯苓渗利健脾；肉桂辛热温阳，方药相互为用，以温补气血为主。

（五） 肾虚血瘀证

证候特点：以腰背疼痛，四肢关节酸痛乏力，或见骨折、畸形，舌淡红或者淡暗，苔薄白，脉弦细。

证机概要：老年衰弱肾虚血瘀者腰背部刺痛不适。

治法：补肾活血，通络止痛。

代表方：独活寄生汤加减。

常用药：桑寄生、杜仲、牛膝能活血，以通利肢节筋脉；当归、川芎、地黄、白芍养血和血；人参、茯苓、甘草以补益肝肾而强壮筋骨；诸药合用，具有补肝肾、益气血之功。

（六） 脾气亏虚证

证候特点：腰背酸软、疼痛，四肢乏力，食欲不振，面色萎黄，舌淡，苔白，脉细弱无力。

证机概要：老年衰弱脾气亏虚者纳食不香，四肢无力。

治法：健脾益气。

代表方：补中益气汤。

常用药：黄芪补中益气，升阳固表；配伍人参、炙甘草、白术，补气健脾；当归养血和血，协人参、黄芪补气养血；陈皮理气和胃，使诸药补而不滞；少量升麻、柴胡升阳举陷，协助君药以升提下陷之中气，共为佐使；炙甘草调和诸药。

常备中成药可以选用仙灵骨葆胶囊、骨疏康、小活络丹、六味地黄丸、金匮肾气丸、补中益气丸等。

六、照护要点

老年衰弱者宜从饮食、运动、生活起居、情志等方面照护。

1. 饮食调护　尽早戒烟，少饮浓茶和咖啡，常饮牛奶、豆浆等含钙较高的食物，适当补充维生素和微量元素，注意饮食搭配，保证适宜的营养。合并糖尿病者要低糖饮食，合并高血压或高血脂者要低盐、低脂饮食。保持适中体重。

2. 运动调护　指导患者根据自身情况适当参加户外活动，增加日光照射，以增强肌肉力量、柔韧性和身体平衡协调能力，使步态稳定、行动灵活。避免跌倒，避免剧烈运动。

3. 生活起居　骨痿患者以老年人为主，鼓励子女探视、陪护父母，为老人争取更多的家庭和社会支持。评估患者基础疾病导致的跌倒风险，提前做好预防措施。加强基础护理，对患者日常活动予以随时照顾，如起床、散步、如厕及洗漱等，防止跌倒。提高患者的自我保健意识和能力，帮助其树立“防治结合、重在预防”的观念，有效减轻或消除危险因素。了解自身存在的问题并引起警惕，掌握自身常用药物的作用及副作用，于洗浴、站立、坐下、起床、上床、转身、上下楼梯等姿势变化时小心谨慎，避免意外。

4. 情志调护　部分患者病程长、病情迁延反复、不易完全康复，容易产生焦虑心理和消化机能低下，病人应保持乐观心境。

七、现代研究

1. 在骨痿的病因病机中，虚和瘀是相互协同、共同作用的关系。在骨痿病因病机中，久病耗气伤精，气虚则难以推动血液运行，以形成血瘀，血瘀破坏了骨小梁内的微循环，使得细胞之间的物质交换难以顺利进行，最终导致骨骼得不到足够的濡养而脆性增加，形成骨痿。李春雯等提出，本虚标实是骨痿的病理特点，虚是骨痿的病理基础，瘀是虚产生的病理结果。从虚和瘀论治骨痿，在补益肝肾的基础上，应当益气温经、温补脾肾、活血化瘀、虚瘀兼治，从而达到更好的治疗效果。

2. 骨质疏松症后期类似于骨痿，最常见于老年，常进展为老年衰弱。沈慧芬等提出骨质疏松症患者的健康教育需要社区、家庭、医院共同参与，实施科学、有效、个性化的知行合一的健康教导。谢辉研究结果表明，枸杞提取物对骨质疏松症具有明显的改善作用。

3. 刘嘉鑫等对于甲状腺疾病及糖尿病所导致的骨质疏松进行了深入研究，研究表明，甲状腺疾病与糖尿病均可发生骨质疏松，而两者合并的患者并不少见。这三种疾病都是老年衰弱的常见基础疾病。控制甲状腺疾病与糖尿病，规律服药，监测甲状腺功能及血糖，减少骨质疏松的发生。

4. 老年性骨质疏松（SOP）为全身性骨骼退行性疾病，发病较为隐匿，疾病发展呈渐进性，且病程通常较长，给患者的正常生活带来极大不便。因此，张冬梅等认为需给予 SOP 患者更有效的干预，通过改善干预模式改善临床疗效，提高患者的生活质量。

5. 谭清武、陈俊文结合现代医学对本病的认识，从改善患者体质状况，促进钙的吸收，改善患者骨质代谢出发，拟补肾健脾兼以活血之坚骨汤治疗本病，通过补先天以促后天，养后天以滋先天。脾肾二脏互相促进，有助于增强机体体质、改善筋骨营养，促使骨质疏松症康复。

6. 肖相高针对重症脑瘫患者“四肢瘫痪、言语不清和尿潴留”三大主症，根据“肝主筋”“肾主骨”“肝肾同源，精血互生”和“治痿独取阳明”之古训，以“调整整体机能与改善局部症状，标本同治”为治疗大法。

八、古论求真

1.《素问·上古天真论》曰：“肾者主水，受五藏六腑之精而藏之，故五藏盛乃能泻。今五藏皆衰，筋骨解堕，天癸尽矣。故发鬓白，身体重，行步不正，而无子耳。”

2.《临证指南医案·痿》邹滋九按：“夫痿证之旨，不外乎肝、肾、肺、胃四经之病。盖肝主筋，肝伤则四肢不为人用，而筋骨拘挛；肾藏精，精血相生，精虚则不能灌源诸末，血虚则不能营养筋骨；肺主气，为清高之脏，肺虚则高源化绝，化绝则水涸，水涸则不能濡润筋骨。阳明为宗筋之长，阳明虚则宗筋纵，宗筋纵则不能束筋骨以流利机关。此不能步履、痿弱筋缩之症作矣。故先生治痿，无一定之法，用方无独执之见。”

3.《局方发挥》曰：“诸痿生于肺热，只此一句便见治法大意，经曰：东方实西方虚，泻南方补北方，此，固就生克言补泻，而大经大法不外于此……肺受热则金失所养，木寡于畏而侮所胜，脾得木邪而伤矣，肺热则不能管摄一身，脾伤则四肢不能为用，而诸痿之病作……故阳明实，则宗筋润，能束骨而利机关矣。治痿之法无出于此。”

4.《素问·逆调论》曰：“肾不生则髓不能满。”《素问·六节脏象论》曰：“肾者，主蛰，封藏之本，精之处也，其华在发，其充在骨。”

5.《素问·痿论》曰：“如夫子言可矣，论言治痿者独取阳明何也？岐伯曰：阳明者，五脏六腑之海，主润宗筋，宗筋主束骨而利机关也……而阳明为之长，皆属于带脉，而络于督脉。故阳明虚则宗筋纵，带脉不引，故足痿不用也。帝曰：治之奈何？岐伯曰：各补其荥而通其俞，调其虚实，和其逆顺，筋脉骨肉，各以其时受月，则病已矣。帝曰：善。”

6.《素问·六元正纪大论》曰：“凡此阳明司天之政……四之气……骨痿血便。”论述了六气司天胜复时，气候变化容易引起群体骨痿疾病的发生。

【参考文献】

[1] 李小红. 防治骨痿性骨折的护理研究进展 [J]. 中国中医骨伤科杂志，2013，21

(03)：70—71.

[2] 李春雯，王均华. 从虚和瘀论治骨痿 [J]. 中医正骨，2018，30 (10)：P62—63.

[3] 沈慧芬，汪听亚. 骨质疏松症的健康管理与非药物治疗进展 [J]. 中国老年保健医学，2017，15 (5)：61—62，65.

[4] 谢辉. 联合使用固力康和特立帕肽对去卵巢大鼠股骨干骺端骨量、骨强度的影响 [J]. 中国骨质疏松杂志，2017，23 (2)：227—230.

[5] 刘嘉鑫，王薇，韩剑锋，等. 甲状腺疾病、糖尿病相关骨质疏松的病因研究进展 [J]. 中国骨质疏松杂志，2014，(2)：210—213.

[6] 张冬梅，张鹏，王峥，等. 子午流注纳支法穴位贴敷在老年性骨质疏松患者中的应用 [J]. 中国老年学杂志，2019，39 (17)：4253—4256.

[7] 谭清武，陈俊文. 补肾健脾法治疗老年性骨质疏松症 47 例 [J]. 湖北中医杂志，2000，(11)：25.

[8] 肖相高. 针灸配合治疗重症格林—巴利综合征 1 例 [J]. 陕西中医，2002，23 (5)：448.

第五节　痹证老年衰弱辨证论治

痹证指风、寒、湿、热等邪气客于人体，造成以痹阻不通为特征，且有筋骨、关节、肌肉病变的疾病，常常以正气不足为其发病基础。痹证患者由于运动功能受损，日久导致肌力下降，甚至肌肉萎缩，是老年衰弱的重要基础人群。

随着社会老龄化的加重，老年痹证也在逐渐增多，其主要原因为：随着年龄的增加，老年患者自身免疫及各器官功能逐渐衰退以及部分老年患者存在一种或多种基础性疾病。由于老年人素体虚弱或久病体虚，更易感受风寒湿邪，老年痹证其本为虚，兼有实证，但有时表现以标证为急，此时应先治疗标证。老年痹证的特点为：①起病多较缓，也有急性起病；②大多数老年患者存在骨质疏松及骨关节炎；③常合并多种基础疾病，如高血压、糖尿病、冠心病、脑梗死等疾病。

一、病因病机

（一） 病因

痹证的病因可分为外因与内因。《素问·痹论》：“风寒湿三气杂至，合而为痹也。”说明风寒湿为主要的外因。然而，内因是痹证发病的基础，内因多为劳逸不当、久病体虚等。《诸病源候论・风病・风湿痹候》云："由血气虚，则受风湿。"《济生方・痹》云："皆因体虚，腠理空疏，受风寒湿气而成痹也。"老年痹证多内因、外因兼有，多久病体虚或素体虚弱，又感风寒湿邪，故发为痹证。

（二） 病机

老年痹证，正虚卫外不固为痹证发生的内在基础，感受外邪是痹证发生的外在条件，邪气痹阻经脉为其病机根本。《灵枢・百病始生》曰："风雨寒热，不得虚，邪不能独伤人，卒然逢疾暴雨而不病者，盖无虚，故邪不能独伤人，此必因虚邪之风，与其身形，两虚相得，乃客其形。"脾为气血生化之源；肝主筋，藏血；肾藏精，精可生髓化血，为先天之本。故肝、脾、肾三脏虚损，可致正气生化无源，风寒湿邪乘虚而入，正邪交争，经络闭塞不通，气血不荣，是导致痹证发生的重要内因。张仲景在《金匮要略・中风历节病脉证并治》中云："寸口脉沉而弱，沉即主骨，弱即主筋，沉即为肾，弱即为肝。"此条文以脉象阐明厉节病的内因多为肝肾不足。

老年人多素体虚弱或久病体虚，致正气不足、腠理空疏、营卫不固，故易感受外邪。正气不足，无力驱邪外出，故病邪稽留，病势缠绵。马莳云："所以成痹者，以其内伤为本，而后外邪得以乘之也。"六淫之邪虽为痹证发生的首要因素，但正气强弱起到决定性作用。

阳气虚衰者，寒自内生，复感风寒湿邪，多从阴化寒，而成为风寒湿痹。初病属实，久病必耗伤正气而虚实夹杂，伴见气血亏虚，肝肾不足的证候，久延而致老年衰弱。

二、病理生理特点

疾病的产生多为身体虚弱，又受贼风邪气侵袭，两因相合，故以致病。《临证指南医案》："痹者，闭而不通之谓，正气为邪所阻，脏腑经络不能畅达，皆由气血亏损，腠理疏豁，风寒湿三气得以乘虚外袭，留滞于内，致湿痰浊血，留注凝涩而得之。"明确指出了正气亏虚、风寒湿邪外袭、痰瘀痹阻经络是痹证发生的病理机制。这种既有正气亏虚，又有痹症所导致的关节肌肉病变影响运动能力，为进一步发展为衰弱奠定了基础。

痹病初期邪在经脉，累及筋骨、肌肉、关节，日久耗伤气血，损及肝肾，虚实相兼。痹病日久不愈，气血津液运行不畅则病变日甚，血脉瘀阻，津液凝聚，痰瘀互结，痹阻经络，出现皮肤瘀斑、关节肿胀畸形等症，甚至深入脏腑，出现脏腑痹的证候。《素问・痹论》中论述："五脏皆有合，病久而不去者，内舍于其合也。故骨痹不已，复感于邪，内舍于肾；筋痹不已，复感于邪，内舍于肝；脉痹不已，复感于邪，内舍于心；肌痹不已，复感于邪，内舍于脾；皮痹不已，复感于邪，内舍于肺。"结合老年患者的生理特点，极可能合并多种基础疾病，老年性痹证多以肝、脾、肾三脏虚损为主。

肝藏血，主疏泄。具有疏通、畅达全身气机，调畅精血津液的运行输布、脾胃之气的升降、胆汁的分泌排泄以及情志活动等作用。《素问・五藏生成》言："诸筋者皆属于节。”肝在体合筋，具有连接关节、肌肉，主司关节运动的功能。肝血充足，筋力强健，运动灵活，为“罢极之本”。老年人由于年龄等因素，肝血、肝气衰少，不能养筋，故见行动迟缓，容易疲劳。老年人肝血不足，血液输布失常，筋骨、手足关节失于濡养，故见关节酸沉，绵绵而痛。

肾为先天之本，藏精，主司人体的生长发育、生殖和脏腑气化的生理机能，为“封藏之本”。《素问》：“肾者，主蛰，封藏之本，精之处也。”肾在体合骨，生髓。骨骼有肾精充养，肾气推动与调控，肾主骨，为肾精、肾气促进机体生长发育的表现。《素问·痿论》云：“肾主身之骨髓。”髓分骨髓、脑髓和脊髓，皆由肾精化生。若肾精充足，骨髓生化有源，则骨骼坚固有力。老年人肾气逐渐亏虚，或因素体禀赋遗传，或因劳倦饮食所伤脾胃及肾，或因年高脏器功能衰减，故骨髓不充、骨节不利，且肝肾同源，精亏则气血生化不足，肝失血养，故可见肢体沉重疼痛、腰膝酸软、畏寒肢冷。

脾统血，主运化，为气血生化之源，脾气有统摄、控制血液在脉中正常运行而不逸出脉外的机能。脾在体合肉，主四肢。《素问·太阴阳明论》中提出：“四肢皆禀气于胃，而不得至经，必因于脾，乃得禀也。今脾病不能为胃行其津液，四肢不得禀水谷气……筋骨肌肉，皆无气以生，故不用焉。”脾气健运，则四肢充养，活动轻劲有力。老年人脾胃亏虚，气血生化乏源，四肢无以濡养，故可见肢体四肢乏力，关节酸沉。

肝肾与精血同源，脾为气血生化之源。肝脾肾三脏虚损，延至老年，精血更耗，气损日盛，渐致衰弱。

三、治疗原则及要点

1. 治疗原则　老年痹证正气不足是本病的重要病因，久病耗伤正气而虚实夹杂者，应扶正祛邪，且扶正有助祛邪。若病情急剧，疼痛剧烈者，应先治其标，待症状缓解后，治疗以扶正兼祛余邪。风邪胜者或久病入络者，应佐养血之品，正所谓“治风先治血，血行风自灭”也；寒邪胜者，应佐助阳之品，使其阳气旺盛，则寒散络通，即所谓“阳气并则阴凝散”；湿邪胜者，佐以健脾益气之品，使其脾旺能胜湿，即所谓“脾旺能胜湿，气足无顽麻”；热邪胜者，佐以凉血养阴之品，以防热灼营阴而病深难解。久痹正虚者应重视扶正，补肝肾、益气血是常用之法。

2. 治疗要点

（1）辨病位：痹证病初邪在经脉，累及筋骨、肌肉、关节，日久耗伤气血，可由经络累及脏腑。需明辨病位，以判断病情及预后。

（2）辨病因：老年人素体虚弱或久病体虚，多为慢性起病，若出现慢性疾病成急性加重或急性起病，多外感受外邪，此时需辨明病因。痹痛游走不定者为行痹，属风邪盛；痛势较甚，痛有定处，遇寒加重者为痛痹，属寒邪盛；关节酸痛、重着、漫肿者为著痹，属湿邪盛；关节肿胀，肌肤焮红，灼热疼痛为热痹，属热邪盛；关节疼痛日久，肿胀局限，或见皮下结节者为痰；关节肿胀，僵硬，疼痛不移，肌肤紫暗或瘀斑等为瘀。

（3）辨虚实：由于老年人素体虚弱或久病体虚，虚证多见，但也存在实证、因虚致实、虚实相杂等证；如病程缠绵，日久不愈，可见痰瘀互结、肝肾亏虚之证。需注意辨别，合理用药。

四、注意事项

本病的辨证应分清虚实及病邪的偏胜。其病机是邪气阻滞，故祛邪活络、缓急止痛为治疗大法，但祛风、散寒、除湿、清热应互相配合，又有主次，并视病情佐以养血祛风、温阳散寒、健脾化湿及凉血清热之法，以增强祛邪活络之力；老年痹证病程多较长，预后较差，病程日久应辅以补益气血、补养肝肾、祛痰、化瘀等治法，虚实兼顾，标本并治。本病的预后与感邪的轻重、患者体质的强弱、治疗是否及时以及病后颐养等因素密切相关。一般来说，痹证初发，正气尚未大虚，病邪轻浅，采取及时有效的治疗，多可痊愈。若虽初发而感邪深重，或痹证反复发作，或失治、误治等，往往可使病邪深入，由肌肤而渐至筋骨脉络，甚至损及脏腑，病情缠绵难愈，预后较差。应从加强锻炼、避免受邪等着手，提高机体的防御能力和促进痹病的康复。

五、分证治疗

（一） 肝肾两虚证

证候特点：痹证日久不愈，关节屈伸不利，肌肉瘦削，腰膝酸软，或畏寒肢冷，或骨蒸劳热，心烦口干。舌质淡红，舌苔薄白或少津，脉沉细弱或细数。

证机概要：老年衰弱肝肾两虚兼有肝肾不足，筋脉失于濡养、温煦。

治法：培补肝肾，舒筋止痛。

代表方：补血荣筋丸加减。本方有滋补肝肾、祛风湿、舒筋通络止痛作用，用于久痹之肝肾不足、筋脉失养证。

常用药：熟地黄、肉苁蓉、五味子滋阴补肾、养血暖肝；鹿茸、菟丝子、牛膝、杜仲补肝肾、壮筋骨；桑寄生、天麻、木瓜祛风湿、舒筋通络止痛。

若肾气虚者，多表现为腰膝酸软，乏力较著，可加鹿角霜、续断、狗脊，以温补肾阳；若阳虚者，多表现为畏寒肢冷、关节疼痛拘急，加附子、干姜、巴戟天，或合用阳和汤加减，以温补阳气；若肝肾阴虚者，腰膝疼痛，低热心烦，或午后潮热，加龟板、熟地黄、女贞子，或合用河车大造丸加减。

（二） 气血亏虚证

证候特点：四肢乏力，关节酸沉，绵绵而痛，麻木尤甚，汗出畏寒，时见心悸，纳呆，颜面微青而白，形体虚弱，舌质淡红欠润滑，苔黄或薄白，脉多沉虚而缓。

证机概要：老年衰弱气血亏虚兼有卫外之阳气失固。

治法：益气养血，舒筋活络。

代表方：气血并补荣筋汤。

常用药：生薏苡仁、茯苓、生白术、首乌、当归、砂仁、熟地黄、黄精益气补血而荣筋；蜂房、乌梢蛇、豨莶草、络石藤、金毛狗脊、秦艽舒筋活络。

（三）　阴血亏虚证

证候特点：关节肌肉掣痛拘急，筋脉挛急疼痛，屈伸不利，或全身关节咯咯作响，行走无力，肌肉消瘦，头晕心悸，心烦不寐，口干不欲饮，或身觉微热，面色萎黄，舌红少津，或舌淡脉细。

证机概要：老年衰弱阴血亏虚证兼有久病亡血伤津，筋脉失养。

治法：滋阴养血。

代表方：六味地黄丸合四物汤加减。

常用药：生地、赤白芍、当归、川芎、枸杞、山萸肉、山药、丹皮、茯苓、桑枝、鸡血藤以补血养阴等。

（四）　阴虚火旺证

证候特点：形体瘦削，大肉消脱，关节疼痛，伴咽痛齿衄，骨蒸潮热，便秘尿赤，舌红少苔，脉象细数。

证机概要：老年衰弱阴虚火旺证兼有久病精亏血少，阴液大伤，阴虚阳亢，虚火上灼，无以养筋。

治法：养阴清热，通络止痛。

代表方：增液汤合知柏地黄丸或一贯煎。

常用药：生地、元参、麦门冬、知母、黄柏、山药、山萸肉、牡丹皮、首乌、女贞子、旱莲草滋养营阴兼以清热等。

（五）　气阴两虚证

证候特点：关节疼痛，或有肿胀、僵硬变形，活动后疼痛加重，休息后减轻，弓背驼腰，行则振掉，口干不欲饮，形体消瘦，气短乏力，舌胖红少苔，脉沉细数，或沉细无力。

证机概要：老年衰弱阴虚火旺证兼有耗气伤阴，气血津液无以濡筋。

治法：养阴益气，通络宣痹。

代表方：生脉散加减。

常用药：西洋参、太子参、麦门冬、五味子、茯苓、白术、山药、黄精等。

（六）　阴虚血瘀证

证候特点：肌肉关节刺痛、肿胀，经久不愈，关节周围可见皮下结节，或眼目干涩，形体消瘦，低热或骨蒸潮热，舌质暗红，有瘀斑瘀点，舌苔花剥，脉象沉细或细涩。

证机概要：老年衰弱阴血亏虚证兼有久病津亏，津不能化血，久则致瘀。

治法：滋阴清热，活血通络。

代表方：玉女煎或一贯煎合身痛逐瘀汤。

常用药：生地、麦门冬、知母、生石膏、川牛膝等滋阴清热；赤芍、白芍、桃仁、红花、牡丹皮、丹参等活血化瘀。

六、照护要点

1. 起居调护　注意防寒保暖，平素应注意防风、防寒、防潮，避免居住在暑湿、阴寒之地。

2. 运动调护　应加强体育锻炼，增强体质。可根据身体状况制定个体运动方案，如适宜的运动项目有八段锦、太极拳、易筋经、散步等。不要穿汗湿衣裤，预防外感。病情较重者应卧床休息；行走不便者，应防止跌仆，以免发生骨折；长期卧床者，既要保持病人肢体的功能位，有利于关节功能恢复，还要经常变换体位，防止压疮发生。

3. 情志调护　部分患者病程长、病情迁延反复、不易完全康复，容易产生焦虑心理和消化机能低下，病人应保持乐观心境。

4. 饮食调护　老年人脾胃虚弱，建议以清淡、富有营养饮食为宜，忌食辛辣、刺激、生冷，可适当摄入富有营养、易于消化的食物，可根据中医辨证证候不同，制定个性化食谱。

5. 其他调护　视病情适当对患处进行热熨、冷敷等，可配合针灸、推拿等进行治疗，鼓励和帮助患者对病变肢体进行功能锻炼。复发时应及时就医。

七、现代研究

（一）　七味通痹口服液治疗强直性脊柱炎

七味通痹口服液是由蚂蚁、青风藤、鸡血藤、鹿衔草、石楠藤、千年健和威灵仙组方。牟明威等采用七味通痹口服液治疗强直性脊柱炎，取得了较好的疗效。强直性脊柱炎的病因与遗传有关，病机与免疫反应有关，故用千年健、鹿衔草等调肾壮督，调节免疫，改善骨质；青风藤、石楠藤有抗肠道革兰阴性杆菌作用，且抑制免疫；鸡血藤能扩张血管、改善微循环，抑制前列腺素、前列环素、血栓素等炎症介质的释放，清除免疫复合物，从而改善骨滑膜炎症；威灵仙、蚂蚁祛寒除湿，通经宣痹。

（二）　防风祛痹丸治疗痰瘀痹阻兼气血两虚证痛风慢性期随机对照双盲多中心Ⅱ期临床研究

唐晓颇等研究发现防风祛痹丸可降低痛风慢性期（痰瘀痹阻兼气血两虚证）关节疼痛 VAS 评分及血尿酸水平，改善关节功能，并可降低痛风慢性期（痰瘀痹阻兼气血两虚证）中医证候积分，疗效优于别嘌呤醇和安慰剂，安全性较好。

（三）　国医大师李济仁论治脉痹之思路与方法

痹证是临床顽病，害人尤甚。脉痹为五体痹之一。西医学静脉炎、大动脉炎及雷诺病等疾患属“脉痹”范畴。国医大师李济仁认为，脉痹发病内有气血不足，外受风寒湿热之邪，基本病理改变为虚、痰、瘀。初期偏于祛邪，后期多予扶正。临证时予以温经散寒、活血化瘀治疗阳虚血瘀证，除湿化痰、活血通络治疗痰湿阻络证，益气养血、活血通络治疗气血两虚证，清热解毒、凉血化瘀通络治疗热毒血瘀证。

（四）　类风湿关节炎中医证候分布研究

许飞等调查研究结果显示，在 4 028 例类风湿关节炎患者中，中医证候分布情况为：风寒湿痹证（52.6%），风湿热痹证（16%），寒热错杂证（14.9%），肝肾亏虚证（9.1%），气血亏虚证（4.7%），痰瘀痹阻证（2.2%），肾虚寒凝证（0.4%），气阴两虚证（0.1%）。证候与不同年龄阶段的关系总结如下：10～40 岁类风湿关节炎患者其证候主要是风寒湿痹证、风湿热痹证、寒热错杂证；41～60 岁类风湿关节炎患者其证候主要是：风寒湿痹证、风湿热痹证、寒热错杂证、肝肾亏虚证、气血亏虚证；61～80 岁类风湿关节炎患者其证候主要是风寒湿痹证、风湿热痹证、寒热错杂证、肝肾亏虚证，气血亏虚证、痰瘀痹阻证；80 岁以上类风湿关节炎患者其证候主要是风寒湿痹证、肝肾亏虚证、气血亏虚证。可见随着年龄的不断增加，类风湿关节炎辨证为肝肾亏虚证、气血亏虚证、痰瘀痹阻证的患者数量逐渐增多，最终易于进展为老年衰弱。

八、古论求真

1.《灵枢·百病始生》曰：“风雨寒热，不得虚，邪不能独伤人，卒然逢疾风暴雨而不病者，盖无虚，故邪不能独伤人，此必因虚邪之风，与其身形，两虚相得，乃客其形。”强调若人身体强壮，即使感受邪气也不一定会发病。若身体虚弱，感受邪气，则更易发病。治疗时，应注意固护正气，对于虚证用药，应合理配伍用药，避免更伤正气。

2.《金匮要略·血痹虚劳病脉证并治》曰：“虚劳诸不足，风气百疾，薯蓣丸主之。”阴阳气血俱不足的虚劳病人容易感受外邪为病，而阴阳气血俱不足，可因脾阴亏损，化源不足而引起。治疗应以扶正为主，佐以祛邪，以免单纯祛风反伤正气，扶正方面着重调补脾胃，脾胃健运，饮食增加，自可滋生和恢复气血阴阳。

3.《血证论》曰：“脾阳不足，水谷固不化；脾阴不足，水谷仍不化也。譬如釜中煮饭，釜底无火固不熟，釜中无水亦不熟也。”脾阴充足，脾阳健旺，则水谷化为精微而布散全身，气血充足，机体得养而形壮。如若脾阴不足，则水谷不能化为精微而致机体失养。不单单是脾阳，临床治疗上，应遵循整体观念，个性化辨证论治，需固护五脏六腑精气、阴阳。

【参考文献】

[1] 赵晓彬.《金匮要略》痹证病因病机探讨 [J]. 中国民族民间医药，2011，20（17）：21—21.

[2] 王冰冰，高永翔.《黄帝内经》痹证理论在临床的运用总结 [J]. 光明中医，2015，（4）：717—718.

[3] 刘世荣.《内经》五痹证病因病机及临床辨治初探 [J]. 湖南中医杂志，2015，31（1）：117—119.

[4] 杨永杰，龚树全. 黄帝内经 [M]. 北京：线装书局．2009.

[5] 孙广仁. 中医基础理论 [M]. 北京：中国中医药出版社，2007.

[6] 何东初，喻晶晶. 类风湿关节炎从脏腑论治 [J]. 现代中西医结合杂志，2012，21（25）：2812—2813.

[7] 张函，万琦兵. 中医辨证施护对类风湿关节炎患者生活质量的影响 [J]. 中医药导报，2014，20（10）：96—98.

[8] 牟明威，李春根，王逢贤. 美洛昔康片联合七味通痹口服液治疗强直性脊柱炎肝肾亏虚证40例临床研究 [J]. 中国药业，2015，（8）：20—22.

[9] 唐晓颇，姜泉，胡镜清，等. 防风祛痹丸治疗痰瘀痹阻兼气血两虚证痛风慢性期随机对照双盲多中心Ⅱ期临床研究 [J]. 浙江中医药大学学报，2012，36（9）：986—990.

[10] 王传博，李艳，舒春. 李艳传承国医大师李济仁论治脉痹之思路与方法 [J]. 中医临床研究，2019，11（32）：111—113.

[11] 许飞，唐超炫，周文强，等．4028例类风湿关节炎患者中医证候回顾分析 [J]. 云南中医学院学报，2019，42（1）：38—41.

第六节　胸痹心痛老年衰弱辨证论治

胸痹心痛以膻中或左胸部发作性憋闷或疼痛，甚则胸痛彻背、喘息不得卧为主要临床表现的一种病证。轻者仅感胸闷如窒、呼吸欠畅，重者则有胸痛，严重者心痛彻背、背痛彻心。常伴有心悸、气短、呼吸不畅，甚至喘促、惊恐不安、面色苍白、冷汗自出等。本病在老年人中急性发作，易于诱发或加重老年衰弱，是老年衰弱的常见原因。

“心痛”之病名最早见于马王堆汉墓出土的《五十二病方》。“胸痹”病名最早见于《黄帝内经》。《黄帝内经》对本病的病因、一般症状及真心痛的表现均有记载。《素问·脏气法时论》：“心病者，胸中痛，胁支满，胁下痛，膺背肩胛间痛，两臂内痛。”《灵枢

·厥病》："真心痛，手足青至节，心痛甚，旦发夕死，夕发旦死。"至汉代，张仲景在《金匮要略》中正式提出"胸痹"的名称。《金匮要略·胸痹心痛短气病脉证治》认为，心痛是胸痹的表现，"胸痹缓急"，即心痛时发时缓为其特点；其病机以阳微阴弦为主，以辛温通阳或温补阳气为治疗大法，代表方剂如瓜蒌薤白半夏汤、瓜蒌薤白白酒汤及人参汤等。后世医家丰富了本病的治法，如元代危亦林《世医得效方》用苏合香丸芳香温通治卒暴心痛。明代王肯堂在《证治准绳·胃脘痛》中明确指出，心痛、胸痛、胃脘痛之别，对胸痹心痛的诊断是一大突破，在诸痛门中用失笑散及大剂量红花、桃仁、降香、失笑散活血理气止痛治死血心痛。清代陈念祖《时方歌括》用丹参饮活血行气治疗心腹诸痛。清代王清任《医林改错》用血府逐瘀汤活血化瘀通络治胸痹心痛等，对本病均有较好疗效。现代医学疾病表现为膻中及左胸部发作性憋闷疼痛为主症时也可参照本节辨证论治。

一、病因病机

胸痹心痛老年衰弱患者的病因多为劳倦久病、脾胃虚弱、运化失职，故气血亏虚，使心脉失养，拘急而痛，发为胸痹。胸痹心痛的病机关键是心脉痹阻、阳微阴弦。

（一）病因

1. 年老体虚：老年患者年过半百，肾气渐衰。肾阳虚衰则不能鼓动五脏之阳，引起心气不足或心阳不振，血脉失于阳之温煦、气之鼓动，则气血运行滞涩不畅，发为心痛；若肾阴亏虚，则不能滋养五脏之阴，阴亏则火旺，灼津为痰，痰热上犯于心，心脉痹阻，则为心痛。

2. 素体阳虚、寒邪内侵：老年人素体阳虚，胸阳不振，阴寒之邪乘虚而入，寒凝气滞，胸阳不展，血行不畅，而发本病。《诸病源候论·心腹痛病诸候》曰："心腹痛者，由腑脏虚弱，风寒客于其间故也。"《医门法律·中寒门》云："胸痹心痛，然总因阳虚，故阴得乘之。"阐述了本病由阳虚感寒而发作，故天气变化、骤遇寒凉而诱发胸痹心痛。

（二）病机

胸痹心痛老年衰弱基本病机是心脉痹阻、阳微阴弦。本病的病变部位主要在心，与肝、脾、肾、肺相关。心、肝、脾、肺、肾气血阴阳不足，心脉失养，不荣则痛。因心主血脉的正常功能，有赖于肝主疏泄、脾主运化、肾藏精主水等功能正常。其病性有虚实两方面，老年衰弱患者常为本虚，多见于气虚、阳虚、阴虚、血虚，以上病机可同时并存，交互为患。病情进一步发展，可见下述病变，素体本虚，心阳阻遏，心气不足，鼓动无力，而表现为心动悸，脉结代，甚至脉微欲绝；年老体虚，脏腑功能下降，心肾阳衰，水邪泛滥，凌心射肺而为咳喘、水肿，多为病情深重的表现。要注意结合有关病种相互参照，辨证论治。而在《金匮要略·胸痹心痛短气病脉证治》云："夫脉当取太过不及，阳微阴弦，即胸痹而痛，所以然者，责其极虚也。今阳虚知在上焦，所以胸痹心痛者，以其阴弦故也。"即提示胸痹基本病机为上焦阴虚，阴邪内盛，阴乘阳位，痹阻胸阳，不通则痛。仲景提出“阳微阴弦”为本病病机关键之所在，通过疾病的轻重缓急虚实等方面阐述胸痹的独特治法。胸痹心痛老年衰弱患者素体虚弱，脏腑功能减退，气血虚弱，不荣则痛；也可因虚致实，血脉瘀滞，痹阻胸阳，不通则痛。

邓铁涛教授认为，胸痹心痛经历从脾到心、从痰到瘀的发生发展过程，着重从脾胃入手，强调对脾、对痰进行诊治，突出病机之本，并以益气健脾、活血化瘀为主要治疗原则。任继学教授强调伏邪致病在心系疾病辨证论治过程中的重要价值，认为先天伏寒于肾是冠心病的病因，伏寒易损阳气，阻遏气机，并引发伏痰、伏瘀等后天伏邪，治疗上以温补脾肾之阳为中心。国医大师张学文提出，虚—瘀—痰—毒为胸痹心痛的主要病机，以补虚、活血、化痰、解毒为处方用药。肾气亏乏，血行不畅，因虚致瘀；气虚又致水液输布失调，水湿内停，聚湿生痰；痰浊上犯心胸，痹阻心脉，因痰致瘀；血气不利则为水，聚而生痰，因瘀致痰；痰湿蕴结，化而为毒。路志正教授辨证胸痹心痛重视湿邪致病，指出湿邪初起，气机被遏，日久则伤及心阳，胸阳不振，浊阴上乘，痹阻胸中，发为胸痹心痛。郭维琴教授治疗胸痹心痛重视脾胃气血，脾胃虚弱，气血生化不足，宗气生成乏源，心脉之气不充，推动无力，致气虚血瘀，以益气活血为治则，强调顾护脾胃。张琪教授指出胸痹心痛为本虚标实之证，气虚为本，血瘀、痰浊、寒凝为标，以补气为主，痰瘀并重，心肾同治。名老中医王行宽教授认为，胸痹心痛的病机关键是心肝失调，肝气郁滞，心络痹阻，以心肝同治为原则，疏肝木，平肝阳，通心络，复心脉。“湿瘀痹阻”“心肝失调”等观点的提出营造了中医理论百家争鸣的氛围，丰富了胸痹心痛的病机学说内涵，更为冠心病心绞痛的辨证论治开拓了思路。

二、病理生理特点

胸痹心痛老年衰弱者其病理主要以本虚为主，包括气虚、阴亏、阳衰致心脉失养，心脉痹阻、胸阳不展，最终发为胸痹。胸痹之演化实为宗气内虚为本，气滞痰凝血瘀为标。气为阳，故上焦阳虚当指胸中之宗气而言，宗气虚是胸痹发病之内因。胸痹心痛老年衰弱者上焦宗气虚，日久必导致下焦阳气虚衰，从而导致肾阳虚；反之，肾阳虚久亦可出现上焦宗气虚。另一方面，上焦宗气虚弱，可影响肺之宣发，津液失于输布而匮乏，影响营血形成，而致阴液亏虚。在此演化过程中，由于阳虚导致气机升降失司，脾胃阳虚导致运化失司，痰饮水浊停留；阳气衰微推动无力或寒凝或血脉枯涩闭阻致血瘀。故胸痹心痛老年衰弱者病变不仅仅局限于上焦，其与中焦、下焦同样关系密切、相互作用相互影响。

三、治疗要点

1. 胸痹心痛病老年衰弱患者病机特点多为本虚标实、虚实夹杂，急性发作期可先急则治其标，以标实为主；缓解期以缓则治其本，以本虚为主。治疗上应补其不足，泻其有余。本虚宜补，权衡心之气血阴阳之不足，有无兼见肝、脾、肾脏之亏虚，调阴阳补气血，调整脏腑之偏衰，尤应重视补心气、温心阳；标实当泻，针对气滞、血瘀、寒凝、痰浊而理气、活血、温通、化痰，尤重活血通络、理气化痰。补虚与祛邪的目的都在于使心脉气血流通，通则不痛，故活血通络法在不同的证型中可视病情，随证配合。

2. 胸痹心痛老年衰弱者虽病机多见虚实夹杂，但追其本为虚，故要做到补虚勿忘邪实，祛实勿忘本虚，权衡标本虚实之多少，确定补泻法度之适宜。同时，在胸痹心痛的治疗中，尤其在真心痛的治疗时，在发病的前三四天内，警惕并预防脱证的发生，对减少死亡率，提高治愈率更为重要。

3. 胸痹心痛老年衰弱者由于年老体虚，易发生变证，必须辨清证候之顺逆，一旦发现脱证之先兆，如疼痛剧烈，持续不解，四肢厥冷，自汗淋漓，神萎或烦躁，气短喘促，脉或速，或迟，或结，或代，或脉微欲绝等必须尽早使用益气固脱之品，并运用中西医结合救治。

四、注意事项

1. 胸痹心痛老年衰弱者治疗应以通为补，通补结合。其“通”包括芳香温通法、宣痹通阳法、活血通络法，同时临证可加养血活血药，使活血而不伤证；“补”法包括补气血、温肾阳、补肾阴。此两法是治疗胸痹两大治疗原则。

2. 临床治疗上需注意在活血化瘀治疗中应配以益气、养阴、化痰、理气之品，辨证配伍用药。

3. 在发病后的 3～4 天内，需预防脱证的发生，一旦发现脱证之先兆，必须尽早给予益气固脱之品。

五、分证治疗

（一） 心气不足证

证候特点：心胸阵阵隐痛，胸闷气短，动则益甚，神疲懒言，面色㿠白，失眠多梦，或易出汗，舌质淡，舌体胖，且边有齿痕，苔薄白，脉细缓或结代。

证机概要：老年衰弱者心气虚弱，鼓动无力，血滞心脉。

治法：补养心气，鼓动心脉。

代表方：保元汤合甘麦大枣汤。

常用药：人参、黄芪大补元气，扶助心气；甘草益气，行血气；小麦益气止汗；肉桂辛热补阳，温通血脉；生姜温中；大枣养血安神。

（二） 心阴亏损证

证候特点：心胸疼痛时作，心悸怔忡，五心烦热，口燥咽干，潮热盗汗，舌红少苔或剥，脉细数或结代。

证机概要：老年衰弱者久病耗伤心阴，津液不行，痹阻心脉，发为胸痹。

治法：滋阴清热，养心安神。

代表方：天王补心丹。

常用药：生地、玄参、天门冬、麦门冬、丹参、当归滋阴养血而泻虚火；人参、茯苓、柏子仁、酸枣仁、五味子、远志补心气、养心神；朱砂重镇安神；桔梗载药上行，直达病所。

（三） 气阴两虚证

证候特点：胸闷隐痛，时作时止，心悸气短，头昏乏力，动则益甚，口干，汗出，心烦失眠，舌淡红，舌体胖大边有齿痕，脉细缓或结代。

证机概要：老年衰弱者心气不足，阴血亏耗，血行瘀滞。

治法：益气滋阴，活血通脉。

代表方：生脉散合人参养荣汤。

常用药：人参、黄芪、炙甘草大补元气、通经利脉；肉桂温通心阳；麦门冬、玉竹滋养心阴；五味子收敛心气；丹参、当归养血活血。

（四） 心肾阴虚证

证候特点：心痛憋闷，心悸不宁，兼见头晕，耳鸣，口干，烦热，腰膝酸软，舌红少津，苔薄，脉细数或结代。

证机概要：老年衰弱者久病耗伤阴，水不济火，虚热内灼，心失所养，血脉不畅。

治法：养阴清热，养心和络。

代表方：天王补心丹合炙甘草汤加减。

常用药：生地、玄参、天门冬、麦门冬滋阴补血以养心阴；人参、炙甘草、茯苓益心气；酸枣仁、五味子、远志交通心肾，养心安神；丹参、芍药、阿胶助心血通血脉。

（五） 心肾阳虚证

证候特点：胸闷或心痛较著，气短，心悸怔忡，自汗，动则更甚，神倦怯寒，面色㿠白，四肢欠温或肿胀，舌质淡胖，苔白腻，脉沉细迟。

证机概要：老年衰弱者阳气虚衰，胸阳不振，气机痹阻，血行瘀滞。

治法：补益阳气，振奋心阳。

代表方：参附汤合右归饮加减。

常用药：人参大补元气，附子温补真阳；肉桂振奋心阳；炙甘草益气复脉；熟地黄、山萸肉、仙灵脾、补骨脂温养肾气。

六、照护要点

胸痹心痛病老年衰弱者宜从饮食、起居、情志、运动、睡眠等方面照护。

1. 饮食　饮食调治是预防与调摄的重点。不宜过食肥甘，应戒烟，少饮酒，宜低盐饮食，多吃水果及富含纤维食物，保持大便通畅，饮食宜清淡，食勿过饱。

2. 起居　慎起居，适寒温。气候的寒暑晴雨变化对本病的发病亦有明显影响，《诸病源候论·心痛病诸候》记载："心痛者，风凉邪气乘于心也"，故本病慎起居，适寒温，居处必须保持安静、通风。

3. 情志　调情志，情志异常可导致脏腑失调、气血紊乱，尤其与心病关系较为密切。《灵枢·口问》云："悲哀愁忧则心动"，后世进而认为"七情之由作心痛"。故防治本病必须高度重视精神调摄，避免过于激动或喜怒忧思无度，保持心情平静愉快。

4. 运动与睡眠　胸痛重症发作患者应立即卧床休息或紧急送医院。缓解期要注意适当休息，坚持力所能及的活动，做到动中有静，保证充足的睡眠。

七、现代研究

（一）健脾益肾法治疗胸痹的研究

王氏研究显示，脾阳在冠心病发病和病理演变中起非常重要的制约因素，即冠心病"其制在脾"。将 68 例胸痹患者随机分为 2 组。治疗组服用附子理中汤合丹参饮，药物组成：附子（先煎）、人参、干姜、炙甘草各 10 g，白术 15 g，丹参 30 g，砂仁、檀香各 10 g。对照组服复方丹参滴丸。2 组均以 15 天为 1 个疗程，共服用 2 个疗程。结果显示：治疗组总有效率为 97.1%，对照组总有效率为 88.2%（$P<0.05$）。邝氏以右归丸为主方治疗冠心病心绞痛患者 40 例，结果显示：治疗组总有效率为 98%，疗效明显优于西药对照组（$P<0.05$）。

（二）益气活血方加减治疗胸痹心痛研究

刘延阵选取 92 例胸痹心痛病患者作为研究对象，随机分为对照组与观察组各 46 例。对照组患者采用常规西药治疗，观察组采用益气活血方加减治疗。观察组临床治疗总有效率达 97.83%，明显高于对照组的 80.43%，差异具有统计学意义（$P<0.05$）。表明益气活血方可有效改善患者心功能，临床效果显著。

（三）中成药治疗冠心病心绞痛研究

冯建青等观察通心络胶囊治疗冠心病心绞痛。结果表明，其缓解心绞痛及改善心肌缺血的总有效率明显优于应用复方丹参片的对照组。贺敬波等运用加减暖肝煎胶囊治疗不稳定性心绞痛，结果总有效率优于单纯西药对照组，且加减暖肝煎胶囊能降低不稳定性心绞痛患者心肌耗氧量。

（四）中药茶饮治疗胸痹心痛病

王素玲治疗稳定期胸痹心痛病，在辨证分型治疗基础上，采用配合中药茶饮治疗胸痹心痛稳定期气阴两虚、心血瘀阻证 120 例，取得较满意的疗效，差异有统计学意义（$P<0.05$）。中药茶饮方中，人参善补元气、复脉固脱，能增加心脏收缩力，抗心肌缺血，改善心悸、倦怠无力、食少、神经衰弱、失眠等症状；麦门冬补充阴血、清心除烦，具有强心利尿、抗心律失常和扩张外周血管的作用；五味子敛肺滋肾、生津敛汗、宁心

安神，具有加强和调节心肌细胞能量代谢、改善心肌营养和功能等作用。

八、古论求真

1.《金匮要略·胸痹心痛短气病脉证治》：“胸痹，心中痞气，气结在胸，胸满，胁下逆抢心，枳实薤白桂枝汤主之，人参汤亦主之。”本条论述胸痹之证，胸痹本有虚实之分，实者宜用枳实薤白桂枝汤，虚者宜用人参汤，胸痹之表现有心中痞闷（“心中”应指心下胃脘）、胸满、胁下气逆抢心，二方症状虽一，但因病机不同，故治法用方颇有差别；“心痛彻背，背痛彻心，乌头赤石脂圆主之。”为胸痹心痛之危急重期，实则因心阳不振，阴寒邪气乘虚侵袭，心阳失展，心脉痹阻所致。可见胸痹心痛老年衰弱治疗过程中，根据病情不同进展过程，需注意虚实，审证用方。

2.《素问·痹论》：“心痹者，脉不通，烦则心下鼓，暴上气而喘。”阐述胸痹的病机在于“脉不通”，它的发病机制主要是气血不利，不通则痛。

3.《素问·调经论》：“寒气积于胸中而不泻，不泻则温气去，寒独留，则血凝泣，凝则脉不通。”提示心之阳气不足而生内寒或阴寒实邪上乘阳位，不通则痛，故发为胸痹心痛。结合临床，冠心病心绞痛的病机特点为本虚标实，本虚主要是心、脾、肾阳气的亏虚，在本虚基础上，加之调摄不慎，劳逸失度，或饮食不节，过食肥甘厚腻等而致气滞、寒凝、痰浊、血瘀等标实之邪痹阻心脉而发病，故而在老年衰弱患者治疗当中须注意虚实夹杂，不可一成不变。

4.《难经·六十难》：“其五脏气相干，名厥心痛；其痛甚，但在心，手足青者，即名真心痛。其真心痛者，旦发夕死，夕发旦死。”由此可见，厥心痛与真心痛在主要病机上是有区别的。由于心胸部位的特殊性和重要性，对其疼痛性质不同的疾病予以分类划分有着重要的理论和临床意义。因此分清疼痛病证中的主次矛盾、病位、病势是需要明确和解决的首要问题。

5.《诸病源候论·心病候》：“心为诸脏主，其正经不可伤，伤之而痛者，则朝发夕死，夕发朝死，不暇展治。其久心痛者，是心之支别络，为风邪冷热所乘痛也，故成疹不死，发作有时，经久不瘥也。”这些均反映出胸痹病位虽然在心以及其正经，但常常受到其他脏腑功能失调以及相关经络病变的影响。所以在临床辨证治疗上，需树立中医整体观念，抓住五脏以及经络理论。

6.《类证治裁·胸痹》：“胸痹，胸中阳微不运，久则阴乘阳位，而为痹结也，其症胸满喘息，短气不利，痛引心背。由胸中阳气不舒，浊阴得以上逆，而阻其升降，甚则气结咳唾，胸痛彻背。夫诸阳受气于胸中，必胸次空旷，而后清气转运，布息展舒。胸痹之脉，阳微阴弦，阳微知在上焦，阴弦则为心痛。以《金匮》《千金》均以通阳主治也。”指出后世医家对胸痹的证候、脉象、治疗以及其病理机转论述均有发展。

【参考文献】

[1] 吴焕林，徐丹苹，罗文杰，等．邓铁涛调脾护心法治疗冠心病心绞痛方案抗心肌缺血作用的临床队列研究 [J]．辽宁中医杂志，2012，39（3）：385—387.

[2] 邓悦，郭家娟，李红光，等．从中医伏邪病因论治冠心病的思考 [J]．长春中医药大学学报，2007，23（6）：1—2.

[3] 齐婧，尤金枝，王永刚，等．冠心病“虚、瘀、痰、毒”致病浅析 [J]．新中医，2014，46（6）：258—259.

[4] 刘宗莲，路洁，王秋风，等．国医大师路志正从湿辨治冠心病学术思想初探 [J]．中华中医药杂志，2010，25（3）：379—381.

[5] 许丞莹，王亚红，刘玉霞，等．郭维琴教授治疗冠心病从脾胃中焦枢纽调理气血经验 [J]．中华中医药学刊，2014，32（11）：2669—2670.

[6] 王红玉．附子理中汤和丹参饮治疗心肾阳虚型胸痹的临床观察 [C]．第三届世界中医心血管学术研讨会论文全文集，2008.44—45.

[7] 伍瑶，范金茹，王行宽，等．全国名中医王行宽肝心同治胸痹心痛的验方及经验传承 [J]．中医药临床杂志，2019，31（9）：1631—1634.

[8] 范秉均．温中补虚法为主治疗虚寒性胸痹心痛的临床研究 [J]．中医药学刊，2006，24（2）：352—354.

[9] 邝开安．右归丸为主方治疗冠心病心绞痛 40 例 [J]．陕西中医，2005，26（7）：632—633.

[10] 刘延阵．益气活血方加减治疗胸痹心痛病临床研究 [J]．河南中医，2015，11（21）：112—113.

[11] 冯建青．通心络胶囊在冠心病不稳定性心绞痛临床应用中的探讨 [J]．医药世界，2006，8（4）：124—126.

[12] 贺敬波．加减暖肝煎胶囊治疗不稳定性心绞痛的临床研究及理论探讨 [J]．中国中医基础医学杂志，2003，9（9）：55—56.

[13] 王素玲．中药茶饮治疗胸痹心痛病临床观察 [J]．中国民间疗法，2017，25（10）：71，91.

第七节　肺胀老年衰弱辨证论治

肺胀是以肺气胀满、不能敛降为特征的疾病，由多种慢性肺系疾患反复发作而致。由于肺是自然之气转化为人体之气的场所。肺系疾病迁延日久，正气易于耗损，与增龄性正气衰退叠加，则虚损加速。气虚不生血，必致气血两虚。金水相生，肺病日久，必致肾气亏损、肾精不足。待至老年，最终进展为衰弱。

《灵枢·胀论》云：“肺胀者，虚满而喘咳。”汉代张仲景《金匮要略·肺痿肺痈咳嗽上气病脉证治》曰：“上气，喘而躁者，属肺胀。”隋代《诸病源候论·咳逆短气候》记载肺胀的发病机理是由于“肺虚为微寒所伤，则咳嗽，嗽则气还于肺间，则肺胀，肺胀则气逆，而肺本虚，气为不足，复为邪所乘，壅痞不能宣畅，故咳逆短乏气也。”《证治汇补·咳嗽》认为肺胀：“气散而胀者，宜补肺，气逆而胀者，宜降气，党参虚实而施治。”提示肺胀应当分虚实辨证论治。

一、病因病机

多因久病肺虚，痰浊潴留，而致肺不敛降、肺气胀满，每因复感外邪诱使病情发作或加剧。

肺主气，司呼吸，主宣降，朝百脉，主治节，通调水道，开窍于鼻，外合皮毛，主表卫外。老年人脏腑功能衰退，故外邪从口鼻、皮毛入侵，每多首先犯肺，导致肺气宣降不利，上逆而为咳，升降失常则为喘。肺的宣发、肃降功能失常，则水道失于通调，津液不布，凝聚为痰。久则肺虚，肺主气功能失常，影响呼吸出入，肺气壅滞，还于肺间，导致肺气胀满，张缩无力，不能敛降。

肺与脾、肾、心、肝密切相关。肺不主气，可损及四脏，而致五脏俱虚，发为衰弱。“肺为气之枢，脾为气之源”，肺属金，脾属土，土本生金，若肺病及脾，子盗母气，则可导致肺脾两虚。老年人脾气渐虚，运化功能减退，可促进多种肺病的发生。肾主纳气，主水和气化，“肺为气之主，肾为气之根”，肾属水，金本生水。老年人肾气渐虚，若久病肺虚及肾，金不生水，致肾气更加衰惫。肺不主气，肾不纳气，则气喘日益加重，呼吸短促难续，吸气尤为困难，动则更甚。心主血脉，在体合脉，肺与心脉相通，肺气辅佐心脏运行血脉，老年人肺气虚损，清气吸入减少，宗气生成不足，肺朝百脉之助心行血功能减退，循环不利，血瘀肺脉，肺气更加壅塞，造成气虚血滞，血滞气郁，由肺及心的恶性后果，临床可见心悸、紫绀、水肿、舌质暗紫等症。心阳根于命门真火，肾阳不振，进一步导致心肾阳衰，可呈现喘脱危候。肝主疏泄，调畅气机、调畅情志，喜条达而恶抑郁。肝主升发，肺主肃降，肝从左而升，肺从右而降，升降得宜，则气机舒展；肝藏血，调节全身之血，肺主气，治理调节一身之气，肝向周身各处输送血液必须依赖气的推动；在五行配伍关系中，肝属木，肺属金；生理上，金本克木。若肝肺关系正常，金木相安，肝气不亢，金鸣正常，人体气机顺畅。如久病肺虚，则肝气亢逆，木气侮金，金鸣异常，则气机当升不升，当降不降，出现肝郁气滞，气滞则津停为痰，血停为瘀，使肺胀病情加重。

总之，老年人肺胀以久病肺虚为主，由于反复感邪，使病情进行性加重，病位在肺，继则影响脾、肾，后期及心、肝，肺胀为病，多病情缠绵，时轻时重，易影响病人情绪，导致肝气郁结，而肝主疏泄，可调畅气机、情志，对患者情绪反应起重要作用，肝郁不疏是肺胀发病过程的重要病机，因此治疗中适当加入调肝法，以增强治疗疗效。

二、病理生理特点

肺为人体内外气体交换之主要场所。其所主之气不仅包括了自然界的“清气”，即空气，而且还包括水谷精微化生的“精气”。《素向·阴阳应象大论》谓“天气通于肺”，又说“肺主一身之气”。《素问·五脏生成》谓“诸气者，皆属于肺”。肺通过呼吸作用，吸入清气，呼出浊气而“吐故纳新”。由肺吸入之清气在胸中与水谷精微之气结合而为“宗气”。此气出喉以行呼吸，又贯心脉以散布全身，营养各组织器官维持其正常活动，因而起到“肺主一身之气”的作用。“宗气”还可与肾精所化生的“元气”相合而成“真气”。因此所谓肺主气的含义不仅指呼吸作用，而是说人体上下内外表里之气均为肺所主，并有调节和输布的作用，此即肺的宣发肃降功能。在临床上如果肺主气的功能正常，则气道通畅、呼吸匀调。若肺气不足或失于宣发肃降，就会引起一系列病理变化而出现气急、咳嗽、鼻扇喘促等症状。《素向·至真要大论》谓“诸气膹郁，皆属于肺”。老年人脏腑功能衰退，素体亏虚，一般病程较长，若久患肺部疾患时则损伤肺气，致肺气不足，或在热性病时灼伤津液致肺阴不足，这不仅使呼吸功能减弱，也要影响“宗气”的生成与输布而导致全身性的气虚，出现体倦乏力、呼吸无力、气短、自汗等症状。

《灵枢·决气》说：“上焦开发，宣五谷味，熏肤、充身、泽毛，若雾露之溉，是谓气。”是指肺气有宣发卫气、布散津液的功能。老年肺胀病人肺气亏虚、宣降失司，肺气失于宣散就会形成腠理闭塞而无汗，失于肃降则会使水液潴留出现水肿、小便不利或尿少等症状。

肺主皮毛，皮毛为一身之表，包括皮肤、汗腺、毛发等组织，是抵御外邪的屏障。肺通过宣发作用，把水谷精微及其中的“悍气”（即卫气）输布于皮毛，以滋养周身皮肤、肌肉、毛发，抵御外邪而发挥“温分肉，肥凑理，司开阖”的功能，以滋养保卫机体。由于肺与皮毛关系密切，所以在病理上也相互影响。老年人由于脏腑功能衰退，气血不足，营卫不利，易致六淫之邪侵袭，如外邪侵入体表，大多先出现肺卫症状。当肺气虚弱不能宣发卫气输精于皮毛时，不但可以出现皮毛憔悴枯槁，而且可能会出现卫外机能低下，易受外邪侵袭，促进衰弱的发生。

三、治疗要点

（一） 标本兼治

老年人肺胀合并老年衰弱的病理特点多虚实夹杂，本虚标实为基本特征，故治疗上应抓住治标、治本两个方面，祛邪与扶正共施，依其标本缓急有所侧重。根据病邪的性质，标实者，分别采取祛邪宣肺、降气化痰、温阳利水甚或开窍、息风、止血等法；本虚者，当以补养心肺、益肾健脾为主，分别治以益气、养阴，或气阴兼调，或阴阳两顾；正气欲脱时则应扶正固脱，救阴回阳；正虚邪实者，治当扶正祛邪，标本兼顾，分清主次，针对病情，灵活运用。

辨证总属标实本虚，但有偏实、偏虚的不同，因此应分清其标本主次。一般感邪偏于邪实，平时偏于本虚。偏虚者当区别气（阳）虚、阴虚的性质及肺、脾、肾、心病变主次之所在。早期以气虚为主，或为气阴两虚，病在肺、脾、肾；后期气虚及阳，甚则可见阴阳两虚，病变以肺、肾、心为主。

（二） 辨证候轻重

肺胀老年衰弱患者若无外邪侵袭于肺，病情相对稳定，仅见喘咳上气、胸闷胀满，动则加重，证候相对较轻。凡见鼻扇气促、张口抬肩、烦躁不安、痰多难咯等，则提示病情加重。若见心慌动悸、面唇紫绀、肢体浮肿、神昏谵语、惊厥、出血、喘脱等候，则属肺胀危证，需急救处理。

四、注意事项

肺胀老年衰弱者，由于肺气亏虚，卫外不固，常感邪使病情恶化，若不及时控制，极易发生变端，出现神昏、痉厥、出血、喘脱等危重证候。因正气衰竭，无力抗邪，正邪交争之象可不显著，故凡近期内咳喘突然加剧，痰色变黄，舌质变红，虽无发热恶寒表证，亦要考虑有外邪的存在，应注意痰的色、质、量等变化，结合全身情况，综合判断。掌握证候的相互联系。临床常见阳虚水泛、肺肾气虚各证常可互相兼夹转化，夹杂出现。临证既需掌握其辨证常规，又要根据其错杂表现灵活施治，其中以阳虚水泛、肺肾气虚尤为危重，如不及时控制则预后不良。

五、分证治疗

（一） 肺肾气虚证

证候特点：常见以呼吸浅短难续，声低气怯，甚则张口抬肩，不能平卧，咳嗽，痰白如沫，咯吐不利、胸闷心悸，形寒汗出，腰膝酸软，行动迟缓，小便清长，或尿有余沥，舌淡或黯紫，脉沉细无力或结代。

证机概要：老年衰弱者肺肾气虚兼见胸闷、心悸、小便清长或尿有余沥。

治法：补肺摄纳，降气平喘。

代表方：平喘固本汤合补肺汤加减。

常用药：党参、五味子、冬虫夏草补益肺肾之气；胡桃肉、沉香、磁石纳气归肾；苏子、款冬花、半夏、橘红燥湿化痰，降气平喘；人参、黄芪、五味子补气敛肺；熟地黄滋阴补肾；紫菀、桑白皮止咳化痰平喘。

（二） 肺肾阴虚证

证候特点：久病咳喘，咳痰带血，咽喉燥痛，手足心热，骨蒸盗汗，肌肉枯槁，皮肤干燥，大便干结，舌红少苔，脉细数。

证机概要：老年衰弱者肺肾阴虚兼见头晕耳鸣、失眠多梦。

治法：滋阴平喘。

代表方：百合固金汤加减。

常用药：百合、麦门冬滋阴清热，润肺止咳；生地、熟地黄滋肾壮水；玄参清虚火，兼利咽喉；当归、白芍养血和血；贝母清热润肺，化痰止咳；桔梗宣肺利咽，化痰散结。

（三） 肺脾气虚证

证候特点：常见以呼吸浅短难续，胸闷，咳嗽，咯白痰，乏力，纳差，体倦肢软，少气懒言，面色萎黄，大便稀溏，舌淡，苔少，脉沉细无力。

证机概要：老年衰弱者脾气虚兼见腹胀，食后尤甚，形体消瘦，浮肿。

治法：健脾补气平喘。

代表方：补中益气汤加减。

常用药：黄芪补中益气、升阳固表；人参、炙甘草、白术补气健脾；当归养血和营；陈皮理气和胃，使诸药补而不滞；升麻、柴胡升阳举陷。

（四） 阳虚水泛证

证候特点：心悸，喘咳不能平卧，咯痰清稀，面浮，下肢浮肿，甚则一身尽肿，腹部胀满有水，脘痞，纳差，尿少，怕冷，面唇青紫，舌胖质黯，苔白滑，脉沉细。

证机概要：老年衰弱者心阳虚兼见胸闷胸痛，心悸冷汗，恶寒肢冷。

治法：温肾健脾，化饮利水。

代表方：真武汤合五苓散加减。

常用药：附子温肾通阳；桂枝化气行水；茯苓、白术、生姜、猪苓、泽泻健脾渗湿利水；红花、泽兰、益母草、五加皮活血化瘀。

六、照护要点

1. 生活起居 宜慎风寒，避免受外邪，戒烟酒，避免肺、脾、肾、心再度损伤。注意护理，大小便日常预防摔倒，房间应保持清洁卫生，安静舒适，空气流通，保持适当的温度与湿度，保持呼吸道通畅，及时清除痰液，对体弱卧床、痰多而黏的患者应每 2～3 小时协助翻身一次。

2. 运动调护 尽可能锻炼，改善肌肉功能，增强体质。患者可根据体质、病情与爱好，选择呼吸方式、缩拢口呼气、健肺操、气功疗法等体育项目进行锻炼，以改善肺脏通气功能。逐渐康复后，可打太极拳、步行。可根据体力及病情选择，运动量宜由小到大，时间由短到长。有可能可作呼吸肌放松训练：坐位，躯干稍前倾，双肘屈曲 90 度，肩部放松，双上臂及肩关节自前向后做环形运动 10～20 次，动作宜轻柔缓慢。

3. 饮食调护 忌食辛辣、刺激、生冷、油腻等食品，可适当鼓励患者多进食优质蛋白质、维生素及高热量食品，改善营养不良。可根据辨证或体质的不同，制定个性化食谱。

4. 情志调护 老年人多因个人或环境等影响，情感上多孤寡寂寞，外加染疾，本病急性期患者多有悲伤感，病情反复发作者更明显，更易出现烦躁不安、发脾气等情况，有些甚至拒绝治疗。为此除药物治疗及专科护理外，要给予心理护理，多亲近患者，建立护患之间的信任感，并鼓励患者恢复康复信心，配合临床治疗和护理，以提高患者生活质量。

5. 其他调护 积极防治肺部疾病，本病乃由咳喘、哮病日久发展而成，故预防和及时治疗咳、喘、哮等病证，是本病预防的关键。本病最先肺系受累，反复感邪发作，日久必累及他脏，平时当注意保暖防寒，尤其注意胸背部的保暖，不使娇脏受邪。本病患者在缓解期，亦应积极治疗，可采用冬病夏治、扶正固本、活血化瘀、温化寒饮等法。具体宜培补肺脾肾心、活血化瘀、温化痰饮。肺气虚用补肺汤；脾气虚用补中益气汤；肾阴虚用六味地黄丸；肾气虚用肾气丸；心气虚用炙甘草汤；兼有痰饮可选二陈汤、苓桂术甘汤；兼有瘀血可选血府逐瘀汤、桃红四物汤等。

七、现代研究

（一） 中医治疗慢性肺源性心脏病

老年人肺胀多病程长、迁延不愈，病位涉及肺、脾、心、肾，多为肺气亏虚、心脾肾阳虚，易致胸闷气短、不能平卧、全身水肿等症状，故杨静的研究显示，益气温阳活血利水法治慢性阻塞性肺疾病疗效显著，能显著改善患者症状与预后。钟艳芝提出，通过在老年肺心病患者的恢复期和缓解期，根据季节性发病特征，采取适当的家庭护理和健康指导，可以预防肺心病急剧加重，达到减少肺心病患者的住院次数和时间、延缓肺心病进展、提高患者生活质量，改善衰弱。

（二）　中医外治法辨证治疗肺胀

肺胀多兼有痰瘀，老年衰弱者由于无力，痰不易咯出。可用定向透药疗法，协助祛痰。阚竞用中药三伏贴治疗慢性阻塞性肺疾病，尤其是对其稳定期的治疗方面取得了较好的疗效，有助于促进衰弱并发症的恢复。

八、古论求真

1.《丹溪心法·咳嗽》曰："肺胀而嗽，或左或右，不得眠……肺胀而嗽，或左或右，不得眠，此痰挟瘀血，碍气而病，宜养血以流动乎气，降火……青皮挟痰药，实者白芥子之类。"

2.《诸病源候论》记载："肺主于气，邪乘于肺则肺胀，胀则肺管不利，不利则气道涩，故上气喘逆鸣息不通。肺病令人上气，兼胸膈痰满，气行壅滞，喘息不调，致咽喉有声，如水鸡之鸣也。肺主于气，肺为邪所乘，则上气。"

3.《证治汇补·咳嗽》曰："气散而胀者，宜补肺，气逆而胀者，宜降气，党参虚实而施治。"

【参考文献】

[1] 杨静，马泉，张元. 益气温阳活血利水法对慢性肺源性心脏病大鼠水通道蛋白4表达的影响及机制研究 [J]. 中国免疫学杂志 2019，35（21）：2599—2603.

[2] 钟艳芝. 老年慢性肺源性心脏病的护理 [J]. 吉林医学，2010，31（34）：6317—6318.

[3] 李越，王超华. 中医定向透药疗法结合常规护理治疗痰瘀阻肺型肺胀的临床疗效 [J]. 临床合理用药杂志，2018，(3)：90—91.

[4] 何连笑. 老年人肺气肿的护理及健康指导 [J]. 按摩与康复医学，2012，3（12）：329—330.

第八节　泄泻老年衰弱病辨证论治

泄泻是指排便次数增多、粪质稀溏或完谷不化，甚至泻出如水样为主证的病证。长期慢性腹泻可导致营养不良，在老年人身体机能生理性减退的情况下，如果再合并其他慢性疾病，如糖尿病、甲状腺功能异常、心脑血管疾病等，则可能促进患者发生老年衰弱。

泄泻在《黄帝内经》中又叫“鹜溏”“飧泄”“濡泄”“洞泄”“注下”“后泄”等。汉唐方书多包括在“下利”之内，唐宋以后才统称“泄泻”。《金匮要略・呕吐秽下利病脉证治》中将本病分为虚寒、实热积滞和湿阻气滞三型，并且提出了具体的证治。张仲景为后世泄泻的辨证论治奠定了基础。《三因极一病证方论・泄泻叙论》从三因学说角度全面地分析了泄泻的病因病机，认为不仅外邪可导致泄泻，情志失调亦可引起泄泻。《景岳全书・泄泻》说“凡泄泻之病，多由水谷不分，故以利水为上策”，分别列出了利水方剂。《医宗必读・泄泻》在总结前人治泄经验的基础上，提出了著名的治泄九法，即淡渗、升提、清凉、疏利、甘缓、酸收、燥脾、温肾、固涩。这些治法的正确实施都可能通过控制泄泻而顾护正气，减少老年衰弱的发生。

老年人体质虚弱，易受气候条件的影响，感受外湿外寒而致泄泻，劳役过度、饮食不节的也很常见，因此泄泻的证候表现往往比较严重，病情复杂。老年性泄泻其病变在脾，病理因素主要为湿，因脾胃运化不调、小肠受盛和大肠传导失常所致，所以脾病湿盛是导致本病发生的主要关键。人至老年，身体日渐衰弱、五脏虚损、气血亏耗、脾气不足、运化失健、肠胃功能紊乱，易患泄泻之病。老年性腹泻与脾胃的盛衰有直接关系。在治疗时，需根据老年人的特点和久泻的机理，不可再用苦寒、辛燥之品，可在益气运脾的基础上，佐以养阴生津之药，组合成方，随症加减，多能取效。

一、病因病机

致泻的病因是多方面的，老年衰弱者主要因脾胃虚弱、病后体虚、命门火衰等病因导致脾虚湿盛、脾失健运、大小肠传化失常、升降失调、清浊不分，而成泄泻。其基本病机为脾胃受损、湿困脾土、肠道功能失司。

（一）病因

1. 脾胃虚弱　老年人长期饮食不节，或素体脾胃肠虚弱，使胃肠功能减退，不能受纳水谷，也不能运化精微，反聚水成湿，积谷为滞，致脾胃升降失司，清浊不分，混杂而下，遂成泄泻。如《景岳全书・泄泻》曰：“泄泻之本，无不由于脾胃。”

2. 病后体虚　老年人久病后体虚，劳倦内伤，饥饱失调致脾胃受损，水谷不化，运化失职易使水逆为湿，积谷为滞，脾胃运化失司，故见泄泻。

3. 命门火衰　老年人体弱，肾气不足；或久病之后，肾阳受损；或房室无度，命门火衰，致脾失温煦，运化失职，水谷不化，升降失调，清浊不分，而成泄泻。且肾为胃之关，主司二便，若肾气不足，关门不利，则可发生大便滑泄、洞泄。如《景岳全书・泄泻》曰：“肾为胃关，开窍于二阴，所以二便之开闭，皆肾脏之所主，今肾中阳气不足，则命门火衰，而阴寒独盛，故于子丑五更之后，当阳气未复，阴气盛极之时，即令人洞泄不止也。”

（二）病机

泄泻老年衰弱基本病机是年老体虚、脾胃受损、湿困脾土，致肠道功能失司。主要病变在脾胃与大小肠，病变主脏在脾，同时与肝、肾密切相关。泄泻之本，无不由于脾胃。盖胃为水谷之海，而脾主运化，使脾健胃和，则水谷腐熟，则能化气生血，以滋营卫。若饮食失节、起居不时，以致脾胃受伤，则水反为湿，谷反为滞，精华之气不能输化，乃致合污下降，而泻痢作矣；老年衰弱者其脾胃虚损，更易受饮食影响，而致脾胃受损，发为泄泻。脾强者，滞去即愈，此强者之宜清宜利，可逐可攻也。脾弱者，因虚所以易泻，因泻所以愈虚，盖关门不固，则气随泻去，气去则阳衰，阳衰则寒从中生，固不必外受风寒而始谓之寒也。老年衰弱者多脾弱，脾胃运化、腐熟能力较弱，且更易感受风寒之邪，发生泄泻。阴寒性降，下必及肾，故泻多必亡阴，谓亡其阴中之阳耳。所以泄泻不愈，必自太阴传于少阴，而为肠，肠者，岂非降泄之甚，而阳气不升，脏气不固之病乎？凡脾胃气虚而有不升不固者，若复以寒之，复以逐之，则无有不致败者。此强弱之治，大有不同，故凡治此者，有不可概言清利也。泄泻之因，惟水火土三气为最。夫水者寒气也，火者热气也，土者湿气也，此泻痢之本也。虽曰木亦能泻，实以土之受伤也；金亦能泻，实以金水同气，因其清而失其燥也。泄泻老年衰弱者以病变部位以脾胃为主，但多涉及肝、肺、肾等脏，不可一言概之，需整体辨证。

二、病理生理特点

泄泻病理因素主要是湿，发病关键为脾虚湿盛，因脾虚则内湿由生，湿盛则脾阳被遏，故以脾为主要矛盾。《医宗必读·泄泻》：“脾土强者，自能胜湿，无湿则不泄。若土虚不能制湿，则风寒与热得干之而为病。”《罗氏会约医镜·泄泻》：“泻由脾湿，湿由脾虚。”《景岳全书·泄泻》：“泄泻之本，无不由于脾胃。”故脾之健运正常，则水谷得化，水湿得运，小肠能司其分清泌浊之功，大肠能承受传导燥化之职，大便自能正常。脾失健运，清气不升，化生内湿，清气在下，则生泄泻。老年衰弱者泄泻多属脾虚，健运无权，水谷不化精微，湿浊内生，混杂而下，发为泄泻。其病理变化主要有以下几方面：

1. 小肠无以分清别浊，大肠失其传导之职，则水反为湿，谷反为滞，清浊相杂，混合而下，发为泄泻。

2. 肝郁气滞，横逆犯脾，则升降失职，清浊不分，发生泄泻。

3. 肾阳亏虚，命门火衰，则脾阳失于温煦，运化失职，水谷不化，而致久泄不愈，或滑脱不禁。

三、治疗要点

根据泄泻脾虚湿盛、脾失健运的病机特点，治疗应以运脾祛湿为原则。急性泄泻以湿盛为主，重用祛湿，辅以健脾，再依寒湿、湿热的不同，分别采用温化寒湿与清化湿热之法。兼夹表邪、暑邪、食滞者，又应分别佐以疏表、清暑、消导之剂。泄泻老年衰弱者多见慢性泄泻，其病机以脾虚为主，治疗当予运脾补虚，辅以祛湿，并根据不同证候，分别施以益气健脾升提、温肾健脾、抑肝扶脾之法，久泻不止者，尚宜固涩。治疗时应注意不可分利太过，以防耗其津气；清热不可过用苦寒，以免损伤脾阳；补虚不可纯用甘温，以免助湿。若为急性泄泻应注意不可骤用补涩，老年衰弱者多体质虚弱，如骤用补涩，易致邪气闭留；若病情处于寒热虚实兼夹或互相转化时，当随证而施治。

四、注意事项

1. 注意“风药”的加减运用。风药轻扬升散，而脾气不升是久泄主要病机之一，配合风药使同气相召，脾气上升，运化乃健，泄泻可止。湿是形成泄泻的关键病理因素，风药具有燥湿之性，故湿见风则干，湿邪已祛，脾复健运，清气上升，故见泄止。

2. 暴泄不可骤用补涩，以免闭门留寇，但久泻者亦未必无实邪，只要湿热未尽，或夹寒、热、痰、瘀、郁、食等病变，不可忙于补涩。

3. 年老久泻不可分利太过，以防劫伤阴液。年老久泻多为脾虚失运或脏腑生克所致，虽有水湿，乃久积而成，非顷刻之病变，轻者宜芳香以化之，重者宜苦温燥之，若利小便则伤正气。

4. 虚实并见者则需虚实兼顾。久泻原因复杂，在病程中虚实互见者常常有之，临证宜把握辨证关键，辨明何者为标，何者为本，治疗应掌握先后缓急，不可行杂乱无章之法，以免加重病情。

5.“健脾”与“运脾”灵活运用。“湿”为泄泻之主因，临床治疗久泻应注意两个方面。①健脾化湿：脾虚失健则运化失常，湿邪内生，故当健脾以化湿，方如参苓白术散、四君子汤之类。②运脾化湿：脾为湿困，则气化遏阻，清浊不分，故应以运脾胜湿为务。运脾者，燥湿之谓，即芳香化湿、燥能胜湿之意，药如苍术、厚朴、藿香、白豆蔻者。临床因脾虚致泻者——健脾；因湿困脾者——运脾。脾为湿困，中气下陷，则须振奋脾气，宜加入升阳药，使气机流畅，恢复转输，如升麻、柴胡、羌活、防风、葛根之类，少少与之，轻可去实。

五、分证治疗

（一） 脾胃气虚证

证候特点：稍进油腻之物，则便次明显增多，大便时泻时溏，迁延反复，饮食减少，食后脘闷不舒，面色萎黄，神疲倦怠，舌质淡，苔薄白，脉细弱。

证机概要：老年衰弱者脾虚失运，不能制水，湿注肠道所致。

治法：益气健脾，渗湿止泻。

代表方：参苓白术散加减。

常用药：方中人参、白术、茯苓、甘草健脾益气；砂仁芳香醒脾，促进中焦运化；陈皮、桔梗、扁豆、山药、莲子肉、薏苡仁理气健脾渗湿。

（二） 脾阳虚衰证

证候特点：大便溏泄，便腥秽者，腹中冷痛，喜温喜按，手足不温，不欲饮食，舌质淡，苔薄白，脉细弱。

证机概要：老年衰弱者久病耗伤脾阳，脾阳虚不能制约而成泄泻。

治法：益气健脾，温中散寒。

代表方：附子理中汤加减。

常用药：方中附子、干姜温中散寒；白术、人参、炙甘草补脾气；加吴茱萸、肉桂以助温中散寒止泻。

（三） 中气下陷证

证候特点：大便次数增多，小腹坠胀，短气，时时欲便，解时快利，甚则脱肛，消瘦，舌质淡，苔薄白，脉细弱。

证机概要：老年衰弱者中气下陷，不能上行，故成泄泻。

治法：益气升清，健脾止泻。

代表方：补中益气汤。

常用药：方中黄芪、人参、炙甘草补益脾气；白术健脾；当归和血；陈皮理气和胃；升麻、柴胡引胃气以上腾，复其本位。

（四） 肾阳虚衰证

证候特点：黎明之前，脐腹作痛，肠鸣即泻，完谷不化，泻后则安，腹部喜温，形寒肢冷，腰膝酸软，舌淡，苔白，脉沉细。

证机概要：老年衰弱者肾阳亏损，无力蒸腾气化，湿邪下行而成泄泻。

治法：温肾健脾，固涩止泻。

代表方：四神丸加减。

常用药：方中补骨脂温补肾阳；吴茱萸温中散寒；肉豆蔻、五味子固涩止泻；加附子、炮姜温脾散寒。

六、照护要点

老年衰弱者宜从饮食、起居、二便、运动、睡眠等方面照护。

1. 平时生活中要养成良好的卫生习惯，不饮生水，忌食腐馊变质饮食，不暴饮暴食。

2. 起居有常，调畅情志，保持乐观情绪，谨防风寒湿邪侵袭。

3. 加强锻炼，增强体质，使脾气旺盛，则不易受邪。

4. 泄泻老年衰弱者应给予流质或半流质饮食，忌食辛辣厚味、荤腥油腻食物，某些对牛奶、米面等不耐受者应避免摄食。

七、现代研究

（一）中药联合艾灸治疗腹泻型肠易激综合征

根据腹泻型肠易激综合征（IBS－D）的临床表现，可归属于中医学的“泄泻”范畴。中医学认为，其发病因素为外邪入侵、饮食不节、情志不调及脏腑功能虚弱等。致病因素作用于机体，导致脾胃受损，湿困脾土，脾胃运化功能失调，肠道分清泌浊、传导功能失司。脾失健运是关键，病情日久伤肾，最终导致脾肾两虚，故发为本病。符芳姿等研究采用自拟中药方联合艾灸治疗 IBS－D 患者，方中补骨脂、肉豆蔻、吴茱萸、五味子以温补脾肾、固肠止泻；党参、白术、山药、升麻以健脾益气、升提止泻；白扁豆、陈皮、木香以健脾渗湿、行气止痛；白芍以柔肝止痛；甘草以调和药性。全方合用，共奏温补脾肾、行气止痛、固肠止泻之功效。艾灸治疗通过释放的热量使皮肤局部温度上升，扩张血管，加快局部的血液循环，减轻炎症水肿症状，能明显地缓解疼痛，尤其是对 IBS－D 内脏高敏感性疗效更佳，能改善血液循环，调整机体代谢紊乱，同时还有调节脏腑功能和免疫功能的作用。通过艾灸神阙、中脘、足三里、天枢、脾俞、肾俞等穴位以达到温补脾肾，促进胃肠功能紊乱的恢复，镇痛，改善血液循环，调节脏腑功能的目的。结果显示，治疗组采用中药联合艾灸治疗的总有效率为 91.43%，略优于对照组单纯西药治疗的 85.71%，但组间比较，差异无统计学意义（$P>0.05$）。治疗后，治疗组的大便泄泻、腹痛腹胀、脘腹痞满、倦怠乏力、神疲懒言、畏寒肢冷、腰膝酸软、食欲不振 8 个证候评分均较治疗前明显降低（$P<0.01$）；而对照组仅大便泄泻、腹痛腹胀、脘腹痞满、倦怠乏力 4 个证候评分较治疗前降低（$P<0.05$ 或 $P<0.01$），其他症状评分变化不显著（$P>0.05$）。且治疗组在改善中医临床证候评分方面明显优于对照组，差异均有统计学意义（$P<0.01$）。因此中药与艾灸联合治疗 IBS－D 的疗效确切，能明显改善患者的临床症状，提高患者的生活质量，且无明显不良反应，值得在临床上推广应用。

（二） 补中益气汤加味治疗肠结核

中医认为，肠结核是一种本虚标实证，主要是由于患者的脾胃气虚、邪毒入侵引起的。因此，中医对该病的治疗需以行气活血、补脾益肾为主，达到补中益气和升举阳气的效果。景凤英等将收治的 80 例肠结核患者进行分组研究，分析探讨补中益气汤加味对该病患者的疗效。补中益气汤中黄芪具有健脾益肺、滋补元阳的效果；人参可以补气活血；当归可以活血化瘀、解毒散瘀；大黄可以消肿燥湿、活血散结。诸味药物协同发挥补脾养胃、补中益气的效果。本次研究结果显示，研究组患者临床疗效明显高于对照组，不良反应发生率明显低于对照组（$P<0.05$）；且研究组患者肠道黏膜屏障功能、T 细胞亚群指标水平及肠道炎症因子水平改善情况均明显优于对照组。结果表明，肠结核患者在临床常规西医治疗的基础上加用补中益气汤治疗更有助于改善患者的临床症状，且安全性较高。因补中益气汤加味治疗肠结核患者可以有效地改善患者的肠道黏膜屏障功能，减轻肠道炎症损伤，效果显著，安全性高，因此可在临床辨证论治基础上应用。

（三） 中医特色疗法治疗急性胃肠炎

急性胃肠炎是指由于病原菌侵入人体肠道并在里面进行繁殖，造成肠道菌群紊乱，引起胃肠黏膜急性炎症，导致水、电解质渗出和肠道蠕动增加而引起腹泻，在医学中属“泄泻”范畴，而大肠传导失司是急性胃肠炎的主要病机，兼之老年体质较为衰弱，脾肾两虚，感受外邪，易致肠道传导失司，发为本病。临床以中医药治疗急性胃肠炎主要以中药汤剂口服为主，但是耳穴压豆、穴位贴敷和针刺等中医特色疗法，不仅具有简、便、廉等优点，也可以促进急性胃肠炎患者愈合，改善症状。钱细友等研究将急性胃肠炎患者分为对照组和观察组，对照组给予常规基础治疗和常规护理，观察组在对照组基础治疗和常规护理的基础上加用中医特色疗法，结果显示，观察组总有效率为 93.00%，明显高于对照组的 85.00%；观察组腹痛、腹泻、呕吐等症状消失的时间均明显低于对照组；观察组护理后的 30 分钟的 VAS 评分和情志模拟评分明显低于对照组。提示天灸散外敷和耳穴压豆等中医护理技术可以提高疗效，改善症状，缩短病程。天灸散由细辛、白芥子、延胡索、甘遂等组成，具有行气活血、散寒化瘀、通络止痛等作用。运用天灸散外敷穴位，可以直接渗透皮肤并作用于五脏六腑，调节肠道功能，达到止痛、止血、止呕等作用。耳穴对应人体的五脏六腑，对耳穴进行按压具有调节脏腑功能，调和阴阳平衡等作用，交感穴相当于交感和副交感的功能，可以相互调节从而达到镇痛、缓解平滑肌痉挛等作用。大肠、小肠、脾、胃等具有止呕、止泻等作用。因此，对上述穴位进行按压，可以起到镇痛止呕、调节肠道功能的作用。故天灸散外敷、耳穴压豆等中医特色疗法可以提高急性胃肠炎患者的临床疗效，临床可以配合中药口服使用，加强疗效。

（四） 中医治疗溃疡性结肠炎

溃疡性结肠炎（UC）老年衰弱患者因脾胃虚弱、运化无权，致脾虚生湿，郁而发热，加之泄泻日久、肾阳虚衰，不能温运脾阳、运化失常，发为本病。薛晔等将 100 例肝郁脾虚型 UC 患者，分为对照组 50 例，给予美沙拉嗪肠溶片治疗，观察组 50 例，给予四君子汤合痛泻要方加减（党参、茯苓、炒白术、醋白芍、防风、陈皮、炙甘草）治疗，时间 2 个月，结果证明四君子汤合痛泻要方对患者的症状和体征具有改善作用，能改善病变肠黏膜并且控制 IL－6、IL－10 等炎症因子和肠黏膜损伤因子，对治疗肝郁脾虚型 UC 患者具有良好的临床疗效。中药灌肠属于中医外治法中一种重要的治疗方法，能提高中药的利用率，直接作用于病变部位，对 UC 的治疗起到了重要的作用。杨振斌等将 30 例 UC 患者予榆苋方（生地榆、马齿苋、白头翁、黄柏、生薏苡仁、秦皮、仙鹤草、白及粉、锡类散）保留灌肠，治疗 8 周后，患者症状改善，DAI 评分、病理改变评分较前下降，血清 IL－6 水平下降，IL－10 水平上升，能有效抑制炎症反应。张爱军等给予 30 例 UC 患者以健脾祛浊解毒法中药（党参、白术、黄芪、薏苡仁、木香、枸骨叶、穿山龙、徐长卿、地榆、仙鹤草、苦参、败酱草、白头翁、蒲公英）舒适灌肠法治疗，经治疗 8 周，总有效率 93.33%，患者症状改善，生活质量得到提高。中医在治疗 UC 方面具有安全有效，价格低廉的优势，并且在基础研究方面也有一定进展，证明了中医治疗的疗效。

5. 中医艾灸治疗慢性肠炎

慢性肠炎是由病毒、细菌、真菌等感染所致的一种疾病。该病患者的临床症状主要是长期慢性、反复发作的腹痛和腹泻，病情严重的患者会排水样便或黏液便。中医认为，慢性肠炎属于“泄泻”的范畴。在老年衰弱患者中导致该病发生的原因是脾胃虚弱、饮食不节、情志失调及感受外邪等。中医治疗慢性肠炎的原则是扶正祛邪、化湿解毒、调节脾胃。艾灸是在体表的穴位或特定的部位进行热刺激，来调整人体紊乱的生理功能，从而防病治病的一种中医疗法。根据老年衰弱患者的具体病情进行治疗，可起到温经通络散寒、温肾健脾回阳、益气升阳固脱、防病保健的作用。赵爽在慢性肠炎患者中取脘穴、胃俞穴、大肠俞穴、小肠俞穴、天枢穴、神阙穴、关元穴、上巨虚穴、下巨虚穴及足三里穴进行艾灸的研究，获得了很好的效果。艾灸在治疗期间，结合组患者均未发生不良反应；西药组患者中有 5 例（8.33%）患者发生胃部不适、肝功能指标异常等不良反应。结合组患者不良反应的发生率低于西药组患者，$\chi^2=5.217$，$P=0.022$。治疗后 3 周内，结合组患者中有 1 例（1.67%）患者的病情复发；西药组患者中有 7 例（11.67%）患者的病情复发。结合组患者病情的复发率低于西药组患者，$\chi^2=4.821$，P

=0.028。材料在燃烧时产生的热量是一种可治疗疾病的近红外线。这种近红外线在人体内的穿透厚度可达10 mm。艾灸对胃俞穴、小肠俞穴、大肠俞穴、天枢穴、上巨虚穴及下巨虚穴进行艾灸能升清降浊，调理胃肠气机，使泻下自止。中脘穴为六腑之会，胃之募穴。对该穴位进行艾灸可通调腑气，改善胃肠瘀滞，强壮脾胃。对神阙穴、关元穴进行艾灸可温补元阳，调补下焦，固本培元。对足三里穴进行艾灸能通肠消滞，扶正固本。对使用艾灸治疗慢性肠炎可调理脾胃、培补正气、扶正固本，提高机体的免疫力，在一定程度上缓解患者使用西药治疗而引发的不良反应。因其疗效佳，安全性高，治疗后患者的病情不易复发。故可在老年衰弱慢性泄泻中使用艾灸疗法治疗慢性肠炎。

八、古论求真

1.《古今医鉴·泄泻》："夫泄泻者，注下之症也。盖大肠为传送之官，脾胃为水谷之海，或为饮食生冷之所伤，或为暑湿风寒之所感，脾胃停滞，以致阑门清浊不分，发注于下，而为泄泻也。"此条文提示泄泻的病因有外感、内伤之分。外感尤以湿邪为甚，因脾喜燥而恶湿，外来湿邪，最易困阻脾土，以致升降失调、清浊不分、水谷杂下而发生泄泻。内伤病因之中，脾虚最为关键，是故脾胃肠虚弱，则胃肠功能减退，不能受纳水谷，也不能运化精微，反聚水成湿，积谷为滞，致使脾胃升降失司，清浊不分，混杂而下，遂成泄泻。老年衰弱患者脾胃虚弱，更易外感湿邪，因而在治泄过程中，关键以健脾祛湿为主要原则。

2.《景岳全书·泄泻》："泄泻之病，多见小水不利，水谷分则泻自止，故曰：治泻不利小水，非其治也。"说明治疗泄泻以分利为主，水谷分则泻自止，但老年衰弱者分利应顾护气阴，泄停利止。

3.《素问·灵兰秘典论》说："脾胃者，仓廪之官，五味出焉。"是故脾胃虚弱者，会出现食欲不振、完谷不化、腹胀泄泻、口淡无味、消瘦乏力、面色苍白、唇淡无华等现象，甚者还可以见到痰饮、水肿、出血等症状。所以诸多疾病要关注脾胃，重视后天之本，得谷则生，失谷则亡，脾宜升则健，胃宜降则和，从而保证滋养全身的物质基础。

4.《景岳全书·泄泻》："若饮食失节，起居不时，以致脾胃受伤，则水反为湿，谷反为滞，精华之气不能输化，乃至合污下降而泻痢作矣。"提示进食不洁饮食后，食伤脾胃肠，加之老年衰弱者脾胃虚弱，是故易化生食滞、寒湿或湿热之邪，致运化失职，升降失调，清浊不分，而发生泄泻。邪气滞于经络血脉，不通则痛。临床上处方用药后应嘱患者饮食有节、起居有常，不可妄作劳。

5.《医宗必读·泄泻》："脾土强者，自能胜湿，无湿则不泄。若土虚不能制湿，则风寒与热得干之而为病。"若脾之健运正常，则水谷得化，水湿得运，小肠能司其分清泌浊之功，大肠能承受传导燥化之职，大便自能正常。同时湿邪也可夹寒、夹热、夹滞。因而在治疗上除了关注主证，也需兼顾他证。

【参考文献】

［1］符芳姿，王哲，许振胜．中药联合艾灸治疗腹泻型肠易激综合征的临床研究［J］．广州中医药大学学报，2018，6：1026—1030.

［2］陈宏，康密．艾灸配合中成药治疗腹泻型肠易激综合征 38 例［J］．陕西中医学院学报，2014，37（6）：44.

［3］谢文堂，李茂清，周三林，等．参苓白术散与艾灸对肠易激综合征患者血清脑肠肽的影响［J］中国中医药信息杂志，2015，22（3）：36.

［4］肖宇硕，卢金清，孟佳敏．艾灸治疗腹泻研究进展［J］．中华中医药杂志（原中国医药学报），2017，32（11）：5027.

［5］彭湃，杜舟，韩少良，等．直肠癌合并直肠结核一例［J］．中华普通外科杂志，2014，29（11）：881.

［6］景凤英，国福云．补中益气汤加味治疗肠结核临床研究［J］．陕西中医，2019，4：496—498.

［7］钱细友，林敬冬，蔡惠铃，等．中医特色疗法治疗急性胃肠炎的临床研究［J］．中国中医急症，2018，27（5）：824—826.

［8］金国栋．天灸疗法治疗腹泻型肠易激综合征疗效观察［J］．浙江中医药大学学报，2009，16（3）：415—416.

［9］薛耐冬，董丽，文汇．电针配合耳穴压豆治疗急性胃肠炎 26 例临床观察［J］．社区医学杂志，2006，12（4）：58—59.

［10］薛晔，曹志群，王晓妍，等．四君子汤合痛泻要方加减治疗溃疡性结肠炎肝郁脾虚证的疗效观察［J］．辽宁中医杂志，2018，45（11）：2352—2355.

［11］杨振斌，方晓华，邱伟，等．止痢敛疮法直肠内给药对溃疡性结肠炎的临床疗效及作用机理的研究［J］．环球中医药，2016，9（12）：1538—1540.

［12］张爱军，朱叶珊，费亚军，等．健脾祛浊解毒中药舒适灌肠法治疗溃疡性结肠炎疗效评价［J］．中医药通报，2018，17（2）：54—56，64.

［13］赵爽．用艾灸疗法治疗慢性肠炎的效果观察［J］．当代医药论丛，2018，16（16）：184—185.